陳存仁編校

皇漢醫學叢書

十四

上海科学技术文献出版社

第十四册

陳存仁編校

皇漢醫學叢書

東洞吉益著

藥徵

藥徵提要

本草始於神農。僅載氣味主治。自陶宏景而後。諸家著作日多。而經旨反晦。蓋穿鑿附會。誇言功用。按之實際。豈能收效。東洞氏有鑒於斯。爰著藥徵。以徵其失。書分三卷。品共五十有四。每品分考徵、互考、辨誤、品考四項。拈仲景之證。以徵其用。辨諸氏之說以明其悞。且其所徵。皆爲驅疾要藥。有功斯道。洵非淺鮮。如石羔宜重用。忌煅用。爲張君經驗之言。而先生亦早已論及。

藥徵自序

書曰、若藥弗瞑眩。厥疾弗瘳。周官曰、醫師掌醫之政令。聚毒藥。共醫事。由是觀之。藥毒也。而病毒也。藥毒而攻病毒。所以瞑眩者也。而考本草有毒者有焉。無毒者有焉。爲養者有之。不養者有之。於是人大惑焉。世遠人泯經毀。雖欲正之。末由也已。今之所賴也天地人耳。夫有天地則有萬物焉。有萬物則有毒之能也。有人則病與不而有焉。是古今之所同也。從其所同而正其所異也。孰乎不可正哉。扁鵲之法。以試其方也。藥之瞑眩。厥疾乃瘳。若其養與不養邪。本草之云。終無其驗焉。故從事于扁鵲之法。以試其方。四十年於玆。以量之多少。知其所主治也。視病所在。知其所旁治也。參互而考之。以知其徵。於是始之所惑也。粲然明矣。凡攻疾之具。則藥皆毒而疾醫之司也。養精之備。則辨有毒無毒。而食醫之職也。食者常也。疾者變也。吾黨之小子。常之與變。不可混而爲一矣。而本草也混而一之。乃所以不可取也。不可取乎。則其方也規矩準繩。是故扁鵲之法。以試其方之功。而審其藥之所主治也。次舉其考之徵。以實其所主治也。次之以方之無徵者。參互而考次之。以古今誤其藥功者。引古訓而辨之。次舉其品物以辨眞僞。名曰藥徵也。猶之一物也。異其用則異其功。是以養其生者隨其所好惡。攻其疾者不避其所好惡。故食醫之道。主養其精也。故撰有毒無毒。而隨其所好惡也。疾醫之道。主攻其疾也。故藥皆毒。而不避其所好惡也。而爲醫者不辨之。混而爲一。疾醫之道。所以絕也。夫古今不異者。天地人也。古今異者。論之說也。以其不異以正其異。不異則不異。異則異也。譬如人君用之。捽材則功。違材則無功矣。一物無異功。用異則功異。用養生乎。用攻疾乎。養生隨其所好惡。攻疾不避其所好惡。不知其法。焉得其正。其法既已建。而后以其不異以正其異。不異則不異。異則異。詩曰。伐柯伐柯。其則不遠。是之謂也。蓋今之爲醫之論藥也。以陰陽五行。疾醫之論藥也。唯在其功耳。故不異則不異。異則異。然則治疾如之何。匪攻不克。養生如之何。匪性不得。吾黨之小子。勿眩於論之說。以失其功實云爾。

明和八年中秋之月日本藝陽吉益爲則題

藥徵

東洞吉益先生著　門人石見中邨貞治子亨校

〔石膏〕主治煩渴也。旁治譫語煩躁身熱。

考徵

白虎湯證曰。譫語遺尿。

白虎加人參湯證曰。大煩渴。

白虎加桂枝湯證曰。身無寒但熱。

以上三方。石膏皆一斤。

越婢湯證曰。不渴。續自汗出。無大熱。（不渴非全不渴之謂。無大熱。非全無大熱之謂也。說在外傳中。）

麻黃杏仁甘草石膏湯證不具也。（說在類聚方）

以上二方。石膏皆半斤。

大青龍湯證曰。煩躁。

木防己湯證不具也。（說在類聚方）

以上二方。石膏皆雞子大也。爲則按。雞子大。卽半斤也。木防己湯石膏或爲三枚。或爲十二枚。其分量難得而知焉。今從傍例以爲雞子大也。

右歷觀此諸方。石膏主治煩渴也明矣。凡病煩躁者。身熱者。譫語者。及發狂者。齒痛者。頭痛者。咽痛者。其有煩渴之證也。得石膏而其效覈焉。

互考

傷寒論曰。傷寒脈浮。發熱無汗。其表不解者。不可與白虎湯。渴欲飲水。無表證者。白虎加人參湯主之。爲則按。上云不可與白虎湯。下云白虎湯加人參湯主之。上下恐有錯誤也。於是考諸千金方。揭傷寒論之全文。而白虎湯加人參湯作白虎湯是也。今從之。

傷寒論中白虎湯之證不具也。千金方舉其證也備矣。今從之。

辨誤

名醫別錄言石膏性大寒。自後醫者怖之。遂至於置而不用焉。仲景氏舉白虎湯之證曰。無大熱。越婢湯之證亦云。而二方主用石膏。然則仲景氏之用藥。不以其性之寒熱也可以見已。余也篤信而好古。於是乎爲渴家而無熱者。投以石膏之劑。病已而未見其害也。方炎暑之時。有患大渴引飲而渴不止者。則使其服石膏末。煩渴頓止。而不復見其害也。石膏之治渴而不足怖也。斯可以知已。

陶弘景曰。石膏發汗。是不稽之說。而不可以爲公論。仲景氏無斯言。意者陶氏用石膏而汗出即愈。夫毒藥中病。則必瞑眩也。瞑眩也則其病從而除。其毒在表則汗。在上則吐。在下則下。於是乎有非吐劑而吐。非下劑而下。非汗劑而汗者。是變而非常也。何法之爲。譬有盜於梁上。室人交索之。出於右則順而難逃。踰於左則逆而易逃。然則雖逆乎。從其易也。毒亦然。仲景曰。與柴胡湯必蒸蒸而振。却發熱汗出而解。陶氏所謂石膏發汗。蓋亦此類也已。陶氏不知而以爲發汗之劑。不亦過乎。

後世以石膏爲峻藥而怖之太甚。是不學之過也。仲景氏之用石膏。其量每多於他藥。半斤至一斤。此蓋以其氣味之薄故也。余嘗治青山侯臣蜂大夫之病。其證平素毒着脊上七椎至十一椎。痛不可忍。發則胸膈悶煩而渴。甚則冒而不省人事。有年數矣。一日大發。衆醫以爲大虛。爲作獨參湯。貼二錢。日三服。六日未知也。醫皆以爲必死。於是家人召余診之。脈絶如死狀。但診其胸微覺有煩悶狀。乃作石膏黄連甘草湯與之。一劑之重三十五錢。以水一盞六分。煮取六分。頓服。自昏至曉令三劑盡。通計一百有五錢。及曉其證猶夢而頓覺。次日余辭而歸京師。病客曰。一旦決別。吾則不堪。請與君行。朝夕於左右。遂俱歸京師。爲用石膏如故。居七八十許日而告瘳。石膏之非峻藥而不可怖也。可以見焉爾。

品考

石膏本邦處處出焉。加州奥州最多。而有硬軟二種。軟者上品也。別錄曰。細理白澤者良。雷斅曰。其色瑩淨如水精。李時珍曰。白者潔淨細文短密如束針。爲則曰。採石藥之道。下底爲佳。以其久而能化也。採石膏於其上頭者。狀如米糕。於其下底者。瑩淨如水精。此其上品也。用之之法。唯打碎之巳。近世火煅用之。此以其性爲寒故也。臆測之爲也。余則不取焉。大凡製藥之法。製而倍毒則製之。去毒則不是毒外無能也。諸藥之下。其當製者。詳其製也。不製者不下。皆傚之。

〔滑石〕主治小便不利也。旁治渴也。

考徵

猪苓湯證曰。渴欲飲水。小便不利。

以上一方。滑石一兩。

右此一方。斯可見滑石所主治也。滑石白魚散證曰。小便不利。蒲灰散證曰。小便不利。余未試二方。是以不取徵焉。

互考

余嘗治淋家痛不可忍而渴者。用滑石礬甘散。其痛立息。屢試屢效。不可不知也。

品考

滑石和漢共有焉。處處山谷多出之也。軟滑而白者。入藥有效。宗奭曰。滑石今之畫石。因其軟滑可寫畫也。時珍曰。其質滑膩。故以名之。

〔芒消〕主耎堅也。故能治心下痞堅。心下石鞕。小腹急結。結胸燥屎。大便鞕而旁治宿食腹滿。小腹腫痞之等諸般難解之毒也。

考徵

大陷胸湯證曰。心下痛。按之石鞕。

以上一方。芒消一升。分量可疑。故從千金方大陷胸丸作大黄八兩。芒消五兩。

大陷胸丸證曰。結胸項亦強。

以上一方。芒消半斤。分量亦可疑。故從千金方作五兩。

調胃承氣湯證曰。腹脹滿。又曰大便不通。又曰不吐不下心煩。

以上一方。芒消半斤。分量亦可疑。今攷千金方外臺祕要此方無有焉。故姑從桃核承氣湯。以定芒消分量。

柴胡加芒消湯證不審備也。（說在互考中）

以上一方。芒消六兩。

大承氣湯證曰。燥屎。又曰大便鞕。又曰腹滿。又曰宿食。

大黃牡丹湯證曰。小腹腫痞。

木防己去石膏加茯苓芒消湯證曰。心下痞堅云云。復與不愈者。

以上三方。芒消皆三合。

大黃消石湯證曰。腹滿。

以上一方。消石四兩。

橘皮大黃朴消湯證曰。鱠食之在心胸間不化。吐復不出。

桃核承氣湯證曰。少腹急結。

以上二方。朴消芒消皆二兩。

消礬散證曰。腹脹。

以上一方。消石等分。

右歷觀此數方。芒消主治堅塊明矣。有耎堅之功也。故旁治宿食腹滿。少腹腫痞之等諸般難解者也。

互考

柴胡加芒消湯。是小柴胡湯而加芒消者也。而小柴胡湯主治胸脇苦滿。不能治其塊。所以加芒消也。見人參辨誤中說則可以知矣。

品考

消石和漢無別、朴消芒消消石、本是一物、而各以形狀名之也、其能無異而芒消之功勝矣。故余家用之。

〔甘草〕主治急迫也。故治裏急急痛攣急而旁治厥冷煩躁衝逆之等諸般迫急之毒也。

考徵

芍藥甘草湯證曰。脚攣急。

甘草乾姜湯證曰。厥咽中乾、煩燥。

甘草瀉心湯證曰。心煩不得安。

生姜甘草湯證曰。咽燥而渴。

桂枝人參湯證曰。利下不止。

以上五方。甘草皆四兩。

芍藥甘草附子湯證不具也。（說在互考中）

甘麥大棗湯證曰。藏躁喜悲傷欲哭。

以上二方。甘草皆三兩。

甘草湯證曰。咽痛者。

桔梗湯證不具也。（說在互考中

桂枝甘草湯證曰。叉手自冒心。

桂枝甘草龍骨牡蠣湯證曰。煩躁。

四逆湯證曰。四肢拘急。厥逆。

甘草粉蜜湯證曰。令人吐涎。心痛。發作有時。毒藥不止。

以上六方。甘草皆二兩。

右八方。甘草二兩三兩而亦四兩之例。

苓桂甘棗湯證曰。臍下悸。

苓桂五味甘草湯證曰。氣從小腹上衝胸咽。

小建中湯證曰。裏急。

半夏瀉心湯證曰。心下痞。

小柴胡湯證曰。心煩。又云胸中煩。

小青龍湯證曰。咳逆倚息。

黃連湯證曰。腹中痛。

人參湯證曰。逆搶心。

旋覆花代赭石湯證曰。心下痞鞕。噫氣不除。

烏頭湯證曰。疼痛不可屈伸。又云拘急不得轉側。

以上十方。甘草皆三兩。

排膿湯證闕。（説在桔梗部）

調胃承氣湯證曰。不吐不下。心煩。

桃核承氣湯證曰。其人如狂。又云少腹急結。

桂枝加桂湯證曰。奔豚。氣從少腹上衝心。

桂枝去芍藥加蜀漆龍骨牡蠣湯證曰。驚狂起臥不安。

以上五方。甘草皆二兩。

右歷觀此諸方。無論急迫。其他曰痛。曰厥。曰煩。曰悸。曰咳。曰上逆。曰驚狂。曰悲傷。曰痞鞕。曰利下。皆甘草所主而有所急迫者也。仲景用甘草也。其急迫劇者。則用甘草亦多。不劇者則用甘草亦少。由是觀之。甘草之治急迫也明矣。古語云。病者苦急。急食甘以緩之。其斯甘草之謂乎。仲景用甘草之方甚多。然其所用者。不過前證。故不枚舉焉。凡徵多而證明者。不枚舉其徵。下皆倣之。

互考

甘草湯證曰。咽痛者。可與甘草湯。不差者。與桔梗湯。凡其急迫而痛者。甘草治之。其有膿者。桔梗治之。今以其急迫而痛。故與甘草湯。而其不差者。已有膿也。故與桔梗湯。據此推之。則甘草主治可得而見也。

芍藥甘草附子湯。其證不具也。爲則按其章曰發汗病不解。反惡寒。是惡寒者附子主之。而芍藥甘草則無主證也。故此章之義。以芍藥甘草湯。脚攣急者而隨此惡寒。則此證始備矣。

爲則按。調胃承氣湯。桃核承氣湯。俱有甘草。而大小承氣湯。厚朴三物湯。皆無甘草也。調胃承氣湯證曰。不吐不下。心煩。又曰鬱鬱微煩。此皆其毒急迫之所致也。桃核承氣湯證曰。或如狂。或少腹急結。是雖有結實。然狂與急結。此皆爲急迫。故用甘草也。大小承氣湯。厚朴三物湯。大黄黄連瀉心湯。俱解其結毒耳。故無甘草也。學者詳諸。

辨誤

陶弘景曰。此草最爲衆藥之主。孫思邈曰。解百藥之毒。甄權曰。諸藥中甘草爲君。治七十二種金石毒。解一千二百般草木毒。調和衆藥有功。嗚呼。此說一出。而天下無復知甘草之本功。不亦悲哉。若從三子之說。則諸凡解毒。唯須此一味而足矣。今必不能。然則其說之非也可以知已。夫欲知諸藥本功。則就長沙方中推歷其有無多少。與其去加引之於其證。則其本功可得而知也。而長沙方中。無甘草者居半。不可謂衆藥之主也。亦可以見已。古語曰。攻病以毒藥。藥皆毒。毒即能。若解其毒。何功之有。不思之甚矣。學者察諸。夫陶弘景孫思邈者。醫家之俊傑。博洽之君子也。故後世尊奉之至矣。而謂甘草衆藥之主。謂解百藥之毒。豈得無徵乎。考之長沙方中。半夏瀉心湯。本甘草三兩。而甘草瀉心湯。更加一兩。是足前爲四兩。而誤藥後用之。陶孫蓋卒爾見之。謂爲解藥毒也。嗚呼。夫人之過也。各於其黨。故觀二子之過。斯知尊信仲景之至矣。向使陶孫知仲景誤藥後所以用甘草。與不必攻其過何也。陶孫誠俊傑也。俊傑何爲文其過乎。由是觀之。陶孫實不知甘草之本功也。亦後世之不幸哉。

東垣李氏曰。生用則補脾胃不足而大瀉心火。炙之則補三焦元氣而散表寒。是仲景所不言也。五藏浮說。戰國以降。今欲爲疾醫乎。則不可言五藏也。五藏浮說。戰國以降。不可從也。

品考

甘草華產上品。本邦所産者不堪用也。余家唯剉用之也。

〔黃耆〕主治肌表之水也。故能治黃汗盜汗皮水。又旁治身體腫或不仁者。

考徵

耆芍桂枝苦酒湯證曰。身體腫。發熱汗出而渴。又云汗沾衣。色正黃如蘗汁。防己黃耆湯證曰。身重。汗出惡風。

以上二方。黃耆皆五兩。

防己茯苓湯證曰。四肢腫。水氣在皮膚中。

黃耆桂枝五物湯證曰。身體不仁。

以上二方。黃耆皆三兩。

桂枝加黃耆湯證曰。身常暮盜汗出者。又云從腰以上必汗出。下無汗。腰髖弛痛。如有物在皮中狀。

以上一方。黃耆二兩。

黃耆建中湯證不具也。

以上一方。黃耆一兩半。

右歷觀此諸方。黃耆主治肌表之水也。故能治黃汗盜汗皮水。又能治身體腫或不仁者。是腫與不仁。亦皆肌表之水也。

互考

耆芍桂枝苦酒湯。桂枝加黃耆湯。同治黃汗也。而耆芍桂枝苦酒湯證曰。汗沾衣。是汗甚多也。桂枝加黃耆湯證曰。腰已上必汗出。下無汗。是汗少也。以此考之。汗之多少。即用黃耆多少。則其功的然可知矣。

防己黃耆湯。防己茯苓湯。同治肌膚水腫也。而黃耆有多少。防己黃耆湯證曰。身重汗出。防己茯苓湯證曰。水氣在皮膚中。此隨水氣多少而黃耆亦有多少。則黃耆治肌表之水明矣。故耆芍桂枝苦酒湯。桂枝加黃耆湯。隨汗之多少而用黃耆亦有多少也。

黃耆桂枝五物湯證曰。身體不仁。爲則按。仲景之治不仁。雖隨其所在處方不同。而歷觀其藥。皆是治水也。然則不仁是水病也。故小腹不仁。小便不利者。用八味丸以利小便。則不仁自治。是不仁者水也。學者思諸。

防己黄耆湯。金匱要略載其分量。與外臺祕要異。爲則夷攷其得失。外臺祕要古。而金匱要略不古矣。故今從其古者也。

辨誤

余嘗讀本草載黄耆之功。陶弘景曰。補丈夫虚損五勞羸瘦益氣。甄權曰。主虚喘腎衰。耳聾內補。嘉謨曰。人參補中。黄耆實表也。余亦嘗讀金匱要略。審仲景之處方。皆以黄耆治皮膚水氣。未嘗言補虚實表也。爲則嘗聞之周公置醫職四焉。曰食醫。曰疾醫。曰瘍醫。曰獸醫。夫張仲景者。蓋古疾醫之流也。夫陶弘景尊信仙方之人也。故仲景動言疾病。而弘景動論養氣。談延命。未嘗論疾病。後世之喜醫方者。皆眩其俊傑。而不知其有害於疾醫也。彼所尊信而我尊信之。滔滔者天下皆是也。豈不亦悲哉。夫逐奔獸者。不見大山。嗜欲在外。則聰明所蔽。故無見物同而用物之異。仲景主疾病者也。弘景主延命者也。仲景以黄耆治水氣。弘景以之補虚。夫藥者毒也。毒藥何補之爲。是以不補而爲補。以不補而爲補。是其聰明爲延命之欲所蔽也。古語曰。邪氣盛則實。精氣奪則虚。夫古所謂虚實者。以其常而言之也。昔者常無者。今則有之。則是實也。昔者常有者。今則無之。則是虚也。邪者常無者也。精者常有者也。故古所謂實者病也。而虚者精也。因病而虚。則毒藥以解其病毒而復其故也。非病而虚。則非毒藥之所治也。以穀肉養之。故曰攻病以毒藥。養精以穀肉果菜。今試論之。天寒肌膚粟起。當此時服黄耆而不已也。以衣衾則已。以衣衾而不已也。歠粥而已。無他。是非病而精虚也。若乃手足拘急。惡寒。是與衣衾而不已也。歠粥而不已也。與毒藥而已也。無他。是邪實也。嗚呼。仲景氏哉信而有徵。此孔子所以非法言不敢道也。甄權嘉謨不言疾醫之法言也。抑亦弘景禍之矣。言必以仙方。必以陰陽。此耆功之所以不著也。

品考

黄耆漢土朝鮮本邦皆產也。漢土出綿上者以爲上品。其他皆下品也。其出朝鮮本邦者。亦皆下品也。今華舶之所載而來者。多是下品。不可不擇也。凡黄耆之品。柔軟。肉中白色潤澤。味甘。是爲上品也。剉用。

〔人參〕主治心下痞堅痞鞕支結也。旁治不食嘔吐喜唾心痛腹痛煩悸。

考徵

本防己湯證曰。心下痞堅。

以上一方。人參四兩。

人參湯證曰。心中痞。又曰。喜唾。久不了了。

桂枝人參湯證曰。心下痞鞕。

半夏瀉心湯證曰。嘔而腸鳴。心下痞。

生姜瀉心湯證曰。心下痞鞕。乾噫食臭。

甘草瀉心湯證曰。心下痞鞕而滿。乾嘔心煩。又曰。不欲飲食。惡聞食臭。

小柴胡湯證曰。默默不欲飲食。心煩喜嘔。又云胸中煩。又云心下悸。又云腹中痛。

吳茱萸湯證曰。食穀欲嘔。又曰乾嘔吐涎沫。

大半夏湯證曰。嘔而心下痞鞕。

茯苓飲證曰。氣滿不能食。

乾姜黄連黄芩人參湯證曰。食入口即吐。

桂枝加芍藥生姜人參新加湯證不具也。（說在互考中）

六物黄芩湯證曰。乾嘔。

白虎加人參湯證不具也。（說在互考中）

生姜甘草湯證曰。咳唾涎沫不止。

以上十四方。人參皆三兩。

柴胡桂枝湯證曰。心下支結。

乾姜人參半夏丸證曰。嘔吐不止。

四逆加人參湯證不具也。（說在互考中）

以上三方。其用人參者。或一兩半。或一兩。而亦三兩之例。

附子湯證不具也。（說在互考中）

黄連湯證曰。腹中痛。欲嘔吐。

旋覆花代赭石湯證曰。心下痞鞕。噫氣不除。

大建中湯證曰。心胸中大寒痛。嘔不能飲食。

以上四方。人參皆二兩。

右歷觀此諸方。人參主治心下結實之病也。故能治心下痞堅痞鞕支結。而旁治不食嘔吐喜唾心痛腹痛煩悸。亦皆結實而所致者。人參主之也。

爲則按。人參黄連茯苓三味。其功大同而小異也。人參治心下痞鞕而悸也。黄連治心中煩而悸也。茯苓治肉瞤筋惕而悸也。不可不知矣。

互考

木防己湯條曰。心下痞堅。愈復發者。去石膏。加茯苓芒硝湯主之。是人參芒消分治心下痞鞕之與痞堅也。於是乎可見古人用藥不苟也。蓋其初心下痞堅猶緩。謂之痞鞕亦可。故投以人參也。復發不愈。而痞之堅必矣。故投以芒消也。半夏瀉心湯。脱鞕字也。甘草瀉心湯。此方中倍甘草。生姜瀉心湯。加生姜之湯也。而共云治心下痞鞕。則此方脱鞕字也明矣。

吳茱萸湯。茯苓飲。乾姜黄連黄芩人參湯。六物黄芩湯。生姜甘草湯。皆人參三兩。而云治欬唾涎沫嘔吐下利。不云治心下痞鞕。於是綜考仲景治欬唾涎沫嘔吐下利方中。其無人參者。十居八九。今依人參之本例。用此五湯。施之於心下痞鞕而欬唾涎沫嘔吐下利者。其應如響也。由是觀之。五湯之證。壹是皆心下痞鞕之毒也矣。

桂枝加芍藥生姜人參新加湯。其證不具也。其云發汗後身疼痛。是桂枝湯證也。然則芍藥生姜人參之證闕也。說在類聚方。

白虎加人參湯。四條之下。俱是無有人參之證。蓋張仲景之用人參三兩。必有心下痞鞕之證。此方獨否。因此考覈千金方外臺祕要共作白虎主之。故今盡從之。

乾姜人參半夏丸。依本治之例。試推其功。心下有結實之毒。而嘔吐不止者。實是主之。大抵與大半夏湯之所主治也大同小異。而有緩急之別。

四逆加人參湯。其證不具也。惡寒脈微而復利。是四逆湯之所主。而不見人參之證也。此方雖加人參僅一兩。無見證。則何以加之。是脫心下之病證也明矣。附子湯證不具也。此方之與真武湯獨差一味。而其於方意也大有逕庭。附子湯朮附君藥。而主身體疼痛。或小便不利。或心下痞鞕者。真武湯茯苓芍藥君藥。而主肉瞤筋惕。拘攣嘔逆。四肢沉重疼痛者。

旋覆花代赭石湯。其用人參二兩。而有心下痞鞕之證。此小半夏湯加減之方也。二兩疑當作三兩也。

辨誤

甄權曰。參補虛誤矣。此言一出。流毒千載。昔者張仲景之用參也。防己湯莫多焉。其證曰。支飲喘滿。心下痞堅。面色黧黑。未嘗見言補虛者也。又曰虛者即愈。實者三日復發。復與而不愈者。去石膏。加茯苓芒消湯主之。此其所由誤者乎。則有大不然。蓋漢以降字詁不古者多矣。則難其解。古語曰有爲實也。無爲虛也。故用防己湯而心下痞堅。已虛而無者。則即愈也。雖則即愈也。心下痞堅猶實而有者。三日復發。復與防己湯而不愈者。非特痞鞕。即是堅也。非參之所主。而芒消主之。故參如故。而加芒消茯苓。由是觀之。不可謂參補虛也。孫思邈曰。無參則以茯苓代之。此說雖誤。然參不補虛而治心下疾也。亦足以徵耳。蓋參補虛之說。昉于甄權。滔滔者天下皆是。本草終引廣雅五行記。是參之名義。而豈參之實乎。學者詳諸。

余讀本草至參養元氣。未嘗不廢書而嘆也。曰嗚呼。可悲哉。人之惑也。所謂元氣者。天地根元之一氣也。動爲陽。靜爲陰。陰陽妙合。斯生萬物。命其主宰。曰造化之神也。而人也者。非造化之神也。故人生於人。而人不能生人。況於元氣乎。夫人之元氣也。免身之初所資以生。醫家所謂先天之氣也。養之以穀肉果菜。所謂後天之氣也。雖然。元氣之說。聖人不言。故經典不載焉。戰國以降。始有斯言。鶡冠子曰。天地成於元氣。董仲舒春秋繁露曰。王正則元氣和順。揚雄解嘲曰。大氣含元氣。孔安國虞書註曰。昊天謂元氣廣大。漢書律曆志曰。大極元氣函爲一。班固東都賦曰。降烟煴。調元氣。此數者。皆言天地之元氣。而非人之元氣也。素問曰。天之大氣舉之。言繫地於中而不墜也。又曰。三焦者原氣之別使。言皮膚毫毛之末。温緩之氣也。此猶可言也。然論說之言也。於疾醫何益之有。又曰。養精以穀肉果菜。是古之道也。未聞以草根木皮而養人之元氣。蓋其說出於道家。道家所雅言延命長壽。故立元氣以爲極也。秦漢以降。道家隆盛。而陰陽五行元氣之說。蔓延不可芟。醫道湮晦。職此之由。豈可不歎哉。夫醫術人事也。元氣天事也。故仲景不言矣。養精以穀肉果菜。而人參養元氣。未嘗有言之。由此觀之。其言養元氣者。後世之說也。不可從矣。

東垣李氏曰。張仲景云。病人汗後身熱亡血。脈沉遲者。下利身涼。脈微血虚者。並加人參也。古人之治血脫者。益氣也。血不自生。須生陽氣。蓋陽氣生則陰長而血乃旺也。今歷考傷寒論中曰。利止亡血也。四逆加人參湯主之。李氏其據此言乎。然而加人參僅僅一兩也。四逆加人參湯。更加茯苓。此爲茯苓四逆湯。而不舉血證。則人參之非爲亡血也。可以見已。且也仲景治吐血衄血產後亡血方中。無有人參。則益足證也。李氏之說妄哉。自後苟有血脫者。則不審其證。概用人參。亦益妄哉。

或問曰。吾子言仲景明人參治心下痞鞕。而大黃黃連瀉心湯之屬。無有人參。豈亦有說乎。曰有之。何子讀書之粗也。大黃黃連瀉心湯曰。心下痞。按之濡。其於人參則諸方皆曰心下痞鞕。鞕濡二字。斯可以見其異矣。

品考

人參出上黨者。古爲上品。朝鮮次之。今也上黨不出。而朝鮮亦少也。其有自朝鮮來者。味甘非其真性。故試諸仲景所謂心下痞鞕而無效也。不可用矣。源順和名抄云人參。此言久末乃伊。蓋本邦之俗謂熊膽爲久末乃伊。而亦號人參。則以其味名也。由是觀之。本邦古昔所用者。其味苦也亦明矣。今試取朝鮮之苗。而樹藝諸本邦者。其味亦苦也。然則其苦也者。是人參之正味。而桐君雷公之所同試也。乃今余取產於本邦諸國者用之。大有效於心下痞鞕。其產於本邦諸國者。五葉三椏。其於形狀也。亦與所產於朝鮮同矣。產於本邦諸國者。於和州金峯者最良。去土氣而剉用。謹勿殺苦也。

〔桔梗〕主治濁唾腫膿也。旁治咽喉痛。

考徵

排膿湯證闕。
桔梗白散證曰。出濁唾腥臭。久久吐膿。
桔梗湯證曰。出濁唾腥臭。久久吐膿。
排膿散證闕。

以上四方。其用桔梗者或三兩。或一兩。或三分或二分。

右四方者。皆仲景之方也。而排膿湯以桔梗爲君藥也。不載其證。今乃歷觀其用桔梗諸方。或肺癰。或濁唾腥臭。或吐膿也。而以桔梗爲君藥者。名爲排膿。則其排膿也明矣。

互考

排膿湯之證雖闕。而桔梗湯觀之。則其主治明矣。桔梗湯證曰。出濁唾腥臭。久久吐膿。仲景曰。咽痛者可與甘草湯。不差者。與桔梗湯也。是乃甘草者。緩其毒之急迫也。而濁唾吐膿非甘草之所主。故其不差者。乃加桔梗也。由是觀之。腫痛急迫。則桔梗湯。濁唾吐膿多。則排膿湯。

辨誤

排膿湯及散。載在金匱腸癰部。桔梗湯及白散。亦有肺癰之言。蓋腸癰肺癰之論。自古而紛如也。無有明辨。欲極之而不能也。人之體中不可見也。故謂無肺癰腸癰者妄也。謂有肺癰腸癰者亦妄也。凡吐下臭膿者。其病在胸也。而爲肺癰。其病在腹也。而爲腸癰。其亦可也。治之之法。不爲名所拘。而隨其證。是爲仲景也。

品考

桔梗處處出焉。藥鋪所鬻者。淅而白潔。脫其氣味也。不可不擇焉。唯去其土泥而不殺其真性。是爲良也。剉用。

〔朮〕主利水也。故能治小便自利。不利。旁治身煩疼。痰飲失精。眩冒。下利。喜唾。

考徵

天雄散證闕。（說在互考中）

以上一方朮八兩

桂枝附子去桂加朮湯證曰。小便自利。
麻黄加朮湯證曰。身煩疼。
越婢加朮湯證曰。一身面目黄腫。其脈沈。小便不利。
附子湯證不具也。（說在互考中）
以上四方。朮皆四兩。
桂枝去桂加苓朮湯證曰。小便不利。
人參湯證曰。喜唾。
桂枝人參湯證曰。利下不止。
茯苓澤瀉湯證不具也。（說在類聚方）
茯苓飲證曰。心胸中有停痰宿水。自吐出水。
以上五方。朮皆三兩。
甘草附子湯證曰。小便不利。
真武湯證曰。小便不利。四肢沈重疼痛。自下利。
苓姜朮甘湯證曰。小便自利。
苓桂朮甘湯證曰。小便自利。
苓桂朮甘湯證曰。心下有痰飲。又云頭眩。
澤瀉湯證曰。其人苦冒眩。
枳朮湯證不具也。說在互考中。
茯苓戎鹽湯證曰。小便不利。
以上七方。朮皆二兩。
五苓散證曰。小便不利。

以上一方。朮十八銖。而三兩之例。

右歷觀此諸方。無論小便之變。其他曰飲。曰痰。曰身煩疼。曰喜唾。曰冒眩。亦皆水病也。凡小便不利而兼若證者。用朮而小便通。則諸證乃治。由是觀之。朮之利水也明矣。

互考

天雄散。金匱要略載在桂枝加龍骨牡蠣湯條後。而不載其證。而李時珍作本草綱目曰。此仲景治男子失精之方也。然則舊有此證而今或脫也。男子失精。女子夢交。桂枝龍骨牡蠣湯主之。下當云天雄散亦主之。以余觀之。時珍之見而豈以朮附為治失精夢交乎。此則觀於本草可以知耳。夫失精夢交。水氣之變也。故以朮為主藥也。

金匱要略白朮附子湯。即傷寒論中桂枝附子去桂加朮湯。而分量減其半也。蓋朮別蒼白。非古也。故今稱方名從傷寒論焉。外臺祕要朮附湯。亦同方而分量非古也。皆不可從焉。

附子湯證不具也。此方之於真武湯。倍加朮附。以參代姜者也。而真武湯證有小便不利。或疼痛。或下利。此方倍加朮附。則豈可無若證乎。其證闕也明矣。

枳朮湯。桂姜棗草黃辛附湯。二方。金匱要略所載同。其因與證而不可別焉。今審其方劑。桂姜棗草黃辛附湯。其方合桂枝去芍藥及麻黃附子細辛也。而桂枝去芍藥湯。主頭痛發熱惡風有汗等證。而腹中無結實者也。麻黃附子細辛湯證曰。少陰病發熱。為則按所謂少陰病者。惡寒甚者也。故用附子。附子主惡寒也。依二湯之證推之。心下堅大而惡寒發熱上逆者。桂薑棗草黃辛附湯主之。朮主利水也。是以心下堅大而小便不利者。枳朮湯主之。夫秦張之治疾也。從其證而不取因矣。因者想像也。以冥冥決事。秦張所不取也。故其能治疾也。在方中其證矣。斯不知其方意。則未能中其證也。其知其方意。在知藥能也。能知藥能。而後始可與言方已。

辨誤

本事方許叔微曰。微患飲澼。三十年後。左下有聲。脅痛食減嘈雜。飲酒半杯即止。十數日必嘔酸水數升。暑月止右邊有汗。左邊絕無。自揣必有澼囊。如水之有科臼。不盈科不行。但清者可行。而濁者停滯。無路以決之。故積至五六日必嘔而去。脾土惡濕。而水則流濕。莫若燥脾以去濕。崇土以填科臼。乃悉屏諸藥。只以蒼朮麻油大棗丸。

服三月而疾除。自此常服。不嘔不痛。胸膈寛利。飲啖如故。爲則按仲景用朮治水。而不云去濕補脾也。許氏則以朮爲去濕補脾。而不云其治水。何其妄哉。許氏之病水變。故得朮能治也。人云許氏能治其濕痰。余戯之曰。非許自能治其病。而朮能治許病也。何則。許氏之所説。以不可見爲見。而以不可知爲知也。空理惟依古人則不然。有水聲吐水則爲水治之。是可知而知之。可見而見之實事。惟爲此謂知見之道也。故有許氏之病者。用朮附以逐其水。其效如神。嗚呼。仲景之爲方也。信而有徵。由是觀之。許之病巳也。非許之功而朮之功也。

品考

朮宗奭曰。古方及本經止單言朮。而未別蒼白也。陶隱居言有兩種。而後人往往貴白朮而賤蒼朮也。爲則曰。華產兩種。其利水也蒼勝於白。故余取蒼朮也。本邦所出。其品下而功劣也。剉用。

〔白頭翁〕主治熱利下重也。

考徵

白頭翁湯證曰。熱利下重。又曰下利欲飲水。

白頭翁加甘草阿膠湯證曰下利。

以上二方。白頭翁皆三兩。

夫仲景用白頭翁者。特治熱利。而他無所見矣。爲則按若熱利渴而心悸。則用白頭翁湯也。加之血證及急迫之證。則可用加甘草阿膠湯也。

品考

白頭翁和漢無別。

〔黃連〕主治心中煩悸也。旁治心下痞。吐下腹中痛。

考徵

黃連阿膠湯證曰。心中煩。不得臥。

以上一方。黃連四兩。

黃連湯證曰。胸中有熱。腹中痛。欲嘔吐。

乾薑黃連黃芩人參湯證曰。吐下。

葛根黃連黃芩湯證曰。利遂不吐。

白頭翁湯證曰。下利欲飲水。

以上四方。黃連皆三兩。

大黃黃連瀉心湯證曰。心下痞。按之濡。

瀉心湯證曰。心氣不足。

附子瀉心湯證曰。心下痞。

以上三方。黃連皆一兩。而亦三兩之例。

右歷觀此諸方。黃連治心中煩悸也明矣。故心中煩悸而痞者。吐者利者腹痛者。用此皆治也。此外用黃連一兩方多。其比餘藥分量差少。但舉心胸之微疾。不足取而徵焉。故不枚舉也。

互考

張仲景用黃連。其證與人參茯苓大同而小異。說在人參部。

黃連阿膠湯證曰。心中煩。此方黃連爲君。而有心中煩之證。斯可以見其主治矣。

瀉心湯證曰。心氣不足而吐血衄血者。瀉心湯主之。既云不足。又云瀉心。此後世論說之所由起也。雖千金方不足作不定。斯仲景之古也。而不定者煩悸之謂也。凡病心中煩悸。心下痞。按之濡者。用此湯皆治也。由是觀之。所謂不定者。煩悸之謂也。

辨誤

夫萬物生於天也。故天命之謂性。性唯一也。其能亦唯一也。謂之良能。然其有多能者。性之所枝而岐也。非性之本也。謂之嬴能。人之眩嬴能而謂性多能者多矣。余嘗讀本草。舉其主治甚多。夫主治也者。性之能也。一物之性。豈有此多能哉。今近取譬於人之多能乎。夫人之性也。有任焉者。有清焉者。有和焉者。有直焉者。雖聖人不可移易也。而有多能焉。有無能焉。多能非求於天性之外而成焉。無能非求於天性之中而無焉。從其性而用之。則多能也。是善於用其性者也。非由天性而多能也。故天性任焉者。用而多能。則盡其性之任而已。任之外無有其能也。清則清。和則和。直則直。從性之一而貫之。不可移易也。亦有學而修之。以成其多能者。若天性然。然非去性而然。亦與性成者也。此所以論於人之道。而非所以論於草根木皮也。夫善於用人性之能者若彼。而況於草根木皮乎。性之外無有多能。而一草何多能之有。夫黃連之苦。治心煩也。是性之爲能也。張仲景用焉而治心下痞嘔吐下利之證也。是性之所枝而歧也。故無心煩之狀者。試之無效。加心煩者。其應如響。仲景治心下痞嘔吐下利。其方用黃連者甚多。斯亦可以徵也。由是觀之。黃連主治心煩也。本草之謬也明矣。黃連之能多乎哉。不多也。

品考

黃連處處出焉。出於本邦越中者爲上品。世所謂加賀黃連是也。貪利之賈。或以鬱金色之。不可不擇也。剉用。

〔黃芩〕治心下痞也。旁治胸脇滿嘔吐下利也。

考徵

黃芩湯證曰。自下利。

六物黃芩湯證不具也。（說在互考中）

乾薑黃連黃芩人參湯證曰。吐下。

小柴胡湯證曰。胸脇苦滿。

大柴胡湯證曰。心下痞鞕。嘔吐而下利。

柴胡薑桂湯證曰。胸脇滿。微結。心煩。

葛根黃連黃芩湯證曰。利遂不止。

半夏瀉心湯證曰。嘔而腸鳴。心下痞。

以上八方。黃芩皆三兩。

柴胡桂枝湯證曰。微嘔。心下支結。

瀉心湯證曰。心下痞。

附子瀉心湯證曰。心下痞。

以上三方。黄芩或一兩。或一兩半。而亦三兩之例。

右歷觀此諸方。黄芩主治心下之病也。若嘔吐者。若下利者。有心下痞之證也。則得黄芩卽治矣。其無此證者。終無效焉。無他。治心下痞也。

互考

黄芩湯條曰。太陽與少陽合病。自下利者主之。蓋六經也者。疾醫之所不言也。而其有六經之言。則後人所攙入焉。故不取焉。以他例推之。心下痞。腹強急而下利者。此湯主之。爲則每對若證。卽用此湯。其應如響。學者審諸。

六物黄芩湯。其證不具也。此方半夏瀉心湯而去黄連甘草加桂枝者也。張仲景用人參黄芩也。於心下痞而鞕者也。然則心下痞鞕。乾嘔下利者。此湯主之。其無此證。則終無效也。學者審諸。

辨誤

世醫篤信本草。以芩連爲寒藥。其畏之也如虎狼焉。不思之甚矣。夫本草論藥之寒熱温涼。終不一定。彼以爲温則是以爲熱。甲以爲寒。則乙以爲涼。果孰是而孰非乎。蓋醫者之於用藥也。譬猶武夫用兵。武夫而畏兵。不可以爲武夫也。醫亦然。毒藥各有其能。各主一病。苟有其證者而不用之。則終不治也。所以不畏焉。此而畏之。則何以醫爲也。張仲景用黄芩也。治心下痞而已。無有他能。故心下痞而嘔吐下利。則用之卽治矣。世醫不深察。妄以爲嘔吐下利之主藥。可悲也夫。

品考

黄芩處處出焉。出漢土者。此爲上品也。出朝鮮者次之。出本邦者下品也。剉用。

〔柴胡〕主治胸脇苦滿也。旁治寒熱往來。腹中痛。脇下痞鞕。

考徵

小柴胡湯證曰。胸脇苦滿。往來寒熱。又云腹中痛。又云脇下痞鞕。

柴胡加芒消湯證曰。胸脇滿。

柴胡去半夏加瓜蔞湯證不具也。(說在互考中)

柴胡薑桂湯證曰。胸脇滿微結。又云往來寒熱。

大柴胡湯證曰。心下急。鬱鬱微煩。又曰往來寒熱。又曰心下滿痛。

以上五方。柴胡皆八兩。

柴胡桂枝湯證曰。心下支結。

以上一方。柴胡四兩而八兩之例。

右歷觀此諸方。柴胡主治胸脇苦滿也。其他治往來寒熱。或腹中痛。或嘔吐。或小便不利。此一方之所主治。而非一味之所主治也。爲則按傷寒論中寒熱腹痛嘔吐小便不利而不用柴胡者多矣。胸脇苦滿而有前證。則柴胡主焉。此可以見柴胡之所主治也。

互考

柴胡去半夏加瓜蔞湯。其證不具也。以渴故代半夏以瓜蔞也。今試諸世所謂瘧疾。胸脇苦滿而渴者。甚有效焉。其無有胸脇苦滿證。則終不知也。然則胸脇苦滿證。其脫也明矣。

辨誤

本草綱目柴胡部中。往往以往來寒熱爲其主治也。夫世所謂瘧疾。其寒熱往來也劇矣。而有用柴胡而治也者。亦有不治也者。於是質之仲景氏之書。其用柴胡也。無不有胸脇苦滿之證。今乃施諸胸脇苦滿。而寒熱往來者。其應猶響之於聲。非直瘧也。百疾皆然。無胸脇苦滿證者。則用之無效焉。然則柴胡之所主治。不在彼而在此。

品考

柴胡處處出焉。本草以產於銀州銀縣者爲上品也。本邦藥鋪所鬻者。有二品。曰鎌倉柴胡。曰河原柴胡也。蓋河原柴胡者。非柴胡之種也。不可用焉。鎌倉柴胡者尤佳。去鬚及頭。以粗布拂拭之。剉而用焉。雷斅陳子承稱柴胡香氣甚矣。而本邦之產。比諸產漢土者形狀則同。氣味則薄。因稽諸說。嫩則香美也。老則不也。張元素曰。氣味俱清。故今用鎌倉柴胡也。

〔貝母〕主治胸膈鬱結痰飲也。

考徵

桔梗白散證曰。時出濁唾腥臭。久久吐膿。

以上一方。貝母三分。

仲景氏用貝母也。特此一方已。然考之本草。古人用貝母主治鬱結痰飲。旁治咳嗽乳汁不下也。乃與仲景氏治濁唾腥臭。其歸一也已。其功於桔梗大同而小異也。

品考

貝母用自漢土來者也。剉用焉。今本邦間亦出焉。不異於漢土產也。

〔細辛〕主治宿飲停水也。故治水氣在心下而咳滿。或上逆。或脇痛。

考徵

小青龍湯證曰。心下有水氣。乾嘔發熱而咳。

苓甘五味薑辛湯證曰。咳胸滿。

以上二方。細辛皆三兩。

麻黃附子細辛湯證不具也。（說在互考中）

大黃附子湯證曰。脇下偏痛。

桂薑草棗黃辛附湯證曰。心下堅大如盤。邊如旋杯。

以上三方。細辛皆二兩。

右歷觀此諸方。其咳者。上逆者。胸滿者。脇痛者。心下堅大者。胸脇心下宿飲停水而所致也。用細辛則水飲去而其證已。可以見其所主治也。

互考

麻黄附子細辛湯條特云少陰病反發熱。而不舉餘證。爲則按六經也者。是後人之攙入。而非仲景之古也。所謂少陰病者。踡臥小便清利也。踡臥者。惡寒甚也。惡寒者。水病也。仲景氏之治惡寒也。其用附子者居多。又其言曰。朮附並走皮中。逐水氣也。由是觀之。惡寒之爲水氣也明矣。其喘而惡寒有痰飲之變者。此方主之。

桂薑草棗黄辛附湯證不具也。說在朮條下。故不復贅焉。

辨誤

今之爲醫者。其用藥也。瞑眩則慄。遽轉其方。何無特操之甚也。書曰。若藥弗瞑眩。厥疾弗瘳。余每讀書到於此。未嘗不廢書扺掌而歎聖哲之言信而有徵也。仲景之爲方也亦有徵矣。請舉其一二。苓甘五味薑辛夏湯條曰。咳滿即止。而更復渴。衝氣復熱者。以細辛乾薑也。而仍用細辛乾薑。此非審知此毒而治此疾者。孰能之爲。嗚呼仲景哉。朮附湯條曰。其人如冒狀。勿怪。即是朮附並走皮中。逐水氣未得除故耳。此亦瞑眩之謂也。夫欲爲仲景氏者。其要在知藥之瞑眩。而疾乃瘳焉。而後就其方法。審其藥功而已。爲則從事於此。審試諸藥。本草所謂大毒者。其不徹疾也。不瞑眩。所謂無毒者。亦中肯綮也。必瞑眩。瞑眩也疾斯瘳也。余未見藥弗瞑眩而疾之爲瘳者也。嗚呼。聖哲之言。信而有徵哉。學者思諸。

品考

細辛本邦稱云真細辛者即是也。洗去塵土。剉而用之。藥鋪間以杜衡充細辛也。不可不辨矣。

〔當歸〕

〔芎藭〕

仲景之方中用當歸芎藭者。其所主治不可的知也今不敢鑿從成方而用焉。是闕如之義也。

辨誤

本草以當歸芎藭治血。爲產後要藥。爲則按仲景氏治血方中無此二藥者多。而治他證之方中亦有此二藥。如奔豚湯。當歸羊肉湯。酸棗仁湯類是也。由是觀之。不可概爲治血之藥也。

品考

當歸江州伊欵山所產。其味辛。同漢土所產。而和州所產味甘。此以糞土培養之者也。不可用矣。孫思邈曰。無當歸以芎藭代之。今試當和州當歸。其味大不似芎藭也。伊欵當歸則似焉。故用之也。

芎藭出本邦豐後州者。上品也。

〔芍藥〕主治結實而拘攣也。旁治腹痛頭痛身體不仁。疼痛腹滿。咳逆下利腫膿。

考徵

桂枝加芍藥湯證曰。腹滿時痛。

小建中湯證曰。腹中急痛。

桂枝加大黄湯證曰。大實痛。

以上三方。芍藥皆六兩。

枳實芍藥散證曰。腹痛煩滿。

排膿散證闕。(說在類聚方)

以上二方。芍藥一方等分一方六分。

芍藥甘草湯證曰。脚攣急。

桂枝加芍藥生薑人參新加湯證曰。身疼痛。

芎歸膠艾湯證曰。腹中痛。

以上三方。芍藥皆四兩。

芍藥甘草附子湯證不具也。(說在互考中)

以上一方。芍藥三兩。而亦四兩之例。

小青龍湯證曰。咳逆。

大柴胡湯證曰。心下滿痛。又曰嘔吐而下利。

附子湯證曰。身體痛。

真武湯證曰。腹痛。又云沉重疼痛自下利。又云咳。
桂枝湯證曰。頭痛。又曰身疼痛。
烏頭湯證曰。歷節不可屈伸疼痛。又曰拘急。
黄耆桂枝五物湯證曰。身體不仁。
以上七方。芍藥皆三兩。
黄芩湯證曰。自下利。
柴胡桂枝湯證曰。肢節煩疼。
以上二方。用芍藥或二兩或一兩半。而亦三兩之例。
右歷觀此諸方。曰腹痛。曰頭痛。曰腹滿。曰咳逆。曰下利。曰排膿。曰四肢疼痛。曰攣急。曰身體不仁。一是皆結實而所致也。其所謂痛者拘急者。若夫桂枝加芍藥湯。小建中湯。桂枝加大黄湯。皆以芍藥爲主藥。而其證如此。由是觀之。主治結實而拘攣也明矣。

互考

小建中湯。傷寒論不備其證。是以世醫不獲方意。以爲補劑。故其所施也。竟無効焉。爲則按此方出自芍藥甘草湯。故主治諸病腹拘急而痛者也。學者正焉。芍藥甘草附子湯。其條特舉惡寒之證。此附子之所主也。而脱芍藥甘草之所主治也。其用甘草者。治毒急迫也。其用芍藥者。治拘攣也。然則拘攣急迫而惡寒者。此湯主之。
真武湯。附子湯。特有生薑人參之異。而所主治則頗異也。真武湯苓芍爲主。而附子湯朮附爲主也。二方所主治。斯可以見也已。

辨誤

朱震亨曰。産後不可用芍藥。以其酸寒伐生發之氣也。李時珍曰。白芍藥益脾。能於土中瀉木。産後肝血已虚。不可更瀉。故禁之。夫酸寒之藥。蓋不少矣。何獨避芍藥之爲。世醫雷同其説。不忌之甚矣。諸藥皆毒。毒而治毒。毒而不用。毒何治之有。金匱要略曰。産後腹痛。枳實芍藥散主之。千金方曰。産後虚羸。腹中刺痛。當歸建中湯主之。此皆芍藥主藥而用之於產後也。且也張仲景芍藥甘草湯。芍藥甘草附子湯。桂枝加芍藥湯。皆以芍藥爲主。而於血證毫無關涉焉。特治結實而拘攣已。若乃酸寒伐生發之氣。及瀉木之說。此鑿空之論。而非疾醫之用也。

品考

芍藥其種有二。曰木芍藥也。曰草芍藥也。木芍藥是其眞也。花容焯約。亦可愛也。余取之矣。服食家言白花勝赤花。嘗試其功。赤白惟均也。服食家之說不可從矣。草芍藥世所謂宇多芍藥也。不可用矣。

〔牡丹皮〕

仲景之方中。桂枝茯苓丸。八味丸。大黃牡丹皮湯。以上三方。雖有牡丹皮。而不以爲主藥也。如此之類。皆從其全方之主治而用之。如徵姑闕焉。以俟後之君子也。

品考

牡丹皮和漢同。

〔茵蔯蒿〕主治發黃也。

考徵

茵蔯五苓散證曰。黃疸。

茵蔯蒿湯證曰。心胸不安。久久發黃。

以上二方。茵蔯蒿一方六兩。一方十分。

右觀此二方。茵蔯蒿治發黃也明矣。

互考

或問曰。發黃之證。治之之方。其不用茵蔯蒿者。間亦有之。如何。答曰。發黃小便不利。或渴無餘證者。茵蔯五苓散主之。發黃大便不通者。茵蔯蒿湯主之。若乃一身盡黃。腹脹。大便必黑時溏者。消礬散主之。發黃心中懊憹。梔子大黃豉湯。發黃腹滿小便不利。大黃消石湯。發黃頭痛惡風。自汗出。桂枝加黃耆湯。發黃嘔逆。小半夏湯主之。發黃胸脇苦滿。小柴胡湯主之。發黃腹中拘急。小建中湯主之。此皆隨證而異方也。仲景氏之於茵蔯蒿。特用之於發黄無他病者而已。

辨誤

世之醫者。論黄疸爲濕熱。其以黄爲土色也。無益於治。此不可從矣。

品考

茵蔯蒿和漢無别。

〔艾〕

仲景之方中。芎歸膠艾湯。用艾而非君藥也。是以其所主治也。不可得而知矣。芎歸膠艾湯。主治漏下下血也。今從其成方而用之

辨誤

名醫别錄曰。艾可以灸百病。後人不審其證之可灸與否。一概行之。故罹其害也。蓋不鮮矣。醫者見之。以爲不候寒熱之過也。不審可否。則固已失之矣。論寒熱亦未爲得也。灸者所以解結毒也。若夫毒著脊上。藥之不知。下之不及。就其所著而灸之。其毒轉而走腹。而後藥之爲達也。臨其可灸之證也。我不終問其寒熱。而未有逢其害焉。有灸而發熱。是毒動也。世醫以爲灸誤。非也。余於若證灸而不止。其毒之散也。其熱亦止。此即所謂瞑眩。而瘳者也。凡艾之爲用也。灸之與煎。其施雖異。而以其一物也。偶爾言及焉。灸家言禁穴頗多。余家不言之。一從靈樞以結毒爲腧也。大凡灸不止一日。乃至五日七日。以多日爲有効矣。一日暴之。十日寒之。我未見其能治者也。

品考

艾處處出焉。所賣者雜它物可正焉。

〔麻黄〕主治喘咳水氣也。旁治惡風惡寒。無汗。身疼。骨節痛。一身黄腫。

考徵

麻黄湯證曰。身疼腰痛。骨節疼痛。惡風無汗而喘。

甘草麻黄湯證曰。裏水。

麻黄醇酒湯證曰。黄疸。
　以上三方。麻黄四兩。或三兩。而爲君藥。
大青龍湯證曰。惡寒。身疼痛。不汗出而煩躁。
越婢湯證曰。惡風。一身悉腫。
越婢加朮湯證曰。一身面目黄腫。
越婢加半夏湯證曰。其人喘。目如脱狀。
　以上四方。麻黄皆六兩。
麻黄杏仁甘草石膏湯證曰。汗出而喘。
牡蠣湯證不具也。（説在互考中）
　以上二方。麻黄皆四兩。
葛根湯證曰。無汗惡風。
小青龍湯證曰。心下有水氣。咳而微喘。
烏頭湯證曰。歷節疼痛。
　以上三方。麻黄皆三兩。
麻黄附子甘草湯證不具也。（説在互考中）
麻黄附子細辛湯證不具也。（説在互考中）
　以上二方。麻黄二兩。
　右歷觀此數方。麻黄主治喘咳水氣也明矣。故其證而惡風惡寒。無汗身疼。骨節痛。一身黄腫者。用麻黄皆治也。
　互考
甘草麻黄湯。麻黄醇酒湯。唯云裏水黄疸。而不審其證。爲則按黄家兼有喘咳。惡寒骨節痛之證者。麻黄之所主治也。

牡蠣湯此甘草麻黃湯而加牡蠣蜀漆方也。牡蠣治動氣。蜀漆主逐水。然則世所謂瘧疾。動氣在上而喘者。此湯主之也。外臺秘要特云牡瘧。而不舉其證。茫乎如舟行無津涯矣。麻黃附子甘草湯。麻黃附子細辛湯二方。其條所謂少陰病者。惡寒甚也。而有無汗之證。故用麻黃也。

辨誤

甚矣世醫之怖麻黃也。其言曰。吾聞之麻黃能發汗。多服之。則灑灑汗出不止。是以不敢用焉。惡是何言也。譬怯者之於妖恠。足未嘗踏其境。而言某地真出妖恠也。爲則嘗試麻黃之効。可用之證而用之。汗則出焉。雖當夏月而無灑灑不止之患。仲景氏言服麻黃後覆取微似汗宜哉。學者勿以耳食而飽矣。

品考

麻黃本邦之産未聞。而亦有形狀相似者。是木賊而非麻黃也。朱震亨李時珍言其與麻黃同功。則學者試可乃已。甄權曰。根節止汗。試之無效也。不可從矣。仲景氏曰。先煮麻黃。去上沫。今漢舶所載而來者。煮之無上沫。共諸藥煮之而可也。剉用。

〔地黃〕主治血證及水病也。

考徵

八味丸證曰。小腹不仁。又曰小便不利。

以上一方。地黃八兩。

芎歸膠艾湯證曰。漏下。又曰下血。

以上一方。地黃六兩。

三物黃芩湯證曰。在草蓐自發露得風。四肢苦煩熱。

以上一方。地黃四兩。

右歷觀此三方。主治血及水。而不及其他也。

互考

芎歸膠艾湯。三物黃芩湯。八味丸。皆以地黃爲君藥。而二方言血證。一方言小便不利。膠艾湯方中除地黃之外。有阿膠當歸芎藭。均是治血藥也。三物黃芩湯去地黃則其餘無治血藥品也。由是觀之。古人用地黃。並治血證水病也。嚴焉且也。施治之法不別血之與水亦明矣。

辨誤

夫水之與血。其素同類也。亦唯赤則謂之血。白則謂之水耳。余嘗讀內經曰。汗者。血之餘也。問曰。血之餘而汗白者。何也。答曰。肺者主皮毛也。肺色白也。故汗白也。此本於陰陽五行。而有害於疾醫之道也。疾醫之道。殆乎亡也。職斯之由。可悲也哉。夫汗之白也。血之赤也。其所以然。不可得而知也。刃之所觸。其創雖淺。血必出也。暑熱之酷。衣被之厚。汗必出也。豈是皆歷皮毛而出者。或爲汗。或爲血。故以不可知爲不可知。置而不論。唯其毒所在而致治焉。斯疾醫之道也。後世之醫者。以八味丸爲補腎劑。何其妄也。張仲景曰。脚氣上入少腹不仁者。八味丸主之。又曰。小便不利者。又曰轉胞病利小便則愈。又曰短氣有微飲。當從小便去之。豈是皆以利小便爲其功。書云。學于古訓乃有獲。嗚呼。學于古訓斯有獲藥功矣。

品考

地黃本邦處處出焉。其出和州者最多。而與出漢土者無異也。充實爲佳。藏器曰。本經不言生乾蒸乾。別錄云。生地黃者。乃新掘鮮者是也。李時珍曰。熟地黃乃後人復蒸晒者。諸家本草皆謂乾地黃爲熟地黃。而今本邦藥鋪以乾地黃爲生地黃非也。乾者燥乾之謂。如乾薑是也。生者新鮮之名。如生薑是也。故古人言生地黃。則必言汁。言之順也。豈有乾而有汁者哉。仲景氏之所用。生乾二品而已。其熟云者。後世之爲也。不可用矣。

〔葶藶〕主治水病也。旁治肺癰結胸。

考徵

葶藶大棗湯證曰。肺癰。胸滿脹。一身面目浮腫。以上一方。葶藶搗丸。如彈丸大。大陷胸丸證曰。結胸。

以上一方。葶藶半升。

己椒藶黄丸證曰。腸間有水氣。

以上一方。葶藶一兩。

右歷觀此三方。一皆是主治水病也。而二方云水病。一方特云結胸。其所謂結胸者。用大陷胸丸。則水利而疾愈。然則葶藶之治水也明矣。

互考

或問曰。葶藶大棗湯。桔梗湯。桔梗白散。同治肺癰而異其方。何也。爲則答曰。用桔梗之證。濁唾腥臭。久久吐膿者也。用葶藶之證。浮腫清涕。咳逆喘鳴者也。故因其見證而處方。不爲病名所絆。斯爲得也。

淮南子曰。葶藶愈脹。爲則按。脹是水病也。

品考

葶藶有甜苦二種。而甜者不中用焉。本邦未出苦葶藶也。或曰關以東間有之。

〔大黄〕主通利結毒也。故能治胸滿腹滿。腹痛及便閉。小便不利。旁治發黄瘀血腫膿。

考徵

大陷胸湯證曰。從心下至少腹鞕滿而痛。

以上一方。大黄六兩。

小承氣湯證曰。腹微滿。大便不通。

厚朴三物湯證曰。痛而閉者

大黄甘遂湯證曰。少腹滿如敦狀。小便微難。

大承氣湯證曰。腹滿痛者。

大黄硝石湯證曰。黄疸腹滿。小便不利。

桃核承氣湯證曰。少腹急結。

大黄牡丹湯證曰。少腹腫痞。

大黄甘草湯證不具也。

調胃承氣湯證曰。腹脹滿。又曰大便不通。

以上九方。大黄皆四兩。

大黄附子湯證曰。脇下偏痛。

抵當湯證曰。少腹鞕滿。

大黄黄連瀉心湯證曰。心下痞。按之濡。

桂枝加大黄湯證曰。大實痛。

以上四方。大黄或三兩。或二兩一兩。而亦四兩之例。

右歷觀此諸方。張仲景氏用大黄者。特以利毒而已。故各陪其主藥。而不單用焉。合厚朴枳實則治胸腹滿。合黄連則治心下痞。合甘遂阿膠則治水與血。合水蛭蝱蟲桃仁則治瘀血。合黄蘗梔子則治發黄。合甘草則治急迫。合芒消則治堅塊也。學者審諸。仲景方中用大黄者。不止於茲。而以其用之之徵。顯然著明于茲。故不復游贅也。

辨誤

世醫之畏大黄也。不啻如蛇蝎。其言曰。凡用大黄者。雖病則治乎。損內而死。切問而無其人。此承本草之訛而吠聲者也。非耶。仲景氏用下劑其亦多矣。可見大黄攻毒之千莫也。今也畏其利而用鉛刀。宜哉不能斷沉痾也。雖大下之後。仲景氏未嘗補也。亦可以見損內之說妄矣。凡藥劑之投。拔病之未及以斷其根。則病毒之動而未能爽快。仍貫其劑也。毒去而後爽快。雖千萬人亦同。世醫素畏下劑。故遽見其毒未去也。以為元氣虛損。豈不亦妄哉。

品考

大黄漢土產有兩品。黄色而潤實者為良。所謂錦紋大黄也。本邦近者有稱漢種大黄者也。其效較劣矣。剉用。

〔大戟〕主利水也。旁治掣痛咳煩。

考徵

十棗湯證曰。引脇下痛。又曰咳煩。

互考

淮南子曰。大戟去水。

品考

大戟漢產有兩品。綿大戟爲良也本邦之產。其効較劣。

〔甘遂〕主利水也旁治掣痛咳煩短氣小便難心下滿。

考徵

十棗湯證曰。引胸下痛。乾嘔短氣。又曰咳煩。

大黃甘遂湯證曰。小便微難。

甘遂半夏湯證曰。雖利。心下續堅滿。

大陷胸湯證曰短氣躁煩。又曰。心下滿而鞕痛。

以上四方。其用甘遂。或三枚。或二兩。或一錢也。

爲則按芫花大戟甘遂。同是利水。而甘遂之效最勝矣。

品考

甘遂漢產爲勝。本邦所產。其効較劣。

〔附子〕主逐水也。故能治惡寒。身體四肢及骨節疼痛。或沉重。或不仁。或厥冷。而旁治腹痛失精下利。

考徵

大烏頭煎證曰。遶臍痛。若發則自出汗。手足厥冷。

烏頭湯證曰。歷節疼痛。不可屈伸。

烏頭桂枝湯證曰。腹中痛。逆冷。手足不仁。

以上三方。烏頭皆五枚。而爲君藥也。

桂枝附子湯證曰。身體疼痛。不能自轉側。

桂枝附子去桂加朮湯證曰。前證而小便自利。

大黄附子湯證曰。脇下偏痛。

天雄散證闕。（說在朮部）

以上四方。附子皆三枚。

桂枝甘草附子湯證曰。疼煩不得屈伸。

附子湯證曰。背惡寒。又曰。身體痛。手足寒。骨節痛。

以上二方。附子皆二枚。

四逆湯證曰。下利清穀不止。身疼痛。又曰。手足厥冷。

眞武湯證曰。腹痛。又曰。四肢沉重。疼痛自下利。

桂枝加附子湯證曰。四肢微急。難以屈伸。

桂枝去芍藥加附子湯證曰。惡寒。

附子粳米湯證曰。切痛。

麻黄附子甘草湯證不具也。（說在麻黄部）

麻黄附子細辛湯證不具也。（說在細辛部）

附子瀉心湯證曰。惡寒。

桂薑草棗黄辛附湯證不具也。（說在朮部）

以上九方。附子皆一枚。

右歷觀此諸方。其證一是皆水病也。桂枝附子去桂加朮湯條曰。一服覺身痺。半日許再服。三服都盡。其人如冒狀。勿怪。即是朮附竝走皮中逐水氣未得除故耳。烏頭桂枝湯條曰。初服二合。不知即服三合。又不知。復加至五合。其知者如醉狀。得吐者爲中病也。此二者。言附子逐水瞑眩之狀也。凡附子中病。則無不瞑眩。甚者脈絶色變如死人狀。頃刻吐出水數升。而其所患者頓除也。余嘗於烏頭煎知之。附子之逐水也明矣。

互考

凡附子大戟甘遂之類。同逐水氣。而其用之也。隨毒所在。附子主水氣而骨節及身體疼痛不可屈伸者。大戟甘遂則未必然矣。

桂枝加附子湯。附子一枚。桂枝附子湯。附子三枚。四肢微急。難以屈伸者。用附子一枚。身體疼煩。不能自轉側者。用附子三枚。隨其痛劇。易附子亦有多少。則附子之功可得而知也。

本草綱目曰。天雄散治失精。其說曰。暖水臟益精。誤矣。仲景以天雄逐水耳。精也水臟也。造化之主。暖之益之。非人力之所及也。

辨誤

本草綱目曰。附子性大熱。又云大温。夫味之辛酸苦甘鹹。食而可知也。性之寒熱温涼。嘗而不可知也。以不可知也爲知。一測諸臆。其說紛紛。吾孰適從。夫仲景用附子以逐水爲主。而不拘熱之有無也。若麻黄附子細辛湯。大黄附子湯。其證豈得謂之無熱乎。學者察諸。

孔子曰。名不正則言不順。有是哉。今所謂中風者。非古所謂中風也。仲景氏曰。頭痛發熱。惡風有汗者。名曰中風。今所謂中風。則肢體不遂者。而其說昉於金匱要略。及千金方。於是世之醫者。因金匱千金之方。治其所謂中風者。故無效。王安道以其無效也。而設一論。更建曰類中風。蓋類也者。類似也。而金匱千金之所謂中風。豈類傷寒論之所謂中風乎。不類也。宜其不得其治也。爲則朝夕苦思。參考仲景氏之方。今所謂中風者。身體疼痛不仁。而往往附子之證也。今舉一二而徵焉。烏頭桂枝湯證曰。手足不仁。身疼痛也。去桂加朮湯證曰。身體疼煩。不能自轉側。桂枝加附子湯證曰。四肢微急。難以屈伸。今有此證而用此方。無一不中。中則瞑眩。疾乃瘳。吾故曰。今所謂中風者。非古所謂中風。而仲景氏用附子劑者也。不可不知矣。

品考

附子今用本邦之烏頭也。出於奧州南部津輕松前者。是爲上品。今漢客來齎者。鹽藏而非自然之物也。其功能不與古人所論同也。李時珍曰。及一兩者難得。但得半兩以上者皆良。今漢客來齎者大及二兩。小不下半兩。本邦之烏頭。與時珍所說。其輕重秖同。而其效與古人之所用亦秖同也。於是乎吾不用彼而用此也。博物志曰。烏頭。附子。天雄。一物也。廣雅曰。奚毒附子也。一年爲側子。二年爲烏喙。三年爲附子。四年爲烏頭。五年爲天雄。爲則按其效皆同。而後世辨別之。不可從矣。剉用。

〔半夏〕主治痰飲嘔吐也。旁治心痛逆滿。咽中痛。咳悸。腹中雷鳴。

考徵

大半夏湯證曰。嘔吐。

以上一方半夏二升。

小半夏湯證曰。嘔吐。穀不得下。

小半夏加茯苓湯證曰。嘔吐。又云眩悸。

半夏厚朴湯證曰。咽中如有炙臠。

以上三方。半夏皆一升。

半夏瀉心湯證曰。嘔而腸鳴。

生薑瀉心湯證曰。脇下有水氣。腹中雷鳴。

甘草瀉心湯證曰。腹中雷鳴。又云乾嘔。

小柴胡湯證曰。嘔。又云咳。又云心下悸。

大柴胡湯證曰。嘔不止。

小青龍湯證曰。心下有水氣。乾嘔發熱而咳。又曰吐涎沫。

葛根加半夏湯證曰。嘔。

黃芩加半夏生薑湯證曰。乾嘔。

越婢加半夏湯證曰。咳。
苓甘薑味辛夏湯證曰。嘔，
括蔞薤白半夏湯證曰。心痛，
黄連湯證曰。欲嘔吐。
附子粳米湯證曰。腹中雷鳴。又云逆滿嘔吐。
小陷胸湯證曰。結胸病正在心下。按之則痛。
以上十四方。半夏皆半升。
半夏苦酒湯證曰。咽中傷生瘡。
甘遂半夏湯證曰。心下續堅滿。
以上二方。半夏十四枚。或十二枚。近半升。
半夏散證曰。咽中痛。
半夏乾薑散證曰。乾嘔吐逆。吐涎沫。
半夏麻黄丸證曰。心下悸。
以上三方。半夏諸藥等分。
右歷觀此諸方。半夏主治痰飲嘔吐也明矣。其餘諸證。嘔而有痰者。一是皆半夏治焉。
互考
嘔者。生薑主之。嘔而有痰者。半夏主之。
小半夏湯。五苓散。其所治大同而小異。小半夏湯治嘔吐有痰飲者。五苓散治嘔吐而小便不利也。
大半夏湯證。其載金匱要略者。蓋非古也。今從外臺祕要之文。
辨誤
余嘗讀本草綱目半夏條曰。孕婦忌半夏。爲其燥津液也。不思之甚矣。古語有之曰。有故無損。此證而用此藥。夫何忌之有。自後人爲姙娠而建其藥之禁忌也。終使有其證者。不得用其藥。悲夫。夫姙娠者。人爲而天賦也。故仲景氏無有養胎之藥。娩身之後亦然。故方其有疾而藥也。不建禁忌。故姙娠嘔吐不止者。仲景氏用乾薑人參半夏丸。余亦嘗治孕婦留飲掣痛者。與十棗湯數劑。及期而娩。母子無害也。古語所謂有故無損者。誠然誠然。孕婦忌半夏。徒虛語耳。

品考

半夏和漢無別。剉用焉。世醫姜汁製之。此因本草入毒草部。而恐畏其毒。遂殺其能者也。不可從矣。

〔芫花〕主逐水也。旁治咳掣痛。

考徵

十棗湯證曰。引脇下痛。又曰咳。

張仲景氏用芫花。莫過於十棗湯也。爲則試服芫花一味。必大瀉水。則其逐水也明矣。

辨誤

本草芫花條愼微曰。三國志云。魏初平中有靑牛先生。常服芫花。年百餘歲。常如五六十。時珍曰。芫花乃下品毒物。豈堪久服。此方外迂怪之言。不足信也。爲則曰。方外迂怪之說。固無論於疾醫之道也。下品毒物。豈堪久服。時珍過矣。時珍過矣。有病毒而毒藥以攻之。豈不堪久服邪。學者勿眩焉。

品考

芫花漢產爲良。本邦亦出焉。本邦所產。今之所鬻者。頗多僞也。不可不正矣。本邦俗稱志計武志是眞芫花也。

〔五味子〕主治咳而冒者也。

考徵

小靑龍湯證曰。咳。

苓桂五味甘草湯證曰。時復冒。

以上二方。五味子皆半升。

右觀此二方。則五味子所主治也。咳而冒者明矣。

互考

五味子澤瀉皆主治冒者。而有其別。五味子治咳而冒者。澤瀉治眩而冒者也。

辨誤

余嘗讀本草。有五味子收肺補腎之言。是非疾醫之言也。原其爲說。由五臟生尅而來也。夫疾醫之道熄。而邪術起。臆測之說。於是乎行。無益於治也。不可從矣。

品考

五味子朝鮮之產。是爲上品。漢次之。本邦之產。其品稍劣。蚪用。

〔括蔞實〕主治胸痺也。旁治痰飲。

考徵

小陷胸湯證曰。結胸。

括蔞薤白白酒湯證曰。胸痺。喘息咳唾。

括蔞薤白半夏湯證曰。胸痺不得臥。

枳實薤白桂枝湯證曰。胸痺。

以上四方。括蔞實皆一枚。

右歷觀此諸方。其治胸痺及痰飲也明矣。所謂胸痺者。胸膈痞塞是也。

互考

枳實薤白桂枝湯條曰。胸痺云云。枳實薤白桂枝湯主之。人參湯亦主之。金匱要略往往有此例。此非仲景之古也。夫疾醫之處方也。各有所主。豈可互用乎。胸痺而胸滿上氣。喘息咳唾。則枳實薤白桂枝湯主之。胸痺而心下痞鞕。則人參湯主之。此所以不可相代也。學者思諸。

品考

括蔞實頌曰，其形有正圓者，有銳而長者，功用皆同。今用世所謂玉章者。李時珍曰，括蔞古方全用，後世乃分子瓤各用。今從古也。

〔葛根〕主治項背強也。旁治喘而汗出。

考徵

葛根黃連黃芩湯證曰，喘而汗出。（說在互考中）

以上一方，葛根半斤。

葛根湯證曰，項背強。

葛根加半夏湯不具也。（說在互考中）

桂枝加葛根湯證曰，項背強。

以上三方，葛根皆四兩。

爲則曰，葛根主治項背強急也。葛根湯及桂枝加葛根湯皆足以徵焉。

互考

葛根黃連黃芩湯，其用葛根最多，而無項背強急之證，蓋闕文也。施諸下利喘而汗出者，終無有效也。項背強急而有前證者，即是影響也。其文之闕，斯可知也耳矣。

葛根加半夏湯條曰，太陽與陽明合病。此非疾醫之言也，不取焉。葛根湯證而嘔者，此方即主之也。

品考

葛根和漢無異種。藥鋪所謂生乾者，是爲良也。剉用。

〔防己〕主治水也。

考徵

木防己湯證曰，支飲。

防己茯苓湯證曰，四肢腫。

防己黄耆湯證曰，身重。又曰腫及陰。
以上三方。防己皆四兩。
己椒藶黄丸證曰，腸間有水氣。
以上一方。防己一兩。
右歷觀此諸方。其治水也明矣。未見施諸他證者也。

互考

木防己湯，人参爲君。故治心下痞堅而有水者。防己茯苓湯，茯苓爲君。故治四肢聶聶動而水腫者。防己黄耆湯，黄耆爲君。故治身重汗出而水腫者。仲景氏用防己，未見以爲君藥者也。而其治水也的然明矣。

品考

防己有漢木二種。余家用所謂漢防己者也。爲則按木防己出漢中者。謂之漢防己。譬如漢朮遼五味子也。後世岐而二之。其莖謂之木防己。可謂謬矣。余試用所謂木防己者。終無寸效。而所謂漢防己者。能治水也。於是斷乎用之。陶弘景曰，大而青白色虚軟者好。黒點木強者不佳。李當之曰，其莖如葛蔓延。其根外白内黄。如桔梗。内有黒紋如車輻解者良。頌曰，漢中出者破之文作車輻解。黄實而香。莖梗甚嫩。苗葉小類牽牛。折其莖一頭吹之。氣從中貫。如木通然。它處者青白虚軟。又有腥氣。皮皺上有丁足子。名木防己。蘇恭曰，木防己不任用也。

（香豉）主治心中懊憹也。旁治心中結痛。及心中滿而煩也。

考徵

枳實梔子豉湯證不具也。（說在互考中）
梔子大黄豉湯證曰，心中懊憹。
以上二方。香豉皆一升。
梔子豉湯證曰，心中懊憹。又曰胸中窒。又曰心中結痛。
梔子甘草豉湯證不具也。（說在互考中）

梔子生姜豉湯證不具也。（說在互考中）

以上三方。香豉皆四合。

瓜蔕散證曰。心中滿而煩。

以上一方。香豉一合。

右歷觀此諸方。其主治心中懊憹也明矣。

互考

枳實梔子豉湯條。無心中懊憹證。爲則按。梔子大黃豉證。此枳實梔子豉湯而加大黃者。而其條有心中懊憹之證。心中懊憹。固非大黃所主治也。然則枳實梔子豉湯條。其脫心中懊憹之證也明矣。梔子甘草豉湯。梔子生姜豉湯。是梔子豉湯加味之方也。故每章之首。冠以若字焉。心中懊憹而少氣者。梔子甘草豉湯。心中懊憹而嘔者。梔子生姜豉湯。斯可以知已。

辨誤

梔子豉湯方後。皆有一服得吐止後服七字。世醫遂誤以爲吐劑。不稽之甚。爲則試之。特治心中懊憹耳。未嘗必吐也。且心中懊憹而嘔者。本方加用生姜。其非爲吐劑也。亦可以見矣。傷寒論集註曰。舊本有一服得吐止後服七字。此因瓜蔕散中有香豉而誤傳於此也。今爲删正。余亦從之。

品考

香豉。李時珍曰。造淡豉法。用黑大豆二三斗。六月中淘淨。水浸一宿。瀝乾蒸熟。取出攤席上。候微温。蒿覆。每三日一看。候黃衣上遍。不可太過。取晒簸淨。以水拌之。乾濕得所。以汁出指間爲準。安甕中。築實。桑葉蓋厚三寸。密封泥於日中晒七日。取出。曝一時。又以水拌入甕。如此七次。再蒸過。攤去火氣。甕收築封。卽成矣。

〔澤瀉〕主治小便不利冒眩也。旁治渇。

考徵

澤瀉湯證曰。心下有支飮。其人苦冒眩。

五苓散證曰。小便不利。微熱消渴。

以上二方。以澤瀉爲君藥。澤瀉湯。澤瀉五兩。五苓散。一兩六銖半。

茯苓澤瀉湯證曰。吐而渴欲飲水。

以上一方。澤瀉四兩。

八味丸證曰。小便不利。又曰消渴。小便反多。

以上一方。澤瀉三兩。

猪苓湯證曰。渴欲飲水。小便不利。

以上一方。澤瀉一兩。

牡蠣澤瀉散證曰。從腰以下有水氣。

以上一方。用澤瀉與餘藥等分。茯苓澤瀉湯以下四方。以澤瀉爲佐藥也。

右歷觀此諸方。澤瀉所主治也。不辨而明矣。

互考

澤瀉五味子同治冒。而有其別也。説見於五味子部中。

辨誤

陶弘景曰。澤瀉久服則無子。陳日華曰。澤瀉催生。令人有子。李時珍辨之。其論詳於本草綱目。夫懷孕婦人之常也。而有病不孕。故其無病而孕者。豈其藥之所能得失乎。三子不知此義。可謂謬矣。余嘗治一婦人。年三十有餘。病而無子。有年於茲。諸醫無如之何。余爲診之。胸膈煩躁。上逆而渴。甚則如狂。乃與石膏黃連甘草湯。併以滾痰丸服之。周歲諸證盡愈。其父大喜。以語前醫。前醫曰。治病則可。而不仁也。曰何謂也。曰多服石膏無子也。是絕婦道也。非不仁而何。其父愕然。招余詰之。余答曰。醫者掌疾病者也。而孕也者。人爲而天賦。醫焉知其有無哉。且彼人之言。子何不察焉。彼人療之十有三年而不能治之。彼豈豫知其來者乎。其父曰。然。居頃之。其婦人始孕也。彌月而娩。母子無恙。余故曰。婦人無病則孕。非醫之所能得失也。

品考

澤瀉本邦仙臺所出者、是爲良也。剉用。

〔薏苡仁〕主治浮腫也。

考徵

薏苡附子散證不具也。

以上一方。薏苡仁十五兩。

薏苡附子敗醬散證曰。腹皮急。按之濡如腫狀。

以上一方。薏苡仁十分。

麻黄杏仁薏苡甘草湯證不具也。

以上一方。薏苡仁半兩。

互考

薏苡附子散證不具也。而薏苡附子敗醬散。言如腫狀。則主治浮腫明矣。麻黄杏仁薏苡甘草湯。亦就麻黄杏仁甘草石膏湯而去石膏加薏苡。則用之於咳喘浮腫可也。

品考

薏苡仁和漢無別。田野水邊處處多有焉。本交趾之種。馬援載還也。本邦有二種。其殼厚無芽。以爲念經數珠。不中用藥也。有芽尖而殼薄。即薏苡也。俗傳其種弘法師之所將來也。因號弘法麥。

〔薤白〕主治心胸痛而喘息咳唾也。旁治背痛。心中痞。

考徵

括蔞薤白白酒湯證曰。喘息咳唾。胸背痛。

枳實薤白桂枝湯證曰。胸痺心中痞。

以上二方。薤白皆半升。

括蔞薤白半夏湯證曰。心痛徹背。

以上一方。薤白三兩。

右歷觀此三方。薤白所主治也。不辨而明矣。

品考

薤白有赤白二種。白者爲良。李時珍曰。薤葉狀似韭。韭葉中實而扁。有劍脊。薤葉中空似細葱葉而有稜。氣亦如葱。二月開細花紫白色。根如小蒜。一本數顆。相依而生。五月葉青則掘之。否則肉不滿也。

〔乾姜〕主治結滯水毒也。旁治嘔吐咳。下利。厥冷。煩躁。腹痛。胸痛。腰痛。

考徵

大建中湯證曰。心胸中大寒痛嘔。不能飲食。

苓姜朮甘湯證曰。身體重。腰中冷。又云腰以下冷痛。

半夏乾姜散證曰。乾嘔。吐逆。吐涎沫。

以上三方。乾姜或四兩。或諸藥等分。

人參湯證曰。喜唾。又曰心中痞。

通脈四逆湯證曰下利清穀。又曰手足厥逆。又云乾嘔。

小青龍湯證曰。心下有水氣。乾嘔。又云咳。

半夏瀉心湯證曰。嘔而腸鳴。

柴胡姜桂湯證曰。胸脇滿。又云心煩。

黃連湯證曰。腹中痛。欲嘔吐。

苓甘五味姜辛湯證曰。咳胸滿。

乾姜黃連黃芩人參湯證曰。吐下。

六物黃芩湯證曰。乾嘔下利。

以上九方。乾姜皆三兩。

梔子乾姜湯證曰。微煩。

甘草乾姜湯證曰。厥咽中乾。煩躁吐逆。

乾姜附子湯證曰。煩躁不得眠。

以上三方。乾姜二兩。一兩。而四兩之例。

四逆湯證曰。下利清穀。又曰手足厥冷。

以上一方。乾姜一兩半。而三兩之例。

桃花湯證曰。下利。

乾姜人參半夏丸證曰。嘔吐不止。

以上二方。乾姜一兩。而三兩之例。

右歷觀此諸方。其嘔吐者。咳者。痛者。下利者之等。壹是皆水毒之結滯者也。

互考

孫思邈曰。無生姜則以乾姜代之。以余觀之。仲景氏用生姜乾姜。其所主治。大同而小異。生姜主嘔吐。乾姜主水毒之結滯者也。不可混矣。

辨誤

本草以乾姜爲大熱。於是世醫皆謂四逆湯方中姜附熱藥也。故能溫厥冷。非也。按厥冷者。毒之急迫也。故甘草以爲君。而姜附以爲佐。其用姜附者。以逐水毒也。何熱之有。京師二條路白山街。有嘉兵衛者。號近江鋪。其男年始十有三。一朝而下利。及至日午。無知其行數。於是神氣困冒。醫爲獨參湯與之。及至日晡所。手足厥冷。醫大懼。用姜附益多。而厥冷益甚。諸醫皆以爲不治。余爲診之。百體無溫。手足擗地。煩躁而叫號。如有腹痛之狀。當臍有動手不可近。余乃謂曰。是毒也。藥可以治。焉知其死生。則我不知之也。雖然。今治亦死。不治亦死。等死。死治可乎。親戚許諾。乃與大承氣湯（一貼之重十二錢）一服。不知。復與厥冷。則變爲熱。三服而神色反正。下利減半。服十日所。諸證盡退。由是觀之。醫之於事。知此藥解此毒耳。毒之解也。厥冷者温。大熱者涼。若以厥冷復常爲熱藥。則大黄芒消亦爲熱藥乎。藥物之寒熱温涼不可論。斯可以知已。

品考

乾姜本邦之產有二品。曰乾生姜。曰三河乾姜。所謂乾生姜者。余家用之。所謂三河乾姜者。余家不用之。

〔杏仁〕主治胸間停水也。故治喘咳。而旁治短氣結胸。心痛。形體浮腫。

考徵

麻黄湯證曰。無汗而喘。

以上一方。杏仁七十個。

苓甘姜味辛夏仁湯證曰。形腫者加杏仁。

以上一方。杏仁半斤。

茯苓杏仁甘草湯證曰。胸中氣塞短氣。

麻黄杏仁甘草石膏湯證曰。喘。

桂枝加厚朴杏子湯證曰。喘。

以上三方。杏仁皆五十個。

大青龍湯證曰。咳喘。

麻黄杏仁薏苡甘草湯證不具也。(説在類聚方)

以上二方。杏仁四十個二兩而五十個之例。

大陷胸丸證曰。結胸者。項亦強。

走馬湯證曰。心痛。

以上二方。杏仁諸藥等分。

右歷觀此諸方。杏仁主治胸間停水也明矣。

互考

杏仁麻黄同治喘。而有其别。胸满不用麻黄。身疼不用杏仁。其二物等用者。以有胸满身疼二證也。

金匱要略曰。胸痹云云茯苓杏仁甘草湯主之。橘枳姜湯亦主之。爲則按。胸痹短氣。筋惕肉瞤。心下悸者。茯苓杏仁甘草湯主之。胸痹嘔吐呃逆者。橘皮枳實生姜湯主之。二方治一證。非古之道也。括蔞實條既辨明之。今不贅於茲也。

品考

杏仁和漢無異品也。製之之法。去皮不去尖。

〔大棗〕主治攣引強急也。旁治咳嗽奔豚。煩躁。身疼脇痛。腹中痛。

考徵

十棗湯證曰。引脇下痛。又曰。咳煩胸中痛。

葶藶大棗湯證曰。咳逆上氣。喘鳴迫塞。又曰不得息。

以上二方以大棗爲君藥。一則十枚。一則十二枚。

苓桂甘棗湯證曰。欲作奔豚。

越婢湯證不具也（說在類聚方）

生姜甘草湯證不具也（說在互考中）

以上三方。大棗皆十五枚。

甘麥大棗湯證曰。臟躁喜悲傷。

以上一方。大棗十枚。

小柴胡湯證曰。頸項強。又云脇痛。

小建中湯證曰。急痛。

大青龍湯證曰。身疼痛。汗不出而煩躁。

黄連湯證曰。腹中痛。
葛根湯證曰。項背強。
黄芩湯證不具也。（說在類聚方）
桂枝加黄耆湯證曰。身疼重煩躁。
吳茱萸湯證曰。煩躁。
　以上九方。大棗皆十二枚。
　右歷觀此諸方。皆其所舉諸證。而有攣引強急之狀者。用大棗則治矣。不則無效也。且也十棗湯大棗爲君藥。而有引痛證。斯可以爲徵已。

互考

甘麥大棗湯條有喜悲傷證。此毒之逼迫也。故用大棗以治攣引強急。用甘草小麥以緩迫急也。苓桂甘棗湯條有奔豚證。此其毒動而上衝。有攣引強急之狀者。故用大棗也。生姜甘草湯證曰。咳唾涎沫不止。爲則按。若之人患胸中有攣引強急之狀。故用大棗居多也。爲則按仲景氏用大棗甘草芍藥。其證候大同而小異。要在自得焉耳。

辨誤

大棗養脾胃之說。非古也。不取焉。古人云。攻病以毒藥。養精以穀肉果菜。夫攻之與養。所主不同。一物而二義。如曾皙之於羊棗。好而食之。是養也。如十棗湯用大棗。惡而不避。是攻也。無他。嗜好之品而充食用。則爲養也。而充藥物則爲攻也。十棗湯大棗爲君而治攣引強急。豈以爲養哉。

品考

大棗漢種者爲良。其品核小而肉厚也。不去核而剉用之。

〔橘皮〕主治呃逆也。旁治胸痺停痰。

考徵

橘皮竹茹湯證曰。噦逆。（噦者呃之謂也）

以上一方。橘皮二斤。

橘皮枳實生姜湯證曰。胸痺。（說在杏仁部中）

以上一方。橘皮一斤。

橘皮湯證曰。噦。

以上一方。橘皮四兩。

茯苓飲證曰。心胸中有停痰。

以上一方。橘皮二兩半。

右歷觀此諸方。主治呃逆也明矣。胸痺者。停痰者。其有呃逆之證。則橘皮所能治也。

品考

橘皮近世間以柑子代橘皮。非也。可選用焉。真橘樹者。余觀之於和州春日祠前。於遠州見附驛也。

〔吳茱萸〕主治嘔而胸滿也。

考徵

吳茱萸湯證曰。嘔而胸滿。

以上一方。吳茱萸一斤。

品考

吳茱萸無贋物。

〔瓜蒂〕主治胸中有毒。欲吐而不吐也。

考徵

瓜蒂散證曰。胸中痞鞕。氣上衝咽喉。不得息者。

又曰。心中滿而煩。饑而不能食者。病在胸中。

以上一方。瓜蒂一分。

品考

瓜蒂宗奭時珍以爲甜瓜蒂。試之無寸效也。又有一種名梯瓜。其種殊少。而其形如梯。又有一種如梯瓜。而皮上有毛者。其始皆大苦而不可食也。及熟則尤甜美。其蒂甚苦。有效。可用。三才圖會所謂青瓜也。本邦越前之產。是爲良也。

〔桂枝〕主治衝逆也。旁治奔豚頭痛。發熱惡風。汗出身痛。

考徵

桂枝加桂湯證曰。氣自少腹上衝心。

以上一方。桂枝五兩。

桂枝甘草湯證曰。其人叉手自冒心。心下悸。欲得按。

桂枝甘草附子湯證不具也。（說在互考中）

苓桂甘棗湯證曰。欲作奔豚。

苓桂五味甘草湯證曰。氣從少腹上衝胸咽。

桂枝附子湯證不具也。（說在互考中）

以上五方。桂枝皆四兩。

桂枝湯證曰。上衝。又曰頭痛發熱。汗出惡風。

苓桂朮甘湯證曰。氣上衝胸。

以上二方。桂枝皆三兩。

右歷觀此諸方。桂枝主治衝逆也明矣。頭痛發熱之輩。其所旁治也。仲景之治疾。用桂枝者居十之七八。今不枚舉焉。

互考

桂枝甘草湯證曰。其人叉手自冒心。爲則按。叉手冒心者。以悸而上衝故也。

桂枝甘草附子湯條無上衝證。爲則按。此方桂枝甘草湯而加附子者也。桂枝甘草湯條有上衝證。然則此湯亦當有上衝證。其脫此證也明矣。

桂枝附子湯用桂枝。多於桂枝加附子湯。而無上衝證。蓋闕文也。桂枝加附子湯條。猶有桂枝之證。況於此湯而可無桂枝之證乎。

辨誤

范大成桂海志云。凡木葉心皆一縱理。獨桂有兩道如圭形。故字從之。陸佃埤雅云。桂猶圭也。宣導百藥。爲之先聘通使。如執圭之使也。爲則按。制字之說。范爲得之。蓋以其所見而言之也。陸則失矣。蓋以臆測之而強作之說也。不可從矣。

傷寒論曰。桂枝本爲解肌。非仲景氏之意也。不取。此蓋注誤入本文者也。

宗奭曰。漢張仲景以桂枝湯治傷寒表虛。是不善讀傷寒論之過也。傷寒論中間說表裏虛實。非疾醫之言也。蓋後人所攙入也。凡仲景之用桂枝。以治上衝也。桂枝湯條曰。上衝者。可與桂枝湯。若不上衝者。不可與之。桂枝加桂湯條曰。氣從少腹上衝心。又按去桂加朮湯條曰。小便自利。由是觀之。上衝則用桂。下降則否。斯可以見已。且虛實之說。仲景所言。不失古訓。而後人所攙入則不合古訓。宗奭不善讀書。而妄爲之說。過矣。

品考

桂枝氣味辛辣者。爲上品也。李杲以氣味厚薄。分桂枝肉桂。遂搆上行下行之說。是臆測也。不可從矣。桂枝也。肉桂也。桂心也。一物而三名也。桂心之說。陳藏器李時珍得之。

〔厚朴〕主治胸腹脹滿也。旁治腹痛。

考徵

大承氣湯證曰。腹脹滿。又曰。腹中滿痛。

厚朴三物湯證曰。痛而閉。

厚朴七物湯證曰。腹滿。
厚朴生姜甘草半夏人參湯證曰。腹脹滿。
以上四方。厚朴皆半斤。
枳實薤白桂枝湯證曰。胸滿。
梔子厚朴湯證曰。腹滿。
以上二方。厚朴皆四兩。
半夏厚朴湯證曰咽中如有炙臠。
以上一方。厚朴三兩。
小承氣湯證曰。腹大滿不通。
以上一方。厚朴二兩。
右歷觀此諸方。厚朴主治脹滿也明矣。

互考

厚朴三物湯條無腹滿證。此湯即大承氣湯而無芒硝者也。然則有腹滿證也可知已。其無芒硝者。以無堅塊也。

辨誤

張元素曰。厚朴雖除腹脹。若虛弱人宜斟酌用之。誤則脫人之元氣也。爲則曰。是無稽之言也。古語曰。攻病以毒藥。方疾之漸也元氣爲其所抑遏。醫以毒藥攻之。毒盡而氣旺。何怖之有。請舉其徵。大承氣湯厚朴爲君。而有此湯之證者。多乎不能食。神氣不旺者。於是施以此湯則毒除也。毒除能食。能食氣旺。往往而然也。厚朴脫人之元氣。徒虛語耳。

品考

厚朴漢產爲良。本邦所產。非真厚朴也。不堪用矣。或云本邦之產有二種。其一則冬月葉不落。是與漢土所產同。比叡山有之。

〔枳實〕主治結實之毒也。旁治胸滿胸痺。腹滿腹痛。

考徵

枳朮湯證曰。心下堅大如盤。

以上一方。枳實七枚。

枳實芍藥散證曰。腹痛煩滿。

以上一方。枳實諸藥等分。

桂枝枳實生姜湯證曰。心懸痛。

大承氣湯證曰。腹脹滿。

厚朴三物湯證曰。痛而閉。

厚朴七物湯證曰。腹滿。

梔子大黃豉湯證曰。熱痛。

以上五方。枳實皆五枚。

大柴胡湯證曰。心下急。鬱鬱微煩。

枳實薤白桂枝湯證曰。胸滿。

梔子厚朴湯證曰。心煩腹滿。

以上三方。枳實皆四枚。

小承氣湯證曰。腹大滿不通。

枳實梔子豉湯證不具也。（說在互考中）

橘皮枳實生姜湯證曰。胸痺。

以上三方。枳實皆三枚。

右歷觀此諸方。枳實主治結實之毒也明矣。

互考

仲景氏用承氣湯也。大實大滿。結毒在腹。則大承氣湯。其用枳實也五枚。唯腹滿不通。則小承氣湯。其用枳實也三枚。枳實主治結實。斯可以見已。

枳實梔子豉湯其證不具也。爲則按。梔子香豉。主治心中懊憹。而更加枳實。則其有胸滿之證也明矣。

品考

枳實本邦所產稱枳實者。不堪用也。漢土之產。亦多贋也。不可不擇焉。本草綱目諸家歧枳實枳殼而爲之說。非古也。吾則從仲景氏也。

〔梔子〕主治心煩也。旁治發黃。

考徵

大黃硝石湯證曰。黃疸。

梔子蘗皮湯證曰。身黃。

以上二方。梔子皆十五枚。

梔子豉湯證曰。煩。

梔子甘草豉湯證不具也。(說在香豉部中)

梔子生姜豉湯證不具也。(說在香豉部中)

枳實梔子豉湯證不具也。(說在枳實部中)

梔子厚朴湯證曰。心煩。

梔子乾姜湯證曰。微煩。

茵蔯蒿湯證曰。心胸不安。久久發黃

梔子大黃豉湯證曰。黃疸。

以上七方。梔子皆十四枚。

以上一方。梔子十二枚。

右歷觀此諸方。梔子主治心煩也明矣。發黃者。其所旁治也。故無心煩之證者而用之，則未見其效矣。

互考

梔子大黃豉湯。梔子十二枚。爲則按當作十四枚。是梔子劑之通例也。

爲則按香豉以心中懊憹爲主。梔子則主心煩也。

辨誤

本草諸說。動輒以五色配五臟。其說曰。梔子色赤味苦。入心而治煩。又曰。梔子治發黃。黃是土色。胃主土。故治胃中熱氣。學者取其然者。而莫眩其所以然者。斯爲可矣。

品考

梔子處處出焉。剉用。

〔酸棗仁〕主治胸膈煩燥。不能眠也。

考徵

酸棗仁湯證曰。虛煩不得眠。

（爲則按。虛煩當作煩躁。）

以上一方。酸棗仁二升。

辨誤

時珍曰。熟用不得眠。生用好眠。誤矣。眠與不眠。非生熟之所爲也。乃胸膈煩躁。或眠或不眠者。服酸棗仁則皆復常矣。然則酸棗仁之所主。非主眠與不眠也。而歷代諸醫以此立論。誤也。以不知人道也。夫人道者。人之所能爲也。非人之所能爲者。非人道也。學聖人之道。然後始知之。蓋眠者寤者。造化之主也。而非人之爲也。而煩躁者。毒之爲而人之造也。酸棗能治之。故胸膈煩躁。或寤而少寐。或寐而少寤。予不問酸棗之生熟用而治之。則煩躁罷而寤寐復故。嗚呼悲哉。聖人之世遠人亡。歷代之學者。其解聖經。往往以天事混之於人事。故其論可聞而行不可知也。人而不人。醫而不醫。吾黨小子慎之。勿混造化與人事矣。

品考

酸棗仁和漢共有焉。漢產爲良也。

〔茯苓〕主治悸及肉瞤筋惕也。旁治小便不利。頭眩煩躁。

考徵

苓桂甘棗湯證曰。臍下悸。

茯苓戎鹽湯證不具也。（說在互考中）

茯苓澤瀉湯證不具也。（說在互考中）

以上三方。茯苓皆半斤。

防己茯苓湯證曰。四肢聶聶動。

茯苓四逆湯證曰。煩躁。

以上二方。茯苓皆六兩。

茯苓杏仁甘草湯證不具也。（說在互考中）

以上一方。茯苓三兩。而亦六兩之例。

苓桂朮甘湯證曰。身爲振振搖。又云頭眩。

苓桂五味甘草湯證曰。小便難。

苓姜朮甘湯證不具也。（說在互考中）

木防己去石膏加茯苓芒硝湯證不具也。（說同上）

小半夏加茯苓湯證曰。眩悸。

半夏厚朴湯證不具也。（說在互考中）

以上六方。茯苓皆四兩。此外苓桂劑頗多。今不枚舉焉。

茯苓甘草湯證曰。心下悸。
以上一方。茯苓二兩。而亦四兩之例。
茯苓飲證不具也。（說在互考中）
栝蔞瞿麥丸證曰。小便不利。
葵子茯苓散證曰。頭眩。
真武湯證曰。心下悸。頭眩。身瞤動。
附子湯證不具也。（說在互考中）
桂枝去桂加茯朮湯證曰。小便不利。
以上六方。茯苓皆三兩。
五苓散證曰。臍下有悸。吐涎沫而癲眩。
以上一方。茯苓十八銖。
猪苓湯證曰。小便不利。心煩。
桂枝茯苓丸證曰。胎動。（說在互考中）
以上二方。茯苓諸藥等分。
右歷觀此諸方。曰心下悸。曰臍下悸。曰四肢聶聶動。曰身瞤動。曰頭眩。曰煩躁。一是皆悸之類也。小便不利而悸者。用茯苓則治。其無悸證者而用之。則未見其效。然則悸者茯苓所主治。而小便不利者。則其旁治也。頭眩煩躁亦然。

互考

茯苓戎鹽湯。茯苓澤瀉湯。各用茯苓半斤以爲主藥。而不舉茯苓之證。苓桂甘棗湯。亦用茯苓半斤。而有臍下悸之證。其他用茯苓爲主藥者。各有悸眩瞤動之證。况於二方多用茯苓。而可無若證乎。其證脫也必矣。
茯苓杏仁甘草湯方。是苓桂朮甘湯去桂朮加杏仁者也。然則其脫茯苓之證也明矣。

苓姜朮甘湯有身爲振振摇證。此非桂之主證。而苓之所能治也。然則苓姜朮甘湯條脱此證也明矣。

木防己去石膏加茯湯芒硝湯方。是防己茯苓湯以黄耆甘草代人參芒硝者。而防己茯苓湯有四肢聶聶動之證。是非黄耆甘草之主證。而茯苓之所主治也。由是觀之。此湯脱四肢瞤動之證也明矣。

半夏厚朴湯。是小半夏加茯苓湯更加厚朴蘇葉者也。然則其脱眩悸之證也明矣。

茯苓甘草湯方。是苓桂朮甘湯去朮加姜者也。可以前例而推之。

茯苓飲以苓爲主。而不舉其證。以他例推之。心悸下而痞鞕。小便不利。自吐宿水者。此湯所主治也。

附子湯方。是真武湯去姜加參者也。真武湯條有心下悸頭眩身瞤動之證。然則此湯之條脱若證也明矣。

桂枝茯苓丸證曰。胎動在臍上。爲則按。蓋所謂奔豚也。而不可臆測焉。以旁例推之。上衝心下悸。經水有變。或胎動者。此丸所主也。

人參茯苓黄連。其功大同而小異。説在人參部中。

品考

茯苓和漢無異也。陶弘景曰。仙方止云茯苓而無茯神。爲療既同。用之應無嫌。斯言得之。赤白補瀉之説。此臆之所斷也。不可從矣。

〔猪苓〕主治渴而小便不利也。

考徵

猪苓湯證曰。渴欲飲水。小便不利。

猪苓散證曰。思水者。

以上二方。猪苓諸藥等分。

五苓散證曰。小便不利。微熱消渴。

以上一方。猪苓十八銖。

右歷觀此三方。猪苓所主治渴而小便不利也明矣。

品考

猪苓和漢共有焉。漢産實者爲良也。

〔水蛭〕主治血證也。

考徵

抵當湯證曰。少腹鞕滿云云。又曰經水不利下。

抵當丸證曰。少腹滿。應小便不利。今反利者。爲有血也。

以上二方。水蛭或三十個或二十個。

右觀此二方。則水蛭之所主治也明矣。爲則按。診血證也。其法有三焉。一曰少腹鞕滿而小便利者。此爲有血。而不利者爲無血也。二曰病人不腹滿而言腹滿也。三曰病人喜忘屎雖鞕。大便反易。其色必黑。此爲有血也。仲景氏診血證之法。不外於茲矣。

品考

水蛭蘇恭曰。有水蛭草蛭。大者長尺許。並能咂牛馬人血。今俗多取水中小者用之。大效。

〔龍骨〕主治臍下動也。旁治煩驚失精。

考徵

桂枝去芍藥加蜀漆龍骨牡蠣湯證曰。驚狂起臥不安。

以上一方。龍骨四兩。

桂枝加龍骨牡蠣湯證曰。失精。少腹弦急。

天雄散證闕。（說在朮部中）

蜀漆散證不具也。（說在互考中）

以上三方。龍骨三兩。或諸藥等分。

柴胡加龍骨牡蠣湯證曰。煩驚。

以上一方。龍骨一兩。（說在外傳中）

桂枝甘草龍骨牡蠣湯證曰。煩躁。

以上一方。龍骨二兩。而亦四兩之例。

右歷觀此諸方。龍骨所治驚狂煩躁失精也。無容疑者。爲則每值有其證者輒用之。而間有無效者。於是乎中心疑之。居數歲。始得焉。其人臍下有動而驚狂。或失精。或煩躁者。用龍骨劑。則是影響。其無臍下動者而用之。則未見其效。由是觀之。龍骨之所主治者。臍下之動也。而驚狂失精煩躁。其所旁治也。學者審諸。

互考

蜀漆散條所謂瘧者。是寒熱發作有時也。而其有臍下動者。此散所主治也。無臍下動者而用之。則未見其效也。

辨誤

龍骨之說。或曰蛻也。或曰石也。諸說終無有一定也。爲則按。譬如人物乎。父精母血。相因爲體。人人而所知也。雖然。果然之與不。孰究論之。龍骨亦然。究論何益之有。至如其效用。則此可論也。可擇也。不可不知矣。

品考

龍骨以能化者爲上品也。有半骨半石之狀者。是未化也。取龍骨法如取石膏法也。打碎用之。

〔牡蠣〕主治胸腹之動也。旁治驚狂煩躁。

考徵

桂枝去芍藥加蜀漆龍骨牡蠣湯證曰。驚狂起臥不安。

以上一方。牡蠣五兩。

牡蠣湯證不具也。（說在互考中）

以上一方。牡蠣四兩。

牡蠣澤瀉散證不具也。（說在互考中）

以上一方。牡蠣諸藥等分。

柴胡姜桂湯證曰。微煩。
以上一方。牡蠣三兩。
桂枝甘草龍骨牡蠣湯證曰。煩躁。
以上一方。牡蠣二兩。而亦四兩之例。
柴胡加龍骨牡蠣湯證曰。煩驚。
以上一方。牡蠣一兩半。（說在外傳中）
右歷觀此諸方。牡蠣所治驚狂煩躁。似與龍骨無復差別。爲則從事於此也。久之始知牡蠣治胸腹之動矣。學者亦審諸。
互考
牡蠣黃連龍骨同治煩躁。而各有所主治也。膻中黃連所主也。臍下龍骨所主也。而部位不定。胸腹煩躁者。牡蠣所主也。
牡蠣湯條曰。瘧。牡蠣澤瀉散條曰有水氣。其所擧之證。蓋不具也。以他例推之。喘急息迫。而胸中有動者。牡蠣湯主之也。身體水腫。腹中有動。渴而小便不利者。牡蠣澤瀉散主之也。學者審諸。
品考
牡蠣殼之陳久者爲良也。余家今用出于藝州者也。坊間所鬻者。不堪用也。

藥徵跋

蓋古書之貴於世。以施諸今而有徵也。其古雖並於詩書。言之與實背馳。則不足貴矣。本草之書。傳於世也雖邈，焉。鑿說之甚。辨析以胸臆。引據以神仙。其言巧而似。於是其理違而遠乎實。游斷諜諜。不異趙括之論兵也。先考東洞翁於是作藥徵。考覈効驗。訂繩謬誤。揣權宜。精異同。雖頗竆經旨。未嘗有如本草說多能者。然循其運用之變。奏異功。則殆如天出而倘性。多能是方之功。而非一物之能也。夫陽燧取火於日。方諸取露於月。而浮雲蓋其光。則水火忽不可致也。而終日握陽燧。不得溫手。終夜甜方諸。不能止渴。方諸陽燧。雖致水火。責之以其能而不獲者。非自然之能也。自然之能。出乎天。而不假他力。法用之功。成乎人。而不能獨立。不可苟混焉。本草辨其所以而不識其實。主治混淆。的證難分。莫法之可以據。載籍雖古。豈足尊信哉。先考之於藥徵也。主治頗詳明。不道陰陽。不拘五材。以顯然之證。徵於長沙之法。推功之實。審事之狀。闡衆之所未發。以燭乎冥行之徒。誠扁鵲之遺範也。其書之已成。受業者奉之屢請刊行。翁喟然歎曰。過矣。刊行何急。世所刊之書。後欲廢者。往往有之。皆卒然之過也。藥論者醫之大本。究其精㝡。終身之業也。今刊未校之書。傳乎不朽。爲人戮笑。寧蠹滅於匱中。終不許焉。翁卒暨於今十有二年。遂命剞劂之師。刊行之於世矣。天明甲辰之冬。十一月朔。男猷謹題

陳存仁編校

皇漢醫學叢書

藥徵續編

村井杶著

藥徵續編

提要

藥徵爲東洞吉益著作之一。徵藥五十三品。偉業未竟。人遽云亡。弟子村井。續徵十品。附錄七十三條。辨古之妄。釋今之惑。定正考核。十易寒暑。蓋亦煞費苦心矣。按東洞爲彼邦復古派之有力分子。學問淵博。著述等身。從遊者數百人。村井尤能傳其衣鉢。治舊痾。起廢疾。名振西海。嘗謂及門曰。仲景氏方法者。疾醫之道也。苟不經聖人制作之手。安能有如此方法乎哉。

藥徵續編序

孔子曰。精義入神以致用也。醫藥之道。苟不精義致用也難矣。其觀象索本。知幾通變。非天下至精。孰能與於此哉。仲景氏出。方法悉備。其書雖存。而知意味者鮮矣。於是治疾之要。唯知隨證。而不知觀證之有法也。其論藥能方驗藥功混爲一。終不辨本性也。如斯而得入神。孰不爲良醫邪。村井大年肥後人也。篤信吾先考東洞翁。治舊痾。起廢疾。名聲振西海。頃者集藥徵不載之藥品。稽古徵今。審其功能。作藥徵續篇。大年之精斯道也。讀此書而觀其所論。則可知焉。

寬政丙辰仲冬平安吉益猷修夫序。

藥徵續編

肥後醫人邨井杶著

〔赤石脂〕主治水毒下利。故兼治便膿血。

考證

桃花湯證曰。下利便膿血。

赤石脂禹餘糧湯證曰。下利不止。

右二方。赤石脂各一觔。

烏頭赤石脂丸證不具。

右一方。赤石脂一兩。

據此三方。則赤石脂治水毒下利不止便膿血明矣。

互考

赤石脂配乾薑。則治腹痛下利。若無腹痛。則不配乾薑。

烏頭赤石脂丸證不具。但云治心痛徹背。背痛徹心者。雖然。此方豈惟治心背徹痛乎。後世誤載之金匱要略心痛病篇內。故世醫皆以爲但治心痛之方也。杶按此方本當在六經病篇內某證條下。而治心痛徹背背痛徹心者矣。今詳前後之條。及病證方法。蓋厥陰病蚘厥。心痛徹背。背痛徹心。下利惡寒者主之。當是同甘草粉蜜湯。大建中湯等在烏梅丸之前後矣。外臺秘要第七。心背徹痛方內曰。仲景傷寒論心痛徹背。背痛徹心。烏頭赤石脂丸主之。小註云。出第十五卷中。然則是本傷寒論厥陰病篇內方。而必有前後之證存矣。何以言之。則蜀椒治蚘厥。乾薑治下利腹痛。烏頭附子並治四肢厥逆。赤石脂惟治下利。由此觀之。此方豈惟治心背徹痛乎。余嘗疑烏梅能治蚘。故蚘厥心痛徹背。背痛徹心。則此方不可無烏梅矣。然則烏頭是烏梅之誤矣乎。凡仲景之方。無烏頭附子併用者。則益知烏頭是烏梅之誤矣。杶又按外臺秘要第七。久心痛方內。有范汪療久心痛方。又名烏頭赤石脂丸。方內有桂心。（桂心卽桂枝。唐方皆以桂枝爲桂心。）無附子。此爲異耳。或疑附子是桂枝之誤矣乎。桂枝能治上衝而厥者。烏頭附子本同物同功。倂存以俟明者試效而已。

桃花湯方曰。赤石脂一觔。一半全用。一半篩末。是分赤石脂一觔以爲各半觔。乾薑一兩。粳米一升。以水七升。煮米令熟。去滓。取七合。又取半觔赤石脂末。內方寸匕。温服。一日三服。後內赤石脂末方寸匕者。未知何故也。宜隨仲景之法施之。外臺秘要引崔氏方阮氏桃花湯分兩法。則與此不同。可考。

品考

赤石脂理膩黏舌綴脣。鮮紅桃花色者爲上品。近年佐渡州所產者是也。凡方有桃花名者。以有赤石脂也。又有桃花丸。皆卽此物耳。

〔栝樓根〕主治渴。

考證

柴胡桂枝乾薑湯證曰。渴而不嘔。

小柴胡去半夏加栝樓湯證曰。發渴者。

右二方。栝樓根各四兩。

栝樓桂枝湯證不具。

栝樓瞿麥丸證曰。其人若渴。

右二方。栝樓根各二兩。

栝樓牡蠣散證曰。渴不差者。

牡蠣澤瀉散證不具。

右二方。栝樓根諸藥等分。

據此諸方。則栝樓根治渴明矣。凡渴有二證。煩渴者石膏主之。但渴者栝樓根主之。是宜分別而治之。按栝樓根者。蓋兼治口中燥渴及黏者。然是非栝樓根一味之主治也。合用而後見其妙。要宜考之於柴胡桂枝乾薑湯。栝樓桂枝湯二方。

互考

栝樓桂枝湯證不具。然太陽病其證備云，則是全備桂枝湯證之謂也。但身體強几几然云者。豈獨栝樓根所主乎。几几然是項背強急之狀也。故桂枝加葛根湯證曰。項背強几几。葛根湯證曰。項背強几几。然則几几然是爲葛根之證明矣。余故曰。此方蓋於桂枝加葛根湯方內加栝樓根二兩。煮法水率亦皆依桂枝加葛根湯法。而不依桂枝湯法也。豈不其徵乎。然則益知此方者。是桂枝加葛根湯證全備而渴者主之。類聚方不載此方水率煮法者誤也。

牡蠣澤瀉散證不具，此方七味等分之劑。而不知何以爲主藥也。然今此謂大病差後。從腰以下有水氣，則必有渴證明矣。故有栝樓根也。

辨誤

爾雅曰。果臝之實栝樓。郭璞曰。今齊人呼之爲天瓜。李巡曰。栝樓子名也。據此說則根名果臝。子名栝樓。凡仲景之方栝樓桂枝湯。栝樓瞿麥丸。柴胡去半夏加栝樓湯。及牡蠣澤瀉散。柴胡桂枝乾薑湯。二方內栝樓皆當作果臝。若作栝樓。則當須加根字。不然。與子相混。不可不改焉。又小陷胸湯。瓜蔞薤白白酒湯。瓜蔞薤白半夏湯。枳實薤白桂枝湯。方內瓜蔞實。皆當作栝樓也。實字當削之。李時珍曰。栝樓卽果臝。二字音轉也。亦作菰𦼮。後人又轉爲瓜蔞。愈轉愈失其眞矣。時珍之說非也。栝樓決非果臝音轉也。爾雅豈以音轉註之乎。瓜蔞菰𦼮。後世假栝樓之音者也。菰𦼮本見靈樞經。蓋俗字誤見於經。後人所作乎。栝樓非果臝之音轉可知矣。

品考

栝樓二品。一其色赤。一其色黃。但其根不異。通用而可也。雷斆曰。圓者爲栝。長者爲樓。亦屬牽強。今藥肆所有者。土瓜根混賣。不可不擇也。蓋土瓜根短如甘薯。味苦。天瓜長如薯蕷。最大味甘微苦。宜以此分別也。若無此物。則天花粉可權用。其色如雪。握之又作雪聲。不貼銀器者佳。

〔蜀漆〕主治胸腹及臍下動劇者。故兼治驚狂火逆瘧疾。

考證

桂枝去芍藥加蜀漆龍骨牡蠣救逆湯證曰。驚狂起臥不安者。

牡蠣湯證曰。牡瘧。

右二方。蜀漆各三兩。

牡蠣澤瀉散證不具。

蜀漆散證曰。牡瘧多寒者。

右二方。蜀漆諸藥等分。

據此諸方。則蜀漆之爲功。古來未嘗謂治動矣。然瘧疾及驚狂火逆諸證。必有胸腹臍下動劇者。故見其有動者而用之。則諸證無不治者。然則蜀漆者。治胸腹及臍下動劇者明矣。

互考

牡蠣湯服法曰。吐則勿更服。今瘧疾有喘鳴急迫。或自汗。或不汗。胸腹動劇者。服之則其人必吐水數升。而無其證不愈者。若有不吐者。則其證不愈也。由此觀之。蜀漆能吐水毒。動是水毒明矣。當知瘧之爲病。亦水毒之所爲矣。雖然。此方豈惟治瘧疾乎。凡病人喘鳴迫塞。或自汗。或不汗。胸腹動劇。皆此方能治之。往來寒熱。發作有時。所以不豫也。晉唐以來。世醫之見仲景之方也。皆以爲惟治傷寒者。故如彼葛洪孫思邈王燾許叔微之書。皆知備仲景之方於傷寒門。而未嘗知治萬病矣。殊不知仲景本取治萬病之方以治傷寒矣。降至趙宋之時。有金匱要略之書。當時如王洙得仲景治傷寒中雜病證之方於蠹簡之中。而後各分其門。以爲一書。世之爲醫者。遂稱其書謂之金匱玉函之方。金匱之。玉函之。蓋尊重之至也。自此以往。世之爲醫者。又見某門之方。以爲某方惟治某證。於是乎如牡蠣湯蜀漆散二方。亦置諸瘧疾篇內。而徒知治瘧疾。未嘗知治餘病矣。甚之東之高閣。而謂古方不宜今病。可勝嘆哉。嗚呼。仲景之方法之衰也。不獨王叔和爲之。彼葛孫王許實爲之。又醫道之大罪人乎哉。

桂枝去芍藥加蜀漆龍骨牡蠣救逆湯證曰。驚狂起臥不安。杶按此證者。是外證也。凡仲景之爲法。不獨以外證治之。且並診內外治之。故無胸腹及臍下動者。若雖有驚狂起臥不安證。亦非此方所宜也。嗚呼。是吾東洞翁千

古卓識、吾儕豈不奉此乎哉、

蜀漆散證不具。且云牡瘧。蓋牡瘧者。獨寒不熱。非無熱也。多寒也、夫瘧之爲病、先其寒而後其熱。雖然不可以寒熱治瘧。則豈無内候在乎。曰必有臍下動劇矣。故仲景嘗以龍骨主之、以蜀漆佐之。醫者其察諸。

牡蠣澤瀉散證不具。然以仲景用牡蠣之方推之。則其證必有胸腹之動劇。苟有胸腹之動劇。則無有不加蜀漆之方、由此觀之。蓋此方治水腫胸腹之動劇而渴者明矣。方極可考。凡仲景之治動也。其活法有三。有胸腹之動、則以牡蠣治之。有臍下之動。則以龍骨治之。有胸腹臍下之動劇。則以蜀漆治之。此爲仲景治動之三活法矣。故仲景之方。有以蜀漆配之牡蠣者。或有配之龍骨者。或有配之龍骨牡蠣者。是又仲景用蜀漆之法也。本論不載此法者。蓋屬脱誤。故晋唐以來。無有知蜀漆之功者。而諸病之有動者最多。則動之爲病也。爲諸病内候之主證。而最爲難治矣。雖然。二千年來。諸醫之説諸家本草。何其不載龍骨牡蠣蜀漆之本功矣乎。或云牡蠣之鹹。消胸腹之滿。或云龍骨牡蠣收斂神氣。或云蜀漆辛以散之。或云龍骨牡蠣之澁以固之。未嘗見言之及治動之功者。又未嘗知動之爲諸病内候之主證也。吾東洞翁生於二千年之下。始知龍骨牡蠣蜀漆之功、其説詳於本條之下。是誠二千年來不傳之説。而翁獨得其旨者。不亦偉乎。韓退之嘗推尊孟子。以爲功不在禹之下。余以爲翁之有功於我醫。不在仲景之下矣。是非余之過論也。

品考

蜀漆乃常山苗。其功與常山同。蜀漆無華舶來之物。常山者華物爲良。和産多僞品。若無蜀漆。則常山可以權用。本邦亦多産。醫者或未知此物。

〔生薑〕主治嘔。故兼治乾嘔噫噦逆。

考證

小半夏湯證曰。嘔吐。穀不得下。

小半夏加茯苓湯證曰。卒嘔吐。又曰先渴後嘔。

厚朴生薑半夏甘草人參湯證不具

橘皮湯證曰。乾嘔噦。
橘皮竹茹湯證曰。噦逆。
橘皮枳實生薑湯證不具。
以上六方。生薑各半斤。
生薑半夏湯證不具。
右一方。生薑汁一升。
黄耆桂枝五物湯證不具。
吳茱萸湯證曰。食穀欲嘔。又曰乾嘔。又曰嘔而胸滿。
右二方。生薑各六兩。
大柴胡湯證曰。嘔不止。又曰嘔吐。
生薑甘草湯證曰。咳唾涎沫不止。
梔子生薑豉湯證曰。嘔。
旋覆花代赭石湯證曰。噫氣不除。
厚朴七物湯證不具。
厚朴半夏湯證不具
當歸生薑羊肉湯證不具。
以上七方。生薑各五兩。
茯苓澤瀉湯證曰。吐而渴。
生薑瀉心湯證曰。乾噫食臭。
茯苓飲證曰。自吐出水。
以上三方。生薑各四兩。

桂枝湯證曰。乾嘔。（凡桂枝湯出入諸方皆倣之）
真武湯證曰。嘔。
黄芩加半夏生薑湯證曰。嘔。
桂枝枳實生薑湯證曰。諸逆。
茯苓甘草湯證不具。
以上五方。生薑各三兩。
乾薑人參半夏丸證曰。嘔吐不止。
右一方。生薑汁糊丸。
據此諸方。則生薑但治嘔也。噦逆噫氣乾嘔。或乾噫食臭。皆嘔吐輕證也。故如欬唾涎沫不止。似噦不噦。亦生薑所兼治也。豈不嘔之餘證乎。

互考

凡仲景之方。二百十餘方。而其内用生薑之方六十有餘首。併用大棗之方四十有七首。又其内生薑五兩。對大棗十二枚之方二首。（十二枚乃四兩之例。若去核則爲三兩。）對十枚之方一首。（十枚乃三兩八銖之例。）對十五枚之方一首。（十五枚乃五兩之例。）生薑六兩。對大棗十二枚之方一首。生薑四兩。對大棗十二枚之方一首。生薑一兩。對大棗十枚之方一首。生薑半觔。對大棗三十枚之方一首。（三十枚者十兩之例。）如此數方。無不專取生薑大棗之功者。又桂枝湯去加之方二十有六首。及越婢湯之方三首。葛根湯之方二首。小柴胡湯之方五首。文蛤湯。防己黄耆湯。以上十三方。凡三十有九首。皆以生薑三兩對大棗十二枚。雖他品加減之。亦至生薑大棗無有變之者何也。其證不變故乎。又别有妙用乎。由此觀之。薑與棗者。雖爲日用餌食之物。亦仲景方内二味必相對者多。則蓋似有調和之意。故後世謬倣之。方後必有謂薑棗水煎者。雖似取仲景之法。亦未知其本功之所在也。殊不知生薑大棗之於其證也。每方必有其所治之毒矣。宜以桂枝湯小柴胡湯二方之證徵之。若以日用餌食之物推之。則如粳米。赤小豆。大小麥。香豉。酒酢。飴蜜。白截酒。薤葱之類。其謂之何矣。杬以爲如此諸品、亦或有所建單用之功者。或有所助諸藥之毒者、余故曰。不可以日用餌食之物推之、然夫如薑與棗亦別有大勇力者矣。宜以考證中諸方察之。夫孔子每食不撤薑。曾皙常嗜羊棗。亦不可以藥中薑棗見之。今以此爲治病之材。則又有大攻毒之功。凡藥材以餌食見之。則至桂枝究矣。古者薑桂棗栗。以爲燕食庶羞之品。故內則曰棗栗薑桂。呂覽有言和之美者。陽樸之薑。招搖之桂。是乃古人所常食之物也。又何毒之有。雖然。良醫蓄而藥之。則雖穀肉菓菜。亦皆爲治病良材。而無有所不驅除其病毒者。東洞翁有言曰。藥之爲毒。毒即能。能即毒。知言哉。夫生薑之治嘔也。猶桂枝之治上衝。大棗之治拘攣矣。當此時。豈以日用餌食之物論之乎。是以至大棗生薑相對之方。則又有所合治之功也。如其量法多少。則其功用亦有所不同者也。集驗方（外臺秘要所引）療肺痿有生薑五兩。甘草二兩。大棗十二枚之方。古今錄驗（同上）療上氣有甘草三兩。桂枝四兩。生薑一斤之方。由是觀之。桂枝與薑棗。豈以日用餌食之物論之乎。況又於其單用獨立之方乎。醫者其詳諸。

厚朴生薑半夏甘草人參湯證不具。但云發汗後腹脹滿者主之。脹滿是厚朴之所主也。今其生薑爲半斤。半夏爲半升。豈無嘔吐兼發之證矣乎。方極類聚方可並考。

桂枝枳實生薑湯證曰。心中痞。諸逆。心懸痛。東洞翁曰。痞下疑脫滿字。今因此說。則心中痞滿者。是枳實之所主。而諸逆者。蓋上逆吐逆嘔逆之謂也。上逆者。桂枝之所治也。吐逆嘔逆者。生薑之所治也。

橘皮枳實生薑湯證不具。柟按此方蓋橘皮之證多。故爲一斤。枳實之證少。故爲三兩。今加生薑半斤者。豈無有嘔證多矣乎哉。故此方嘔證不具者。蓋屬闕文。宜以諸湯加生薑半斤之方推知之。

黃耆桂枝五物湯證不具。此方本於桂枝加黃耆湯方內加黃耆一兩。足前成三兩。生薑三兩。足前成六兩。而去甘草二兩。但煑法水率不同耳。故東洞翁曰。桂枝加黃耆湯證而嘔不急迫者主之。是所以生薑之爲六兩也。

厚朴七物湯證不具。此方雖生薑大棗相對。亦生薑多於大棗。則豈得無嘔證不具乎。故東洞翁曰。此方於厚朴三物湯桂枝去芍藥湯二方內更加生薑二兩。足前成五兩。蓋二方證而嘔者主之。

半夏厚朴湯證曰。婦人咽中。如有炙臠。豈因有此一證而得用此方乎。今依千金方則作治胸滿心下堅。（按千金方及翼鞕字皆作堅。此堅字亦鞕字也。）咽中帖帖如有炙肉臠。吐之不出。咽之不下。是吐之不出。咽之不下。

似有嘔逆之狀。故有生薑五兩。半夏一升。此方豈惟婦人之治耶。雖男子亦有此證。則宜施之。

當歸生薑羊肉湯證不具。此方未試之。故今略之。

茯苓甘草湯證不具。杶按此方之證。以有茯苓生薑各三兩觀之。則有悸無嘔者。蓋屬脫誤也。故東洞翁曰。當有衝逆而嘔證。余曰。心下悸上衝而嘔者。此方主之。屢試屢驗。

生薑半夏湯證曰。病人胸中似喘不喘。似嘔不嘔。似噦不噦。徹心中憒憒然無奈。杶按是疑非此方全證。何則。生薑半夏之爲功。本惟治嘔吐。然今於此方何其謂似嘔不嘔乎。若其然。則似無生薑半夏之所治之證矣。由是觀之。似嘔不嘔四字。蓋屬衍文。而有嘔吐之證不具可知矣。雖然似喘不喘。似噦不噦者。似有嘔吐兼發之證。故今煮半夏半升。以內生薑汁一升者。是欲大取生薑之功也。余故曰半夏能治嘔吐兼發者。生薑能治但嘔者。又能治嘔多吐少者。故方內有生薑半夏併用者。則必謂嘔吐。或謂卒嘔吐。或謂嘔吐不止。若有生薑而無半夏。則謂但嘔。或謂乾嘔。或謂乾嘔噦。或謂噦逆。或謂食穀欲嘔。或謂嘔而胸滿。或謂諸逆。是可以徵焉。然則此方治嘔吐兼發者明矣。故法曰。嘔止停後服。豈其謂似嘔不嘔。而後謂嘔止停後服可乎。

茯苓澤瀉湯方。生薑四兩。但云胃反吐而渴欲飲水者。今有吐而無嘔者。蓋屬脫誤。因屢試此方。若施無嘔者。則未嘗見奏其效者。若施之吐後但嘔而渴者。則其效之速也。如桴鼓相應然。由此觀之。此方能治病人胃反嘔而渴欲飲水者。夫胃反者吐食也。然則此胃反吐之吐字。蓋嘔字之誤可知矣。不然。屬重複。若作嘔字。則其義始穩當。其證亦可謂具而已。按嘔吐者。是水毒之上逆者也。桂枝能下其上逆。生薑能止其嘔。澤瀉朮茯苓能瀉之小便。甘草能緩其嘔之急迫者。益知此方之下脫嘔證明矣。類聚方可並考。

生薑瀉心湯方有半夏半升。生薑四兩。而無嘔吐證者何。曰乾噫食臭。是乃嘔之輕證也。然今有半夏生薑。而無嘔吐兼發證者何。曰然。此方於半夏瀉心湯方內減乾薑二兩。加生薑四兩。豈無嘔吐兼發證乎。夫半夏瀉心湯之爲方。治嘔而腸鳴。心下痞鞕者。既於本方謂嘔而腸鳴。故今於此方而不重舉嘔證者。欲使人思得之也。仲景之方多此類也。然則此方略嘔證而脫吐證者歟。

茯苓飲證曰。自吐出水。方曰生薑四兩。然則此方豈但吐出宿水乎。必有嘔證明矣。

辨誤

凡生薑之功。詳於諸家本草。雖然其說非疾醫之義。蓋服餌家腐談而誤世者。不爲不少矣。曰薑久服通神明。曰薑要熱則去皮。要冷則留皮。曰薑制半夏厚朴之毒。曰生薑屑生乾薑生薑分別用之。曰薑能彊禦百邪。以上諸說。非疾醫之義。奚俟余之言哉。嗚呼。如食之通神明之說。則出於僞書本草經。朱子嘗取此說。以註論語。余雖未知其是否。何其說之迂也。隨藏器去皮留皮之言。彼豈知生薑之功在一根之中矣乎。又至如彼生薑制半夏厚朴之毒之說。一何盲昧之至於此乎。若夫生薑制半夏之毒。則仲景何用生薑半夏湯。小半夏湯乎。若夫生薑制厚朴之毒。則仲景何用厚朴生薑半夏人參甘草湯。厚朴半夏湯乎。苟如李杲之言。半夏厚朴實爲鈍物。又與不用同焉。夫仲景之用生薑與半夏厚朴也。同取其毒之用耳。又何制之爲。況至薑能彊禦百邪之言。則時珍誤裁斷。王安石薑能彊我者也。於毒邪臭腥寒熱皆足以禦之之說。而惟云彊禦百邪。於義不通。安石之說。猶且牽強。而況於時珍之言乎。是大惑後人不可從焉。孫思邈曰。薑爲嘔家聖藥。陶弘景嘗謂不撤薑食。不多食。言可常食。但不可多爾。有病者是所宜矣。二子之言爲得焉。

品考

生薑宿根謂之老薑者爲良。霜後採之。水洗塵土。不必去皮。惟剉用。本邦醫家用生薑也。徒託之病家婦女子之手。而未嘗問其生新否。乃云生薑一斤水煎。若依醫人之言。則生薑者是徒加之具耳。豈爲治病之材乎哉。醫者其宜擇生新者取其效已。

〔桃仁〕主治瘀血。少腹滿痛。故兼治腸癰。及婦人經水不利。

考證

桃仁承氣湯證曰。少腹急結。

大黃牡丹皮湯證曰。少腹腫痞。

葦莖湯證不具。

右三方。桃仁各五十枚。

下瘀血湯證曰。產婦腹痛。又曰經水不利。

右一方。桃仁三十枚。

大䗪蟲丸證曰。腹滿。

右一方。桃仁一升。

抵當丸證曰。少腹滿。

右一方。桃仁二十五枚。

抵當湯證曰。少腹當鞕滿。又曰婦人經水不利下。

右一方。桃仁二十枚。

桂枝茯苓丸證不具。

右一方。桃仁諸藥等分。

據此諸方。則桃仁主治瘀血急結。少腹滿痛明矣。凡毒結於少腹。則小便不利。或如淋。其如此者。後必有膿自下或瀉血者。或婦人經水不利者。是又臍下久瘀血之所致也。

互考

桃仁承氣湯證曰。熱結膀胱。其人如狂。血自下。下者愈。此似無醫治所預也。豈非自愈之證乎。雖然。熱結膀胱。其人如狂者。雖其血自下。亦是少腹急結證也。若或有前證而血不自下。少腹急結者。亦宜與此方攻之。猶產後血不自下。瘀熱上衝。少腹急結者。夫急結者必滿痛。是桃仁五十枚所主也。故云服湯已。其血必自下。大便微利則愈。然則桃仁治少腹急結滿痛明矣。後世醫者未見其血自下。而但見少腹急結。以爲熱結膀胱。豈不想像之治乎。余故曰。熱結膀胱四字。後人妄添可知焉。下者愈。脈經作下之則愈爲是。

大黃牡丹皮湯。後世以爲治腸癰之方。雖然。此方豈唯治腸癰矣乎。凡治諸瘍膿未成者。苟膿已成者。非此方之所治也。至少腹腫痞。按之卽痛如淋。小便自調。其脈遲緊者。則此方之所治也。如彼時時發熱。自汗出。復惡寒證。此爲腸癰表證也。是非此方之所治也。若有少腹腫痞。按之卽痛如淋。小便自調。其脈遲緊證。則不問其腸癰也否。又不問其瘀血也否。宜與此方。何以不問其腸癰也否。又不問其瘀血也否。而與此方乎。曰觀少腹腫痞。按之卽痛如淋。小便自調證。而後宜與此方。況於其脈遲緊者乎。故方證相對。則血必自下。若其脈洪數。則膿已成。非此方之所宜也。是所謂觀其脈證也。雖然。不隨其脈遲緊而今隨其少腹腫痞。按之卽痛如淋。小便自調證。是所謂隨證治之也。然則少腹腫痞者。是桃仁所主明矣。

葦莖湯證不具。但謂欬有微熱。煩滿。胸中甲錯。是爲肺癰。是外證也。以此四證名肺癰者。非疾醫之義。今不取焉。雖然。因胸中甲錯。則知瘀血內結矣。因欬有微熱煩滿證。則知瘀血欲成膿矣。不可不以此方吐之。況又云再服當吐如膿。則知胸中瘀血遂化成膿矣。是所以有欬有微熱煩滿證也。夫葦莖薏苡仁桃仁瓜瓣。皆有化血成膿之功也。今雖曰當吐如膿。亦吐者皆膿也。瘀血所化也。由此觀之。則桃仁雖曰治少腹瘀血。亦變用則有治胸腹瘀血結痛之功。是所以方有桃仁五十枚也。

下瘀血湯方。治臍下毒痛。及婦人經水不利。毒痛者。故後人此爲腹中有乾血著臍下。夫不問乾血也否。苟有臍下毒痛證。則宜與此方。雖然服之新血下如豚肝。或經水利者。腹中臍下所著乾血共下明矣。唯新字可疑。由此觀之。則下瘀血湯之名。蓋後人所命焉。余以爲此方本是丸方。疑古有小䗪虫丸之名。方銘不傳。故後人名曰下瘀血之湯。但以蜜和爲丸。以酒煎之。似非湯法。下條有大䗪虫丸可幷考。又按法曰。產婦腹痛。法當以枳實芍藥散。假令不愈者。此爲腹中有乾血著臍下。夫腹痛煩滿不得臥。豈唯產後有之乎。產後最多此證也。治以枳實芍藥散者。是法也。以法治之而不愈者。診之腹中有毒。而痛著於臍下。此爲腹中有乾血著臍下矣。故今轉其方而用下瘀血湯下之。曰未見其血自下而用此方者何也。曰今用芍藥治腹痛。用枳實治煩滿不得臥。而不愈者。蓋產時已見瘀血續自下。今瘀血不續自下。是必乾血著臍下。使瘀血不自下。是以腹痛煩滿不得臥也。不可不以此方下之。故服湯後。新血又下如豚肝。謂之方證相對也。若不見血自下。而但用此方治臍下毒痛者。不想像臆度之治而何也。若有瘀血。則當有臍下甲錯及結痛證。以此二法候內有瘀血。故今用桃仁三十枚。此爲治瘀血毒痛。所以用䗪虫破之。用大黃下之也。類聚方產後二字加曲截者。蓋此方不但治婦人產後腹痛矣。雖男子亦有瘀血自下。臍下毒痛證。則宜服此方。服湯已瘀血又自下者愈。方極但云臍下毒痛。是不問瘀血也否。與此方之謂也。由是觀之。謂之乾血著臍下。亦屬想像臆度。不可從焉。大蟅虫丸證者。後世所謂勞瘵也。故金匱要略有五勞七傷虛極及緩中補虛之說。豈仲景之言哉。是蓋後人妄添。或註文誤入。不俟余辨。但至羸瘦腹滿。不能飲食。內有乾血。肌膚甲錯。兩目黯黑證。則此方所宜也。桃按此方蓋古來相傳之方。而仲景取以治傷寒差後有此證者。此人本有久瘀血。今患傷寒。故差後又見此證。故用四虫及桃仁乾漆地黃大黃以破血行瘀。況有桃仁一升乎。夫乾血者久瘀血也。苟有久瘀血。則必有肌膚甲錯腹滿證也。可以見矣。

桂枝茯苓丸證不悉具。雖然。此方本五味等分。則一藥各治一證。故宜以一藥之功。而分治一證矣。按此方蓋治瘀血上衝。腹中毒痛。心下悸。及婦人胎動血自下。或經水有變者。故法曰。漏下不止。胎動在臍上者是也。由此觀之。則桃仁非主少腹有毒。瘀血自下與不下乎。余故曰。桃仁之功。大抵與牡丹皮相似矣。蓋以治腹中及臍下毒痛故也。金匱要略此方之條。古今諸家註解不得其義。余嘗作此解。今不贅於此。

東洞翁嘗立診察瘀血三法。其說盡矣。仲景又別有診察瘀血外證之法。曰其身甲錯。曰胸中甲錯。（胸中蓋心胸上也）曰肌膚甲錯。此三法宜以甲錯而診察瘀血也。二方皆有桃仁。故今附於此。

辨誤

李杲云。桃仁治熱入血室。杲之言過矣。夫仲景治熱入血室證。無有用桃仁之方。本論太陽下篇。治熱入血室者有二法。一刺期門。一用小柴胡湯。一不載其方矣。未嘗見用桃仁者。治血豈惟用桃仁乎。

品考

桃仁惟一品。無萃渡者。姦商或雜梅仁。不可不擇。我門去皮不去尖。

〔巴豆〕主治心腹胸膈之毒。故兼治心腹卒痛。脹滿吐膿。

考證

桔梗白散證曰。欬而胸滿及吐膿。

備急圓證曰。心腹脹滿卒痛。

九痛丸證曰。心痛及腹脹痛。

以上三方。巴豆各一兩。

走馬湯證曰。心痛腹脹

右一方。巴豆二枚。

據此諸方。則巴豆或一兩。或二枚。然本與諸藥等分。但白散之方巴豆一兩。以配桔梗貝母各三兩。金匱要略九痛丸方附子本作三兩。餘皆等分。千金方但作一兩。蓋作一兩。則附子亦與諸藥等分。今從此。凡仲景之用巴豆也。雖備於急卒之病。皆是驅逐膈間之毒物。蕩滌腸胃之閉塞。故諸方皆爲等分。夫巴豆同桔梗用。則使毒成膿。同貝母用。則能去咽喉之毒。同杏仁用。則能驅心胸之毒。同大黃乾薑用。則能吐下心腹結毒急痛。同附子、吳茱萸用。則能治心中寒冷毒痛。仲景之方用巴豆者。唯此四方。大抵足盡巴豆之功效矣。

互考

走馬湯。備急圓。九痛丸。三方皆不載諸本論。而載諸金匱要略。蓋脫誤矣。走馬湯證曰中惡。又曰通治飛尸鬼擊病。千金方走馬湯證曰。治肺藏飛尸鬼注。因名曰飛尸走馬湯。九痛丸證曰。兼治卒中惡。備急圓證曰。若中惡客忤停尸卒死者。按右三方證曰飛尸。曰鬼注。曰鬼擊。曰中惡。曰客忤。曰停尸。皆是晉唐醫人之所附會。而決非仲景之意。又非疾醫家之言。古者巫醫並稱。故後世遂以巫者之言混於醫事。實晉唐醫人之所爲也。故彼所前言諸證。似證非證。孰惡孰鬼。將何以分別之乎。不可從焉。假令巫有前數事。亦於醫事何與之有。故隨其證而後治之。則何必論是惡是鬼乎哉。若夫天地之間。有惡者。有鬼者。有尸者。有注者。有停者。有忤者。亦人無一毒畜積於身軀間者。則是惡是鬼。亦豈有注之擊之中之忤之者矣乎。此人嘗有一毒畜積於身軀間者。故是惡是鬼。亦能注之擊之中之忤之也。醫者宜治其一毒而已。晉唐醫人之說不可從矣。況於宋明之醫說乎。

辨誤

桔梗白散法曰。強人飲服半錢匕。羸者減之。又曰若下多不止。飲冷水一杯則定。走馬湯法曰。老少量之。九痛丸法曰。強人初服三丸。日三服。弱者二丸。但備急圓最備其急卒之病。而其服法無量老少強弱者何也。曰。此方者最備其急卒之病。則服法不必量老少強弱也。夫病苟至急卒。則豈遑於量老少強弱乎。宜隨其毒淺深輕重治之耳。如彼走馬湯白散證。却急於備急圓證矣。然今云量其老少強弱者。恐非仲景之意也。蓋仲景之治病也。唯隨其證而治之。故其證重。則方亦多服之。其證輕。則方亦少服之。故雖強人。其證輕。則方亦隨少服之。雖羸者。而其證重。則方亦隨多服之。是仲景隨證治之之法也。何必羸者弱者減之。強人壯人多服之乎。所謂量老少強弱者。是唯爲粗工垂其戒者歟。醫之守之慎之至也。至彼飲冷水止其下多者。最是後人之恐巴豆者之言。其妄添亦可知已。凡恐藥者不知恐病者也。不知恐病者。則病不可得而治焉。是醫者之所常病也。今也不然。有醫而恐藥者。是不知治病之方法。與察病之規則者也。無如之何而已。夫病人之恐醫也。恐其醫之藥也。是醫施巳恐之藥也。是無他。夫醫不知其察病之規則。與治病之方法。而欲施巳恐之藥也。可勝嘆哉。嗚呼。醫猶且恐之。病人豈不恐之乎。此天下古今之通病。而所以恐巴豆及諸藥者爲之故也。夫苟有其證而服其藥。又何恐之有。苟無其證而施其藥。則百藥皆可恐焉。又何獨巴豆之恐乎。

品考

巴豆帶殻者良。是惟一品。無有僞品。宋王碩曰。巴豆不壓油而用之。巴豆之功。多在於油也。王碩者能知巴豆之功者也。

〔蜜〕主治結毒急痛。兼助諸藥之毒。

考證

大烏頭煎證曰。寒疝繞臍痛。

烏頭湯證曰。歷節不可屈伸疼痛。又曰脚氣疼痛不可屈伸。又曰寒疝腹中絞痛。

烏頭桂枝湯證曰。寒疝腹中痛。

以上三方。蜜各二升。

大陷胸丸證曰。結胸項亦強。

右一方。白蜜二合。

大半夏湯證曰。嘔吐。心下痞鞕。

右一方。白蜜一升。

甘草粉蜜湯證曰。心痛。

右一方。蜜四兩。

下瘀血湯證曰。產婦腹痛。

右一方。蜜和爲丸。酒煎。又與諸藥等分之例。

甘遂半夏湯證不具。

右一方。蜜半升。

據此諸方。則蜜能治諸結毒急迫疼痛明矣。最能治腹中痛者。故同烏頭用。則治寒疝腹痛。同甘草用。則治心痛急迫。同大黃用。則治胸腹結痛。同甘遂用。則治水毒結痛。同半夏用。則治心胸鞕滿。由此觀之。則蜜能治其急痛。而又能助諸藥之毒也。故理中丸。八味丸。栝樓瞿麥丸。半夏麻黃丸。赤丸。桂枝茯苓丸。麻子仁丸。礬石丸。皂莢丸。當歸貝母苦參丸。烏頭赤石脂丸。右十一方。皆蜜和爲丸。是弗助諸藥之毒耶。故如烏頭附子巴豆半夏皂莢大黃皆以蜜和丸。則倍其功一層矣。是其徵也。若或以糊爲丸。則必減其功之半。常試有驗。無不然者。余故曰。蜜能助諸藥之毒矣。或云煉過則緩諸病之急。不煉則助諸藥之毒。豈其然乎哉

互考

大烏頭煎。烏頭湯。烏頭桂枝湯條有寒疝及脚氣之名。是蓋晉唐以後之人之所加焉。疑非仲景之舊矣。宜隨其證而施此方耳。

大陷胸丸證似不具。然今按其方。此方之于治也。毒結于心胸之間。項亦強痛如柔痓狀者主之。本論但云項亦強。強字之下疑脫痛字。故大陷胸湯證曰。從心下至少腹鞕滿而痛不可近者主之。又曰。心下滿而鞕痛者主之。湯法已然。丸方亦豈無強痛之證乎。然則此方亦當從心下至少腹鞕滿而痛。項背亦強痛者主之。比諸湯方。其證但緩也耳。況有大黃。有葶藶。有甘遂。有杏仁芒消。豈無項背心胸至少腹不強痛乎。是蜜之所以解其結毒疼痛也。

大半夏湯證曰。治嘔。心下痞鞕者。雖無急痛結痛之證。然其人嘔而心下痞鞕。則豈無心胸不痛之證乎。故和蜜一升於一斗二升之水而煮之。但取蜜與藥汁二升半。則是欲多得蜜之力也明矣。然則不可謂無所急痛矣。

甘草粉蜜湯證曰。毒藥不止。千金翼方。毒藥作藥毒爲是。此方本主緩結毒急痛。故兼治一切藥毒不止煩悶者。後世見之以爲蜜能解百藥毒。蜜若解百藥毒。則仲景之方。何其用蜜之多乎。夫蜜之於諸藥也。能助其毒。又於其病毒也。能緩其急。猶粳米與小麥乎。甘草及粉。亦其功大抵相似。故如此方則爲緩其急用之。凡蜜之爲物同諸藥用之。則能助其毒。今同甘草及粉用之。則又能緩其急痛也。煩悶豈非藥毒之急乎。又所以兼治蚘虫心痛也。杶又按所謂藥毒者。非攻病毒毒藥之藥毒。而必是害人毒藥之藥毒矣。故曰藥毒不止煩悶者。所謂煩悶者非攻病毒毒藥之煩悶。而害人藥毒之煩悶也。苟止攻病毒毒藥之煩悶者。非疾醫之義矣。煩悶是毒藥之瞑眩也。豈其止之可乎。余故曰。此藥毒者。非攻病毒毒藥之藥毒矣。由此觀之。則蜜之功可以知矣。（害人毒藥者。蓋非醫人誤治之毒藥。）

甘遂半夏湯證曰。病者脈伏。其人欲自利。利反快。雖利。心下續堅滿。按此證非此方正證。此方蓋芍藥甘草湯證。而心下鞕滿嘔者主之。夫芍藥甘草湯之爲方。非治疼痛拘攣急迫者乎。然則此方亦豈得無治心下鞕滿疼痛急迫證矣乎。是所以合其蜜半升也。堅滿之堅當作鞕。

辨誤

本草曰。蜜和百藥。李時珍曰。調和百藥。而與甘草同功。此二說俱以味之甘。故云有調和之功。蓋甘草者。諸方多用之。蜜則不然。由是觀之。蜜調和百藥之說。最可笑矣。雖然。若謂之治結毒疼痛急迫。則謂之與甘草同功亦可也。然則蜜有能緩病之急之功也。大抵與甘草相似矣。彼不知之。而謂之調和者。所謂隔靴搔癢之類乎哉。或曰。大烏頭煎。烏頭湯。烏頭桂枝湯。功何在於蜜乎。蜜有調和烏頭之意。余曰。此不知治療之法者言也。嘗造此三方去蜜用之。未嘗見奏其功如法者。況有服之如醉狀者乎。故此三方。蜜之立功最居多矣。

蜜煎導之方。李時珍曰。張仲景治陽明結燥。大便不通。誠千古神方也。本論云。陽明病自汗出。若發汗。小便自利者。此爲津液內竭也。雖鞕不可攻之。當須自欲大便。宜蜜煎導而通之。杶按此爲以下七字。蓋王叔和所攙入也。

本論多有此句法。豈仲景之意乎。夫津液內竭與不竭。非治之所急也、宜隨其證治之。故此證本有不可施大黃芒消者矣。今作此方以解大便初頭鞕者。則當須大便易而燥結之屎與蜜煎導俱烊解必下。豈謂之潤燥可乎。宜謂之解燥結之屎矣。此非蜜之緩病之急之一切乎。時珍不知而謂之潤藏府。通三焦。調脾胃者最非也。凡仲景之爲方。隨證治之。則無一不神効者。豈唯此方。特千古神方乎哉。又按此章當作小便自利者。大便必鞕。不可攻之。於是文字穩。法證備。始得其義。

品考

蜜者本邦關東北國不產。但南海鎮西諸州多產之。我門不擇崖石土木諸蜜、皆生用之。不用煉法。唯宜漉過。王充曰。蜜爲蜂液。食多則令人毒。不可不知。煉過則無毒矣。是王之說爲餌食言之、若爲藥材、則平人食之有毒。毒乃蜜之能也。煉過無毒。則同於不用。無毒豈得治病毒乎。

〔䗪虫〕主治乾血。故兼治少腹滿痛。及婦人經水不利。

考證

下瘀血湯證曰。產婦腹痛、又曰經水不利。

右一方。䗪虫二十枚。

土瓜根散證曰。帶下經水不利。少腹滿痛經一月再見者、又曰陰㿗腫。

右一方。䗪虫三兩。

大䗪虫丸證曰。羸瘦腹滿。不能飲食。內有乾血。肌膚甲錯。兩目黯黑。

右一方。䗪虫一升。

據此三方、則䗪虫能下乾血。利經水明矣。臍下若有乾血必痛。故兼治少腹滿痛也。夫經水不利。或一月再見者。亦以臍下有乾血也。乾血者久瘀血也。是少腹結毒也。可按候之。此三方之外。仲景無用䗪虫者。大鱉甲煎丸方內雖有䗪虫、其方駁雜。無所徵焉。今不取。

互考

下瘀血湯證曰。産婦腹痛。土瓜根散證曰。帶下經水不利。少腹滿痛。又曰經一月再見者。右二方皆以䗪虫爲主藥。似爲婦人血毒設之。雖然。或云治癩。或云內有乾血。肌膚甲錯。何必婦人血毒之治乎。由此觀之。則䗪虫及此三方。不啻治婦人血毒矣。雖男子亦可用之。但臍下有血毒者。婦人最多。故仲景嘗立此方法以治婦人之病。是其遺法耳。凡一身之內。有血毒所著者。必見肌膚甲錯證。若著臍下。則有兩目黯黑。羸瘦腹滿。不能飮食證。後世不知此證。名曰五勞。爲爾申約其審聽之。

土瓜根散證曰。經水不利。少腹痛。經一月再見者。下瘀血湯證曰。乾血著臍下。經水不利者。然則經水不利者。是乾血所爲明矣。又曰。主陰癩腫。按丈夫陰器連少腹急痛。謂之癩也。此證亦瘀血所爲也。此雖其證不具。然據少腹急痛證。則自有此方證具矣。

大䗪虫丸證曰。羸瘦腹滿。不能飮食。內有乾血。肌膚甲錯。兩目黯黑。此證者。乃後世所謂勞瘵五勞七傷是也。皆是世醫常談。其說屬臆度也。但羸瘦腹滿。至兩目黯黑。其證不可廢也。其證不可廢。則此方亦不可廢也。是必仲景遺方而有所可徵者。至五勞虛極。及七傷。及緩中補虛數證。則後人妄添。不俟余言矣。李時珍本草䗪虫附方有之。大黄䗪虫丸。治産婦腹痛有乾血者。用䗪虫二十枚。去足。桃仁二十枚。大黄二兩。爲末。煉蜜杵和。分爲四丸。每以一丸。酒一升。煮取二合。温服當下血也。張仲景方云云。按是下瘀血湯之方。而非大黄䗪虫丸之方也。時珍何以稱此方而謂大黄䗪虫丸乎。其文亦大同小異。蓋時珍所見金匱要略有別所傳之本乎。又本草傳寫之謬誤乎。若夫本草之謬。則大黄䗪虫丸下。必脫金匱要略五勞以下法語。而本草治産婦腹痛條。上脫下瘀血湯四字矣乎。大觀本草所引蘇頌圖經蠐螬條曰。張仲景治雜病方。大䗪虫丸。中用蠐螬。以其主脇下堅滿也。由此觀之。則十二味方者。名大䗪虫丸。而大字之下無黄字。此非大黄䗪虫丸也。又䗪虫條曰。張仲景治雜病方。主久瘕積結。有大黄䗪虫丸。乃今下瘀血湯也。然則本是二方。而金匱要略十二味方者。蓋古名大䗪虫丸。猶大柴胡湯。大承氣湯。大青龍湯。大半夏湯。大建中湯。大陷胸湯之大也。當須別有小䗪虫丸之方矣。疑今下瘀血湯。蓋名大黄䗪虫丸。故以大黄䗪虫爲主藥也。且今名下瘀血湯者。疑非方之名。而當須以下此瘀血之湯主之之意矣乎。後之錄方者。誤脫大黄䗪虫丸五字。而稱之曰下瘀血湯乎。又後之輯金匱要略者。遂謂之下瘀血湯。而名此方者矣。猶抵當烏頭桂枝湯、救逆湯、新加湯類乎、況此方是丸方、猶抵當丸以水煮之、然則此方亦不可名湯也。由此觀之。下瘀血湯。宜稱大黃䗪虫丸。而十二味大黃䗪虫丸。宜稱大䗪虫丸矣。東洞翁嘗謂大黃䗪虫丸（乃十二味之方）說非疾醫之言。純謹按翁蓋指五勞虛極。及七傷緩中補虛之語乎。夫羸瘦腹滿。不能飲食。內有乾血。肌膚甲錯。兩目黯黑數語。可謂此方之證具矣。若按其腹狀而內外諸證診察相應。則此方當須奏其功耳。明者其謂之何矣。

鱉甲煎丸方千金方。外臺秘要。皆作大鱉甲煎丸。蘇頌圖經作大鱉甲丸。張仲景方云云。方內有䗪虫。然非仲景之意。疑仲景之時。別有鱉甲煎者。後世失其方。蓋蘇頌所見別方矣。東洞翁曰。此方唐朝以降之方。而非古方。故不取焉。純謹按千金方。外臺秘要已載之。則決非唐朝以降之方矣。恐翁未深考之。唯䗪虫之功。於此方無所徵矣。故不贅于此。

品考

䗪虫狀似鼠婦。而大者寸餘。形扁如鱉。有甲似鱗。橫紋八道。露目六足。皆伏於甲下。少有臭氣似蜚蠊。本邦未產此物。但華舶來一品。余嘗多畜而使用之。屢得其効。

〔蝱虫〕主治瘀血。少腹鞕滿。兼治發狂瘀熱喜忘及婦人經水不利。

考徵

抵當湯證曰。少腹鞕滿。又曰有久瘀血。又曰有瘀血。

右蝱虫三十枚。

抵當丸證曰。少腹滿。應小便不利。今反利者。爲有血也。

右蝱虫二十枚。

據此二方。則蝱虫治瘀血明矣。是與水蛭互相爲其用。故二品等分。唯湯方用三十枚。丸方用念枚。夫湯之證急也。丸之證緩也。故分兩亦有多少也耳。

互考

淮南子曰、蝱破積血。劉完素曰。蝱食血而治血。因其性而爲用也。按用蝱虫之方。曰破積血。曰下血。曰畜血。曰有久瘀血。曰有瘀血。曰婦人經水不利下。曰爲有血。曰當下血。曰瘀熱在裏。曰如狂。曰喜忘。是皆爲血證諦也。然不謂一身瘀血也。但少腹有瘀血者。此物能下之。故少腹鞕滿。或曰少腹滿。不問有瘀血否。是所以爲其證也。

品考

蝱虫夏月多飛食人及牛馬之血。小者如蜜蜂。大者如小蜩。形似蠅大目露出。腹凹褊。微黃綠色。或云水蛭所化。間見之山中原野。羣集。然則大者山蛭所化。而小者水蛭所化矣。俱用之。段成式曰。南方溪澗多水蛆。長寸餘。色黑。夏末變爲蝱。杶按水蛆蓋水蛭之誤。蛆蛭字相似。

〔阿膠〕主治諸血證。故兼治心煩不得眠者。

考徵

芎藭當歸膠艾湯證曰。妊娠下血。

白頭翁加甘草阿膠湯證不具。

大黃甘遂湯證曰。水與血俱結在血室、

右三方。阿膠各二兩。

黃連阿膠湯證曰。心中煩不得臥、

黃土湯證曰。下血吐血衄血、

右二方。阿膠各三兩。

猪苓湯證曰。心煩不得眠。

右一方。阿膠一兩。

據此諸方。則阿膠主治諸血證。心煩不得眠者明矣。然心煩有數證。不得眠亦有數證。若無血證。則屬他證也。故法無血證者。皆爲脫誤矣。

互考

芎藭當歸膠艾湯證曰。婦人有漏下者。（右一證）有半產後因續下血都不絕者。（右一證）有妊娠下血者。（右一證）假令妊娠腹中痛爲胞阻。（右一證）按此條古來未得其解。余嘗如此段落分裁爲四章。其義始明。其證亦可得治之。解曰。婦人有漏下。腹中痛。心煩不得眠者。此方主之。右第一章。婦人有半產後下瘀血都不絕。腹中痛。心煩。或不得眠者。此方主之。右第二章。婦人有妊娠下血。腹中痛。心煩不得眠。或頓仆失跌。或胎動不安者。此方主之。右第三章。婦人有妊娠腹中痛。漏胞經水時時來。心煩不得眠。或因房室所勞傷胎者。此方主之。右第四章。以上諸證。皆婦人妊娠。或半產。或產後下血而心煩腹痛者。此方所宜治也。諸證當須有不得眠之候。然無血證。則非此方所宜也。

白頭翁加甘草阿膠湯證不具。但云產後下利。此方豈惟產後下利治之乎。凡本方證而下血心煩急迫不得眠者。此方主之。由此觀之。豈惟婦人乎。雖男之亦有熱利下重。大便血。心煩急迫不得眠者。則宜用此方。夫下重者下利重多也。非後世所謂痢病肛門下墜利急後重之謂也。蓋利急後重者。下利急迫重多也。古者便爲之後。故後重者下重也。下重者。下利重多也。是此方所治也。

黃連阿膠湯證曰。心中煩不得臥。蓋此方治下利腹痛。大便血。心中煩悸不得眠者。夫黃芩之於下利。黃連之於心中煩悸。芍藥之於腹中痛。主以治之。惟阿膠之於心煩不得眠。亦不見血。則無所奏其効。然則此方治下利腹痛。心中煩悸不得眠。而見血者明矣。若不見血而施此方。豈其謂之得其治法乎。

大黃甘遂湯證曰。婦人少腹滿如敦狀。小便微難而不渴者。是乃此方所主也。脈經敦狀作敦敦狀。敦音堆。敦敦者。不移不動之謂也。若作敦狀。則敦音對。器名。杶按其此證謂之有血亦非也。謂之無血亦非也。然謂之小便微難。則謂之非血亦非也。是所謂因法立略。因略取法。法略相熟。則雖未見其血。亦有此證。則施此方。施此方則血自下。血自下而後其證自差。故仲景曰。其血當下。其此可謂之略而已。夫略也者。不熟其法。則不可得此者也。生後者。此爲水與血俱結在血室也。此章蓋後人所妄添也。生後。產後也。產後若有前證者。此爲水與血俱結在血室。水血本無二。血是指瘀血。血室謂其分位。義屬想像臆度。今不取焉。夫水血若有二。則仲景何其不謂水與血當下乎。今謂其血當下者。是水血無二之謂也。醫者其思諸。

猪苓湯證曰，脈浮發熱，渴欲飲水，小便不利者主之。又曰少陰病下利六七日，欬而嘔渴，心煩不得眠者主之。夫少陰病者，脈微細，但欲寐也。又曰欲吐不吐，心煩，但欲寐，五六日自利而渴者，是雖今見此少陰本證，若其人有血證，則心煩不能眠也。故見其下血而後施此方，則未嘗有不差者。若不見其血下，則雖屢施此方，亦未嘗見奏其功者。數試數驗，不可不知矣。

辨誤

阿膠後世有補血之說。然今讀諸家本草，其所主治，皆是在於治瘀血也。凡久年欬嗽，赤白痢下，下血吐血咯血衄血嘔血，老人大便秘結，或小便淋瀝，及見血，婦人經水諸變，妊娠之病，無不屬瘀血者。古方既然，後世諸方皆然宜矣。今醫見之，謂之補血藥，雖然以余觀之，謂之化血而可也。何以言之，則阿膠配之猪苓澤瀉滑石，則瀉瘀血於小便；配之大黃甘遂，則下瘀血於大便；配之黃芩黃連，則除瘀血心中煩者；配之甘草黃蘗秦皮白頭翁，則治瘀血熱利下重者；配之當歸芎藭地黃芍藥艾葉，則止瘀血腹中疞痛者；配之朮附子黃土，則治瘀血惡寒小便不利者。由此觀之，則豈謂之補血可乎。後世將見其枝葉而不知其根本，醫之所以誤治者，不亦宜乎。

品考

阿膠以阿縣所製者爲名，今華舶來之物數品入藥，當以黃透如琥珀色爲上品，或光黑如鹥漆不作皮臭者爲良。若真物難得，則此邦皮膠黃透夏月不濕軟者可權用。

〔粳米〕白虎湯、白虎加桂枝湯、白虎加人參湯。

右三方，粳米各六合。

附子粳米湯、竹葉石膏湯。

右二方，粳米各半升。

桃花湯。

右一方，粳米一升。

麥門冬湯。

右一方。粳米三合。

品考

粳者稻之不黏者。又名秔。羅願曰。稻一名稌。然有黏不黏者。今人以黏爲糯。不黏爲秔。

辨誤

明李春懋曰。凡仲景方法。用米者皆稻米。王叔和改稻米作粳米。後世方家倣之。不知其是非。余曰。是其是非非春懋所能知也。夫人未嘗知所以仲景方法與病證相對。而何得分辨稬粳二米之功乎哉。夫稻也者。秔稬通稱也。稌亦然。顏師古刊誤正俗（本草綱目掌禹錫所引證）本草稻米即今糯米也。或通呼粳糯爲稻。禮記曰。稻曰嘉蔬。孔子曰。食夫稻。周官有稻人。鄭玄曰。以水澤之地種穀也。杶按穀者粳糯並稱爲。漢有稻田使者。是通指秔稬而言。所以後人混稱。不知稻即稬也。顏說非也。禹錫亦不知其非也。既謂通呼粳糯爲稻。並通指秔稬而言。而又云後人混稱。不知稻是即糯也。今依此二說。而謂漢以上無粳米。皆是臆度。不足取焉。李春懋亦未知此謬矣。王叔和改稻米作粳米。此說未知出於何書。但外臺祕要第五溫瘧病方內引千金論白虎加桂枝湯服度煮法後曰。傷寒論云。用秕粳米不熟稻米是也。今校之千金二方。無所見焉。古本有此說。亦不可知矣。我門常依仲景之方。而試粳米之功。奏其方之效。則今粳米即古粳米。不俟余辨矣。醫者苟用之。不別粳糯亦可也。殊不知粳糯即是一稻米矣。又按肘后方治卒腹痛。粳米煮飲之。是即附子粳米湯方內用粳米之意。葛洪蓋取之乎。

考徵

爾雅翼引氾勝之云。三月種秔稻。四月種秫稻。稻若詩書之文。自依所用而解之。如論語食夫稻。則稻是秔。月令秫稻必齊。則稻是稬。周禮牛宜稌。則稌是秔。詩豐年多黍多稌。爲酒爲醴。則稌是稬。又稻人職掌稼下地至澤草所生。則種之芒種。是明稻有芒有不芒者。今之粳則有芒。至糯則無。是得通稱稌稻之明驗也。然說文所謂沛國謂稻曰稬。至郭氏解雅稌稻。乃云今沛國稱稌。不知說文亦豈謂此稌訛爲稬邪。將與郭自異義也。杶按許慎東漢人。郭璞西晉人。許豈有將與郭自異義之理乎。蓋許慎之說。方言也。郭璞之說。稌亦稻之屬也。近來古方家或惑本草者流之說。而偏用今之糯米者非也。

〔小麥〕甘草小麥大棗湯。

右一方。小麥一升。

〔大麥〕消石礬石散。

右一方。用大麥粥汁服之。

枳實芍藥散。

右一方。用麥粥汁服之。巳上皆用今大麥。

〔粉〕甘草粉蜜湯。

右一方。粉一兩。

品考

粉粱米粉也。千金方解百藥毒篇曰。解鴆毒。及一切毒藥。不止煩滿方。乃此甘草粉蜜湯也。粉作粱米粉。毒藥蓋藥毒顛倒也。金匱要略依此。又千金翼方作藥毒不止解煩。外臺祕要解諸藥草中毒方。內引千金翼方療藥毒不止解煩悶。今本千金翼方脫悶字。又粱米粉作白粱粉。白粱乃粱米白者也。又有黃粱。故今作白粱者。所以別於黃粱也。二書又俱毒藥作藥毒。由是觀之。粉是粱米粉。而毒藥是藥毒明矣。正字通曰。凡物磑之如屑者。皆名粉。粉爲通稱。非獨米也。故粉有豆屑米粉。又有輕粉胡粉鉛粉白粉之名。則如此藥方。亦不可單稱粉矣。然則二書作粱米粉者爲正。況復金匱要略成於趙宋。固多脫誤。蓋脫粱米二字明矣。千金方翼方。外臺祕要。成於李唐。但有訛謬耳。今宜從三書作粱米粉。試之得有應驗矣。

辨誤

凡粉米粉也。釋名曰粉分也。研米使分散也。夫米者謂諸米。說文米粟實也。爾雅翼曰。古不以粟爲穀之名。但米之有浮穀者。皆稱粟。然則米是粟實之稱也。說文粉傅面者也。韻會云。古傅面亦用米粉。又染之爲紅粉。杶按米者九穀六米之米也。周禮地官舍人掌粟米之出入。註九穀六米者。九穀之中。黍稷稻粱苽大豆六者。皆有米。麻與小豆小麥三者無米。故云九穀六米。然則粉是六米粉明矣。不必俟余辨。故宜呼稻米粉。黍米粉。稷米粉。粱米粉矣。無單稱粉之義也。尙書益稷粉米之粉。別有其義可考。或曰甘草粉蜜湯之粉。胡粉也。李彣之說胡粉有毒。能殺蟲。本草曰殺三蟲。陶弘景曰療尸蟲。陳藏器曰殺蟲而止痢也。由此諸說則非胡粉能治蟲乎。然則粉必胡粉而似非米粉也。事物記原輕粉條曰。實錄曰。蕭史與秦繆公練飛雲丹第一轉與弄玉塗之。名曰粉。即輕粉也。此蓋其始也。（實錄乃三儀實錄也。）是燒其水銀者也。又胡粉條曰。墨子曰。禹作粉。張華博物志曰。紂燒鉛作粉。謂之胡粉。續事始曰。鉛粉。即所造也。（杶按鉛粉蓋粉鉛之誤。）

右二說雖出實錄。蓋諸家雜說而非事實也。飛雲丹之說涉怪誕矣。或曰粉鉛粉。或曰粉輕粉。雖然古書單稱粉者。多是米粉也。益稷曰粉米。本蓋指其形狀。周禮人職曰粉餈。況復從米分聲。則皆是指六米也。胡粉輕粉。以其物似米粉而得粉名矣。然則粉非胡粉輕粉明矣。凡方書曰胡粉。曰輕粉。曰粉鉛。未嘗見單呼粉者。今唯甘草粉蜜湯一方。金匱謂之粉與蜜。方名亦謂之粉蜜湯。故後世醫者惑焉。或曰胡粉。或曰輕粉。或曰稻米粉。殊不知千金方及翼方。外臺秘要既謂之粱米粉。豈可不取徵於三書乎。今略謂之粉蜜湯者。猶桂枝加桂湯之桂耶。況復試之粱米粉最有效矣。由是觀之。金匱方內脫粱米二字明矣。天下醫者惑則其證不治。可嘆乎哉。

〔赤小豆〕瓜蒂散。

右一方。赤小豆一分。

赤小豆當歸散。

右一方。赤小豆三升。

右二方之外。用赤小豆之方。皆非仲景之意。今不取焉。

〔膠飴〕大建中湯。小建中湯。黃耆建中湯。

右三方。膠飴各一升。

主治

膠飴之功。蓋似甘草及蜜。故能緩諸急。

考徵

小建中湯證曰。腹中急痛。又曰裏急。又曰婦人腹中痛。大建中湯證曰。上下痛而不可觸近。黄耆建中湯證曰。裏急。依此三方。則膠飴能治裏急。夫腹中急痛。腹中痛。豈非裏急矣乎。余故曰。膠飴之功。與甘草及蜜相似矣。

〔酒〕八味丸。土瓜根散。赤丸。天雄散。

右三方。各酒服之。

下瘀血湯。

右一方。酒煮之。

品考

中華造酒與本邦造法不同。然試其功。又無所異矣。凡單呼酒者。皆用無灰清酒。

〔醇酒〕美清酒同。麻黄醇酒湯。

右一方。美清酒五升。

品考

醇酒乃美清酒。故云以美清酒煮。漢書師古註。醇酒不澆。謂厚酒也。按厚酒者。酒之美者也。故曰美清酒。

〔清酒〕當歸芎藭膠艾湯。

右一方。水酒合煮。

品考

李時珍引飲膳標題云。酒之清者曰釀。說文釀醞也。然則清酒宜用平常所飲無灰清酒也。

〔法醋〕大猪膽汁導法。

右一方。

品考

法醋無所考。蓋如法造釀之醋矣乎。成本無法字。

〔苦酒〕苦酒湯。黄耆芍藥桂枝苦酒湯。

右二升。上方無升合。下方一升。

品考

陶弘景曰。醋亦謂之醯。以有苦味。俗呼苦酒。由此說。則苦酒是俗稱。蘇恭曰。醋有數種。惟米醋二三年者入藥。杬按此米者是稻米。釋名曰苦酒。醇毒甚者。酢苦也。本邦所造皆米醋甚嚴。今用之有功。其人必心煩不止。故黃耆芍藥桂枝苦酒湯法曰。温服一升。當心煩。若心煩不止者。以苦酒阻故也。阻者蓋惡阻之阻也。用之必有心煩不止者。是其阻也。

〔美酒醯〕黃耆芍藥桂枝苦酒湯法後曰。一方用美酒醯代苦酒。然則美酒醯者。蓋以美酒所造之醋矣。酢醋本謂之醯也。故周禮有醯人職可考。

〔白酒〕栝蔞薤白白酒湯。

右一方。白酒七升。

栝蔞薤白半夏湯。

右一方。白酒一斗。

品考

周禮酒正職辨四飲之物。三曰漿。鄭玄曰。漿今之䤄漿也。陸德明音義。胙再反。疏云。此漿亦是酒類。故字亦從酉省。䤄之言載。米汁相載。漢時名爲䤄漿。許慎說文。漿字註云。漿酢漿也。本作𤄏。從水將省聲。今作漿。又䤄字註云。䤄。酢漿也。從酉𢦏聲。博雅云。䤄漿也。師古亦云。䤄漿也。禮記內則曰。漿水醷濫。鄭玄註漿字曰。酢䤄。按或曰䤄漿。或曰酢漿。或曰白酒。皆是酒正所造之漿也。千金方白酒作白䤄漿。或作白䤄酒。外臺祕要亦同。但指此方內白酒矣。夫謂之酒者。造釀之法。大抵與酒同。又以酒正所掌。故謂之白酒。或謂之白䤄酒。蓋白酒者。白䤄酒略稱矣。李時珍本草綱目地水類。䤄漿水釋名。謂之酸漿。兵部手集謂之酸漿。水產寶亦同。時珍今不載白酒。䤄漿白䤄酒。白䤄漿者。蓋屬脫誤矣。但薤白附方。引仲景栝蔞薤白白酒湯。又引千金方栝蔞湯。（即仲景栝蔞薤白半夏湯。白酒作白䤄漿。）雖有白酒白䤄漿之名。然本部不載之者。彼人未得知仲景用白酒之意也。彼是一草醫。但好本草家之言者也。不足深責之。唯註酨字曰酨音在酸漿也。是知酨之爲酸漿。而不知漿水之爲白酒也。杶按白酒乃大觀本草玉石部漿水是也。周禮酒正職漿明矣。然則白酨漿白酨酒白酒。及酨漿漿酨酢漿酸漿酨酒。皆是漿之別名略稱也。造法詳出于陳嘉模本草蒙筌。時珍亦取嘉模之法。雖然其造法不悉具。疑有脫誤矣。近比問諸華客汪繩武曰。白酒卽白酨漿。原米之濃汁。以一倍之汁。加三倍之水冲入作爲白酒矣。造法用糯米浸一宿蒸熟候溫。以白色麯末拌入缸內。用稻草護暖。三日後成漿。入水卽成酒。氣味甘苦。十月間做者。名曰十月白。尤佳也。今按此造法。與我邦呼爲甜酒者同法。或一夜而熟者。呼鷄鳴甜酒。或二三日而成者。謂之醴酒也。造法大抵相似。嗚呼。韃清奸商所言不足信爲。今唯存以備博物者一事云爾。

辨誤

仲景之方。始有白酒之名。晉唐以後。諸子方書及諸家本草。未嘗有說白酒之功者。何矣。晉唐醫人。未知此物之功乎。諸家本草。何其略之乎。又可疑耳。但李時珍本草所引子母祕錄。有栝蔞白酒治乳癰之方。此外又無所見焉。余嘗謂仲景氏之方法者。自王叔和撰次之後。歷隋唐至宋明。而無有一人全執之者。如何。則我今以其藥物與病證知之。曰何以知之乎。曰夫仲景嘗用䗪蟲。而諸家醫書未嘗見用其方者。仲景嘗用白酨酒。而諸家本草未嘗論及此物。仲景嘗治婦人藏燥。有甘草小麥大棗湯。而古今諸家未嘗知其證之治法。則不能用此方。仲景嘗治胸痺。有白酨酒二湯。而天下醫者未嘗知胸痺證候。則不能用白酨酒二方。然則二千年來。不能全執仲景方法也。我今於是乎知之。嗚呼。吾黨小子。幸依東洞翁之德。而得全執仲景方法。豈可不謂天之寵靈乎哉。夫白酨酒之功之湮滅也久乎哉。諸家本草唯載漿水於水部。而不知爲造釀之物。故不載之造釀部。而載之地水部。大觀本草又誤載之玉石部。亦可笑哉。漿水與酒酢。實爲造釀物矣。若其以地水造之而載之水部。則酒酢亦當載之水部。蓋本草之謬。往往如此。

考徵

栝蔞薤白白酒湯證曰。胸痺之病。喘息欬唾。胸背痛。短氣。栝蔞薤白半夏湯證曰。胸痺不得臥。心痛徹背。因此二方之證。則白酒能治胸背及心痛煩悶。夫前方之證輕。而後方之證重。其義如何。則凡胸痺之爲病喘息欬唾胸背痛短氣是也。今其痛甚。而心痛徹背。則其證爲重。故前方者白酒七升。而後方爲一斗。宜以此分别其輕重而已。

〔漿水〕礬石湯。

右一方。漿水煮之。

蜀漆散。半夏乾薑散。赤小豆當歸散。

右三方。漿水服之。

〔清漿水〕枳實巵子豉湯。

右一方。以清漿水煮之。

品考

漿水清漿水二品。俱與白酒同物。清者蓋取其清者。

辨誤

古今醫人不知白酒白截漿白截酒漿水清漿水皆爲同物。遂無一人解其品物者。是不能手自使用仲景之方也。可勝嘆乎。凡仲景之方。非仲景所自制之方也。蓋撰用古人之成方。而取其純粹者也。故如附子烏頭天雄本是同根一物。而或曰附子湯。或曰烏頭煎。或曰天雄散。是仲景取古人各各所稱之方。以不改其名而使用之者也。是以此一漿。而或謂白酒。或謂漿水。或謂清漿水。如彼醯酢苦酒亦然。皆因古人所稱而唯取其方治而已。無復異論。醫者其思諸。

〔白飲〕牡蠣澤瀉散。五苓散。半夏散。

右三方。皆白飲服之。其餘皆云飲服。

品考

白飲蓋白湯。或云無所考。

辨誤

凡曰飲。曰白飲。蓋一物矣。然此三方。但謂白飲。服之者必有所異乎。然金匱要略茵蔯五苓散服法曰。先食飲方寸匕者。蓋飲字上脫白字。飲字下脫和服二字。外臺祕要可考。若夫飲者。是四飲六飲之飲。則周禮酒正有淸醫漿酏。膳夫職有六淸水漿醴涼醫酏乃六飲也。而飲皆寒飲。故食醫職曰。飲齊眂冬時註曰。飲宜寒。由此諸說。則單稱飲者。及稱白飲者。豈此四飲六飲之謂矣乎。又膳夫職食飲註曰。食飯也。飲酒漿也。則是又單稱飲者。恐酒漿二物之謂乎。雖然。如此散方。豈以酒漿二物而互服之乎。又按飲及白飲。疑俱是白酒之謂歟。又謂之白湯。亦無所徵焉。俟他日考訂。

〔飲〕葵子茯苓散。猪苓散。栝蔞瞿麥丸。半夏麻黃丸。乾薑人參半夏丸。排膿散。麻子仁丸。防己椒目葶藶大黃丸。桔梗白散。蒲灰散。滑石白魚散。蜘蛛散。當歸貝母苦參丸。

右十三方。皆謂飲服。三國志華陀傳曰。便飲麻沸散。須臾便如醉死。然則飲者乃服散之義乎。又湯水飲散之謂乎。考見上。

〔煖水〕五苓散服法。煖水蓋溫煖之湯矣。

辨誤

五苓散服法曰。白飲服之。或云白飲是白湯。白湯是熱湯。熱湯是煖水。若其說是。則何謂服以白湯助以煖水乎。按白湯是熱湯之謂。而煖水是溫煖之湯矣。殊不知一湯而分以二名乎哉

〔沸湯〕文蛤散。

右一方。以沸湯服之。

〔麻沸湯〕大黃黃連瀉心湯。附子瀉心湯。

右二方。以麻沸湯漬之。

品考

沸湯。麻沸湯。並是熱湯。出於本草綱目。

〔鷄子白〕苦酒湯。

右一方、

〔雞子黄〕排膿散、黄連阿膠湯、

右二方、

〔鷄屎白〕鷄屎白散。

右一方。

〔馬通汁〕栢葉湯、

右一方、

品考

大觀本草云、屎名馬通、按屎卽白馬屎絞取其汁、故曰馬通汁、

〔猪膏〕猪膏髮煎。

右一方。

〔猪脂〕雄黄葶藶方。

右一方。

品考

猪膏猪脂、本是一物。説文曰戴角者脂。無角者膏。是但註其字耳。內則曰。脂用葱、膏用薤。鄭玄曰。脂肥凝者。釋者曰。膏則猪脂猪膏者。宜以凝釋分之。

〔猪膚〕猪膚湯。

右一方。

品考

禮運曰、膚革充盈、疏云、膚是革外之薄皮、革是膚內之厚皮、然則猪膚者、猪之外膚也、

〔猪膽〕大猪膽汁導法、白通加猪膽汁湯、四逆加猪膽汁湯、

右三方、

品考

仲景之用猪膽唯三方。皆用其汁。是乃生猪膽汁也。非以乾者爲汁用之。本邦不畜猪。無所得其生猪膽矣。庶以乾猪膽爲汁用之亦可乎。

〔獺肝〕獺肝散。

右一方。

品考

獺乃水獺。

〔羊膽〕四逆加猪膽汁湯。

右一方方後云。如無猪膽。以羊膽代之。

〔羊肉〕當歸生薑羊肉湯、

右一方。

〔蜘蛛〕蜘蛛散。

右一方。

品考

羅願曰。䵷鼄布網於簷四隅。狀如罾。自處其中。飛蟲有觸網者。輒以足頓網。使不得解。乃此物也。其餘不入藥。

〔蠐螬〕大䗪蟲丸。

右一方。

品考

邢昺曰。在糞土者名蠐螬。陳藏器曰。蠐螬身短足長。背有毛節。入秋化爲蟬是。

〔白魚〕滑石白魚散。

右一方。

品考

東洞翁曰。白魚卽白鯉魚。李時珍引劉幹曰。白魚生江湖中。色白頭昂。大者長六七尺。按史記周紀白魚躍入於王舟者。卽此物。

互考

大觀本草云。白魚甘平無毒。主去水氣。大者六七尺。色白頭昂。生江湖中。是乃開寶本草宋馬志之說也。然白魚之名。出於周紀。由來久矣。廣韻鱎字註云。鱎居夭切。集韻舉夭切。音矯。白魚別名。李時珍云。白魚釋名鱎魚。音喬。白亦作鮊。白者色也。鱎者頭尾向上也。鮊唐韻旁陌切。音白。博雅鮊鱎也。字書皆以爲鱎。說苑宓子賤陽橋魚之橋。說苑及爾雅翼等皆作橋梁之橋。字書何以改橋爲鱎。從魚平。陽橋本魯地名。橋鱎竝音喬。夫以所生陽橋之水之魚名鱎乎。未知何是。說文韻會俱無鱎字。玉篇鱎奇兆切。白魚也。字書蓋由玉篇以爲陽橋魚之鱎乎。若由說苑陽晝之言。則此白魚者。其爲魚薄而不美者歟。由此觀之。白魚之名。本出於周紀。躍入於王舟者。豈指衣書中白魚乎。李時珍曰。形窄腹扁。鱗細。頭尾俱向上。肉中有細刺。武王白魚入舟。卽此。我肥藩江河中有此物。其形大抵似鯉。曰白鯉魚。其味薄而不甚美。能利水愈腫。用之有効。漁人取而棄之。又非鯉類。疑此物眞白魚矣乎。俟後日試效。

〔衣中白魚〕爾雅釋蟲蟫白魚。郭璞註今衣書中蟲。一名蛃魚。別錄及圖經千金翼方亦同。千金方外部祕要或曰衣中白魚。或曰書中白魚。又單稱白魚。雖然。本經未嘗以白魚爲本名。則古方所謂白魚者。是必魚臺曰魚。而非衣書中白魚矣。況又蟲而得魚名者。以其形稍似魚。其尾又分二岐。故得蟫及蛃魚壁魚蠹魚之名。雖然。但不可單以白魚爲本稱也。後之用此者。能治小便不利。則益以衣中白魚爲古方白魚矣。滑石白魚散證曰。小便不利。此方本載於金匱要略小便利淋篇內。則蓋淋家小便不利者主之。本草衣魚主治小便不利。別錄療淋附方又載此方。主治小便不通。然則諸家皆以衣魚爲白魚明矣。雖然。此方內白魚。未可知衣中白魚否。並存此二物。以俟後之考訂試効。

辨誤

凡藥方內有不以本名稱而以異名呼之者。不欲使人知其物也。是皆後世醫家之陋也。獨仲景之方。無以異名稱之者。如彼烏頭附子天雄。則以其年數形狀稱之。如彼芒硝硝石朴硝。則以其製之精粗功之緩急取之。如彼白酨酒漿水。則以諸家所稱之名呼之。或以諸家所傳之方錄之。蓋無異義。按仲景撰用諸家之方。未嘗變其方名。依其所稱而取之耳。然則如此白魚散。當須依其本名矣。由是觀之。白魚者。蓋非衣中白魚明矣。明者其審諸。

〔文蛤〕文蛤湯。文蛤散。

右二方。文蛤各五合。

考徵

文蛤湯證曰。渴欲得水而貪飲者。文蛤散證曰。意欲飲水反不渴者。又曰渴欲飲水不止者。據此二方證。則文蛤者不問渴不渴。能治意欲飲水者。

品考

唐本草註曰。文蛤大者圓三寸。小者圓五六分。非海蛤之類也。杶按圓字疑圜字之誤矣。蜀本圖經云。背上斑文者。三月中旬採。陳藏器曰。文蛤未爛時。殼猶有文者。杶又按蛤蜊之小而有紫斑者是也。

〔雄黃〕雄黃薰方。疳蟲蝕齒方。

右二方。

品考

凡雄黃者。以鷄冠色瑩英者爲上品。諸家本草可考。

〔礬石〕礬石丸。硝石礬石散。礬石湯。

右三方。

品考

礬石白而瑩淨明亮者爲上品。一種自然生者。如柳絮。名柳絮礬。爲最上品。我藩阿蘇山垂玉温泉多產此物。

〔戎鹽〕茯苓戎鹽湯。

右一方。

品考

戎鹽即青鹽。說詳於諸家本草可考。

辨誤

李時珍本草附方。引此方曰。小便不通，戎鹽湯。用戎鹽彈丸大一枚，茯苓半斤，白朮二兩。水煎服之。仲景金匱方云云。按金匱要略作小便不利。夫不利與不通，其證不同。不利者雖少少利之，亦不快利之謂也。不通者決不通利之謂也。即小便閉是也。故仲景於此方。謂之不利。而不謂之不通也。今考其病證有所不同者。又戎鹽湯上脫茯苓二字。唯分兩不異而已。至謂水煎服之。則略其煮法。何其踈漏乎。又云仲景金匱方。夫時珍之取仲景之方，往往如此。或云張仲景金匱要略。或云金匱玉函方。引其書名亦不一定。錄其煮法亦多略之。至如略引其書，則無害於治。今略其煮法服度。則恆醫苟取其法以施之病人。豈惟不無益其病而大害於其治矣。時珍之作本草也。其踈漏亦往往如此。況至於品目。其庶物亦自有闕略失其真者。天下醫人。何其心醉彼人矣乎。

〔雲母〕蜀漆散。

右一方。

〔禹餘糧〕赤石脂禹餘糧湯。

右一方。

辨誤

宋板傷寒論，赤石脂禹餘糧湯方曰。太一禹餘糧。此方宜用禹餘糧也。太一二字，後人妄添，說詳於諸家本草，

〔代赭石〕旋覆花代赭石湯。

右一方。

品考

赭石本出於代州者爲上品。故得代赭石名。猶蜀椒川芎。若得赤絳青色如鷄冠有澤者。宜供治材。不必代州之物矣。

〔真硃〕赤丸。

右一方。此方内真朱爲色。故得赤丸之名。

品考

真硃者。卽丹砂。丹砂卽硃砂也。陶弘景曰。作末名真硃。卽今辰砂也。凡以辰州物爲良。故得辰砂之名。猶代赭石矣。

辨誤

和醫多不分硃砂與銀朱。並呼爲辰砂。往往用之大誤病人。銀朱本出於水銀。最有毒。可不辨乎哉。

〔黄丹〕柴胡加龍骨牡蠣湯。

右一方。

品考

黄丹卽鉛丹。

〔白粉〕蛇床子散。猪膚湯。

右二方。

品考

白粉卽鉛粉。今胡粉也。釋名曰。胡粉胡餬也。脂和以塗面。本草粉錫條可考。

〔黄土〕黄土湯。

右一方。

品考

黄土卽竈中黄土。

〔苦參〕當歸貝母苦參丸。三物黄芩湯。
右二方。
〔狼牙〕狼牙湯。烏頭赤石脂丸。
右二方。
品考
狼牙卽本草草部狼牙草。
辨誤
後世以狼獸之牙充之者非也。豈有以狼獸牙汁瀝陰中之瘡之理乎。
〔蒲灰〕蒲灰散。
右一方。
品考
蒲灰諸家本草無所見焉。是蓋香蒲草機上織成者。別錄方家燒用是也。李時珍本草蒲席附方載此方。
〔葦莖〕葦莖湯。
右一方。
品考
葦莖乃蘆葦之莖去葉者也。外臺秘要作剉葦。又引仲景傷寒論云。葦葉切一升。然則莖葉俱用之。
〔知母〕白虎湯。白虎加人參湯。白虎加桂枝湯。酸棗湯。
右四方。
主治煩熱。
考徵
白虎湯證曰。表有熱。又曰裏有熱。白虎加人參湯證曰。大煩渴。又曰表裏俱熱舌上乾燥而煩。又曰發熱。又曰身熱而渴。酸棗湯證曰。虛煩。今由此諸證。則知毋能治煩熱。

〔麥門冬〕麥門冬湯。竹葉石膏湯。

右二方。

〔蛇床子〕蛇床子散。

右一方。

〔麻子仁〕麻子仁丸。

右一方。

品考

麻子仁疑非今大麻火麻之類。别有考。不贅於此。

〔土瓜根〕土瓜根散。土瓜根導法。

右二方。

辨誤

土瓜根散。脈經作王瓜根散。本草或云土瓜。或云王瓜。禮記月令作王瓜生。呂氏春秋作王善。淮南子亦作王瓜。則土字蓋王字之訛也。宜呼王瓜根散。

品考

王瓜其殼徑寸長二寸許。上圓下尖。秋冬間熟紅赤色。子如螳螂頭者是也。

〔乾蘇葉〕半夏厚朴湯。

右一方。

〔葱白〕白通湯。白通加猪膽汁湯。

右二方。

〔敗醬〕薏苡附子敗醬散。

右一方。

品考

敗醬後世或以白花者爲眞物。然今以黃花者試之有效。故我門不取白花者。

〔瓜子〕大黃牡丹湯。

右一方。

品考

瓜子用甜瓜子仁。今或權用冬瓜子。

〔瓜瓣〕葦莖湯。

右一方。

品考

瓜瓣乃瓜瓣。說文瓣瓜中實也。

〔蕘花〕小青龍湯。

加減法內有蕘花。本方無所用之。

〔瞿麥〕栝蔞瞿麥丸。

右一方。

〔薯蕷〕八味丸。栝蔞瞿麥丸。

右二方。

〔商陸〕牡蠣澤瀉散。

右一方。

〔海藻〕同上。

右一方

〔葵子〕葵子茯苓散。
右一方。
品考
凡方稱葵子者即冬葵子。
〔乾漆〕大䗪蟲丸。
右一方。
〔皂莢〕桂枝去芍藥加皂莢湯。皂莢丸。
右二方。
〔蜀椒〕大建中湯。烏梅丸。
右二方。
〔椒目〕防己椒目葶藶大黄丸。
右一方。
〔烏梅〕烏梅丸。
右一方。
〔秦皮〕白頭翁湯。白頭翁加甘草阿膠湯。
右二方。
〔蘗皮〕白頭翁湯。白頭翁加甘草阿膠湯。梔子蘗皮湯。
右三方。
〔山茱萸〕八味丸。
右一方。
〔柏葉〕柏葉湯。

右一方。

品考

凡藥方内稱柏葉者，皆用今側柏葉。

〔竹葉〕竹葉石膏湯

右一方。

品考

凡方内稱竹葉者，用淡竹葉也。諸竹亦可補其闕。

〔竹茹〕橘皮竹茹湯，

右一方。

品考

凡方内稱竹茹者，用淡竹之茹。若無，則諸竹亦可權用。

〔亂髮〕猪膏髮煎、滑石白魚散。

右二方。

〔人尿〕白通加猪膽汁湯。

右一方。

右七十又八品，仲景一二方劑俱使用之，故無所取其徵者。如彼粳米之於白虎湯、附子粳米湯、竹葉石膏湯，麥門冬湯七證也。小麥之於甘草小麥大棗湯證也。赤小豆之於瓜蒂散證也。膠飴之於大小建中湯二證也。鷄子白之於苦酒湯證也。礬石之於礬石丸、消石礬石散、礬石湯三證也。土瓜根之於土瓜根散證也。乾蘇葉之於半夏厚朴湯證也。瓜子瓜瓣之於大黄牡丹皮湯、葦莖湯二證也。皂莢之於皂莢丸、桂枝去芍藥加皂莢湯二證也。蜀椒之於大建中湯證也。秦皮白頭翁蘗皮之於白頭翁湯二方證也。山茱萸薯蕷之於八味丸證也。是所以其日用試效者也。雖然，皆在於成方妙用如何而已。不必在於取一味一味之功，則又無所以取其徵者。故東洞翁於此七十餘品蓋闕如。但粳米之於方也。凡七首。此物之於民食也。其美與錦比焉。其功亦所以最大者。故又治其疾病亦多其功而本草不載此物者何矣。唯陶弘景別錄始載粳米治病之功曰。益氣止煩止渴止洩。不過此四功也。蓋仲景之用粳米也。白虎湯三方證曰。大煩渴。或曰舌上乾燥而煩。欲飲水數升。或曰口燥渴。或曰渴欲飲水。口乾舌燥。或曰熱骨節疼煩。竹葉石膏湯證曰。逆欲吐。麥門冬湯證曰。大逆上氣。大逆者。上逆也。上逆則必煩渴。煩渴則舌上必乾燥。是粳米有止煩止渴之功也。桃花湯證曰。下利。又曰下利不止。附子粳米湯。又能治腹痛下利。是粳米有止洩之功也。故陶弘景嘗見此數方之證。以爲粳米止煩止渴止洩也。益氣者。是其家言。非疾醫之事矣。近世稱古方家者。以爲民生常食之物。安能治彼病毒矣乎。是未知粳米之功。取徵於此七方也。夫粳米若作穀食。則實爲氓民生命。作之藥物。則又足以爲治病大材。猶生薑大棗作之菜菓。則足以養性。作之藥物。則大有力於治病毒也。雖然。仲景之用粳米也。有其主治。未可悉知者。唯存而不論亦可也。肘后方有粳米一味。治卒腹痛之方。由此觀之。又附子粳米湯之治腹中雷鳴切痛。桃花湯之治下利腹痛。亦似偏取粳米之功矣。猶小麥之治急也。如彼白截酒。則中華人家常所造釀者也。經日易損。故不能久藏畜之。我邦飲物。未嘗用白截酒矣。故無敢造釀者。假令醫家雖欲常藏畜之。未能每每造釀之。則豈得備於不虞矣乎。苟亦每每造釀之。不堪其費之多也。故若遇胸痺之病。則白截酒其何所取之。是我古方家之所嘆也。嗚呼。皇和與中華土宜之所然也。我其無如之何而已。此外若有往往試之者。俟他日之論定考徵云爾。

安永戊戌初夏十二日。

藥徵續編附言十七則

一仲景之方之有徵也。藥亦有徵。東洞先師嘗有藥徵之舉。大行于海內。始開天下古今之人之眼目。非如後世諸家本草之書之墨墨也。嗚呼。天下古今何其諸家本草之書之墨墨也。是實耳聽之而目不視之者之言也。墨墨亦宜乎哉。故其書之夥多也。雖汗牛充棟。亦何徵之有。是其所以爲墨墨也。

一古者本草之書之出也。陰陽服餌之言也。陶弘景羽之鏃之。深入天下古今之醫之肺腑。陶實爲之嚆矢矣。夫晉唐以降之爲醫也。蓋以二家之言。別立醫之方法者也。故其爲方法也。不之服餌家。則之陰陽家。又何醫治之有。仲景之方法于是乎亡。又何徵之爲。嗚呼。藥之有徵也。二千年來始有先師之舉。嗚呼。天下古今別有其人乎。

一晉唐以降之方之存也。有若肘后方。有若千金方。有若外臺祕要。其方埀數千。今欲取之而徵之于其法。無一可徵之於其法之方。何其無一可徵之于其法之方耶。無藥之可徵之于其證之方也。無藥之可徵之于其證之方。則無方之可對之于其證之法也。方之不對于其證也。病何以治哉。苟施其方而謂之治者。非偶中。則病自愈之時。與毒自靜之時也。醫人其著眼于此。則疾醫之道。明明察察。

一王叔和嘗撰次仲景之書云。未知其是否。蓋所謂撰也者。撰擇仲景之方法於己之臆度者也。所謂次也者。相次自家之方法。於仲景之書者也。是傷寒雜病論之所以攙入附會也。隋唐之醫之所以不能辨別分析焉也。葛洪之作肘后方也。孫思邈之著千金方也。王燾之輯外臺祕要也。皆不知取之於仲景氏。而取之於叔和氏。傷寒雜病論之不顯也。職是之由。天下之爲醫者。知視仲景氏之方法。於三子者之書。而未嘗能知視仲景氏之真面目。於傷寒雜病論尙乎哉。至趙宋之時。藏一本於御府。天下之爲醫者。未嘗能知有仲景氏之方法矣。故未嘗能知仲景氏之爲何等者。當此時天下之爲醫者。知仲景氏之言之一二有存焉。而未嘗能知仲景氏之方法之全然有存焉。又未嘗能知仲景氏之醫之爲古之疾醫之遺矣。又當此時。天下之爲醫者。別立醫道于己之臆度。是汗牛充棟之書之所以起也。嗚呼。當仲景氏之書之不顯之時。而別立醫道云者。則不得不取之於己之臆度矣。至開寶治平之際。而仲景氏之書之再出也。摹印彫版。頒行天下。于是天下之爲醫者。雖知有仲景氏之方法。視仲景氏之書。亦猶己之臆度之醫道矣。我今于林之校正成之註解乎見之。于是仲景氏之方法之與趙宋氏之醫道者混淆焉。涇渭不分。淄澠不辨。遂至今之醫流矣。

一聖人既沒。大道乖矣。七十子已死。大道裂矣。當春秋戰國之際。聖人之大道。與天下國家共分崩離析矣。豈得不命與數矣乎。嗚呼。聖人之大道猶且然。況于小道醫之爲術乎。世之無聖人也久矣。我無所取于正矣。嗚呼。我不能取正于聖人之道。則我其不可不取徵于聖人之言。苟不取徵于聖人之言。則言皆不得不取之于己之臆度事亦然。于是乎聖人之道將墮于地矣。醫之爲道亦然。苟不取徵於仲景氏之言。則言皆不得不取之於己之臆度事亦然。夫言也者。法也。事也者。方也。素問九靈之說醫也。理也。本草之說治也。妄也。妄之與理。君子不依。故彼書之說醫也。其謂之存炎黃氏之遺於十之一二則可也。謂之炎黃氏之道則惑也。故如彼書又無有方法之可言。則後世之有方法也。苟不取之於妄之與惑。則不得不取之於己之臆度矣。仲景氏沒後。天下古今之爲醫者。滔滔皆是。所謂晉後之醫者僞統乎哉。故先師獨取徵於仲景氏之方法。以開二千年來眼目者也。嗚呼。藥徵之爲書。不亦偉乎。

一先師者。非文儒之徒也。故其著書也。不爲修辭。不爲文章。其意唯在於辨古人之妄。釋今人之惑而已。故言皆係於事實。先師嘗謂參互而考之。次之以古今誤其藥功者。引古訓而辨之。是以先師之爲藥徵也。仲景之方。取徵於仲景之法。仲景之法。取徵於仲景之藥。方法之與藥。無一所違戾者。余故曰。言皆係於事實。何其修辭文章之爲。世醫之詆斥先師也。以文章修辭者抑末。今余之於此編亦然。余也性實拙於文辭。取笑於大方。亦所不辭也。

一余之爲醫也。陋且拙也。豈足奉東洞先師之教。以修仲景氏之術乎。雖然。余也從事斯方三十有餘年於茲矣。余之爲醫也陋且拙。亦豈無所不熟十之一二乎哉。余也自嘗修仲景氏之術。不加減於方。不出入於藥。唯隨其證而治之耳。嗚呼。余之爲醫也陋且拙。亦豈無所不愈十之一二乎哉。如余但奉先師之教。以建方之極。取藥之徵者也。故今所徵於此之藥者。是皆所徵於日用之病者也。夫今之爲醫者不然。不自憚之甚。妄意加減於方。出入於藥。寧知方法之有規則乎哉。是余之所畏也。

一東洞先師常用所徵本編之藥。凡五十有三品。余亦於此品而所以徵之得其徵者也。無復異論矣。先師之言。至矣盡矣。吾豈有所容喙哉。今此編所載十品。附錄七十有八品。十品者常用之物。而本編所不載也。是乃余之常用所徵。而所得其功效者也。是所以私竊補先師之遺也。又未嘗取之於己之臆度。而所以徵之於日用之事實。試之於日用之證候者也。嗚呼。如此數品。先師豈有所不徵乎。蓋未終之而沒者也。噫。可惜乎哉。余之補之有所大憚於先師者。世之君子其謂之何哉。雖然。余也其不言之。孰又言之。余也死矣。此言已矣。嗚呼。余之補之。唯不免狗尾貂續之誚是懼。

一續編十品。先師日用所施之物也。本編不載其功之與徵者何也。是前所謂蓋未終之而沒者也。惟蜀漆之助牡蠣龍骨。而治動之劇也。蜜之緩諸病之急。而助諸藥之毒也。是余之所常試。而古今醫人所未嘗言及者也。余之執斯方三十年之尚矣。豈無一二之所得矣乎。明者其試諸。

一䗪之爲蟲。我邦未產此物。二十年前。余再遊于先師之門。先師出一頭示余。余又得一二於直海元周之所。余遂贈之先師。先師喜而藏之。然則先師未嘗得試䗪蟲之功效矣。爾後余多得之。於是余先試之內人之病而有效焉。後又試之於他人之病而有効焉。此時先師既沒。噫。我邦試䗪蟲之功者。余於先師之門。爲之先登。故今著之。

一粉之爲物。趙宋以來。未嘗得其的實之品。故醫者誤治甘草粉蜜湯證者。不爲不少。余今訂之諸書。而始得其真物。又始得治其證矣。

一白截酒之治胸痺之病也。唐宋以後諸書所不載也。余又訂之而得其造釀之法矣。胸痺之病。其自此有治乎哉。

一先師嘗謂余曰。吾自唱古疾醫之道。數十年於今矣。遊我門之士。不下數百人。雖然。有傳方之人。而無傳道之人也。吾子其勉旃。余自辭先師。二十年於茲矣。余嘗知受業於東洞之塾者。亦不下數十人。余又見其人無一人不口先師之醫者。然未嘗聞有得先師本旨者。若有其人。亦或有專長於下劑者。或有純執家塾方者。或有二三執仲景之方。七八取唐宋之方者。或有取己之臆。負東洞之教者。或有學無其力。業無其術。稱古今並執者。其次者或有一端稱奉東洞之教。終行後世之方者。或有謂東洞之教偏於古而不知今者。或有謂東洞之術。便於痼疾而不宜於平病者。如此抑末不足以掛於齒牙矣。夫以我藩推之海內皆是矣乎。以余之所見。推之余之所未見亦然矣乎。是余之所長太息也。要之是皆雖曰奉東洞之教。亦不能實讀仲景之書者也。可勝嘆哉。嗚呼。仲景之方法者。執之知之。則不能不爲之。不能不爲之者。知之者也。不能爲之者。不知之者也。先師沒後。仲景氏之方法熄矣。是余之所以勤勉勞劬者也。

一仲景之書者。古之疾醫之遺也。天下古今知之者鮮矣。其不知之故。人人有異說。或有以素靈解仲景之書者。或有以晉唐醫學說仲景之書者。近世或有以名與數解仲景之書者。或有取己之臆辨仲景之書者。要之是又不知仲景真面目者也。苟欲知仲景真面目。請在達於仲景方法。而後施之於今日日用事實而已矣。

一余嘗爲門徒講傷寒論。聽者百餘人。余之講傷寒論也。一一取徵於仲景之規則。一一取徵於仲景之方。一一取徵於仲景之法。一一取徵於六經史子。一一取徵於兩漢以上之書。一一取徵於某書某篇某人某言。以示其事實。余於是謂門徒曰。仲景氏方法者。古之疾醫之遺也。苟不經聖人制作之手。安能有此方法乎哉。故其道也正。其方也正。其法也正。其術也正。無所不正者。其不正者有之。此爲後人攙入。今之爲醫者不然。不知執仲景氏之方法之正。不知學仲景氏之治術之正。此反正之徒也。今其取反正之方法治術。以奉此於君之與親者。不忠之臣也。不孝之子也。噫。己不啻不忠不孝。而使人之臣子不忠不孝者。其謂之何哉。醫者其思諸。

一先師之作藥徵也。孜稿凡七。余嘗得寶歷之本是也。二十年前。齎遊於京師。因請正於先師。先師謂余曰。此本實屬草稿。爲門人所竊去者也。正本今在於紀州。雖然。是亦余之所草也。吾子宜見大體。豈在於文字章句之間乎哉。擕而西歸。後又得安永之本。脩夫氏定正之本也。余又别有定本。以余之所聞於先師訂之。天明五年乙巳之夏。京師有上木之役。余之定本不敢出之。

一續編及附錄定正考索。十易裘葛。安永戊戌初夏。始脫其稿。雖不能得先師訂正。亦因剞劂氏之請。遂謀上梓之事。刻成其後也悔矣。

天明七年丁未初冬十二日邨井杶大年識。

陳存仁編校

皇漢醫學叢書

漢藥研究綱要

久保田晴光著

漢藥研究綱要

提要

本書原名「漢藥の知識」爲醫學博士久保田晴光所述。書凡四章。分列一十六節。首論漢藥之概念。次述歷代漢藥之發達。再次解釋日本新時代之漢藥。及其調製新藥。末列研究與著述之經過。以爲全篇結論。旁考博證。蒐輯精要。現在科學昌明。注重實驗。漢藥能隨現代潮流而受科學試驗。檢查成分。發明藥理。則於治療上之貢獻。未有限量。祇以吾漢藥實效。紛論不一。對於化驗分析之藥理。尤爲懵然。况古籍所載。亦皆玉石混淆。非經科學研究。殊難明其所以。本書提其大綱。擷其要領。而爲有志者便以參考。故譯名曰漢藥研究綱要。

漢藥研究綱要目次

漢藥研究綱要

醫學博士久保田晴光著

第一章　漢藥之概念

一　漢藥之種類

自來一般人言及漢藥。輒聯想及於草根木皮。其實漢藥之種類。不僅植物而已。凡鑛物性之物。動物性之物。所謂包羅萬象。無不涵括其中。而在生藥方面。苟稍稍加以人工。爲用又自不同。例如法半夏茅朮等藥。簡單加工之藥也。膽南星人中黄等。以動植鑛之各種生藥。調合爲複雜之製品者也。又如米也。麥也。野菜也。果蔬也。甚至如器具也。衣類也。無不可製爲藥物。無不可以爲藥用。卽調合之水。煎煮之火。亦無不含有深意與妙理。吾人雖謂之地上諸物網羅在內。亦無不宜。此其原因。不外乎經歷久遠之時代。及各地方民間發見之效藥漸多。調劑之技術漸精。累積而成。

漢藥雖包含種種物質。而生藥方面。確以植物性爲多。所以呼之爲本草。而神農本草經。實爲中國最古之藥物書籍。此書曾於梁時經陶弘景校定。收載藥品三百六十五種。其中除重複者十八種外。得三百四十七種。大體分類如次。

草部	一六四種	植物	二三九種
穀部	七種		
菜部	一三種		
果部	一一種		
木部	四四種		

部	種數	合計
土部	兩種	鑛物　四三種
金石部	四一種	
蟲部	二九種	動物　六五種
介部	八種	
鱗部	七種	
禽部	五種	
獸部	一五種	
人部	一種	

從右表觀之。植物性生藥。較之動物鑛物爲多。蓋自昔已然。其後藥品種類。漸次增加。陶弘景於神農本草經之外。更輯錄漢晉名醫所用之藥品三百六十五種。曰名醫別錄。至唐時依新修本草所載有八百五十種。宋時開寶本草中有九百八十三種。而嘉祐本草已達一千八百十二種。證類本草達一千四百五十六種。迄於明季李時珍之本草綱目。竟至一千八百九十二種之多。茲以本草綱目之內容。分類觀之。

部	種數	合計
水部	四三種	
火部	一一種	
服器部	七九種	
土部	六一種	鑛物　二二二種
金石部	一六一種	
蟲部	一〇六種	
鱗部	九四種	

部	種數	合計
介部	四六種	動物 四四三種
禽部	七六種	
獸部	八六種	
人部	三五種	
草部	六一〇種	植物 一〇九四種
穀部	七三種	
菜部	一〇五種	
果部	一二七種	
木部	一七九種	

從右表觀之。植物之增加。比之動物鑛物爲多。即植物性生藥。亦依然占絕對之多數焉。水部。火部。服器部等。爲神農本草經所無。水與服器。始自名醫別錄。而火部則自陳藏器之本草拾遺以後始發見云。

於此有宜補充一言者。神農本草經之三百六十五種藥品中。往往同一植物。未分其子葉莖根。同一動物。未分其骨肉臟蹄。後人以其效用各殊。一一分離而記載之。宜乎本草綱目。有如斯繁多之藥品也。自後乾隆年間。趙學敏著本草綱目拾遺。就本草綱目之漏載者。依其藥效一一記載之。亦得七百餘種。漢藥之種數。實可謂達於漢大之境矣。

二　中國現在通用之藥

如斯繁多之漢藥。吾人可以斷然的決定其非同一時代。概行使用。而係網羅各時代。各地方。民間慣用之藥。與夫傳說之藥。即饑饉凶年。備救荒之多數日用食品代用之品。無不包括其中。李時珍亦云。雖有多數自身未見之物。亦收載於本草綱目中。即此一言。可以喻其餘矣。今日中國國藥店中。實際日常使用之藥物。亦依地方而異。除地方的民間藥非普通藥店能備外。大體不過五百種左右。余曾就奉天。營口。祁州。各代表藥店之藥名單。及天津稅關之輸出入漢藥表。調查其生藥之數。則如左表。

藥店名稱	總數	植物性	動物性	鑛物性
祁州、萬盛全記	二四四	二一二	二〇	一二
奉天、寶和堂藥行	三八一	二六一	三〇	二七
營口、德廣公藥棧	二九四	二四二	三四	一八
天津稅關	二一九	一八六	一九	一四

從右表觀之。可決定一國藥商店。其生藥之種類。大概在三百種左右。其中十分之八爲植物性藥品。更就右列藥品之內。各店共通所備之藥。檢查之。則得左列合併之表。

	總數	植物性	動物性	鑛物性
四店共通	一〇六	九五	七	四
三店共通	一二五	一〇三	一五	七
二店共通	八二	六四	九	九
一店所有	一一三	八四	一一	一八
合計	四二六	三四六	四二	三八
百分率	一〇〇	八〇・一四	九・八七	八 九四

右表不過從華北方面之調查。不能概例其餘。因中國各藥店中所備之藥。往往因時因地而有差異也。惟上海。北平。廣東。雲南等。各藥店所備之藥種類甚能一致。又右表所列四百餘種藥品之外。尙有百種內外常觸於吾人之眼簾中。則總得五百餘種矣。茲再從前表。揭其藥名如次。

（一）四店共通所備之藥品

烏頭　厚朴　甘松　烏藥　香附　菊花　鬱金　香薷　枳實　藿香　莪朮　枳殼　廣皮　遠志
甘草　羌活　桂皮　桂枝　紅花　樟腦　當歸　丹皮　陳皮　人參　巴葉　防己　梹榔　玄參
鉤藤　山藥　青黛　川芎　黨參　知母　通草　巴豆　百合　益智　細辛　山奶　青皮　前胡
澤瀉　竹茹　薄荷　白芷　雷丸　棗仁　草果　常山　大黃　丹參　竹葉　杜仲　貝母　白朮
木瓜　李仁　牛膝　蒼朮　三漆　秦艽　大戟　丁香　肉桂　防風　木香　良薑　蜈蚣　雄黃
牛黃　全蠍　連翹　鱉甲　甘石　黃蘗　龜板　輕粉　黃芩　殭蠶　紅粉　金銀花　金石斛
延胡索　山楂子　山茱萸　川練子　木鱉子　使君子　肉豆蔻　覆盆子　胡黃連　生地黃
天南星　馬錢子　密蒙花　吳茱萸　小茴香　麥門冬　石蓮子　膽南星　巴戟天　白豆蔻
零香草　羚羊角　荔枝核

（二）三店共通所備之藥品

甘遂　橘核　枸杞　桂子　芡實　烏梅　干姜　橘紅　藕節　杏仁　荆芥　薑黃　光茹　柴胡
桔梗　沙參　神麯　獨活　旱撥　粉葛　沒藥　樓仁　皂刺　砂米　絲瓜　川椒　赤芍　天麻
乳香　白果　柏仁　百部　洋樟　蓮鬚　皂角　射干　蘇葉　排草　白芍　扁豆　洋參　檀蓍
川附　蘇子　檀香　年健　半夏　榧子　白芨　犀角　蒺藜　女貞　續斷　地楓　燈心　白藥
畢解　茯苓　麻黃　鹿茸　麝香　蟬退　奎砂　象皮　蛤蚧　水銀　蟾酥　珍珠　靈脂　地龍
個砂　月石　烏蛇　土蟲　片砂　青鹽　罌粟殼　叩米子　荆三稜　胡蘆巴　叩仁子　海金砂
款冬花　廣豆根　五加皮　穀精珠　海桐皮　茄楠香　血竭花　五味子　孩兒茶　金牛草
苦練皮　牽牛子　五倍子　草豆蔻　草決明　川黃連　青木香　大楓子　地骨皮　白鮮皮

馬兜鈴　大腹皮　佛手柑　西紅花　川朴花　天花粉　肉蓯蓉　補骨脂　山梔子　熟地黃
赤小豆　天門冬　母丁香　萊菔子　節菖蒲　千金子　胖大海　龍膽草　蛇退皮　石決明
穿山甲　海螵蛸　冬蟲夏草

（三）二店共通所備之藥品

阿魏　橘絡　桂通　紅棗　蓮子　紅娘　石榴　琥珀　桃仁　萎蕤　訶子　槐花　白芥　木通
陸通　昆布　龍齒　柿蒂　柿霜　信石　竹瀝　杏葉　枸橼　陽草　黃連　龍骨　芫花　紫菀
海馬　砂仁　地丁　附子　藁本　玉竹　桂楓　連房　黃蘗　紫草　蜂房　膽礬　升麻　蘇梗
甘漆　桂碎　蘆薈　桑皮　祁蛇　斑猫　沈香　何首烏　糖瓜蔞　天竹黃　蔓荆子　山豆根
金錢蛇　紫荆皮　車前子　陽起石　迎春花　紫豆蔻　五穀蟲　海浮石　石菖蒲　馬檳榔
海風藤　骨碎補　寒水石　青楓藤　胡麻仁　桑椹子　小連子　紅花餅　紫草茸　石楠藤
蘇合膏　青蒙石　密陀僧　洗冰片　自然銅　葶藶子　金櫻子　不食草

（四）一店所備之藥品

鶴蝨　桔片　薑皮　葛花　芥子　茵陳　艾葉　海草　瓜子　海帶　橘葉　卷柏　合歡　苦果
括蔞　鎖陽　砂苑　大白　重樓　呈茄　柏葉　鹿角　龜膠　樺皮　辛夷　澤蘭　猪苓　馬勃
風藤　蒲黃　乾蟾　狗脊　神羔　石韋　大利　毛根　蕪荑　木賊　柚皮　黃精　鹿鞭　棕片
木斗　榆麔　猬皮　蜂蜜　杞子　榆皮　鹿膠　水蛭　滑石　水粉　赭石　紅礬　石羔　石燕
石黃　石蟹　石蝎　原砂　髮桼　安息香　夏枯草　婬羊藿　銀柴胡　苦丁香　寄生葉　郁李仁
甲木頭　葛仙米　枳椇子　巨性子　牛蒡子　蓖麻子　龝大麻　野大黃　老鴉草　胡荽子
松羅茶　土茯苓　薏苡仁　凌霄花　狗皮羔　午時茶　陳皮膠　菟絲子　桑螵蛸　湖蓮子

棗梹榔　人中白　冬葵子　天葵子　南藤香　梅樹皮　芙蓉葉　山姜子　人中黃　大青葉
楮實子　天仙子　鷄內金　鳳目草　藥梹榔　黑白絲　金精石　銀精石　赤石脂　陽起石
白石脂　金礞石　花蕊石　王不留行

（五）除右列各表外日常在各藥店中所見之藥品

白蘞　浮萍　及己　甘蕉　黃蠟　石英　薺苨　韭子　商陸　萹蓄　茺蔚　白薇　白前　側柏
青蒿　蜀葵　地榆　益母　貫衆　瞿麥　苦參　漏蘆　綠豆　蠡實　蒼耳　蕤核　大薊　小薊
木槿　蚤休　蕺菜　紫參　胡桃　芒硝　龍眼　罌子　阿片　阿膠　莨菪　狼毒　蠶砂　地筋
玉簪　王孫　薤白　坤草　蘭草　當藥　牡蠣　菴蕳　豨薟　蟾酥　橄欖　葛根　茜草
馬齒莧　地膚子　白頭翁　馬鞭草　虎杖根　狼把草　馬蘭花　白屈菜　海人草　蓽澄茄
蒲公英　龍涎香　劉寄奴　山慈姑　急性子　羊躑躅　仙人掌　天名精　黃瓜皮　硃砂根
蟲白蠟　金盞花　鐘乳石　百藥霜　夜明砂　望月砂　青葙子　無明異　禹餘糧　威靈仙
蛇床子　旋覆花　大豆黃卷

三　漢藥之起源及其發達

漢藥之應用於皇漢醫術。其動機亦屬不一。而多不出乎原始的任民之本能的治療之範圍。而時代之民間藥。亦當然包括其中。其後因信仰巫術。神仙。服餌之品。遂致與醫藥混淆。自與西域交通。於是印度波斯等外國藥品。亦隨佛教而渡來。加以從海洋方面之外來品。復益以加工調治之經驗。技術愈益進步。深覺生藥之調合。亦愈多實際使用。愈形便利。於是新增之品漸多。繁複之品漸刪。遂致有今日之盛。故吾人可謂漢藥之發達。不僅限於中國之醫學史而已。實深有關於普遍的一般之東洋史焉。

醫學史之於中國。在秦漢以前。不易知其狀態。就傳說言。距今約五千年前。黃河一帶。本係苗族所居。其時我漢民族。從新疆。甘肅。沿河流東漸。驅迫苗族。而居住於黄河流域。其後伏羲神農軒轅三皇。各具蓋世之聰明。遺下三墳之書。實爲後世典籍之鼻祖。炎帝神農著本草經。爲醫藥之世。軒轅皇帝著素問靈樞。爲醫學之祖。雖近世研究史學者。疑本草與素問爲後世之假託物。而推定爲漢代綜合大成之書。然吾人可以斷言者。三皇之後。以漸離原始人類之野蠻生活。脫去本能之治療區域。而漸入於疾病藥物治療之境矣。先秦時代。可資爲窺測醫藥狀態最重要之典籍者。厥爲山海經。此書昔謂傳係自禹之著作。而據史學家之攷證。則謂此書。决非一時代一個人之手所成。而成自戰國時代者。書中分中國爲東南西北中五部。記述各地山岳河流。地方物產。與夫神之形狀。及其祭祀之方法。與藥物無甚關係。但就其記述之物產項目中可以窺見醫藥狀態之一斑。實甚有興味之書也。書中所舉之物產。關於動物者二百七十餘種。鑛物六十四種。植物百五十餘種。內中大部分爲藥用品物。據日本漢醫中尾博士之分類如下。

（一）關於食之效藥　六十八種（植物二十一種動物四十七種）

（二）關於佩或服之效藥　二十九種（植物十七種動物十種鑛物二種）

（三）現吉凶之兆之物　五十一種（動物五十一種）

（四）有藥效或其他效用之物　五十五種（植物二十一種動物三十種鑛物四種）

按周禮醫師有食醫。疾醫。瘍醫。獸醫之別。具見當時人。對於養生之道。甚爲重視。即如食物方面。必依季節而規定。食物之調理配合。攸關於增進健康者甚大。即有疾病。則食物亦必有賴於專門醫師之指導。後世本草書中。記載極多之食物。或稱食經。或稱食物本草。或稱食療本草等。遂有以藥效爲目的之食物專門醫者。諒亦戰國時代食醫之遺風也。其次所謂佩之服之者。蓋如現代護符之用法。帶某物質於身體。或結之於衣服。以能避病。或能治疾之義也。

謂出現而有藥效者。乃示當時畏懼自然物之迷信低劣也。其次有藥效與有他效用之五十五種之中。有藥效者三十三種、其餘二十二種爲防災害者也。三十三種之有藥效者。乃根據經驗、認有一定藥效也。自無何等醫藥知識之原始時代觀之。頗見進步。又防災害之藥品。亦用自然物。可見當時視種種災害、亦與疾病同理由而致者也。

其次可注目者。爲山海經藥品中之動物性。則比植物及鑛物尤多。陶弘景校定之神農本草經。以及中國歷代本草書之植物性藥品。斷然占其多數者。如前所述也。獨山海經之動物比植物尤多者。諒爲此書非藥物專門之書故也。一面可見當時關於醫藥知識之如何幼稚。如食之有效。或出現而有效之類。主爲食餌療法。或迷信的分子居多所致。要之山海經中藥品之藥效一服單純。不若後世所記藥品之對各方面有複雜作用也。由是可以推想先秦時代之醫藥狀態。多不出原始的範圍之外也。

其次擬就山海經出世之戰國時代所起神仙說之一言。神仙之說。本與中國之醫學。雖無何等關係。然其一樣處理藥品之點。對後世之醫學。及本草學。遂有非常影響。志在研究漢藥者。應不可度外視之。世傳漢武帝時代。司馬遷所著史記。謂神仙說起自齊威王、（西紀前三百七十九——三百四十三年）宣王、（西紀前三百四十二——三百十四年）及燕昭王（西紀前三百十二——二百七十九年）之時代。大概卽西紀前三百五十年前左右也。神仙說亦因時代而有種種。及後代雖頗複雜。在起初則極簡單。大概謂東方海中有蓬萊、方丈、瀛洲三仙山。神仙居爲。其處有不死之藥。宮殿以金銀作之。於是如何而後可到。如何而後得求其不死之藥。說仙而講究其法者。是謂之方士。原來中國自古有天國之思想。如黃帝封禪既畢。鼎成而天龍下降。黃帝乘龍昇天之說。乃對此天國之憧憬。自古傾心研究昇天秘術者。不乏其人。其間而有神仙說。亦非偶然。關於三仙山之史記所載。謂渤海方面。常現蜃氣樓。是爲發生神仙說之直接動機。又視此說之起於燕齊地方。卽今之山東省、及河北省一部。亦可以想像其一端。在未開時代。應不知蜃氣樓之何物。故忽然出現於海中時。或現於海水之下。近之則隨風漂渺。目擊此奇怪現象。莫怪發生種種附會臆說。何況昇天難求之際。轉不若眼前現實之或得易行。於是攷究種種工夫。以圖得達此不可思議之境。亦非無理也。秦始皇信神仙說。用方士之言。造阿房宮。一面遣徐福於蓬萊島。以求不死之藥者。有名之話柄也。漢武帝（西紀前一四〇——八七年）尤甚重用種種方士。依其言而作種種愚魯之事。結局方士之言。不能實行。遂有許多見殺者。武帝一死。人莫之信。是以神仙說亦巧裝老實。使人易欺。然究竟不若武帝當時之盛。至後四代之成帝時。（西紀前三七——七年）方士之勢力全然不及於宮庭。然非以此而終熄也。及魏晉南北朝以後。混入道教。與房術。養生。辟穀。導引等之思想結合。雖受時代之種種潮流。究竟至今仍存其所謂神仙也。道教也。皆以輕身延年羽化登仙爲主眼。其手段終賴實在藥物之秘效爲特色。自葛洪、陶弘景、孫思邈等之醫學。及本草方面觀之。可見著名學者同時醉心道教。亦非偶然。又古來爲醫經之祖所尊崇之靈樞素問之中。亦確實多含道教思想。故中國之醫學以及本草多有神仙或道教的要素者。宜記之勿忘也。

四　將來漢藥研究之進路

其次擬就將來研究漢藥。宜取如何方針言之。至今日本產之生藥。業績頗多。一部藥學者甚至謂漢藥已無研究之餘地。博物學的以及化學的藥理學的皆闡明至相當境域。蓋自明治維新以後。受幾多先輩科學者努力之賜。自不待言。而德川末期之日本本草家之功績。亦不可忘也。彼博物學上有偉大業績。而後得維新後長足進步也。反之。在中國國土。既非常廣汎。且乏如日本德川時代之科學的素地。是以全在五里霧中之狀。然余於此所欲述者。專爲中國之生藥。若他地方之生藥。自屬別題也。

爲研究中國之生藥。即漢藥而大成之。第一必須現行漢藥之知識。即就中國現在所用各種漢藥。知其產地。明其學術上種名。究其地方的異同。是爲先決問題。日本當德川之世。依本草家之非常努力。日本產生藥之種名。大見闡明。然中國之生藥與日本之種不同。殊如彼產而此不出。此有而彼無。所謂緣慳者代之者有之。是乃不見實物。單以不完全之中國本草書所載是賴。自日本產者之中物色適合之類所致。其博識與努力。真有令人敬服者。然未可以以此即充得中國品也。近世歐美人之研究中國藥物。或博物者不少。此等與日本之本草家不同。皆親歷中國各地。接其實物。故多可信用。然其足跡。猶難遍中國全土。如此之研究。實屬難中之難。且屬根本的問題。故擬徐徐以部分而漸進之。

其次爲古今藥品異同之研究。假令雖同一名稱。而古代之藥品。未必與今日之藥品同一種者。視歷代本草書。常有爭論。亦可以明矣。是以欲研究古代之治療法。尤其是須從傷寒論等之古方以研究治療者。當然要求關于此之知識也。

其次爲自生藥中抽出有效成分。及其藥理學的研究。此乃至今所行也。欲以現在的利用漢藥。自然不可不過之關門。然漢藥中大都作用緩慢。間有不能發見特別有效成分者。亦不少。故如此之物。雖經動物實驗。自然不見明確效果。是以其實驗方法。亦自然不可不異。宜就個個藥品研究其配劑。進而複合藥理。然關於配劑之研究。所不可缺者。爲臨牀的知見。現在不論中國滿洲。大多數皆依漢醫用漢藥。關日本近時亦有專用漢藥之醫家。吾人如不另設研究機關。以組織的研究之。則學問之諒解。不能多期進步也。

要之漢藥之研究。極涉多方面。非一二處研究所之所能盡者。各研究機關。固不待言。又須網羅各方面之個人研究者。保一定之統制。互相提攜協力。而後效果可期也。

第二章　中國歷代本草之概觀

本草兩字之出於典籍者。當以班固之漢書郊祀志及樓護傳爲最古。故漢以前於方士之間。是否有藥物專門之學術。姑且勿論。而對專攻藥物之學術。稱爲本草者。自漢始也。在本章擬述此本草發達之經過大要。至若歷代本草書之書志學的攷證。只就本草爲中心之歷史。大概述之。

一　漢時代

漢遭王莽之變。雖中斷十四年。然自西紀前二〇六年。至西紀後二二〇年之四百餘年間之大帝國也。以武帝之雄略。疆域擴大。文物隆盛。自醫學言之。至今與原始時代。無甚大差者。及此時代。漸見形成體系。如本草一門。至具備一個學問之形式者。乃此後之事也。不但醫學然。凡百文物。皆以漢爲一機轉。變而其影響於後代亦大。即現今華人。仍多以漢爲國民的王朝。自以爲漢之後裔。稱中國之醫學爲漢方。名其藥爲漢藥。指其文字爲漢字。是皆此王朝所遺也。

自本草方面觀之。變化亦頗大。藥品（尤以植物性藥品）非常增加。蓋武帝（西紀前一四〇——前八七年）南征北討。領土非常擴張。殊如廣東、廣西至海南島。今之法領東京。亦屬其版圖。至今所有者。主爲山西、直隸、山東、河南等之北方寒帶之植物。自此而南方熱帶之植物。亦得收穫。又武帝時之西紀前一二二年前後。張騫奉使西域。道出西藏。中央亞細亞方面。自攜至今中國所無之石榴、胡桃、胡瓜、苜蓿、蒜、葫、胡荽、西瓜、無花果等之種子而歸。且以西域爲介。得悉西方諸國之事情。與波斯、墨蘇普答尼、亞夫雅斯坦等開始交通。又計畫自雲南通印度。羅馬帝國。亦於此時代。被中國所知。咸稱爲大秦國。如是海陸並進。漸次輸入新植物。一面盛行研究此等新來植物之用途。於是醫藥之數。大增加矣。

醫人則有張仲景、華佗等國手輩出。就中張仲景爲醫術之祖。而受後世所尊。然其傳記。則無確實根據。唯相傳後漢獻帝建安年中（西紀一九六——二二〇年）曾爲長沙太守。其所著傷寒論及金匱要略。至今猶爲中國醫學之寶典。尤以古方派醫家爲然。

至於華佗。據其傳曰。通五經養生之術。百歲猶有壯容。人以爲仙。其療病也。不過合藥數種。心解分劑。不稱量目。但便宜煮熟使飲之。若病結積在內。而針灸服藥等無靈時。宜刳（割外科手術）之。是乃飲以麻沸散。（麻醉劑）而後切開患部。除去病根。若夫病根在腸。則宜切開其腸而浣洗之云云。此人後被曹操所招。因不聽命。故見殺。歷史載曹操死於建安二十五年（西紀二二〇年）故華佗約略當與仲景同時代之人也。華佗著有中藏經。與仲景之傷寒及金匱。同爲醫藥之寶典。卽素問靈樞扁鵲之八十一難經。仲景之傷寒論金匱要略。華佗之中藏經。晉皇甫謐之甲乙經等。皆爲中國醫學之古典最有名者也。

今試讀傷寒論。或中藏經。令人第一卽感其處方比宋元以後者。甚單純。後世每一處方。而配合二三十種藥品者。決非稀罕。若漢代之處方。多不過五六味。此何以故耶。蓋非必漢代學理淺薄。因爲後來形而上之理論增長。藥品之配合費氣。自然品數增加。爲此後來反愛簡潔之古方。現在中國所存漢醫學之處方。諒有數十萬。其屬於漢代者。實寥寥無幾。至其藥品載在傷寒論者。亦不過二百餘種耳。

其次擬就本草書一言。中國本草書之最古者。相傳爲神農本草經。此諒出於漢代者。已如前述。據劉向父子之七略所傳之漢書藝文志。神農本草經。固不待言。連本草兩字之書。亦未嘗載焉。惟其內容。有類於本草者。只有經方中之湯液經法三二卷。神農皇帝食禁七卷。及神仙中諸雜子道。然則班固作漢書之西紀九〇年前後之有稱本草之書與否。實在疑問。蓋劉向七略。乃廣羅散佚之遺書於天下者。若夫新梓之書。則不與焉。然或謂本草之書籍。雖不在七略之中。當時已出世矣。侍醫李國柱所校之漢書藝文志方技略之由醫經、經方、房中、神仙等四部而成。尤以不列本草之綱目觀之。可見縱有關於本草之專門學術。當極幼稚。及後漢末季。卽西紀二百年時。已有神農本草經。及關於本草之書。亦有數種。卽華佗弟子吳普所著之吳普本草。現雖不傳。太平御覽常引用之。例如當歸之項曰。「當歸神農黃帝桐君扁鵲甘無毒。岐伯雷公辛無毒。李氏小溫。或生羌胡地。」又細辛之項曰。「細辛一名小辛。一名細辛。神農黃帝雷公辛。桐君小溫。岐伯無毒。李氏小寒。如葵葉色赤色。一根一葉相連。三月八月採根」云。可見吳普時代。諒已有神農黃帝岐伯桐君雷公扁鵲李當等之關於本草之書。其時本草之學問。約略獨立。關於此之專門書。亦諒有二三也。

二　魏晉南北朝時代

漢亡之後。中國三分。所謂蜀（居四川）魏（北方）吳（江南）鼎立稱雄。歷史小說之三國志造成有名時代。此乃始於西紀二二一年。終於二六四年。及西紀二六五年。魏將司馬懿。乘魏王無能。強使退位。而自立爲武帝。改國號曰晉。其次西紀二八〇年。吳降。於是天下一統。迨西紀三一七年。北方被匈奴所迫。遂遷都南京。改稱東晉。自是至西紀五八九年。隋朝統一時。約三百年。中國四分五裂。現出五胡、十六國時代。西東晉合之約連續一五〇年。（西紀二六五——四一九年）此間張華（西紀約二八〇年）著博物志。東晉之葛洪（西紀約三一七年）著抱朴子。郭璞著山海經爾雅等。此等雖非醫藥之書。然古文獻多引用之。又有關於博物之紀載。欲研究古代中國之文物。皆貴重之文獻也。自本草觀之。亦屬貴重之材料也。晉醫人有王叔和、皇甫謐、葛洪等。皇甫謐以六十八歲死於武帝太康三年。（西紀二八二年）其所著甲乙經。自序之中有「近代太醫令王叔和撰次仲景選論甚精」云云之句。故王叔和諒亦同時代之人也。王叔和編撰張仲景之傷寒論、金匱要略。自以內經而著脈經。開拓後世脈學之基礎。皇甫謐家貧而苦學。其所著甲乙經。乃以靈樞爲基礎。爲後代鍼灸之指南。加入醫書五經之一。葛洪好神仙導養之法。著有神仙傳。如陶弘景等之受其影響者不少。自宋文帝（西紀四二四年）時代。南北對峙。匈奴及外藩建國於北方。南方則宋、齊、梁、陳、等立國。互有興替。至於隋朝一統。（西紀五八九年）普通稱此時代。爲南北朝。此時代。建國於北方之外藩。遽受中國文化。知佛教道教。南方爲漢民族之正統。故此間文物之可觀者不少。尤以後漢明帝（西紀五八——七五年）時。佛教公然入中國。漸次培養。南北朝時已大發展。道教受此刺激。亦成一種宗教之形式。兩相發達矣。

於此不可忘者爲前述陶弘景也。此人於宋文帝元嘉二九年。（西紀四五二年）生於今之江蘇省江寧府附近之丹陽。梁武帝大同二年。（西紀五三六年）以八十五歲死。十歲時。讀葛洪之神仙傳。已有養生之志云。原來此人好道教。又深信佛教。曾於鄮縣阿育王塔受五大戒。齊時爲諸王太傅。不與俗物交。惟讀書研究故事。齊武帝永明十年。（西紀四九二年）辭祿而隱退於句容之句曲山。時四十一歲也。其後遍訪名山。採仙藥。到澗谷則逍遙吟啄。其精於本草也。非單爲典籍而來者。或謂其本草以外。凡陰陽五行。風角星算。山川地理。方圖產物等。無不通曉云。而神農本草經。乃此陶弘景校定者。其序文曾引用於證類本草。至今猶存。讀之可以窺當時之狀態也。其序曰。

隱居先生在乎茅山巖嶺之上。以吐納餘暇頗遊意方技。覽本草藥性。以爲盡聖人之心。故撰而論之。舊說皆稱神農本經。余以爲信。（中略）軒轅以前。文字未傳。如六爻指垂畫象。稼穡即事成迹。至於藥性所主。當以識識相因。不爾。何由得聞。至于桐雷乃著在於編簡。此書應與素問同類。但後人多更修飾之爾。秦皇不焚醫方卜術。故猶得全錄。而遭漢獻遷移。晉懷奔迸。文籍焚靡。千不遺一。今之所存有此四卷。是其本經所出郡縣。乃後漢時制。疑仲景元化等所記。又有桐君採藥錄。說其花葉形色。藥對四卷。論其佐使相須。魏晉以來。吳普李當之等。更復損益。或五百九十五。或四百四十一。或三百十九。或三品混糅。冷熱舛錯。草石不分。蟲獸無辨。且所主治互有得失。醫家不能備見。則識智有深淺。今輒苞綜諸經。研括煩省。以神農本經三品合三百六十五爲主。又進名醫副品。亦三百六十五。合七百三十種。精麤皆取。無復遺落。分別科條。區畛物類。兼註銘。時用土地所出。及仙經道術所須。并此序錄。合爲七卷云云。

即陶弘景慨當時神農本草經之內容。甚不統一。醫家不便考究。乃參照諸書於一定方式之下整理之。爲神農本草經之三百六十五品。更撰漢晉以下。諸名醫所用之神農本草經以外之藥品三百六十五種。合爲七百三十種。解說序錄爲七卷。然自敦煌發掘之唐開元六年九月十一日之神農本草經序錄。有前記序文之最後。並記「並此序錄合爲七卷」云云。或謂其七卷起初爲三卷。故弘景最初將神農本草經之本文。與別錄之本文。共爲三卷付梓。其後加以註釋。而成七卷云。然前記敦煌發掘之序錄。既屬七卷。本唐之新修本草。亦據七卷本而作。故一般以七卷本爲則。

若夫陶弘景校定以前之神農本草經。張華、郭璞、葛洪、等晉代諸家著書。曾引用其斷片的記事。差可窺其一部。弘景校定本。現在又無傳。是以明之盧復。清之孫星衍。日本之森立之等。雖圖攻復原本。結局是否真正照原本。

尙疑問也。然證類本草。依新修本草較得本來面目。依此不但可知弘景校正本內容。及體裁之大概。本草發達之經路。亦大約可窺也。卽據證類本草引用之處。前述序文之次。記有

「本草經卷上」序藥性之源本。論病名之形診。題記品錄詳覽施用。

「本草經卷中」玉石本草三品。

「本草經卷下」獸蟲果菜米食三品。有名未用三品。

右三卷其中下二卷。藥合七百三十種。各別有目錄。並朱墨雜書並子註。今大書分爲七卷云云。其「　　」中者。爲白字。諒所謂朱書之部分也。卽古本神農本草經之部分。乃以朱書之。別錄以墨書之。弘景自身之註。則以細字分行書之。此諒爲七卷本之形式也。此事據法人百里胡氏。自敦煌持歸巴黎博物館之新修本草。斷片可以明白。但是古本本草經之文。既經弘景取捨。其後傳寫時。有誤筆之處。自不待言。今日所遺證類本草之黑白二字之區別。以何程度爲正當。要詳細研究之處也。

要之弘景校定之三卷本者。起草關於藥物之總論的事項爲第一卷。第二卷分玉、石、草、木之上中下三品。第三卷。又將蟲、獸、果、菜、穀、及有名未用者。分上中下三品者也。

其實此乃定中國本草學之基礎。凡本草書至於李時珍之本草綱目。皆具此形式。殊如第一卷之部分。不但可依此得窺上代漢藥之狀態。爾後歷代本草家。實際以爲金科玉律而用之。其次且就證類本草所存形式。以窺其內容。

弘景校定本之第一卷部分。收在證類本草第一卷。每章第一以白字。揭神農本草經之本文。次載弘景、之解說。謂「右本文如此今按……云云」茲試舉順序讀之。卽第一以白字。書曰

「上藥一百二十種爲君。養命爲主以應天。無毒。雖多服久服。亦不傷人。欲輕身益氣不老延年者。宜據上經。

中藥一百二十種爲臣。養性爲主以應人。無毒有毒。斟酌得宜。欲遏病補虛羸者。宜據中經。

下藥一百二十種爲佐使。治病爲主以應地。不宜多服久服。欲除寒熱邪氣。破積聚癒疾者。宜據下經。

一等記載藥品之區別。即上藥寧屬仙藥。中藥爲強壯藥。下藥乃治療用之藥。以現代式分類之。恰如普通藥、劇藥毒藥之區別也。可見本草非自最初即記述純醫藥者。神仙的藥品。亦多數包含在內也。

其次記載藥有君臣佐使之別。配劑宜以一君。二臣。三佐。五使。或一君。三臣。九佐使爲旨。此君臣佐使云者。與現今處方學之主藥、補藥、矯味藥、賦形藥等之區別同樣。君藥乃指最適切有效於當前疾病之藥品。與前記之上藥爲君。中藥爲臣。下藥爲佐使之意。全然不同也。

次論藥有陰陽之配合。子母、兄弟。又有根、莖、花、實、苗、皮、骨、肉等。更述單行、相須、相使、相畏、相惡、相反、相殺之七情。此七情即配合禁忌之說明也。「單行」者。單獨用之也。「相須」者。同類而不可離也。「相使」者。助我之能也。「相畏」者。受彼之制也。「相惡」者。奪我之能也。「相反」者。兩不相合也。「相殺」者。制彼之毒也。是以宜用相須相使時。則不可用相惡相反之物。若用有毒之物時。爲抑制其毒。則不可不用相畏相殺之物。

其次論藥有酸、鹹、甘、苦、辛五味。及寒、熱、溫、涼四氣。有毒無毒之別。陰乾曝乾之別。採取時期之別。產地之異同。新舊之差。真僞之別等。皆有法則。次述用藥之法。或宜爲丸劑。或散劑。或宜水煎。或須酒浸。或煎成膏藥。以一物宜取何法。有不可入於湯酒者。可見當時對藥性。已有深刻之經驗矣。

其次論治療疾病。不可不先究本源。視其病機。用毒藥時。宜先自少量始。又服藥之時刻。謂病在胸膈以上者。宜先飯而後藥。病在心腹以下者。則宜先藥而後飯。病在四肢血脈者。以空腹之朝爲佳。病在骨髓者。則以飽食之夜爲宜。最後舉主要之大病四十餘種。莫不遡其病源。論其不可不恢復其變調於平等。以上每項皆見陶弘景詳細解說。可以知道當時醫學進步之狀態矣。

其次試舉中卷及下卷之記事。一例於次。以示其內容之大要。

「獨活一名羌活。一名羌青。一名護羌使者。味苦平。生於川谷。爲風寒所擊。治金創止痛。能治賁豚病痓。及女子之疝瘕。久服之。則身輕耐老。（上品）

由是觀之。梁代本草之如何進步。大略可以想見。此時關於藥物之書籍甚多。據七錄所載。而見引用於隋書經籍志者。如次。

神農本草	五卷
神農本草屬物	二卷
蔡邕本草	七卷
華佗弟子吳普本草	六卷
陶隱居本草	十卷
隨費本草	九卷
秦承祖本草	六卷
王季璞本草經	三卷
李當之本草經	一卷
談道術本草經	一卷
宋大將軍參軍徐叔嚮本草病源合藥要鈔	五卷
徐叔嚮等四家體療雜病本草要鈔	十卷
王末鈔小兒用藥本草	二卷
甘濬之癰疽耳眼本草要鈔	九卷
陶弘景本草經集註	七卷

趙贊本草經	一卷
本草經輕行	一卷
本草經利用	一卷
雲麾將軍徐滔新集藥錄	四卷
李當之藥錄	六卷
藥　法	四十二卷
藥　律	三卷
藥　性	二卷
藥　對	二卷
藥　目	三卷
神農採藥經	二卷
藥　忌	一卷

此等在隋志。謂其巳失。今日更無傳矣。由此可見當時關於藥物學術之盛況也。

三　隋及唐時代

其次至隋。（西紀五九八——六一七年）始見中國再統一。築起唐朝文化之礎。此間不過二十八年。醫人則有巢元方。全元起。楊上善等。爲中國醫學史上不可忘者也。

巢元方於大業年間。（西紀六〇五——六一六年）奉勅著病源候論。此書之貴。不劣於醫經五典。爲後代養成醫生所必要之教科書之一。全元起寧以實際家出名。爲學究則著有素問註。後代之素問。皆據此全元起本也。楊上善則於大業年間。爲太醫令。著有黃帝內經太素之書。此乃素問之註。其形式雖與全元起本異。內容則略同。是亦研究古代醫學所不可缺之寶典也。在本草方面。則不見出名之人。在隋書經籍志。雖載有次記書名。

神農本草經　八卷
神農本草　四卷　雷公集註
甄氏本草　三卷
桐君藥錄　三卷
太清草木集要　二卷　陶隱居撰
神農本草經　三卷
本草經　四卷　蔡英撰
藥目要用　二卷
本草經略　一卷
本草　二卷　徐大山撰
本草經類用　三卷
本草音義　三卷　姚景撰
本草音義　七卷　甄立言撰
本草集錄　二卷
本草鈔　四卷
本草雜要訣　一卷
本草要方　三卷　甘濬之撰
依本草錄藥性　三卷　錄一卷

靈秀本草圖　六卷　原平仲撰

芝草圖　一卷

入林採藥法　二卷

太常採藥時月　一卷

四時採藥及合目錄　四卷

藥錄　二卷　李密撰

諸藥異名　八卷　沙門行矩撰本十卷今闕

諸藥要性　二卷

種植藥法　一卷

種神芝　一卷

似乎用弘景校正之神農本草經。爲本草正典。其本草音義本草圖、採藥法、種藥法等之出現。確爲本草研究上不少興味之點也。其次爲唐。唐爲西紀六一八——九〇七年間之漢民族帝國。五千年之中國歷史中。文化最盛。殊如文學。則巨星輩出。其光芒可比歐洲胡瓦斯答斯時代。於種種意味。可以比於七世紀前漢民族所建之漢朝也。

此時代之著名醫家甚多。其人與著書傳不朽之名者。確爲千金方著者孫思邈。外臺秘要著者王燾。內經著者王冰等。孫思邈者。奇人也。傳爲死於永淳元年。（西紀六八二年）太宗當時（西紀六二七——六四九年）已有百餘歲矣。且自謂生於周帝辛酉歲。若生於梁之辛酉。（大同七年＝西紀五四一年）則當算一百四十二歲。然周爲陳武帝永定元年（西紀五五七年）之國號。自大同七年算之。當屬十六年後之事。且周之時代。爲西紀五五七年——五八二年之二五年間。此間無辛酉之歲。故孫思邈謂生於周帝辛酉歲之事。或其間有誤。是以此人曾活至幾歲。亦不明。然相傳唐代鄉人。皆活至數百歲。又談論後周之事頗詳。或編齊梁陳周隋五代史。爲恐遺漏。曾屢請敎於孫思邈。此人極信神仙。後來稱之曰孫眞人。眞人者。得神仙道之敬詞也。然又好佛教。其所著千金方。自然受佛教影響。混有當時印度醫學之思想。

王燾乃云玄宗天寶（西紀七四二——七五五年）時代之人。本爲官吏。爲欲癒母病。而學醫。其所著外臺秘要。與千金方同爲唐時代之代表的醫書。同時。被古文獻引用。尊重至今。

王冰乃肅宗寶應元年（西紀七六二年）之太僕令。今日之素問。乃據此人所註也。此人依全元起本註釋時。正其文字章句之錯雜簡脫。改其篇目。如序文所示也。或謂有茶素問舊態。然當時素問亂雜無統。王冰欲傳上古之思想於後世。努力整理。令人可敬。幸而林億等校正之宋本。每篇之下。記有全元起本之卷數。可以窺得王冰以前書之大要也。

此期之本草書。第一可舉者。爲新修本草。此乃蘇敬等二十二名受高宗之勅。而編輯者。本文目錄。共二十一卷。藥圖十六卷。圖經七卷。計四十四卷。成於顯慶四年。（西紀六五九年）此書在中國自古無傳。日本則自顯慶四年起。七十二年後之聖武天皇天平三年曾筆寫焉。其中只存三、四、五、十二、十三、十四、十五、十七、十八、十九、二十各卷。依此可以想像原本之狀態。然現存本皆爲墨書。在巴黎之敦煌發掘之新修本草斷片。確有朱書雜焉。大體依陶弘景校定之神農本草經之舊態。以細字註曰。「謹案云云」證類本草卷一之唐本註揭載。

今以序爲一卷。例爲一卷。玉石三品爲三卷。草三品爲六卷。木三品爲三卷。禽獸爲一卷。蟲魚爲一卷。果爲一卷。菜爲一卷。米穀爲一卷。有名未用爲一卷。合二十卷。其十八卷中。藥合八百五十種。三百六十一種本經。一百八十一種別錄。一百一十五種新附。一百九十三種有名未用

等。依此可以略推本文二十卷之內容也。此時附藥圖及圖經一事。實一大進步。苟此書現存。爲研究古藥。當非常便宜。可惜散佚無存。

至若食療本草。乃孟詵所著。孟詵爲開元初（西紀七一三年）之人。好方術。師事孫思邈。長生至九十餘歲。晚年元氣凌駕壯者。起初稱此書爲補養方。開元中張鼎改訂之。而改稱食療本草。依此雖得知周禮之食醫遺風。然唐代養生家。對食物非常關心。視孫思邈所著之千金食治。可以想見此書最初。恐亦如題名所示。以補養爲目的者也。

其次開元二十七年（西紀七三九年）出世之陳藏器本草拾遺十卷。乃收載神農本草經。及新修本草所遺漏者。不但傳古代之藥品。記述大抵正確。爲後代所貴重。此書在今日。亦無傳焉。

此外雖謂更有甄權之藥性本草。李珣之海藥本草。蕭炳之四聲本草。楊損之之刪繁本草。李含光甄立言殷子嚴等之本草音義。杜善方之本草性事類。鄭虔之胡本草等書。皆散佚無傳。無由稽考也。

四　五代及宋時代

唐終（西紀九〇七年）宋始（西紀九六〇年）之五十餘年之間。後梁後唐後晉後漢後周等小國。互有出沒。是謂之五代。然其勢力微微。自則天武后之季。契丹猖獗。與後梁同時分別建國。西紀九三七年以後。改國號曰遼。至於西紀一一二四年。約二百年間。及一一一四年女真勃興。建國曰金。遼遂被亡焉。其後金漸迫宋。一一二七年。宋遂退避南方。於是南北對峙。一二〇五年。蒙古勃興。一二三四年。遂滅金而代之。一二七九年。更滅南宋而統一中國。改國號曰元。元至一三六八年。被明太祖所滅時。其間支配全中國凡一〇九年。宋自西紀九六〇年。太祖趙匡胤滅後周建國至南遷。凡一六八年。自南遷至西紀一二七九年。被元所滅。凡一五二年。前後計三二〇年。金則自西紀一一一四年。建國至一二三四年。被蒙古所滅。其間凡一二〇年。如此有力之國家。代代兩立抗爭。軍事雖多忙。然宋爲華人之正統。繼唐之文化。幾多碩學輩出。一時殷盛。可比漢唐。是以外藩之金元。自然受其影響。此時醫界。亦見大醫輩出。開後世派之宗。

先自宋代醫人言之。有錢乙、龐安時、朱肱、許叔微、陳言、陳自明、嚴用和、劉温舒、韓祇和、楊介、錢聞禮、史載之、董扱、陳師文、楊士瀛等多士濟濟。著書則有劉温舒之運氣論奥。朱肱之南陽活人書。沈括及蘇軾之蘇沈良方。王貺之全生指迷方。許叔微之本事方。陳師文等之和劑局方。吳彥夔之傳言適用方。嚴用和之濟生方。陳言之三因方。陳自明之婦人大全良方。錢乙之嬰孩論。陳直之養老奉親書等。至今所傳爲醫界活用之名著不少。又徽宗政和中（西紀一一一一——一一一七年）新出之聖濟總錄二百卷。乃勅命天下名醫纂錄府內珍藏之禁方祕論而大成者。不但爲中國最初之醫學大叢書。且爲研究漢方醫學所不可缺之好材料。徽宗以外之歷代宋帝。亦多致力於文化方面。素問靈樞等古醫書之校刊者。至再讀玉海所記。天聖四年十月十二日乙酉。命集賢校理晁宗慤王舉正。校定黄帝內經素問難經。巢氏元方病源候論。唐志五十卷。五年四月乙未。命國子監摹印頒行。詔學士宋口撰病源序。景祐二年七月庚子。命丁度等。校正素問。嘉祐二年八月辛酉。置校正醫書局於編輯院。命掌禹錫等五人。從韓琦之言也。琦言靈樞、太素甲乙經、廣濟、千金、外臺祕要方之類。多訛舛。本草編載有尙有所亡。於是選官校正。政和八年四月二十四日。詔刊正內經。重和元年十一月十五日。詔以內經考其常。以天元玉冊極其變之文。亦可以想見此事於傳古代書物至今之點。亦有重大意義也。

其次如就本草言之。宋代之本草爲以前之本草。卽以神農本草。新修本草之校定爲主。換言之。卽古傳本草書業已疊次增補改訂者也。

第一蜀本草。乃後蜀孟昶時。翰林學士韓保昇。與諸醫師。以新修本草爲基礎。而編述者。一稱廣英公本草。後蜀乃後唐閔帝應順元年（西紀九三四年）時。以蜀王孟知祥稱帝始。其年七月。知祥歿後。昶繼之。昶於宋乾德三年（西紀九六六年）降於太祖。本書諒亦成於此二十二年之間也。在本草綱目。雖別記有圖經二十卷。現今不傳。惟證類本草引用之處。得窺其本文耳。總之本書於神農本草經。及新修本草之次。可以看做繼承第三位正統之本草書也。

其次爲開寶本草。此有二種。一爲崇文總目及通志藝文略所記之盧多遜撰。新詳定本草二十卷。宋志則記盧多遜詳定本草二十卷目錄一卷。一爲崇文總目及通志藝文略所記之李昉等撰開寶重訂神農本草二十一卷。宋志則記開寶本草本草綱目。乃宋太祖開寶六年（西紀九七三年）命尙藥奉御劉翰道士馬志等九人。參照唐蜀本草及陳藏器之拾遺等諸書。而刋正者。增加藥品一百三十三種。馬志註解之。翰林學士盧多遜等刋正之。越七年。馬志等再奉詔重訂學士李昉等校正之。玉海但記

開寶中命醫士劉翰道士馬志等詳定。附益一百二十三種。學士多遜昉蒙刋定之。六年四月癸丑。知制誥王祐等上之。（二十卷。凡神農所說以白字別之。名醫所傳墨字別之。崇文目二十一卷。）御製序。（合九百八十三種。幷目二十二卷。頒天下。）

至於二種之區別。則無記載焉。

然自開寶六年至八十七年後之仁宗嘉祐五年。所出嘉祐本草序文。有「國朝開寶中兩詔醫士劉翰、道士馬志等相與撰集。又取醫家嘗用有效者。一百三十三種。而附益之。仍命翰林學士盧多遜李昉王祐扈蒙等重爲刋定。乃有詳定之目竝鏤板摹行」之句。似乎兩本並刋也。此開寶重定之序文。曾見引用於證類本草。據謂自新修本草出。業經四百年。朱墨之別。以及新舊註之別皆亂雜。目的似爲整理此等而作定本。此書在今日。亦不傳焉。

其次爲嘉祐補註本草。其序存在證類本草之中。其中記有「嘉祐二年（西紀一〇五七年）掌禹錫、林億、蘇頌等奉仁宗詔而加以校正」云云。此書於嘉祐五年八月成就奉上。其目的爲開寶重定本草已古。宜重新刋梓。改訂版。諸家之醫書藥譜。固不待言。即民間藥之有著效者。亦收載之。雖經史百家之書。苟有關於藥品之記事。無不蒐集之。其體裁則以開寶重定本草爲本。循舊例朱墨雜書。所引之書。每條先以朱書。「臣禹錫等謹按某書」別條分項時。則其末附記「見某書」其引用書。以唐本及蜀本爲先。他書則依著作之先後。以陶弘景

書而增者。謂之名醫別錄。附其註於末。以唐本增者。爲「唐本先附。」以開寶重定本草增者。爲「今附。」新增加者爲「新補。」各記於條末。又當時有法而諸書所無者。經太醫衆議。別立條項爲新定而註之。在舊註之陶弘景註者。爲「陶隱居」云。唐本者。爲「唐本註」云。開寶之註爲「今註。」考據開寶傳記者。爲「今按」「今詳」或「按」等。各朱書於首。如此將神農本草經三百六十種。別錄一百八十二種。唐本先附一百十四種。今附一百三十三種。有名未用一百九十四種。新補八十二種。新定十七種。合計一千○八十二種。收載於二十卷。其篇首附以陶弘景新修本草開寶重定本草三序。其形式大略。照開寶重定本草。概存於證類本草。故可於此窺得古本草之形式也。李時珍評此書曰「雖有校修。無甚發明。」然本書之目的。以其發明。寧在保存。其得保舊態者。實研究本草者之幸也。比嘉祐補註本草。遲一年而出者。爲圖經本草。現在之證類本草。有嘉祐六年九月蘇頌之序。據謂唐永徽中於新修本草之外。別有藥圖及圖經。又有明皇御製之天寶單方藥圖。頗便於藥物之考查。然二書已散佚。鴻都秘府。亦無其書。僅存天寶方書一卷。乃命儒臣使編成補註本草。一面下詔天下。命各郡縣。獻所產藥品之圖。倣永徽故事。以編述圖經。然天下所獻之圖。雖以千數。其說明則詳略不定。且多鄙俚。如不專一整比。以文修飾之。不成體統。掌禹錫爲此奏請。爲結局以蘇頌當編纂之任。是以嘉祐本草之編者。爲掌禹錫。圖經本草乃蘇頌所編。究竟恰如新修本草與其藥圖及圖經之關係。然兩者宜看作合爲一部之書也。此書亦不見完本傳世。惟其文則概爲證類本草引用。大都就實物記述。故爲考究古代藥品者。所不可逸也。

其次哲宗元祐七年（西紀一○九二年）四川陳子承著一重廣補註神農本草圖經二十三卷。證類本草曾錄此書中林希之序。據此可見嘉祐本草及圖經雖成。世醫多未之讀。不見廣傳。陳子承合兩者爲一。又加古今之論說。及自己見聞者也。然此書現在亦不傳。故其形式不明也。李時珍於本草綱目之歷代諸家本草紀中。曾列本草別說之名。而記之曰「宋哲宗元祐中閬中醫士陳承。將本草及圖經兩書合爲一。間綴數語。謂之別說。高宗紹興末。命醫官王繼先等。校正本草。亦有新附。皆淺俚不見高論。」云此乃指陳子承之本草。與王繼先等之校正本皆無高論。諒非王繼先校正陳子承之本草也。」「淺俚無高論」之句。乃直齋書錄解題。載紹興校定本草者。李時珍因見陳子承本或紹興本而言與否不明也。其次爲證類本草。此書本爲四川唐愼微私撰。大觀二年(西紀一一〇八年)十月朔日艾晟之序文曰。愼微因見聞得至。博采於本草圖經之外。得備載數百種藥。益以諸家方書。及經子、傳記、佛書、道藏。凡該明物品之功用。各附本藥。其書三十一卷。目錄一卷。約六十餘萬言。名曰經史證類備急本草。然此書不廣傳。集賢孫公得其本而嘉之。邦計之暇。命官校正。募工鏤板。以廣傳之。蓋所以有大觀本草之名。諒爲此也。又政和六年(西紀一一一六年)命曹孝忠等。校正此書。刊行之。名曰政和新修經史證類備用本草。卽後日政和本草之原本也。

此書爲古代本草書形式之最後者。首列神農本草以下。至圖經本草之歷代本草之文。次以墨蓋子■區別之。以下錄愼微續添之諸家方書等文。此書歷宋金元明。而疊見重訂改版。現在所傳者。約有二種。一爲大觀本草。一爲政和本草。關於此。四庫目略載「宋朝刻者曰大觀本草。金朝刻者曰政和本草」云云。諒事實也。中尾万三博士。考證結果。所論亦同。又明朝諸版。及據此之現行本。大抵以別說附加本草衍義之文。於各藥之末。別說云者。乃陳子承重廣補註神農本草中子承所附之別說也。關於此證類本草卷三之「丹砂」之末。曾記「晟近得武林陳承編次本草圖經本。參對陳於圖經外。又以別說附著於後。其言皆可稽據。不妄因增入之云。」云云。可見此乃大觀二年。官版時所加者明矣。又李時珍以此別說爲「無高論」。亦未必當。本草衍義。及成於政和六年之書也。然現在政和本草之金之泰和甲子四年(西紀一二〇四年)晦明軒版。印記有「增以寇氏衍義」。故或謂諒自此始加於證類本草(政和本草)云。又明萬歷五年。梅守德序文之大觀本草。亦附有本草衍義。然此大觀本草。諒加於元朝大德本。或明朝萬歷本者也。不論其何。其附加之形式。善與政和本草一致。不知何時。政和本仿大觀本。或大觀本仿政和本。關於此之考證。請割愛焉。總之本書爲研究本草者之無二寶典也。

其次本草衍義。乃政和六年。寇宗奭所上之書。爲補助嘉祐本草及圖經本草之目的而作者。其分類亦從之。本文二十卷。及目錄一卷。其中起初三卷爲序例。此書費了十餘年工夫。而後成。而又所載不虛。故見重。以上之外。又有日華子諸家本草者。此雖現在無傳。在政和本草序例中之補註。所引書傳記載曰「國初開寶中明人撰。姓氏不著。但稱日華氏大明序。集諸家本草。近世所用之藥。各以寒溫性味華實蟲獸爲類。論其近用功狀甚悉。凡三十卷」云。又其文屢見引用於證類本草之中。如前所述宋代有力本草。多出於勅撰。一面可謂中國本草學。於此時達至頂點。不但本草。卽關於醫學一般亦見用心致力者。已如前述矣。實際在治療方面。亦於神宗元豐年間。（西紀一〇七八——一〇八五年）命天下名醫。獻其得效秘方。使太醫局試驗製藥。徽宗之大觀年間。則使陳師文作和劑局方。此書與代表宋代病理學說之三因方。同爲宋代藥方之代表。廣爲後世尊崇者。亦可見宋代醫藥之盛矣。

五　金及元時代

金元皆外夷。以其勇猛武力。得入主中國。後漸受中國文化之影響。而被同化。遂忘了本來面目。（勇武）致啓亡國之端。然支配者。雖屬外夷。被支配者。則爲多數之漢人。且受宋代學術之感化。如醫學一門。幾多大家碩學輩出。遂現出金元醫學新紀元時代。

第一醫人。則金朝有張元素、（字潔古）劉完素、（號河間）張從正、（字子和）李杲、（號東垣）成無已、羅知悌等。元朝則有朱震亨、（號丹溪）王好古、（號海藏）羅天益、葛乾孫、滑壽等。醫書則有張元素之潔古珍珠囊、病機氣宜保命集。劉完素之素問玄機原病式、宣明論方。李杲之蘭室秘藏、辨惑論、脾胃論、用藥法象。張從正之儒門事親。成無已之傷寒論淺注解、明理論。羅天益之衛生寶鑑。王好古之湯液本草、醫壘元戎。此事難知。朱震亨之金匱鉤元、脈訣指掌、局方發揮、格致餘論、丹溪心法。滑壽之十四經發揮、難經本義。危亦林之世醫得效方。葛乾孫之十藥神書等。出名者不少。

此時代之本草。專用證類本草。故屢見重刊。首爲明之成化本。及嘉靖本等之政和本草之證類本草所出經史方書之次。有泰和甲子（西紀一二〇四年）晦明軒之版印。取前述證類本草之善本。增以本草衍義。別本中方論多者悉補入之。又本經、別錄、先附、分條之數多而有差者。則考正之。藥有異名者。則取其俗稱。而註於目錄條下。圖像失真者。則據曾見者。而更寫之。升斗、疽疸、上下、千十、未末等之字畫誤謬者。訂正之。可見此時大校正而後刊行也。其次同爲政和本草有麻革信之序文。及劉祁之跋文。張惠存刊行之。其刊行年代。白井博士以元定宗四年（西紀一二四九年）中尾博士。則以爲元至大二年（西紀一三〇九年）大約以定宗四年爲是。總之此時曾一度刊行也。其次大觀本草。有明朝萬歷丁酉梅守德之序。及艾晟之序。其終末附記「大德壬寅孟春宗文書院刊行」之字。當爲元大德六年。（西紀一三〇二年）亦見刊行也。如斯可見金元之間。至少亦曾刊行三次。此時代。重視證類本草。亦可見其餘不見有著述可以匹敵之本草書。本草綱目之歷代諸家本草中。雖列舉張元素之潔古珍珠囊。李杲之用藥法象。王好古之湯液本草。吳瑞之日用本草。胡仕可之本草歌括。朱震亨之本草衍義補遺等。皆不足認爲正統本草書。利用價值亦極少。詳細考證。請暫割愛。要之。此期之醫學思想。乃受宋儒性理說之影響。以人身爲一小天地。依五運六氣。如天地萬物之運行。然人身亦依五運六氣以營生活現象。四時寒暑之過不及。即影響於人體。發生疾苦。故治療亦不可不隨應其過不及。是以藥理頗繁雜多端。各藥品皆配以氣味。欲使該當獨特之陰陽病理說。藥效之說明。亦似乎煩瑣難耐。爾來此思想至於近世。影響頗大。故凡欲覽金以降之藥方書者。不可不置此事於念頭。與經驗爲據之古來藥理學說。區別之也。

六　明時代

明朝乃自西紀一三六七——一六六一年之二百九十四年間。以漢人完全支配中國。世既昇平。學術技藝大興。然自大局觀之。概爲前時代。即宋及金元文化之傳承。醫學方面。亦受金元醫學之潤色。惟其內容。頗至豐富之程度耳。例如繆希雍、方有執等。爲劉完素之流亞。吳又可。乃張從正。薛鎧、薛己父子、張介賓、趙獻可等。乃李杲。

戴原禮、徐用誠、劉純等。乃朱震亨。各汲其流。而繼其風。又倪維德、王肯堂等。則各立折衷學派。爲學術之醫學。頗見隆盛。是以出名之醫書。傳至今日者。甚夥。就中如徐春甫之古今醫統大全。王肯堂之證治準繩。吳勉學之古今醫統正脈全書等。儼然醫學叢書。或醫學百科全書之著述。比比皆然者。應可注目之點也。茲爲省煩。故出名之醫家及醫書。姑不枚舉焉。

若自本草言之。萬曆十八年。李時珍所出本草綱目。至於廣行一般時。依然用證類本草。政和本草。重刊四次。即成化四年。（西紀一四六八年）嘉靖二年。（西紀一五二三年）嘉靖三十一年。（西紀一五五二年）隆慶三年。（西紀一五六九年）大觀本草重刊兩次。即萬歷五年。（西紀一五七七年）萬歷三十八年。（西紀一六一〇年）如斯之證類本草。爲宋以來之正統本草書。流行至於明末。至是乃見完成大著。以替之。即李時珍之本草綱目是也。此書大體。以證類本草爲基礎。其他參醫書二百七十六部。經史百家四百四十部。增藥三百七十四種。總計一千八百九十二種。皆分釋名、氣味、主治、修治、發明、正誤、附方等之項目。纂輯歷代諸家之說。以自己見識判定之。編成五十二卷。至今仍代證類本草爲本草正統書。廣被珍重。且空前絕後云。然如此之大著。欲求完全。實不可能。及後發見李時珍見解多誤之點。姑且勿論其考究古代藥品之法。遺憾之點。亦不少。即此書以前所述。因爲記事。分釋名以下七項。致尙留於證類本草之古本草書形式。全然破壞。是以古文獻之記事。亦失統緒。而且省略其文章。或改竄。爲文獻全不能引用之點。最可遺憾。所以令人疑其學術的價值。而高唱證類本草宜保存者也。此書成於萬歷十八年。（西紀一五九〇年）萬歷二十四年。時珍之子李建元付梓焉。後萬歷三十一年刊第二版。崇禎十三年。（西紀一六四〇年）又刊第三版。

前記之外。明代所著之本草書尙多。然其內容。皆不及本草綱目。於此但舉其主要者於次而已。

本草發揮　三卷　徐彥純

救荒本草　四卷　周定王

庚辛玉冊	二卷	寧獻王
本草集要	八卷	王綸
食物本草	二卷	汪穎
食鑑本草	一卷	寧原
本草會編	二十卷	汪機
本草蒙筌	十二卷	陳嘉謨
本草經疏	十卷	繆希雍
本草元通	二卷	李中梓
本草約言	四卷	薛己
本草彙言	二十卷	倪純宇

七　清時代

清於西紀一六一六年（萬歷四十四年）興於滿洲。一六六二年遂滅明。至於一九一二年。民國革命。計二百九十七年間。爲滿洲人之天下。此間康熙、乾隆盛時。文化大興。在醫學方面。亦有幾多碩學出現。其學說甚多端。然大體屬金元醫學之流亞。例如喻昌、柯琴、張志聰、高士栻、徐大椿、陳念祖、黃元御等。爲守舊派。葉桂、薛雪、余師愚、吳瑭、王士雄等。爲改革派。要之。大都但闘學說上之空理空論。不若日本德川時代。醫學者之真摯態度。惟此時代。儒者之間。受考證學勃興之影響。鴻儒實行古醫書之考證復原。尤以嘉慶道光以後。輸入西洋醫學。中國醫學大起衝動者。諒爲不可看過之特徵也。是以醫書。亦於醫宗金鑑以外。多數之叢書續出單行本。則有不勝枚舉者。其間於咸豐、同治間。來廣東之英人合信有西醫略論。內科新說。婦嬰新說。全體新論等。咸豐四年（西紀一八五四年）來廣東開博濟醫局之美國人嘉約翰有體質窮源。內科全書。西醫略解。眼科撮要。婦科精蘊。

花柳指迷。皮膚新篇。衛生要旨。又光緒年間。趙元益譯英人海得蘭所著之儒門醫學。內科理法。西藥大成等。莫不有相當廣汎讀者。

其次本草方面。則仍廣用本草綱目者。自不待言。如順治十二年（西紀一六五五年）之吳氏本同十四年張氏本等。數見刊行。本草綱目以外之本草書。上梓者甚多。如概括的說明之。清朝本草書大體有二潮流。一爲實用本位。即以爲本草綱目之記述太複雜。實際醫家。不便日常使用。自然要求簡單要約之本草書。如汪昂之本草備要。即爲此目的也。在中國固不待言。即日本亦甚歡迎。更別有一潮流爲藥理之解說。元來藥品之氣味。自古已論之。尤以明朝繆希雍之論頗詳。此風潮至清朝而最顯。然但是其論旨不外乎以陰陽之思想而論氣味。自現代藥理學觀之。相去大有逕庭。此期本草書之主要者如次。

本草備要	四卷	汪　昂
本草原始	十二卷	李中立
本草述	三十二卷	劉若金
本草匯	十八卷	郭佩蘭
食鑑本草	二卷	尤　乘
藥品辨疑	二卷	尤　乘
食物本草會纂	十二卷	沈李龍
本經逢源	四卷	張　璐
神農本草經百種錄	一卷	徐大椿
本草詩箋	十卷	朱　倫
長沙藥解	四卷	黃元御

玉楸藥解	八卷	黃元御
本草從新	十八卷	吳儀洛
本草綱目拾遺	十卷	趙學敏
本草崇原	三卷	張志聰
本草求真	十一卷	黃宮繡
要藥分劑	十卷	沈金鰲
神農本草經	三卷	孫星衍復原
神農本草經讀	四卷	陳念祖
本草經疏輯要	十卷	吳世鎧
本草述鉤元	三十二卷	楊時泰
草藥圖經	一卷	懷　庭
本草疏證	十二卷	鄒　澍
本草續疏	六卷	鄒　澍
本草序疏要	八卷	鄒　澍
本草分經	一卷	姚　瀾
植物名實圖攷	三十八卷	吳其濬
濬植物名實圖攷長編	二十二卷	吳其濬
神農本草經贊	三卷	葉志詵
本草三家合註	六卷	郭汝聰

本經匯纂　十卷　屠道和
本經便讀　一卷　黃　鈺
藥要便蒙新編　二卷　鍫問渠
本草便讀　二卷　張秉成
本草問答　二卷　唐宗海
本草述錄　六卷　張　琦
得宜本草　一卷　王子接
本草話　二十二卷　趙學敏
本草主治　二卷　黃宮繡
本草新編　五卷　陳士鐸
本草彙箋　十卷　顧元交
本草洞詮　二十卷　沈　穆

此外不但有關係於本草之書多數。在醫書中論本草者。亦不少。故清代之本草關係書。實有汗牛充棟之概。然大都歸屬於前述二種類之一。故於上列記諸書之中。試舉研究漢藥所必不可缺者。當爲趙學敏之本草綱目拾遺。與吳其濬之植物名實圖攷。綱目拾遺。如其名所示。乃集本草綱目所遺漏之藥品。引用諸家之說。倣綱目之例。而編纂者。其體裁內容。雖皆不及綱目。本爲拾遺逸之目的。到底難望過此以上者。然增加較新之藥品多數。又補入明清諸家之說。凡研究本草者。必須備一本也。名實圖攷。則於著者死後二年。卽道光二十八年。始由雲南省蒙自之陸應穀校刊。圖攷三十八卷。長編二十二卷。長編乃引本草經。及古今諸家之說。處處插入自說圖攷。則附精密之圖。記植物學的之事。其所載植物。在長編八百三十八種。在圖攷一千七百一十四種。著者爲嘉慶進士。歷任各地。其官跡半天下。親覽各地事物。故其所説的確。即現在亦爲研究中國植物之唯一指針之名著也。現時舊版頗難入手。唯上海商務印書館曾發行洋裝活字本。其圖版亦見縮刷。無如到底難睹舊版面目。然亦屬研究者座右不可缺之書也。

又清朝時代。所出之書。如廣羣芳譜之類書。農書。花譜。府縣志等。可爲研究中國藥品之參考書者不少。可惜紙面有限。無遑細述爲憾。

第三章　和漢藥與新藥

漢武帝征伏三韓。移文物於是地。日本起初自三韓。次及隋唐之世。直接移入醫學。醫藥致古來醫學受非常影響。日本醫學化爲漢方。對古來醫藥。加之以移入之漢藥。又發見土産醫藥。於是醫藥成立一種系統。所謂和漢藥。或皇漢醫藥。遂見知矣。

其後在日本。幾多碩學輩出。漢方醫術之研究亦盛。在醫藥方面。頗見進步。自本草言之。其研究主定日產某種藥。以當漢藥某種。因漢藥大部分爲植物性。故植物之形態學。多加研究。大有貢獻於本草學之進步。固不待言。而裨益於植物學的研究上。亦甚大。自後西洋人調查東洋方面之植物時。依此得非常利便者有之。及德川末期。輸入西洋醫學之後。研究者愈衆。至明治維新。政府斷然捨皇漢醫學。而轉向西洋醫學。遂見舉世唱西洋醫學萬能之盛。一面被棄如弊屣之漢方醫藥。被殘存之少數漢方醫守護。又爲民間藥。僅得維持其命脈至今。

明治維新後。最近二三十年間。日本科學之進步既雄。就中我醫學方面之發達。尤屬驚異的。在世界文化史上。異彩燦然。此科學之進步。研究熱之旺盛。遂使究明之先鋒。追及數千年來神秘之漢藥之上。

原來漢藥之起源甚古。實在富有多數貴重之經驗。然可惜缺實驗。又應用單以傳説及經驗爲基礎。換言之。即以一個信念傳來者也。是以科學進步之今日。古來傳統難以照樣認容。在現今醫學之病理。診斷以及分科之進步。雖有足驚嘆者。若論治療法。則與古來之漢方醫術。無甚大差。至少亦於內科方面。往往見漢方的處置。有優於彼者。一面古方醫藥。受現代醫學採用加味者漸多。進而世間。對漢方醫藥之信賴頗高。研究愈旺。各大學專門學校。以及研究所之研究漢藥者。近來頗增。亦可見其間之消息也。一面學界對漢方醫學之憧憬更烈。敏於謀利之商人。巧利用婦人雜誌。及新聞廣告以博巨利。又市井之非醫者。模塗懸招牌。汲汲乎以漢藥爲生理者。不可勝數。可見世相。

試觀近來揭載於醫學雜誌之漢藥治驗例。將單味或古來湯頭原方。試用於某種病例。雖有效而誇大推奬之者多。然此等對於藥材之藥性。以及複合調劑之藥理。既不辨明。而又不洞察病狀病勢之所趨。是以不能隨機應漢方之變。以運其用藥之妙。徒倣古人之術。或反一時難保無危險之事。如此漢藥之用法。是無異於現今庸醫不諳藥性藥理。以單味藥劑。盲目而進。僅以加減用量。對付病勢。複雜變化也。其知見之淺。其術之不及遠甚。令人可憾。其實應用漢方之妙味。在乎綜合處方之綜合藥理。而且察其病狀之機微。及病勢之歸趨。期在適中無誤。作此言之余。雖亦長年月沒頭於漢藥之研究。但對藥材之性狀。有多少之知見乎。未稔者尚夥。其配合之妙味。亦未達熟知之域。至其臨牀應用上之加減察配。全屬門外漢。自以爲憾也。

至今於日本研究漢方醫藥者雖日多。前途尚遼遠。若以總括而言之。如前所述。宜自古今藥品之異同性狀藥理之研究始。及於此等配合之綜合藥理。更進而臨牀應用上之實驗與熟技。今後更須許多之學理的精細研究。與周到之實地試驗爲要也。

入於現代醫學之漢藥數既不少。其成分闡明。藥理確立。應用於臨牀上而得良好結果者。亦有若干。又依此後之研究得轉化爲新藥者。亦不少至今之治療藥。概自化學的純品。成爲合成藥品。此法在現今。非無多少窮乎。其打開之法。非欲再就和漢藥之天然物中。探求新味乎。漢藥之數。及經驗豐富。依此後之研究如何。應得發見許可移入於現代醫學。而裨益於治療界者。是以此方面之研究。得貢獻於東洋文化開發上。應不少也。

統觀現今日本之新藥界。以和漢藥爲原料之新藥者不少。其中在治療界。既占重要地位者。有之。此等自其內容觀之。概可分爲三種如次。

第一爲和漢藥之藥化學研究之結果。發見分離一種特殊有效成分。又檢查其藥理學。得證明確立其生理學的作用。且應用之於臨牀上。得證明原料漢藥古來之治效。或與此相關聯。而案出別途治效。步漢藥研究之正道。可以看作希望之大半已達。例如自麻黃分離 Ephedrin 爲喘息及祛痰之藥。又自防己發見 Sinomenin 以治神經痛。僂麻質斯者。是也。

其中於漢藥中。發見與西洋醫學所用之某種化學的物質同種。或類似之物質。爲代用治療藥而見用。例如白桔梗、遠志等。發見 Saponin 質。與 Senega 根主成分之 Saponin 質同樣。用此等爲治療藥者是也。又爲治淋藥最見廣用之白檀油。主成分同樣之 Sesquiterpen 或 Terpenealkohol 類。自松檜之松柏科植物。精油中發見之。而用爲治淋藥者。亦其一例也。又 Digitalis 葉之有效成分。乃屬配糖體。此亦由和漢藥之福壽草、萬年青、鈴蘭等。分離其強心性配糖體而代用之。

其中有既知之成分。更受化學的或生物學處理。誘導爲更強力。或臨牀上更便宜之成分。在藥化學上。及藥理學上。示極有興味之進步者有之。例如自生樟製樟腦。自樟腦通過動物體內。誘導爲 Paraoxocampher 即 Vitacampher。又自漢藥蟾酥(蟇)之脂分離 Bufotalin 更加入 Brom。(臭素)則其強心作用。可以增強數千倍。實有津津興味者。

要之。此部類者。得以化學的闡明其成分。以藥理學的確證其藥效。根據偉然科學的基礎。以供藥用者也。

第二爲以前爲民間藥。或爲漢方醫藥。雖概認其有藥效。而化學的。或藥理學的。尚未能十分闡明其成分、藥理、如海人草。現之證據。楸實者是也。此等依今後之研究。其成分藥理之明白時期。諒亦不遠矣。

第三爲既全無確實奏效之經驗。而藥理學的。又未得檢查。或雖檢查。亦不得證明其作用之民間藥。乃以新藥之形式。渥賑宣傳。大概將來無甚可期也。

幾多漢藥之中。專以傳說爲基礎。而供藥用者不少。又以多年衆人之經驗爲根據者。亦有之。如今日之科學實驗的研究既旺。由此等之中。應得發見新成分。或開拓新應用之途。是以和漢藥研究之前途。諒洋洋無限也。殊如關於臨牀應用上之實驗的研究。大須勞煩多數臨牀家之關心也。漢藥之作用。雖不若洋藥之強烈。迅速出現。若以合理的應用運用之。當得良效。而且不貽副作用之點。似可多得滿足與賞讚者也。

其次且就此等漢藥之中。用爲（一）鎮痛、（二）祛痰、（三）尿防腐、（四）驅蟲、（五）強心等之目的之調製新藥之原料者。略解說之。且欲明其與新藥之關係也。淺學菲才如余。固非其任。而且紙數及時間有限。未能十分考證。粗漏之處。幸原諒焉。

一　鎮痛藥

爲神經痛僂麻質斯之藥而廣見知者。有自漢藥防己及延胡索調製之新藥。防己乃屬防己科之植物。延胡索則與罌粟、白屈藥同屬罌粟科。其含有成分主有起中樞神經系之鎮靜、麻痺之作用。故用爲鎮痛之目的。茲就防己及延胡索記述於次。

（一）防己　防己乃載在神農本草經中品部之漢藥。主產於中國南方。用爲藥之部分乃其根也。此有漢防己及木防己二種。起初以漢中產即今之陝西地方產者爲良品而賞用之。是謂之漢防己。他處產者稱之曰木防己以別之。然現今在漢藥市場之此區別頗難。此等商品原植物之考證亦全不明瞭。在日本之指爲原植物者。亦有種種異說。一般以青防己 (Cocculus trilcbus, DC) 充木防己，以大防己 (Sinomeniun acutum, R. et W.) 充漢防己。此外同爲防己科之植物而供爲藥用者。有千金藤、衡州烏藥、山豆根等。

防己之有效成分及藥理學的作用。起初研究者爲醫學者江塚、田口、太田、石割、高圻等諸博士。其後藥學之近藤教授及其門下生研究之。不獨防己然。又發見防己科植物中所含種種新 Allkaloid、結局由青防己確定

Trilobin 及 Homotrilobin 之 Alkaloid。又自大防己確定 Sinomenin 及 Diversin 之 Alkaloid。而分離青防己之全 Alkaloid 者爲新藥 Zinomin。又大防己之第一 Alkaloid 爲 Sinomenin 新藥。第二 Alkaloid 爲 Parasinomenin 新藥。提供於現代治療界。多數臨牀家似頗愛用之。關於防己之古記載。則神農本草經有「主風寒溫瘧、熱氣、諸癇、除邪、利大小便。」又別錄曰「療水腫風腫、去膀胱熱、傷寒、寒熱邪氣、中風、手脚攣急、止洩、通散癰腫、利惡結諸蝸疥癬蟲瘡通腠理、利九竅」云云。其後通覽諸家所說。謂防己自古對種種疾患、尤以熱性諸病、僂麻質斯、循環障礙、泌尿器病等。爲下劑、鎮痛、利尿、瀉下等之目的而見用。時或區別漢木防己而記其治效。今自防己分離之 Alkaloid（尤以 Sinomenin）徵其藥理學的試驗之結果。其作用有類規尼（Chinine）對神經中樞有鎮靜、下熱之效。又確有利尿、消炎等之作用。然則事實可謂對漢方醫法之防己之藥用下科學的之基礎。一面臨牀家經驗前記新藥。事實大抵肯定無異議。元來僂麻質斯、神經痛之疾患。其原因病狀概非單一。故雖難以同一藥劑一概律之。然宜以多數臨牀家之陽性（有效）成績爲滿足。於此以其謂漢方不可侮。寧須敬服古代醫聖之貴重之發見也。

余自數年來嘗由中國各地遠自廣東雲南方面蒐集漢防己木防己之生藥十數種而實驗研究之。究竟現今生藥市場之漢木兩防己之區別全不明瞭。又就其中數種檢索其 Alkaloid。此等漢木防己中竟不能發見日本所指之青防己大防己之 Sinomenin Trilobin 等之 Alkaloid。其中 Alkaloid 極少而且難定其種類者有之。然於數種得證第一 Alkaloid 之 Terandrin。

Alkaloid 名	分子式	熔融點	比旋光度
Sinomenin	$C_{19}H_{23}NO_4$	161°及18°C	〔v〕1261/D＝－70.75°(Chloroform)
Trilobin	$C_{19}H_{19}NO_3$	235°C	〔y〕9/D＝＋302.8°
Tetrandrin	$C_{19}H_{23}NO_3$	217°C	〔σ〕24/D＝＋263.1°(Chloroform)

此 Tetrandrin 之 Alkaloid 乃近藤教授等自臺灣產日名 Simahasunoha Kazura（原名 Stephania tetrandra, S. Moore）中發見者。據余教室之藥理學的試驗。其作用酷似 Sinomenin。雖尚未經臨牀上試驗。其藥效諒與 Sinomenin 同樣可以期待也。

夫如是同爲防己。而中國防己與日本防己之所含有效成分不同。恐原植物亦不同也。此事實在他種漢藥亦常常發見。是漢藥研究上須注意之事項也。

（二）延胡索　延胡索乃罌粟科之植物。採其塊莖爲藥用。自生於中國、朝鮮、日本、歐洲各地。其種類甚多。原植物之日本產者謂之 Yabuengosaku＝藪延胡索（Corydalis remota, Maxim.）朝鮮產者謂之高麗延胡索(Corydalis ternata, Nakai.)

延胡索即玄胡索。爲漢方藥局常備藥材之一。宋開寶本草始有記載。其言曰「主破血。產後諸病因血所爲者。婦人月經不調、腹中結塊、崩中淋露、產後血暈、暴血衝上、因損下血、或酒摩及煑服」云。又李時珍曰「活血、利氣、止痛、通小便。」

更合本草綱目之發明附方等考之。本品似曾見用於月經不調、產後諸病、諸血病以及種種疼痛。例如頭痛、月經痛、腹痛等。

關於其化學的成分。則在西洋有多數學者之研究。發見約有十種之 Alkaloid。就中 Bulbocapnin（$C_{19}H_{12}NO_4$）尤見重。其藥理作用及臨牀上之效果亦有報告。據近年朝比奈教授研究朝鮮產之延胡索。謂不含有 Bulbocapnin。而見證明種種 Alkaloid。而抽出此總 Alkaloid 製成之新藥爲 Enfusin。

據伊藤博士之研究。謂此 Enfusin 有如嗎啡之中樞神經系之鎮靜作用及如古加因（Cocain）之局所麻醉作用。其作用雖不甚強。然富有持續性。又臨牀上之成績則用大量於腹痛疝痛等。其作用固不若嗎啡之強。然能阻止肺結核患者之咳嗽發作。又用於種種神經痛。效果顯著。而且有持續性云。此際可見古人之經驗善與今日之學理一致也。

二　鎮咳祛痰藥

製自漢藥之新藥中用爲鎮咳祛痰者甚多。如麻黄、石蒜之以 Alkaloid 爲主成分者有之。然大抵含有配糖質、尤含 Saponin 質。如遠志桔梗、車前、八手、竹節人參等種種。而此等有 Saponin 者。其溶血作用之強弱大概雖與毒性相比例。其與祛痰作用之強弱之關係則不明。然 Saponin 之祛痰作用。概依局所刺戟作用爲則。一因口腔咽頭等之刺戟。益其氣道之分泌。且喚起咳嗽。聲咳。一面依胃粘膜之刺戟。起惡心。使氣道之分泌增大稀薄。如是使容易祛出祛痰而致咳嗽鎮靜者。乃藥理學所教也。其局所作用強者。祛痰作用亦強。故惡心、消化障礙等之副作用亦多。視今日治療界之實狀。以其謂效力強者。寧以副作用少而且易服者多受歡迎。然藥理作用既不明。治效又模塗者有之。而以宣傳之力竟見應用者有之。凡祛痰藥。一般以其用有效成分之純品。寧用生藥爲佳。煎劑比錠劑爲佳。温而服之爲可。是以漢方之用法頗合理的也。

（三）麻黄　麻黄在歐洲、印度亦有產出。多野生於中國各地。尤以內蒙古地方。形如木賊。原植物乃屬麻黄科之 Ephedra sinica, Stapf. 採莖爲藥用。

自古記在神農本草經之中品。爲皇漢醫藥所重之漢藥之一。自昔主用爲發汗藥。本經曰「主中風、傷寒、頭痛、温瘧發表出汗、去邪熱氣、止咳逆上氣、除寒熱、破癥堅積聚。」又張仲景傷寒論處方中之麻黄湯、葛根湯及大小青龍湯等皆以麻黄爲主劑。今示其配劑如次。

〔麻黄湯〕　麻黄二錢　桂皮一錢三分　甘草六分　杏仁十個

〔葛根湯〕　葛根一錢半　麻黄一錢　桂皮　甘草　芍藥各七分半

〔小青龍湯〕　麻黄　芍藥各二錢　細辛　乾姜　甘草　桂皮各一錢半　五味子　半夏各二錢

〔大青龍湯〕 麻黃五錢　桂皮　甘草各一錢半　杏仁七個　石膏二錢

（一錢卽一兩也）

及新醫學時代之後。日本猶以麻黃爲發汗、鎭咳、祛痰之藥。尤見重於喘息之處方。一八八五年長井長義先生由此麻黃分離一種 Alkaloid, Ephedrin 承高橋、三浦兩先生及廣瀨博士等之藥理學的研究之後。天津博士及余共同工作。實驗藥物學的得證明 Ephedrin 爲 Adrenalin 之代用臨牀上有同樣之效果。且拜託二三臨牀家使用之。竟無有顧之者。當時萬事皆崇西洋之世。亦不得已也。其後約經十年。有陳某在美國發表 Ephedrin 之論文。自是以後。頓惹世界注意日本臨牀家亦附驥尾而用之。實自長井先生發見 Ephedrin 以來閱四十餘年之事也。只今在治療界已成重要之藥品矣。

據其後之研究。Ephedrin 亦非只一種。又可以合成製造之。近來商人有輸入廉價之合成 Ephedrin。巧裝自家製品。然後發售者。

如前所述。麻黃之莖謂有發汗之效。而其根則反有止汗之作用者。往昔陶弘景亦有記載。李時珍贊同之。根用於盜汗、虛汗。前年余在教室研究麻黃根之結果。發見含有 Ephedrin 之莖有血壓上昇作用。其根則反有降下血壓之作用。然其成分如何。又與 Ephedrin 之關係如何。則仍未解決。古人已知莖與根之作用相反。其發見亦奇。

Adrenalin 有效於氣管枝喘息者。乃 Caplan 及 Jajack 氏等所提倡。其後經東西多數臨牀家之實驗。其作用雖屬一過性。大多數確認有效力。Ephedrin 之作用雖不若彼之強烈。由藥理推之。應有約略同樣之效力。其實凡 Adrenalin 可用者。Ephedrin 亦大抵可以應用之。

麻黃劑對氣管枝炎、肺炎以及其他呼吸器疾患之帶咳嗽喀痰諸症之大有鎭咳祛痰之效者。諒爲Ephedrin有如次之藥理所致也。卽今若氣道有加答兒以及其他刺戟時。則以反射的刺戟咳嗽中樞而發咳嗽。咳嗽頻發則氣管枝粘膜面之蒸發旺盛。痰愈濃厚。自粘膜愈難離。然 Ephedrin 能弛緩氣管枝筋。去其痙攣。一面起血壓上昇。血行旺盛。同時增高氣管枝粘膜之分泌。緩解其痰。又使氣管枝筋之蠕動運動旺盛。由是而得容易喀出其痰。咳嗽自息。而見症狀輕快。元氣恢復。此際以麻黃爲茶劑之形式與多量之液體同飲之爲有利。雖少有如他種 Saponin 劑之消化障礙、嘔心、頭痛等之副作用。若用過量則稍有「上逆」之概者。又如喘息等之久時連用者。因慣於藥性。效力漸弱。故宜但於發作時用之爲佳。現時在新藥界所宣傳之祛痰藥之中、連有效成分與藥理全然不明者有之。蓋麻黃劑之所以卓越於他種製劑者實在玆也。

以 Ephedrin 或麻黃爲主成分之新藥。有種種如次。

Ephedrin Nagai（純鹽酸 Ephedrin），三共 Ephedrin（同），Ephedrin Merck（同），Ephedrin（合成品），Hustol（桔梗，麻黃製劑），Kasmatol（麻黃，桔梗，遠志製劑），Asthmatol（麻黃成分合 Saponin 製劑），Tussidorin（Ephedrin 合 Papaverin 製劑）。

（四）遠志　遠志之原植物乃屬遠志科之 Polygala tenuifolia Willd; 自生於山野。其根爲藥用。自古似用爲健腦強精之目的。本草經曰「主欬逆、傷中、補不足、除邪氣、利九竅、益知慧、耳目聰明、不忘、強志、倍力、久服輕身不老。」

又別錄曰「利丈夫、定心氣、止驚悸、益精、去心下膈氣、皮膚中熱、面目黃、好顏色、延年。」在舊時代。其葉亦爲藥用。別錄曰「主益精、補陰氣、止虛損、夢洩。」遠志酒似亦被賞用。葛洪之「抱朴子」曾記陵陽（漢之縣名）子仲二十年間連服遠志。舉三十七子云。遠志中所含之有效成分。可以看作與 Senega 根中之 Senegin 同一物。藥理的作用亦與彼同。足有祛痰藥之理。現在日本藥局方亦採用之。祛痰性新藥中亦配合之。

（五）桔梗　桔梗（Platycodon glandiflorum DC）乃屬桔梗科之植物。自生於原野之多年草也。在朝鮮有栽培之以供食用之地方。用根爲藥。近時爲 Senega 根之代用品。需要日增。載在神農本草經之下品。其爲藥用之起源也甚古。生藥呈淡黃色。味苦。其類白色者。剝其外皮而曝之。所謂晒桔梗者是也。

桔梗根主用爲祛痰藥。本草經曰「主胸脅痛如刀刺。腹滿腸鳴幽幽。驚恐悸氣。」別錄云「利五臟腸胃、補血氣、除寒熱風痺、温中、消穀、療咽喉痛、下蠱毒。」

桔梗根之有效成分＝梅辻氏曾分離無晶形粗大 Saponin、名之曰「桔梗 Saponin。」又大鹿博士以別箇方法製造粗大 Saponin. 以 $C_{33}H_{48}O_{20}$ 爲其分子式。且檢其藥理作用。其結果謂桔梗 Saponin 與 Saponin 質中最有強力溶血作用之 Dionin 比較之。約有 12 之強力作用。又桔梗根之溶血作用約二倍於 Senega 根。其毒性則大略與 Senega 同樣云。又試之於臨牀上。得證明有優秀之祛痰作用。在今日日本藥局方亦收載之。又與他種祛痰藥配合而見用。以桔梗根爲主成分之新藥有數種如次。

Platycodin（桔梗根流動越幾斯製劑）, Hustol（桔梗，麻黃製劑）, Fvanin（桔梗 Saponin 製劑），

（六）車前　車前（Plantago major, L）乃自生於山野之多年草。全草爲車前草。種子爲車前子。皆爲藥用。載在本經上品。自古用之。關於車前子之藥效。本經曰「主氣癃、止痛、止水道小便、除濕痺、久服輕身耐老。」別錄云「男子傷中、女子淋瀝、不欲食、養肺、強陰、益精、令人有子、明目、療赤痛。」即主用爲利尿、止瀉之藥。又補強、治眼疾有效云。

其草及根皆用爲止血、利尿、眼藥、消化藥。

車前之有效成分＝宿谷氏曾證明 Aucubin $C_{15}H_{24}O_{10}$ 之配糖質。緒方氏、西氏等則於種子中證明多量粘液之外。尙有 Plantenol 酸、琥珀酸、Adenin 等。又高橋博士由全草中分離 Plantagin 配糖體。動物試驗之結果發表其大要如次。

即本物質能使呼吸運動深大緩慢。大有鎭咳作用。又能亢進分泌神經。增進氣管及氣管枝之粘液、消化液之分泌。根據以上藥理以爲鎭咳祛痰藥試之於臨牀上。認得成績良好。以此漢藥爲原料而製新藥者如次。與他

種 Saponin 性祛痰藥不同。不障礙消化器。是其特色云。

Hustagin（以車前配糖體 Plantagin 爲主成分），Hydein（含有車前子之非 Saponin 性有效成分），

（七）八角金盤　八角金盤（Fatsia japonica, Decne et Placch.）本非漢藥。可謂日本之民間藥也。葉爲浴湯之料。見用於僂麻質斯。又埼玉縣有某地方碎其葉混灰以捕魚。屬於五加科之常綠灌木也。

太田氏於慶應大學病理化學教室受田口教授指導之下。由本植物葉中發見 Fatsiatoxin $C_{37}H_{62}O_{10}$ 及 Fatsin $(C_{31}H_{51}O_{20})_2$ 之二種 Saponin 質。且檢其生理的作用。前者稀釋至一〇二四〇〇〇倍。後者稀釋至四〇〇〇倍。猶有完全之溶血作用。而且前者之局所作用強。若注射於家兔皮下則發赤。次無菌性化膿組織壞死。Fatsin 雖亦呈同樣之作用。惟大弱耳。

製自本植物之藥而廣見知於治療界之新藥者。有 Fatsin，本製劑中含有強大祛痰作用之溶脂性 Fatsiasapotoxin 及 Senega 型之 Fattsin。佐多博士曾將其毒性、溶血作用等與他種 Saponin 性祛痰藥比較之。據其試驗成績謂毒力少而溶血力強。又應用於臨牀上曾得好成績云。其他之臨牀試驗。尚有多數醫家之報告。

（八）竹節人參　又名土參（Panaxrepens, Maxim.）乃自生於山林陰地之多年草也。與朝鮮人參同屬五加科之植物。然非同種。採根爲藥。本非漢方藥。然在民間自古用爲祛痰藥者也。

據井上、村山、板垣氏等之研究。其根中含有 Panaxsaponin $C_{48}H_{80}O_{20}$。其溶血指數一八〇〇〇倍云。以本 Saponin 爲主成分之新藥 Fujiponin 爲微甘之白色粉末。無引濕性。雖久藏亦不變質。

（九）石蒜　石蒜至宋之圖經本草始有記載。乃採收石蒜科之 Lycoris radiata, Herb. 之鱗莖者也。

圖經本草在今日雖不傳。證類本草之本經外草類曾引用石蒜。故圖經本草諒亦別記於本經外也。其解說曰

「水麻生鼎州、味辛温、有小毒、其根名石蒜、主傅貼腫毒、九月採之」云云。又李時珍亦記其主治曰「疔瘡、惡核、可水煎服及搗傅之、又中溪毒者、酒煎半時、服取吐良。」可見外用概以煎汁搗液傅貼腫毒用為消炎之目的。又內服則諒以煎汁為催吐劑。在日本俗間亦以催吐效力確實之毒草知名。

石蒜成分之科學的研究＝一八九五年森島教授曾以其葱根試驗動物。確認有催吐作用。且分離二種之 Alkaloid 性有效成分。是為嚆矢。其後依諸家之研究。該鱗莖中 Alkaloid 之 Lycorin $C_{16}H_{17}NO_4$ 及 Sexanin $C_{16}H_{19}NO_4$ 之化學的性狀亦明白。又知道 Sexanin 及 Dehydrololycorin 之異性體。觀其此等 Alkaloid 藥理學的試驗之結果。Lycorin 之生理的作用類似 Emetin。而且其毒性比 Emetin, Zeferin 尤弱。其催吐作用則比 Emetin 尤強。其有效量＝對犬之體重每一瓩、皮下注射則一・五瓩、內服則〇・七瓩。在此分量除嘔吐流涎之外。不見著明之局所用。是以石蒜之製劑 Sexanol 為祛痰藥而見用。Lycorin 之誘導體 Dehydrololycorin 對 Amoeba 赤痢原蟲之作用。謂比 Emetin 尤強。以鹽酸 hydololycorin 之 5% 液之新藥曰 Melysin、為 Amoeba 赤痢及肺 Distoma 之治療藥。聲價有漸高之概。

三　尿防腐藥

以前為尿防腐藥以治淋疾及尿路之細菌性炎症之洋藥。為白檀油、蓽澄茄、Kopaibalsam 之類。其有效成分皆含有揮發油 Terpen Terpenalkohol 類或樹脂酸。此若吸收而出於尿。則能妨遏尿中細菌之發育、抑制尿之分解。又通過腎臟時。能刺戟之以增大尿量。如是尿路受多量防腐性尿之洗滌。好影響於淋疾以及尿路疾患之治癒。近來和漢藥之研究愈盛。其中發見含有 Terpen 或 Terpenalkohol 之發揮性成分。為白檀油之代替藥而見賞用於臨牀上者有之。而此等多得自樟科或松柏科植物者。

（十）樟　樟 (Cinnamomum Camphora, Nees et Eberne) 乃自生於日本南方暖地之喬木。尤以臺灣為世界的產地而有名。將其木材切片以水蒸氣蒸溜之。可得約一%之揮發油。其 50—60% 為樟腦以供藥用。又 Celluloid 工業亦多用之。採樟腦之餘爲樟腦白油（輕油）及赤油。白油乃於一七五—二〇〇度分溜而成。市上所售片腦油卽此也。以高温二七〇—三〇〇度分溜而成者爲赤油。含有 Safrol, Eugenol, Sesquiterpen-alkohol 等。爲治淋藥而見賞用。製劑則有數種如次。

一、Mibunol 主成分與白檀油同爲 Sesquiterpen-alkohol、少有障礙胃腸之治淋藥也。聲價漸高。

二、Novonol 此亦與 Mibunol 同樣之製品也。

（十一）杉 杉（Cryptomeria japonica DC.）乃自生於日本內地或栽植之常綠喬木也。其葉中含有 0.7% 之精油。主成分爲 Pinen, Dipenten, Kaddinen, Sesquiterpen, Sesquiterpen-alkohol 等。木部亦平均含 1%之精油。此主成分爲 Sesquiterpen, Crppten 新藥 Cryptal 者。乃將本植物之揮發油成分 Sesquiterpen, Sesquiterpen-alkohol 加入 Kawakama 樹脂、Salicyl 酸 Phenyl-Ester 者也。

（十二）檜 在神農本草經上品部記載者爲柏（Thunja orientalis, L.）屬扁柏科之植物也。日本之檜（Chamaecyparis obutusa, sieb et Zucc.）近似於此。自生於內地或栽植之常綠喬木也。木部約含 1% 之精油。主成分爲 Cadinen、又含 Pinen, Canphen, Borneol, 樟腦及扁柏酸。以本植物爲原料之新藥。有次記二種頗見知於斯界。

一、Tujol 由檜之木部所得之樹脂及精油。爲治淋藥廣見知。收載於日本陸軍藥局方。

二、Obutal 由檜之根部所得之精油加 Kawa 樹脂者也。爲麻痺尿路之疼痛。故混 Kawa 也。

四 驅蛔藥

驅蛔藥所珍重者爲 Santonin、此乃 Cina 花中所含之成分。其原植物屬於菊科之 Artemisia Cina, Berg 產於土耳其斯坦之基爾宜仙湖畔。余敎室所藏漢藥中之屬於 Artemisia 者。有黃花蒿（A. annua, L.）、青蒿（A. opiaca, Hec.）茵陳蒿（A. capillaris Thunb.）菴閭（A. keiskeana, Miq.）艾（A. vulgaris L.）等。

然是等固不含 Santonin 又不得證明有顯然之驅蛔作用。又年來蒐集蒙古北滿地方所產之艾多種類而檢索 Santonin、竟不得發見之。

和漢藥中自古用爲驅蟲之目的者不少。就中最有名者爲海人草。以此爲原料之製劑亦有種種。其有效成分與効力則各有議論。近來在余教室用種種漢藥試驗驅蟲之結果。但見崖椒之精油對豚之蛔蟲有強烈之中毒作用。現仍實驗不輟。頗有與也。茲就海人草及崖椒略述於次。

（十三）海人草　海人草（Digenia simplex, Wulf. Ag）乃屬紅藻之海藻。在日本主產於琉球及九州南部之海岸。

本草綱目以及其他本草書皆不見記載。惟本草綱目拾遺之諸蔬部鷓鴣菜之處有「漳州府志、鷓鴣菜散碎花、微黑、出漳浦、療小兒腹中積、食之卽下如神」之文。無古典而讀此記事。可見爲唯一地方之發見也。又大和本草之鷓鴣菜條下曰「閩書曰。生海石上。散碎色微黑。小兒腹中有蟲病。少食能瘉」在日本不但自往昔已爲民間藥。且曾用爲醫藥。而乃受西洋醫學所壓。似不甚見用。然一九〇四年日本田中氏煎海人草及旃那葉爲驅蛔湯。公表爲有驅蟲作用以來。惹起世間注意。信其效力者漸多。研究其有效成分者亦漸出。至其有效成分之物質如何。諸說不一、有田中氏之 Alkaloid, Digenin、慶松教授之粘液素、武田博士之 Glykosid（配糖體、）諏訪博士之 Betain 等。今日尙未見確認也。

於現今藥理學實驗尋常所行之驅蛔作用之動物試驗。概不甚可恃。卽臨牀上信爲最有效力顯著之 Santonin 之作用。在動物實驗亦不甚顯然。是以其有效成分之判定頗難。視種種海藻之試驗成績。比海人草之作用更強者有之。然或謂眞正作用之本相非在海人草。似爲附着挾雜於海人草之他海藻類。其眞僞之判定。當俟此後之研究也。

自海人草調製之新藥中如 Macnin 等者。人所周知也。其他雖有種種製品。其爲不能充分獨賴海人草之效力歟。或欲期藥效完全歟。致有配合他種驅蟲性藥物者。茲記其主要製品及其主成分如次。

1. Macnin（海人草全有效成分）
2. Digenin（同上）
3. Digelmin（海人草越幾斯，稠厚牛膽，白桃花越幾斯）
4. Digelaxin（海人草有效成分 Santonin, Laxatol.），
5. Antenin（海人草有效成分），

（十四）崖椒　李時珍之本草綱目載有山椒數種。普通山椒乃 Xanthoxylum piperitum DC、自古爲藥用之蜀椒即花椒也。崖椒及宋之圖經本草始見記載之漢藥。俗稱野椒者。其氣不若山椒之香。大和本草謂「臭味不好不可食。」日譯本草似以 Fagala Schiniflis, Engl 充之。在余教室所實驗者。乃自生於滿洲山野之犬山椒（Xantho xylum shinifolum, S.）此果爲往昔之崖椒與否。難以斷言也。俗間對此謂之川椒。然蜀椒亦有川椒之別名。乃產自四川之良品之意。爲恐誤會本篇以滿洲之犬山椒爲崖椒而述之。

在民間主用爲料理之香料。關於子實精油之化學的研究。則本學豫科化學教室之佐藤氏曾由此精油分離一種結晶性成分。確認爲與 Bergapten（$C_{14}H_8O_9$）同一物而非 Xanthoxylin。其後山下及佐藤氏等除去此結晶之殘部。見有酷似 Anethol 之香氣。實驗之結果。確認爲殆近純粹之 Esdragol, 4 Methoxy 1—benzol。又山下氏曾實驗此精油有強烈之殺蟲作用而薦之於余。余檢其對豚之蛔蟲及蚯蚓之毒作用。其強烈非海人草、蛇牀子等之比。雖少弱於 Thymol。其強則近 Chenopodi 油。然果適用於人體與否。目下尚在試驗中。須待此後成績之如何也。爲在實驗藥理學上有趣。故記之耳。

五　強心藥

以前之強心藥爲 Digitalis 及 Campher 之萬能時代。最近對提供於治療之 Vitacampher。雖有議論之者。

然亦屬有興味之研究。其實似有裨益於治療界者也。

以皇漢藥爲原料之強心性新藥。有以鈴蘭（君影草—Convallaria majalis）之全配糖質製劑之 Convalon、萬年青（Rhodea japonica, Rosch） 配糖質 Rhodein($C_{30}H_{44}O_{10}$) 製劑之 Rodealin 等。皆確認有強心利尿之效。或注射處有多少刺戟作用。致不甚見廣用歟。

福壽草（側金盞花）之歐洲產者爲 Adonis vernalis, 在西洋多用爲丁幾劑。產於亞細亞北部者多在黑龍江河邊。有 Adonis amurensis 之名。含有無晶形糖體 Adonin ($C_{24}H_{40}O_4$)。雖有同名製品之記錄。現在市場不見焉。余自年來曾數次實驗福壽草根。其強心作用約當 Digitalis 葉八分之一。雖不若鈴蘭（君影草）之強。然其作用極緩和。數年前渡歐時。曾見某處製藥公司正盛行研究。將來或得裝而出現於治療界。亦未可知。

（十五）蟾酥　蟾酥似使蟇（Bufo vulgaris Lanz） 之皮腺分泌液吸收於麵粉而乾燥之者。其製法秘而難知。製品有扁平麵包型大小二種。薄煎餅型一種。此三種之效力之差異。則尙無實驗也。此產自江蘇、河南、四川等。爲漢藥屬極重要之一。有種種之作用。效力亦強。用途又廣。在日本以此爲原料之便藥。年售數百萬元。亦豪也。彼中國有名之六神丸。主成分亦屬此也。六神丸之內容。雖依製造處而有不同。據雷氏法所載之處方則如次。

犀黃一錢半　腰黃一錢　珠粉一錢半　元寸香一錢　冰片一錢　蟾酥一錢

卽配合牛黃麝香之高貴藥。眞正品應高價也。又考其內容亦可見有治效。蘇州誦芬堂乃二百餘年老鋪。該藥房主人雷允上謹製之六神丸。最可信用也。

蟾酥出在別錄下品之藥。陶弘景曰「其皮汁甚有毒。犬嚙之口皆腫。」此毒卽爲蟾酥。而蟾酥之名。至寇宗奭之本草衍義始出焉。其爲藥用之起源似於唐時代也。甄權之藥性論。相傳爲唐太宗當時之書。其中有「端午日取眉脂、以朱砂麝香爲丸如麻子大、小孩子疳瘦者空心一丸、腦疳以孄汁調滴鼻中」一節。可見用於小兒之驚癇。其後再考究種種用途。日華子本草則謂可治腎虛。本草衍義謂塗於齒齦之出血。則有隨手止血之效云。其引用於綱目之記事者。專屬外科方面。認爲瘍疽、金疽、齒痛等之妙藥。傳之於日本香具師在大路以自己身體爲實驗臺。拔刀自刺而賣之藥者。卽此蟇之脂也。

關於蟇之皮腺分泌毒之有效成分之研究。在西洋有 Faust, Wieland, Berstrand, Abel & Macht 氏等。又蟾酥之有效成分之研究、在日本則有淸水、兒玉博士等。以藥理學的綜合此等考之。蟾酥中所存在物質有四種如次。

一、如 Cocain 樣之局所麻醉性物質

二、如 Adrenalin 樣之血管收縮性物質

三、如 Digitalis 樣之強心性物質

四、如 Pikrotoxin 樣之中樞神經興奮性物質

爲有 Cocain 樣物質。故貼於瘡瘍有鎭痛之效。以其有 Adrenalin 樣物質。故有止血之功。可見古人用法全與今日之藥同一揆也。以上有效成分之中至今最見研究者爲強心性物質。直接自蟇或蟾酥得分離成分如次。

卽 Faust 及 Wieland 氏等自歐洲產之蟇分離 Bufotalin ($C_{26}H_{36}O_6$)。Wieland 氏闡明 Bufotalin 乃因 Bufotoxin ($C_{40}H_{62}O_{11}N_4$) 分解而生。美國之 Abel 及 Macht 氏自美國產之蟇證明 Bufagin ($C_{15}H_{24}O_4$) 日本之淸水、兒玉兩博士自蟾酥證明 Bufagin ($C_{27}H_{34}O_7$)。近年小竹氏得一種短柱狀晶。對 Bufagin 附以 $C_{29}H_{33}O_7$ 之分子式。諸家所得成績皆小異而不一定。前年井上秀李氏在滿洲醫大研究蟾酥。其後轉託東京帝大藥學科之近藤教授研究之。近藤教授以化學的詳細綿密研究。遂得闡明 Bufotoxin ($C_{40}H_{62}$

N_4O_{11}）與 Bufotalin（$C_{20}H_{36}O_6$）之關係及此二者與分解產物之關係。又小林芳人博士與近藤教授連絡檢査此等物質之藥理作用。發見有興味之事實如次。卽使 Brom 結合於 Bufotalin 之 Bufotalinbromaid 之強心作用。比母體之 Bufotalin 實強數千倍。以前對此 Bufotalin 爲強心劑之適否。雖有種種議論。若此 Bufotalinbromaid 於臨牀上確認有優秀之治療的療果。則本物質當爲新強心藥而跳舞於治療界。實際的之價値雖非批評之時期。其研究之進展展開之過程。大有興味也。

第四章　結論

以上余於第一章略說漢藥之爲何物。第二章論中國各時代漢藥之發達與變遷。兼述與此密接不可分之本草學之發達。第三章解說日本新時代之漢藥。尤以摘錄新藥原料之和漢藥。卽略日本自輸入西洋醫學之後一時棄而不顧之漢藥。依現代科學進步之風潮。再受科學的吟味檢査。其中之某種移入現代治療界而見使用之主要十數種者介紹之。而自此漢藥研究調製之新藥中。見重於今日之治療界者有之。或謂要重漢藥之科學的研究已盡。其餘不足取。以吾人所見。斯言未必當也。蓋至今之漢藥研究猶屬序幕。眞正研究利用應期待於今而後。凡分離一箇有效成分。以化學的、藥理學的研究之。臨牀試驗之。至少須數年工夫。時或數十年。其次檢討配合藥、複合藥理。至於臨牀上可以安心使用。又須幾多年月。不若世人所想像之簡單也。顧漢方醫術及漢方醫劾之起源甚遠。其流頗長。欲研究之者不可性急也。須要忍耐與努力。若以古人處方例試用於一二病例便云其治效。未免皮相淺薄。實難認容者也。

我滿洲醫科大學爲鑑於地理上及存立之特異性。對漢方醫學及醫藥之研究。常大注意努力。蓋亦大學事業之一也。然過去二十年間光陰概爲準備。卽自中國北方、遠至雲南、四川、以及南洋方面。極力蒐集研究材料。所得生藥數實有二千餘種。得世界屈指之大 Kollektion、數年前曾刊行其目錄（和漢藥標本目錄）以須同好。以便於生藥之比較研究。然其後隨時得蒐集之標本亦不少。此目錄現正準備改版再刊。又學內設有東亞醫學研究室。（舊名中國醫學研究室）專蒐集漢方醫學醫藥之古文獻。努力研究之。他處所難得之古典以及貴重文獻亦多。一九三一年由滿大發行「中國醫學書目」（約千餘頁大冊）應大有裨益於研究者。又如前述。本研究室之研究如漸進。信必大有資於醫學之開拓也。此漢藥標本也。醫藥學書也。皆爲斯界貴重之研究材料。公開於熱心研究家之前。近來學外之研究者。有不遠千里自日本內地而來利用者漸多。此等古文獻之蒐集。以前本學之太田正雄君及現任之黑田源次。山下泰藏君等之努力頗多。又漢藥標本之蒐集。古文獻之整理研究等。有勞博士岡西爲人君之努力亦極大。此番余草此稿時亦多受岡西君助力不少。於此並附謝意而擱筆。

陳存仁編校

皇漢醫學叢書

中國藥物學大綱

伊豫專安著

中國藥物學大綱

提要

本書日本伊豫專安氏遺著。松岡玄達氏所鑑定也。彼以本草綱目。網羅古今。纖介不遺。可謂大成。惟其卷帙浩繁。苦於檢閱。爰摘其要。參以己意。俾臻文簡義明。而便約籠檢考。故原書名爲袖珍本草雋也。全書羅列一百數十餘品之緊要藥品。每品之下。首爲釋名。次集解。次選用。次修治。次氣味。次良毒。次主治。其體例一如綱目而少異。末附補正二十五品。實爲研究漢藥之綱要。

中國藥物學大綱目錄

中國藥物學大綱

伊豫專安氏著

甘草 本經上品

【釋名】根因味甘甜。遂名『蜜甘』『蜜草』。蜜有沉香之一名。謂其氣味如蜜。此草最爲衆藥之王。猶如香中有沉香。『路草』『靈通』『偷蜜』『珊瑚』『太嫩』『美草』。以上名義未詳。國老國老即帝師之稱。雖非君而爲君所宗。

【各方記述】甘草枝葉。悉如槐。高五六尺。但葉端微尖而糙澀。似有白毛。結角子。扁如小豆極堅。齒嚙不破。（略文）〇今出山西省。汾州府。及南京省盧州府。福州府可共用。一種有稱阿蘭陀及朝鮮者。皆不堪用。〇延喜式載常陸。陸奥出羽三國獻之。近世自甲斐出。與唐來者不少異。吾聞之出甲斐者。葉如藤。而尖有毛。

【辨別道地】今藥肆所稱豎鞭者。長大也。稱中鞭者。中細也。稱切込者。短也。稱艮姜樣者。揀餘之麁者也。稱藁甘草者。細小曲弦者也。時珍曰。大徑寸而結緊斷文者爲佳。謂之粉草。選其壯大皮薄。色黃者。堅實緊文者爲上。是藥肆所謂豎鞭也。

【修治】刮去麁皮剉用。製法頗多。宜從本方。生寒。炙温。補中宜炙用。瀉火宜生用。指節頭三者皆生用。

【氣味】甘平無毒。

【功用】氣薄味厚。升而浮陽也。入足太陰厥陰經。通入手足十二經。白朮苦參乾漆爲使。惡遠志。反大戟芫花甘遂海藻。忌猪肉。中滿嘔家酒家諸濕脹滿。咸不宜服。『梢』止莖中澁疼。『節』主癰疽。消腫導毒。

【主治】五藏六府寒熱邪氣。堅筋骨。長肌肉。倍氣力。金瘡尰。（腫也）解毒。温中下氣。煩滿短氣。傷臟欬嗽。止渴。通經脈。利血氣。解百藥毒。安和七十二種石。一千二百種草。主腹中冷痛。除腹脹滿。補益五藏。腎氣內傷。婦人血瀝腰痛。凡虛而多熱者用之。解小兒胎毒驚癇。降火止痛。

黃耆 本經上品

【釋名】耆。長也。色黃。爲補藥之長。故名。『黃耆』今俗通作芪。『戴糝』『戴椹』『獨椹』『芰草』『蜀脂』以上名義未詳。『百草』耆誤作蓍。乃蓍龜之蓍。音尸。今按稱百本。耆與蓍字相似。故誤名之乎。蓍一根百莖、謂百本亦疑此之謬乎。『王孫』『百藥錦』義未詳。

【各方記述】黃耆葉似槐葉。而微尖小。又似蒺藜葉。而微闊大。靑白色。開黃紫花。大如槐花。結小尖角。長寸許。根長二三尺。以緊實如箭簳爲良。○松岡先生曰。和產有二種。生北國者。莖葉堅似木葉有毛。此本草所謂本黃芪。而不堪用。又有牟齒葉者。出關東。共木黃芪也。此二種。今人家藥圃多栽此二種。未知有眞種也。京都北山中。間有之。東國呼之綿黃芪。以合漢名。○陳承曰。黃芪本出綿上者爲良。故名綿黃芪。非謂其柔軟如綿也。○松岡先生曰。綿黃芪。形軟如綿絮以名之。謂產綿州故名誤矣。

【辨別道地】選單股不歧者。色潤柔軟。肉心黃。甘甜者用之。世多以苜蓿根充賣。謂土黃耆。不知苜蓿根。堅而脆。肉黃。黃芪軟而如棉。肉白。此爲異耳。

【修治】去頭刮皮。以蜜水塗炙。亦有以酒或鹽酒炒之。酒欲其達表。又行其泥滯。鹽欲補腎。及崩帶淋濁達其下。

【氣味】甘微温無毒。

【功用】味甘氣温平。氣薄味厚。可升可降。陰中陽也。入手足太陰氣分。又入手少陽足少陰命門。茯苓爲之使。惡龜甲白鮮皮。黃芪功能實表。有表邪者勿用。能助氣。氣實者勿用。能內塞。補不足。胸膈氣閉悶。腸胃有積滯者勿用。能補陽。陽盛陰虛者忌之。上焦熱甚。下焦虛寒者忌之。病人多怒。肝氣不和者勿服。疽瘡血分熱盛者禁用。

【主治】癰疽。久敗瘡。排膿止痛。大風癩疾。五痔鼠瘻。補虛。小兒百病。婦人子臟風邪。逐五藏間惡血。補丈夫虛損。五勞羸瘦。止渴。腹痛。洩痢。益氣。利陰氣。主虛喘腎衰。耳聾。療寒熱。治發背。內補助氣。壯筋骨。長肉。補血。破癥癖。瘰癧。癭贅。腸風。血崩。帶下赤白。利產前後一切病。月候不勻。痰嗽頭風。熱毒赤目。治虛勞自汗。補肺氣。瀉肺火。心火。實皮毛。益胃氣。去肌熱、及諸經之痛。主太陰瘧疾。

人參 本經上品

【釋名】『人蓡』人蓡年深。蓡漸長者。根如人形有神。故謂之人蓡。蓡亦浸漸之義。『黃參』『血參』其在五參。色黃屬土而補脾胃。生陰血。故名之『人銜』銜乃蔘字之訛也。『鬼蓋』此草背陽向陰。故云『神草』。『下有人參上有紫氣』。又曰搖光星散爲人參。『土精』。『地精』。得地之精靈。故有此名。『海腴』。『皺面還丹』。二名未詳。或曰本邦產人參之地。深山陰谷。雖夏亦陰。冷氣甚而蚊蚋可以遁去。故名。未知是否。

【各方記述】人參生上黨山谷。及遼東。上黨在冀州西南。今來者。形長而黃。狀如防風。多潤實而甘。俗乃重百濟者。形細而堅白。氣味薄於上黨者。次用高麗。即是遼東。形大而虛軟。不及百濟。并不及上黨者。其草一莖直上。四五相對。花紫色。高麗人作人參讚云。三椏五葉。背陽向陰。欲來求我。椵樹相尋。或云。椵。我邦謂登知者。未詳。○松岡先生曰。今人參。以朝鮮產爲上。中夏次之。其中好惡真僞。互有之。形小而堅。色帶黃褐。嘗試之有餘味者。最爲上。近來有判事手。此又有真僞。真判事。今無之。唐參中以肥大而蠟色者充之。是女直參。近來稱唐參者。非韓參。而多是女直參也。此種今多渡日本。雜韓參以貨之。當審擇。○和產『小人參』。始出自薩摩州。今處處有之。三椏五葉。四五月有花。細小紫白色。結子生青熟紅。根橫生。狀如竹節。其味太苦者多。甘者少。以甘者用之。其鬚嚼之甘苦氣味微與人參相近。又名『三枝五葉草』。苗葉花狀雖與圖經之說相合。根形不同。浸煎甘草湯。以代人參用之稱『蔓人參』者。牟乳根。而蔓生。花如鈴鐸。乃沙參類也。近來種防葵。以爲人參。攝州『平野人參』是也。稱『節人參者』。三七草根也。藝州有稱『山人參』者。真防風也。豫州稱『日振人參』。亦防風類而粗大也。近來有稱『蘆人參』者。出于東國。是亦小人參之類。而形狀長大於小人參也。稱『參葉』者。近年從朝鮮來。乃人參莖葉也。予屢用試之。其氣烈。其味苦。有肺熱者。用之猶有效。甚勝於砂參。而亦實非補大虛者。用者審之。『服人參』本草所謂湯參。近來有『切人參』者。亦此類也。

【辨別道地】選要肥大。塊如鷄腿。并似人形。黃色者。乃藥鋪稱蝦樣者也。連皮者。黃潤色如防風。去皮者。堅白如粉。其似人形者。謂之孩兒參。尤多贗僞。市之貨者。隨品立名。曰土佐向單股好人參也。延喜式載人參。古既有之。今所用之和人參歟。將用沙參歟。不以可知焉。

【修治】去蘆頭用之。凡生用宜㕮咀。熟用宜隔紙焙之。浸水少焙。則柔軟而易剉。或醇酒潤透焙熟用。宜從本方雖忌鐵器。不必在忌列。參類見風日則易蛀。惟納瓦罐。雜細辛密封。可留經年不壞。

【氣味】甘微苦温。無毒。

【功用】氣味俱薄。浮而升。陽中之陽。又曰陽中微陰。入手太陰經。與藜蘆相反。茯苓馬藺爲之使。惡溲疏鹵鹹。畏五靈脂。惡皂莢黑豆。動紫石英。得升麻補上焦之元氣。得麥門冬則生脈。得乾姜則補氣。得黄芪甘草除大熱。若血證驟起。肺脈獨實。脹證暴成。九候堅強。痧疹初發。斑點未彰。傷寒始作。邪熱昌熾。血熱妄行。諸痛。不可驟用。邪氣方銳。宜散不宜補故也。

【主治】補五藏。安精神。定魂魄。止驚悸。除邪氣。明目開心益智。療腸胃中冷。心腹鼓痛。胸脇逆滿。霍亂吐逆。調中止消渴。通血脈。破堅積。令人不忘。主五勞七傷。虚損瘦弱。止嘔噦。補五藏六府。保中守神。消胸中痰。治肺痿及癇疾。冷氣逆上。傷寒不下食。凡虚而多夢紛紛者加之。止煩燥。酸水。消食開胃。治氣。殺金石藥毒。治肺胃陽氣不足。肺氣虚促。短氣少氣。補中緩中。瀉心肺脾胃中火邪。止渴生津液。治男婦一切虚證。發熱自汗。眩運頭痛。反胃吐食。痎瘧滑瀉。久痢。小便頻數。淋瀝。勞倦。內傷。中風中暑。痿痺吐血嗽血下血血淋血崩。胎前產後諸病。『參蘆』苦温。『主治』吐。虚勞痰飲人弱者。以參蘆代瓜蒂。

沙參 本經上品

【釋名】沙參白色。宜砂地。久服益氣。有參贊之功用故名。『白參』白色名之。『知母』莖有白汁如乳故名歟未詳。『羊乳』根多白汁。俚人呼爲羊婆奶。『鈴兒草』象花形也。『虎鬚』說同上。『苦心』此物無心。而味不苦。不知其謂也。『文希』『識美』『志取』三名未詳。因地名亦異。逐一不載之。

【各方記述】所所山原有之。二月生苗。葉如初生小葵葉而團扁不光。八九月抽莖高一二尺。莖上之葉。則尖長如枸杞葉。而小有細齒。秋月葉間開小紫花。長二三分。狀如鈴鐸。五出。白蕊亦有白花者。並結實大如冬青實。中有細子。霜後苗枯。其根生砂地者長尺餘。大一虎口。黄土地者。短而小。根莖皆有白汁。

【辨別道地】今謂釣鐘草者是也。其草亦有杏葉與竹葉之別。花有紫白二種。而花狀根形。氣味不異。所所砂地有之。而今藥鋪。不別沙參與薺苨而混售之。今唐來者。東細長根而爲圓。其色黄。謂之鬆沙參。然與時珍取說不合。今清亦用之。和產符合時珍說。則不爲不佳。用者審擇之。『羊乳』根狀如薺苨而圓大小如拳。上有角節。折之有白汁。人取根當薺苨。味甘潤。實大勝於砂參。不得止則代用人參亦可。今藥鋪稱弦砂參者也。『薺苨』『釋名』『杏葉砂參』根如砂參而葉如杏葉。故呼之。『甜桔梗』梗甜葉如桔梗故名之。○今按沙參薺苨形狀相似。其說亦相混同。救荒野譜。既謂本草所載之杏葉沙參。則分明一種也。欲知其臧否。則繙諸本草。可以審擇之。而今不云云。

【修治】去頭剉用。或少焙用。

【氣味】淡甘微寒。無毒。

【功用】入手太陰足厥陰經。惡防己。反藜蘆。藏府無實熱肺虛寒客之作嗽者。勿服。

【主治】血結驚氣。除寒熱。補中益肺氣。療胸痺。心腹結熱邪氣。頭痛皮間邪熱。安五藏。久服利人。『牟乳』『主治』頭腫痛。益氣長肌肉。去皮肌浮風。疝氣下墜。治常欲眠。養肝氣。宜五藏風氣。補虛止驚煩。益心肺。並一切惡瘡疥癬。及身癢。排膿消腫毒。清肺火。治久欬肺痿。『薺苨』『主治』解百藥毒。利肺氣。和中明目。止痛。主欬嗽消渴。強中瘡毒丁腫。沙參牟乳薺苨。一物別種。故功用亦有大同少異也。

桔梗（本經上品）

【釋名】桔。結也。梗。綆也。其文縷結如綆也。因名。『白藥』『梗草』『薺苨』桔梗薺苨乃一類有甜苦二種。故俗呼薺苨爲甘桔梗也。

【各方記述】春生苗高尺餘。葉似杏葉而長橢。四葉相對而生。嫩時亦可煑食。夏開小花。紫碧色。頗似牽牛花。秋後結實。根如指大。黃白色。花有紫白單千瓣者。宜用紫色單瓣者。

【辨別道地】凡使勿用木梗。真如桔梗。咬之只是腥澁不堪用。根有細大。藥家謂小稱楊枝様以貴之。然不可拘泥之。應用大小俱選堅實肥白者。

【修治】刮去浮皮。及尖。浸米泔水一夜。切片。微炒用。或以百合搗爛同浸一日。剉碎微焙用。○今按在藥肆者。欲其色白。以米泔浸暴乾數日。則其色潔白浮皮亦隨去。醫家再浸米泔一夜。則恐氣味倍薄。用者審之。宜只去頭剉用。或微炒亦可。

【氣味】苦辛微溫。有小毒。○氣味有諸說。繆仲淳曰。觀其主諸病。應是辛苦甘平微溫無毒。

【功用】味厚氣輕。陽中之陰升也。入手太陰肺經氣分。及足少陰經。節皮爲之使。畏白及龍膽。忌猪肉。得牡蠣遠志療恚怒。得消石石膏療傷寒。白粥解其蔘味。風症鬱症肺症。皆不可缺。若病氣逆上。與以補下焦藥中勿用。病不屬肺者。亦不益。○時珍曰。伏砒。節皮不知謂何物也。

【主治】胸脇痛如刀刺。腹滿腸鳴。幽幽驚恐悸氣。利五藏腸胃。補血氣。除寒熱風痺。溫中消穀。療喉咽痛。下蟲毒。治下痢。破血積氣。消聚痰涎。去肺熱。氣促嗽逆。除腹中冷痛。主中惡及小兒驚癇。下一切氣。止霍亂轉筋。心腹脹痛。除邪辟瘟。破癥瘕。肺癰。養血排膿。補內漏。及喉痺。利竅。除肺部風熱。清利頭目咽嗌。胸膈滯氣。及痛。除鼻塞。治寒嘔。主口舌生瘡。赤目腫痛。

萎蕤 本經上品

【釋名】『女萎』苗葉類冬青。但冬青凌冬不萎。故得獲女貞之譽。『葳蕤』葳蕤草本。葉垂之貌。此草多鬚。如冠纓下垂之緌而有威儀。故以名之。『萎蕤』移萎音相近。『萎香』未詳。『熒』其葉光瑩而象竹。『玉竹』『地節』其根多節。故有此名。『烏女』『蟲蟬』未詳。

【各方記述】處處山中有之。其根橫生。似黃精差小。黃白色。性柔多鬚。最難燥。其葉如竹。兩兩相值。亦可采根種之。極易繁也。嫩葉及根。並可煮淘食茹。○黃精萎蕤相似。最難辨。黃精根如佛掌薯。葉青黃色。而長。萎蕤根長。莖亦如桃枝。葉短青白色。黃精葉尖。萎蕤葉如七。二種共劈根長二三寸栽種也。子復種之易繁生。

【辨別道地】肆中名地黃欉黃精者是也。以肥潤而大爲佳。○今按黃精萎蕤。性味功用。大抵相近。而萎蕤功爲勝。然世人只知黃精之有功。而不知萎蕤之可用。況亦黃精不可用煎服。而今萎蕤代人參。故特舉之。而後黃精者也。

【修治】忌鐵竹刀刮去節皮。蜜水浸蒸焙用。或微炒。或水浸飯上蒸透。或酒浸蒸透用。○今按此物暴乾。經日難乾。飯上一蒸。當風日克乾。不失潤。而后洗剉。從本方製之。今售藥肆。亦酒浸蒸用而良。

【氣味】甘平無毒。

【功用】能升能降。陽中陰也。入手太陰足太陰厥陰少陰經。甘入脾。柔潤入腎。畏鹵鹹。士材曰。滋益陰精。與地黃同功。增長陽氣。與人參同力。潤而不滑。和而不偏。譬諸盛德人無往不利。繆仲淳曰。純而不駁。和而不偏。有益無損。故無簡謬。可謂知萎蕤者也。

【主治】主中風暴熱。不能動搖。跌筋結肉。諸不足。久服去面黑䵳。好顏色。主潤澤。心腹結氣。虛熱濕毒腰痛。莖中寒。及目痛眥爛淚出。時疾寒熱。內補不足。去虛勞客熱。頭痛不安。補中益氣。除煩悶。止消渴。潤心肺。補五勞七傷。虛損腰脚疼痛。天行熱狂。服食無忌。主風溫自汗灼熱。及勞瘧寒熱。脾胃虛乏。男子小便頻數。失精。一切虛損。

黃精 本經上品

【釋名】以其得坤土之精粹。故謂之黃精。

【各方記述】苗葉與萎蕤相似。根如白芨。多生北方山中。大者苗高五六尺。根如拳。夏月開小白花。結子如黍粒。

【辨別道地】肆中稱生姜樣黃精者。真也。

【修治】洗淨後蒸。從巳至子。薄切暴乾用。

【氣味】甘平無毒。

【功用】忌梅實。

【主治】補中益氣。除風濕。安五藏。補五勞七傷。助筋骨。耐寒暑。益脾胃。潤心肺。補諸虛。填精髓。下三尸蟲。

知母 本經上品

【釋名】補陰藥用之。以其能知血之母故名。『蚳母』宿根之旁。初生子根。狀如蚳蝱之狀故名。『連母』『蝭母』蝭音提。蚳訛爲提。『水母』『地參』『水參』『蕁』音覃。『莐藩』音沉煩。『苦心』『兒草』諸名未詳。

【各方記述】葉如韭。花如韭。故一名韭逢。四月開青花。八月結實。

【辨別道地】和漢俱皆真。擇其黃色有毛。似菖陽而肥潤用之。腐者不可用。

【修治】須以竹刀去毛剉。勿令犯鐵器。損腎。引經上行用酒浸焙。下行鹽水潤焙。久炒如褐色。

【氣味】辛苦寒。無毒。

【功用】氣味俱厚。沉而降陰也。陰中微陽。入足陽明手太陰經氣分。得黃柏及酒良。能伏鹽及蓬砂。陽痿及易舉易痿。洩瀉脾弱。飲食不消化。胃虛不思食。腎虛溏洩等證。法並禁用。

【主治】消渴熱中。除邪氣。肢體浮腫。下水。補不足。益氣。療傷寒久瘧。煩熱。脇下邪氣。膈中惡。及風汗內疸。心煩燥悶。骨熱勞往來。產後蓐勞。腎氣勞。憎寒虛煩。熱勞。傳尸疰病。通小腸。消痰止嗽。潤心肺。安心止驚悸。涼心去熱。治陽明火熱。瀉膀胱腎經火熱。厥頭痛。下痢腰痛。喉中腥臭。瀉肺火。滋腎水。治命門相火有餘。安胎止子煩。

天麻 宋開寶

【釋名】以形名。形如黃瓜。味辛而辣。故呼爲瓜天麻。『赤箭芝』芝類莖如箭幹赤色。葉生莖端。遠見箭有羽故名之。『獨搖芝』有風不動。無風自搖。『定風草』二名以性異而名。『離母』『合離草』二名以根異而名。『神草』『鬼督郵』以功而名。

【各方記述】葉如芍藥而小。當中抽一莖直上如箭幹。莖端結實。狀若續隨子。其根連一二十枚。猶如天門冬百部之類。四月開花。○今考中華產有葉。見和產一莖一花。如葱花。而無枝葉。餘皆相同。和產出奧州。他處未聞有之。

【辨別道地】和漢可俱用。破開明亮堅實者佳。

【修治】濕紙包於糠火中煨熟。取出切片。酒浸焙用。

【氣味】甘辛平。無毒。

【功用】苦平。陰中之陽也。入足厥陰太陽經。風藥多燥。風能勝濕故也。凡病人覺津液衰少。口乾舌燥。咽乾爲痛。大便閉澁。病火炎上頭暈。血虛頭痛及南方似中風。皆禁用之。

【主治】消癰腫。下支滿。寒疝下血。諸風濕痺。四肢拘攣。小兒風癇驚氣。利腰膝。強筋力。治冷氣瘰痺。攤緩不隨。語多恍惚。善驚失心。助陽氣。通血脈。治風虛眩暈頭痛。

白朮 本經上品

【釋名】有白朮。赤朮。故以名分之。朮字篆文象其根幹枝葉之形。『山薊』其葉似薊。而味似姜芥。一名山芥。一名天薊。『揚枹』揚州多種白朮。其狀如鼓枹。故有揚枹枹薊之名。『馬薊』馬者以大名乎。『山姜』以形味而名。『山連』未詳。『吃力伽』西域名之。

【各方記述】朮有兩種。白朮梢大有毛。而無椏根。甜而少膏。可作丸散用。赤朮葉細無椏。根小苦。多膏可作煎用。春生苗青色無椏。莖作蒿幹狀。青赤色。長二三尺以來。夏開花紫碧色。亦似刺薊花。或有黃白色者。入伏後結子。至秋而苗枯。根似姜而旁有細根。皮黑心黃白色。中有膏液。○和邦稱白朮者。高一二尺。葉三葉一朵。似杏而鋸齒。莖強直。四五月開青白花。形如夏枯草花狀。而中有子。是乃蒼朮也。

【辨別道地】和漢俱有之。而漢爲真。今所渡者。合雲頭朮。鷄腿朮之說。最爲上品。一種稱片白朮。川白朮者。性味功用稍劣之。和邦蒼白二朮同一物。藥肆以老根爲蒼朮。以嫩根爲白朮。以售之。今醫家亦以老爲白。以嫩爲蒼而用之。俱皆不是。白朮可必用漢產。和產稱三好丸白朮者。乃蒼朮嫩根也。

【修治】浸米泔。去頭剉炒用。又土製。取陳壁土。或土器碎粉拌之炒過。篩去土而用之。其餘有蜜水姜汁乳汁之製。或曰白朮不必泔浸。煖胃炒用。其餘皆生用可也。

【氣味】苦甘辛溫無毒。

【功用】味苦而甘。性溫味厚氣薄。可升可降。陽中之陰也。入手太陽少陰足太陰陽明少陰厥陰經。防風地榆爲使。忌桃李菘青魚雀肉。癰疽毒禁用。爲多生膿。白朮得中宮中和之氣。爲除風痺之上品。然脾虛無濕者。用之却致燥渴津液大抵陰虛燥渴。少血骨蒸。痰嗽哮喘。唇燥咽塞。便閉滯下。肝腎攻築。腹滿動氣者。切須忌之。

【主治】風寒濕痺。死肌痙疸。止汗除熱。消食。主大風在身面。風眩頭痛。目淚出。消痰水。逐皮膚間風水結腫。除心下急滿。霍亂吐下不止。利腰臍間血。益津液。暖胃消穀嗜食。治心腹脹滿。腹中冷痛。胃虛下利。多年氣痢。除寒熱。止嘔逆。反胃。利小便。主五勞七傷。補腰膝。長肌肉。治冷氣痃癖氣塊。婦人冷癥瘕。除濕益氣。和中補陽。消痰逐水。生津止渴止瀉痢。消足脛濕腫。除胃熱肌熱。得枳實消痞滿氣分。佐黃芩安胎清熱。補肝風虛。主舌本強。食則嘔。胃脘痛。身體重。心下急痛。心下水痞。衝脈爲病。逆氣裏急。臍腹痛。

蒼朮

【釋名】其色蒼黑故名之。朮濁也。『赤朮』『山精』『仙精』朮者。山之精也。服之令人長生。辟穀致神仙。故有名『山薊』說見白朮條下。『茅君』『寶篋』茅。茅山也。朮以茅山爲好。君主也。寶篋美稱也。

【各方記述】和產所所有之。和以有蒼朮而無白朮。而已形狀於白朮條下謂之者。乃是也。若強分二朮。則其根色白黃。而形如槌。味微苦甘而氣不烈者。可爲白朮也。其根如姜。色黑蒼而味苦辛氣烈者。可爲蒼朮也。予在東北西南諸州而親探之。屢致觀誤。謂有二朮而今熟思則不然。其色蒼白。其狀小大。其味厚薄。是皆土地而雖有少異。俱下物也。強勿分二朮以用之。

【修治】製法。同白朮。蓋二朮留皮者。當以米泔水浸半日。去粗皮。肆售者。多剉淨。不可水浸。更泄性味。凡用不拘州土。惟白爲勝。○或謂漢產多白。黴浸泔則雖脫亦生拙。按蒼朮生白者。非必黴。乃糟也。仲淳曰。真茅朮蒼朮。細而帶糟者也。不必脫去。而佳也。

【辨別道地】松岡先生曰。漢蒼朮氣烈多膏。不經製法。而卒爾用之。則發腹痛。宜克炒用。予亦屢試知之。製法麁則發腹痛。用者勿忽。予每療雀眼。用漢蒼朮。多得效。用和產則少見效。不知漢產多膏。故潤之而奏驗者歟。書以俟後日之案而已。

【氣味】辛烈苦温。無毒。

【功用】甘而辛烈。性温而燥。可升可降。陰中陽也。入足太陽陽明手太陰陽明太陽之經。使忌同白朮。功用亦相似。但止發之間。少有異。蒼朮氣重體沉。有雄壯上行之氣。故除上濕發汗之功最大。上能除濕。下安太陰。邪氣不傳入脾。若補中焦除濕力。大不及白朮。與白朮止汗特異。若無濕者。豈敢用哉。

【主治】風寒濕痺。死肌痙疸。作蒸餌主頭痛。消痰水。逐皮間風水結腫。除心下結滿。及霍亂吐下不止。暖胃消穀嗜食。除惡氣。弭災沴。主大風瘰痺。心腹脹痛。水腫脹滿。除寒熱。上嘔逆。下泄冷痢。治筋骨軟弱。痃癖氣塊。婦人冷氣癥瘕。山嵐瘴氣温疾。明目暖水藏。除濕發汗。健胃安脾。治痿散風。益氣總解諸鬱。濕痰留飲。或挾瘀血成窠囊。脾濕下流。濁瀝帶下。滑瀉腸風。

遠志 本經上品

【釋名】服之能益智強志。故有之稱。『小草』莖葉青色而極細小。故名之。『細草』細小同意。『棘菀』『葽繞』『醒心杖』三名未詳。

【各方記述】和漢俱有之。俱皆真。和有大葉小葉兩種。以小葉者爲是。和產所所有之。其苗細莖。其葉細小似黃楊。秋開細紫花。花鋪喚姬荻者。乃是也。

【辨別道地】皮有皺肉者良。

【修治】洗去土氣。以甘草湯浸一宿。去骨焙乾用。或浸姜汁。或浸酒。當隨本方。忌鐵器。

【氣味】苦温無毒。

【功用】陰中之陽。可升可降。腎經氣分藥也。入足少陰。長珍珠藜蘆蜚蠊蠐螬。得茯苓葵子龍骨良。心經有實火爲心家實熱。應用黃連生地黃者。禁與參朮等補陽氣藥同用。

【主治】欬逆傷中。補不足。除邪氣。利九竅。益智慧。耳目聰明不忘。強志倍力。利丈夫。定心氣。止驚悸。益精。去心下膈氣。皮膚中熱。面目黃。殺天雄附子烏頭毒。治健忘。安魂魄。令人不迷。堅壯陽道。長肌肉。助筋骨。婦人血噤失音。小兒客忤。腎積奔豚。治一切癰疽。

玄參 本經中品

【釋名】玄。黑也。其莖微似人參。故名。『黑參』『玄臺』義同于上說。『鹿腸』『正馬』『逐馬』『鬼藏』以上四味未詳。『馥草』合香家用之。故呼之。『野脂麻』以形名。

【各方記述】二月生苗。葉似脂麻對生。又如槐柳而尖長有鋸齒。細莖青紫色。七月開花。青碧色。八月結子。黑色。○恭曰。玄參根苗。並臭。莖亦不似人參。未見合香。今按此說是也。

【辨別道地】和漢皆可用。選黑潤者用之。和產關東者。根最佳。諸州多有之。

【修治】用蒲草重重相隔蒸晒。勿犯銅器。犯之損人喉。喪人目。

【氣味】鹹苦無毒。

【功用】足少陰腎經。君藥也。惡黃耆乾姜大棗山茱萸。反藜蘆。血少目昏。停飲寒熱支滿血虛腹痛。脾虛泄瀉。並不宜服。

【主治】腹中寒熱積聚。女子產乳餘疾。補腎氣。令人明目。暴中風傷寒。身熱支滿。狂邪。忽忽不知人。溫瘧洒洒。血瘕。下寒血。除胸中氣。下水止煩渴。散頸下核。癰腫。心腹痛。堅癥。定五藏熱風頭痛。傷寒勞復。治暴結熱。散瘤瘻瘰癧。治遊風。補虛損。心驚煩躁。骨蒸傳尸。邪氣。止健忘。消腫毒。滋陰降火。解斑毒。利咽喉。通小便血滯。

地榆 本經中品

【釋名】其葉似榆而長。初生布地。故名。『玉豉』其花子紫黑色如豉故名。『酸赭』其味酸。其色赭故名。

【各方記述】宿根三月內生苗。初生布地。獨莖直上。高三四尺。對分出葉。葉似榆葉而稍狹細長。似鋸齒狀。青色。七月開花如椹子紫黑色。根外黑裏紅。似柳根。

【辨別道地】用和產。近年花肆以苅萱稱和速茂加宇。不可以名同誤用。

【修治】宜生用。見火無功。

【氣味】甘酸苦寒無毒。

【功用】氣味俱薄。其體沉而降。陰中陽也。入足厥陰少陰手足陽明經。得髮良。惡麥冬。伏丹砂雄黃硫黃。性寒而下行。凡脾胃虛寒。作泄白痢。久而胃弱。胎產虛寒泄瀉。血崩。並禁服。

【主治】婦人乳產。痓痛。七傷帶下五漏。止痛止汗。除惡肉。療金瘡。止膿血。諸瘻惡瘡。熱瘡。補絕傷。產後內塞。可作金瘡膏。消酒除渴。明目。止冷熱痢。疳痢。止吐血。鼻衄。腸風。月經不止。血崩。產前後諸血疾。并水瀉。治膽氣不足。汁釀酒。治風痺。補腦。擣汁塗虎犬蚍蟲傷。

主內漏止血不足。

紫草 本經上品

【釋名】此草花紫根紫。可以染紫。故名。『紫丹』『紫芙』『茈蒑』『藐』『地血』『鴉御草』諸名未詳。

【各方記述】種紫草。三月逐壟下子。九月子熟時。刈草。春社前後采根陰乾。其根頭有白毛如茸。未花時采。則根色鮮明。花過時采。則根色黯黑惡。采時以石壓扁曝乾。收時忌人溺及驢馬糞幷烟氣。皆令草黃色。

【辨別道地】嫩而紫色染手者佳。

【修治】去根取茸細剉用。

【氣味】甘苦鹹寒。無毒。

【功用】入手足厥陰經血分。苦寒能通利九竅。痘瘡家虛脾胃弱。泄瀉不思食。小便清利者。俱禁用。

【主治】心腹邪氣。五疸。利九竅。通水道。療腫脹滿痛。以合膏。小兒瘡。及面皶。治惡瘡癬斑疹痘毒。活血涼血。利大腸。

黃連 本經上品

【釋名】其根連珠而色黃。故名。『王連』『支連』其根支連珠。故名。『滴膽芝』未詳。

【各方記述】苗高一尺以來。似菊。四月開花黃色。六月結實似芹子。色亦黃。大抵有二種。一種根粗無毛。有珠如鷹爪形而堅實。色深。一種無珠多毛而中虛。黃色稍淡。各有所宜。〇用和產。和產亦有二種。其葉似菊。又似芹者。其根亦有細大。以菊葉者爲勝。和產于賀州。佐州。常州。奧州。越州。藝州者。皆俱佳。

【辨別道地】揀色黃而肥大連珠者佳。根細者不佳。

【修治】去蘆及鬚。洗淨剉炒用。治本藏之火。生用。治肝膽之實火。以猪膽汁浸炒。治肝胆虛火。以醋浸炒。治上焦之火。以酒炒。治中焦火。以姜汁炒。治下焦之火。以鹽水或朴硝炒。治氣分濕熱之火。以吳茱萸湯浸炒。治血分塊中伏火。以乾漆水炒。治食積之火。以黃土炒。

【氣味】苦寒。無毒。

【功用】氣味俱厚。可升可降。陰中陽也。入手少陰經。黃芩龍骨理石爲使。惡菊花玄參白鮮皮芫花白僵蠶。畏款冬牛膝。解巴豆輕粉附子毒。大忌猪肉。冷水。凡病人血少氣虛。脾胃薄弱。血不足。驚悸不眠。兼煩躁熱渴。及產後不眠。血虛發熱。泄瀉腹痛。小兒痘瘡。陽虛作泄。老人脾胃虛寒作瀉。陰虛腎泄。真陰不足。內熱煩燥諸證。咸忌之。

【主治】熱氣目痛。眥傷泣出。明目。腸澼腹痛下痢。婦人陰中腫痛。主五藏冷熱。久下洩澼膿血。止消渴大驚。除水利骨。調胃厚腸。益膽。療口瘡。治止心腹痛。驚悸煩躁。潤心肺。長肉止血。天行熱疾。止盜汗。并瘡疥。治小兒疳氣。殺蟲。羸瘦氣急。鬱熱煩躁。惡心。心下痞滿。主心病逆而盛。心積伏梁。去心竅惡血。

胡黃連 宋開寶

【釋名】其性味功用。類黃連故名。「割孤露澤」胡語也。

【各方記述】出波斯國。海畔陸地。苗如夏枯草。根頭似烏嘴。折之內似鸜鵒眼者良。○和產一種之草。稱當藥一名千振。秋開紫白花。細小而味甚苦。和俗采充胡黃連。謂其能殺蟲消積。小兒初生。加甘草代用甘連湯。以爲習俗已久。謂之胡黃連。和方稱胡黃連者。皆當藥也。○今按胡黃連當藥可俱通用。和產比漢則氣味烈。而形狀雖異。是唯因其土地之有異。形氣有和烈不同。勿必疑焉。

【辨別道地】根似黃連。大而不黃。味苦。黨亦似黃連。揀外黃心黑。乾如楊柳枯枝。折之塵出如煙者。乃爲真。

【修治】削去麁皮。剉少焙用。

【氣味】苦大寒。無毒。

【功用】入足厥陰少陽經。惡菊花玄參白鮮皮。解巴豆毒。忌猪肉。使人漏精。按陰血大虛。真精耗竭。而胃氣俱弱者。雖見諸證。亦勿可輕投。不得已須與健脾安胃等藥同施爲妥。

【主治】補肝膽。明目。治骨蒸勞熱。三消。五心煩熱。婦人胎蒸。虛驚。冷熱洩痢。五痔。厚腸胃。益顏色。浸人乳汁。點目。治久痢成疳。小兒驚癎。寒熱不下食。霍亂下痢。傷寒欬嗽。溫瘧。理腰腎。去陰汗。去果子積。

黃芩 本經中品

【釋名】芩。金也。黃色應秋金也。或曰芩黔乃黑黃之色。「腐腸」腹中皆爛故名。「內虛」有孔者名之。「妒婦」心黯故比之。「經芩」經宿同意。謂舊根平。「黃文」「印頭」「苦督郵」三名未詳。「子芩」新根圓者多內實。條芩乃子芩也。「㹠尾芩」「鼠尾芩」皆以形名之。「宿芩」乃片芩破者名之。

【各方記述】苗長尺餘。莖幹粗如筋。葉從地四面作叢生。類紫草。高一尺許。亦有獨莖者。葉細長。青色。兩兩相對。六月開紫花。根如知母粗。細長四五寸。

【辨别道地】有漢來無和產。一種有朝鮮黃芩。色味不如漢產。宜擇深色堅實者用。

【修治】刮去外表。內梠切片炒之。如得酒上行。得猪膽除肝膽火。得柴胡退寒熱。得芍藥治下痢。得桑皮瀉肺火。得白朮安胎。得厚朴黃連止腹痛。

【氣味】苦寒。無毒。

【功用】氣厚味厚。陰中微陽。可升可降陰也。入手太陰少陽經。山茱萸龍骨爲之使。惡葱實。畏丹砂丹皮藜蘆。凡中寒作泄。中寒腹痛。肝腎虛而少腹痛。血虛腹痛。脾虛泄瀉。腎虛溏瀉。脾虛水腫。血枯經閉。氣虛小水不利。肺受心邪喘欬。及血虛胎不安。陰虛淋露。法並禁用。

【主治】諸熱黃疸。腸澼洩痢。逐水下血閉。惡瘡疽。蝕火瘍。瘰痰熱。胃中熱。小腹絞痛。消穀。利小腸。女子血閉。淋露下血。小兒腹痛。熱毒骨蒸。寒熱往來。腸胃不利。破壅氣。治五淋。去關節煩悶。解渴下氣。主天行熱疾。丁瘡排膿。治乳癰發背。涼心。治肺中濕熱。瀉肺火上逆。療上熱。目中腫赤。瘀血壅盛。上部積血。補膀胱寒水。安胎養陰退陽。治風熱濕熱頭痛。奔豚熱痛。火欬。肺痿。喉腥。諸失血。

柴胡 本經上品

【釋名】柴古作茈。茈柴也。胡系也。以木代系相承也。『地薰』『芸蒿』柴胡葉名。芸蒿辛香可食。地薰名亦同義。『山菜』『茹草』嫩則可茹。老則爲柴。故名之。山菜亦同義。

【各方記述】其苗葉有如竹葉者。乃和謂鐮倉柴胡者。而漢稱銀柴胡者也。藥肆名河原柴胡者。翻白草根也。名犁牛柴胡者。白頭翁根也。俱别物而誤謂之柴胡。翻白草白頭翁俱有主用。豈不辨别之哉。

【辨别道地】和漢可俱用。稱鐮倉者眞也。可用之。○漢銀柴胡。形色黃白多皺。內有黃紋。

【修治】去蘆及鬚。以水洗淨剉用。勿令犯火。欲上升。用根酒浸。欲下降用梢。

【氣味】苦平微寒。無毒。

【功用】氣味俱輕。陽也。升也。陰中陽。手足少陽厥陰經引經藥也。半夏爲使。惡皂莢。畏藜蘆女菀。其性升而發散。病人虛而氣升者忌之。嘔吐及陰虛火熾炎者。法所同忌。瘧非少陽經者。勿入。亦無益精明目之理。用者審之。

【主治】心腹腸胃中結氣。飲食積聚。寒熱邪氣。推陳致新。除傷寒心下煩熱。諸痰熱結實。胸中邪氣。五藏間遊氣。大腸停積水脹。及濕痺拘攣。作浴湯。治熱勞骨節煩疼。熱氣肩背疼痛。勞乏羸瘦。下氣消食。宣暢氣血。主時候內外熱不解。除煩止驚。消痰止嗽。早晨潮熱。寒熱往來。膽癉。婦人產前後諸熱。心下痞。胸脇痛。諸瘧。及肥氣寒熱。婦人熱入血室。小兒痘疹餘熱。五疳羸熱。

前胡 別錄

【釋名】唐韻作湔胡。名義未詳。或云根似柴胡故名。

【各方記述】前胡有數種。唯苗高一二三尺。色似斜蒿。葉如野菊而細瘦。嫩時可食。秋月開紫白花。類蛇床花。其根皮黑肉白。有香氣。今觀和產無數種。予栽圃觀之。初生如野蜀葵而葉稍厚。色深青。其根生則不香甘。乾則氣香味甘。自初生稍到長大。及老成。則葉形如不同。故誤謂有數種者也乎。

【辨別道地】和產可用。但香氣少者。性不佳。

【修治】水洗土氣。刮去蘆及鬚。剉用。忌火。

【氣味】甘辛平微寒。

【功用】味薄氣清。陽中之陰。降也。入手足之太陰陽明經。半夏為之使。惡皂莢。畏藜蘆。凡前胡之功。皆有搜風下氣之效。然可施之有餘。而不可施氣虛血少之病。故陰火煎熬真陰。凝痰發嗽。氣不歸元。以致胸脇逆滿。頭痛不因於痰。而因於陰血虛。內熱心煩。外現寒熱。而非外感者。法並禁用。明目益精。其理亦謬。

【主治】痰滿胸脇中痞。心腹結氣。風頭痛。去痰下氣。治傷寒寒熱。推陳致新。去熱實。及時氣內外俱熱。治一切氣。破癥結。開胃下氣。通五藏。主霍亂轉筋。骨節煩悶。反胃嘔逆。氣喘欬嗽。安胎。小兒一切疳氣。清肺熱。化痰熱。散風邪。

防風 本經上品

【釋名】防者。禦也。其功療風最要。故名。『銅芸』『回芸』未詳。『回草』其花如茴香。『屏風』防風隱語也。『蔄根』其氣如芸蒿蔄蘭也。『百枝』『百蜚』名義未詳。

【各方記述】根土黃色。與蜀葵相類。稍短。莖葉俱青綠色。莖深而葉淡。葉似青蒿而闊大。又似青蒿葉。而稀疎。似茴香。開細白花。結實似胡荽子而大。〇和謂防風者。有數種。削防風者。葉似牡丹。色淺綠。俗謂牡丹人參。其根大。削之而售。木防風者。嫩時為菜。莖青有香氣。乃防葵而非防風。又有濱防風者。葉如防葵而莖紫。而根長一二尺。黃白。生海濱砂地。栽之園圃。亦繁茂。味辛甘而無毒。是亦防葵類也。削濱俱與防風大異也。今謂山人參者。莖葉大似胡蘿蔔。乃真防風也。

【辨別道地】和漢俱有之。市中稱筆防風者。入藥宜用之。唐來者。陳舊而多蠹蛀。以黃色而潤者。可揀用。叉頭者發狂。叉尾者發痼疾。宜禁之。

【修治】水洗去蘆。及二歧黑皮。剉用或微焙。

【氣味】甘辛溫無毒。

【功用】氣味俱薄。浮而升。陽也。入手足太陽經之本藥。又行足陽明太陰二經。爲肝經氣分藥。畏萆薢。殺附子毒。惡藜蘆白斂乾姜芫花。按脾虛氣逆。陰虛盜汗。陽虛自汗。溏泄不因寒濕等症。俱同忌。

【主治】大風頭眩痛。惡風。風邪。目盲無所見。風行周身。骨節疼痛。煩滿脇風痛。頭面遊風去來。四肢攣急。下乳金瘡內痙。治三十六般風。男子一切勞劣。補中益神。風赤眼。止冷淚及癱瘓。通利五藏。關脈。治上焦風邪。瀉肺實。散頭目中滯氣。經絡中留濕。主上部見血。搜肝氣。

獨活本經上品

【釋名】獨。一也。活。生也。一莖直生。不爲風搖。故名。『羗活』羗地名。『羗青』『獨搖草』此草得風不搖。無風自動。故名。『護羗使者』『胡王使者』獨活似羗中來者爲良。故有二名。『長生草』未詳。

【各方記述】時珍曰。獨活羗活。乃一類二種。以中國者爲獨活。以西羗者。爲羗活。李中梓曰。羗活獨活。本一物二種。正如川芎蕪芎。白朮蒼朮之義。入用微有不同耳。後人以爲二物者非也。大明曰。獨活是羗活母也。和邦自古執此說。以不察羗獨元來有二種。以宿新分二活者也。

【辨別道地】獨活羗活。和漢俱有焉。和稱獨活者。宇土舊根也。和與漢。微似而大別。漢亦有二種。有節而如鞭者。無節而黑皮者。今以鞭節者爲真。和比漢則形狀雖不同。和劑用來之久。而知其功之可用。則不可爲非也。以漢來者爲真。近年藥肆出真羗活者。殆逼真。予得一草栽之。採根曝乾。其形狀氣味。俱不異。知是真羗活也。和稱羗活者。宇土新根也。故可用之。況亦和羗活。既用獨活。獨羗一物。主治亦相似。則不拘古方。而必併用。而惟用獨活亦可矣。

【修治】『獨活』洗土氣。去皮剉乾。或焙用。『羗活』去黑皮腐爛用。

【氣味】『獨活』甘苦辛微温。無毒。『羌活』苦辛温。無毒。

【功用】獨活氣厚味薄。沉而升。陰中陽也。足少陰行經之藥。羌活氣味俱薄。而升陽。手足太陽引經風藥。入手足厥陰少陰經氣分。凡血虛頭痛。及偏身疼痛。骨痛。因而無寒熱者。此屬內證。誤用反致作劇。

【主治】風寒所擊。金瘡止痛。奔豚癇痓。女子疝瘕。諸風賊。百節痛風。無問新久。諸中風濕冷。奔喘逆氣。皮膚苦痒。手足攣痛。勞損風毒。齒痛。『羌活』治賊風失音不語。多痒。手足不遂。口面喎斜。遍身𤸷痺。血癩。『羌活』『獨活』治一切風并氣。筋骨攣拳。骨節酸疼。頭旋目赤。疼痛。利五藏。及伏水氣。風寒濕痺不仁。諸風掉眩。頸難伸。去腎間風邪。搜肝風。瀉肝氣。治項強腰脊痛。散癰疽敗血。

升麻 本經上品

【釋名】其葉似麻。其性升。故名。『周麻』周。或指周地。如今人呼川升麻之義。『落新婦』名義未詳。

【各方記述】春生苗。高三尺許。葉似麻葉。並青色。四五月花開似粟穗白色。六月以後。結實。根如蒿根。紫黑色。多鬚。○和產所在有之。花如粟穗白色。根赤小。而不似唐來之根大。而紫黑者。不可爲真。又有一種。花紫色。如粟穗。葉如麻葉。莖有小毛。高三尺以來。根大而黑者。希有之。可以爲真。又有形狀短小。花葉可愛者。花舖稱淡雪。本草所謂落新婦。乃小升麻也。或以海根苧麻爲升麻者。皆不是。

【辨別道地】和漢俱有之。漢來者。其形細而黑。極堅實。削去皮。青綠色者。謂之鷄骨升麻。外黑裏白。堅實者。謂之鬼臉升麻。今肆中稱俱俱利者。形者。形如烏藥。可用之。近年藥肆出真升麻者。形狀殆逼真。但味微苦澁。恐少升提之功。

【修治】洗土氣。去頭節。黑皮及鬚腐爛。而剉用。忌火。

【氣味】甘辛苦平微寒。無毒。

【功用】氣味俱薄。浮而升。陽也。爲足陽明太陰引經之藥。得葱白白芷。入手陽明太陰。引石膏。止陽明齒痛。參芪非此引不能上行。同柴胡引生發之氣上行。同葛根能發陽明之汗。凡吐血鼻衄。欬嗽多痰。陰虛火動。氣逆嘔吐。怔忡顛狂。上盛上虛症。切勿誤投。

【主治】解百毒。殺百精。辟瘟疫瘴氣。邪氣。蠱毒。中惡腹痛。時氣毒癘。頭痛寒熱。風腫諸毒。喉痛口瘡。疳䘌。遊風。腫毒。小兒驚癇。熱壅不通。療癰腫。豌豆瘡。水煎綿沾拭瘡上。治陽明頭痛。補脾胃。去皮膚風邪。解肌肉間風熱。療肺痿。欬唾膿血。能發浮汗。牙根浮爛。惡臭。太陽衄衂。爲瘡家聖藥。消斑疹。行瘀血。治陽陷眩暈。胸脇虛痛。久泄下痢。後重遺濁。帶下崩中。血淋下血陰痿足寒。

苦參 本經上品

【釋名】苦以味名。參以功名。『苦識』『苦骨』以形與味名。『地槐』『水槐』『菟槐』『驕槐』『野槐』以葉如槐而名。『白莖』『岑莖』『綠白』『陵郎』『虎麻』皆以似色而名乎。

【各方記述】生苗高三四尺以來。葉碎青色。極似槐葉。春生冬凋。其花黃色。七八月結角。如蘿蔔子。角內有子二三粒。如小豆而堅。

【辨別道地】揀黃色指大肉白。嚼之極苦者佳。

【修治】用糯米泔浸一宿。其腥穢氣。浮在水面上。須重重淘過。蒸乾。少入湯藥。多作丸服。治瘡浸酒。治腸風炒至烟起爲末。

【氣味】苦寒。無毒。

【功用】氣沉純陰。足少陰腎經君藥也。又入手陽明足厥陰經。玄參爲之使。惡貝母菟絲漏蘆。反藜蘆。伏汞。制雌黃焰消。此物雖能洩血中之熱。除濕熱生蟲。爲癘。然以其味大苦。氣大寒。久服損腎氣。肝腎虛而無大熱者。勿服。

【主治】心腹結氣。癥瘕積聚。黃疸。逐水。除癰腫。明目止淚。除伏熱腸澼。止渴醒酒。小便黃赤。療惡瘡。下部䘌積酒飲。治疥殺蟲。治惡蟲脛酸。熱毒風。皮煩燥生瘡。赤癩眉脫。除大熱嗜睡。治腹中冷痛。中惡腹痛。殺疳蟲。炒存性。米飲服。治腸風瀉血。并熱痢。

白鮮皮 本經上品

【釋名】此草根白色。作羊羶氣。故名。『白羶』『白羊鮮』『地羊鮮』鮮者。羊之氣。以上諸名據之。『金雀兒椒』其子累累如椒。故有此名。

【各方記述】其葉似茱萸。高尺餘。根皮白而心實。花紫白色。

【辨別道地】漢來者。真也。和無產。知者。市人乃剝木槿根皮。以假充真者。甚非是矣。

【修治】洗土氣。去麄皮。剉用。

【氣味】苦寒。無毒。

【功用】氣寒善行。味苦性燥。足太陰陽明經。去濕熱藥也。兼入手太陰陽明。惡螵蛸桔梗茯苓萆薢。凡得牛膝石斛薏苡仁黃柏蒼朮。療足弱頑痺。去下部濕熱。

多加金銀花。佐以漢防己。治下部一切濕瘡。

【主治】頭風黃疸。欬逆淋瀝。女子陰中腫痛。濕痺。死肌。不可屈伸。起止行步。瘰四肢不安。時行腹中大熱。飲水。小兒驚癇。婦人產後餘痛。治一切熱毒。風。惡風。瘡疥。癬。赤爛。眉髮脫脆。皮肌壯熱惡寒。解熱黃。酒黃。急黃。穀黃。勞黃。通關節。利九竅。及血脈。通小便。水氣。天行時疾。頭痛眼疼。治肺嗽。

延胡索 宋開寶

【釋名】玄。言其色。胡言生胡國。索言其苗交紐也。『延胡索』本名玄胡索。避宋真宗諱改玄爲延也。

【各方記述】三茅山西上龍洞種之。每年寒露後栽。立春後生苗。葉如竹葉樣。三月長三寸高。根叢生如半卵樣。立夏掘起。

【辨別道地】有漢來而無和產。亦無僞雜。茅山玄胡索。如半夏。皮青黃。肉黃。形小而堅。此品最爲佳。西玄胡索大而皮黑。肉黃。此樣力微。

【修治】剉微炒用。上部酒炒。中部醋炒。下部鹽水炒。

【氣味】苦甘辛溫。無毒。

【功用】可升可降。陰中陽也。純陽浮也。入手足太陰厥陰經。活血氣之神藥也。然能走而不能守。故經事先期。及一切無血熱爲病。凡崩中淋露。皆應補氣血。涼血。清熱則愈。一切辛走之藥。法所應禁。

【主治】破血。婦人月經不調。腹中結塊。崩中淋露。產後諸血病。血運。暴血衝上。因損下血。煮酒或酒磨服。除風。治氣。暖腰膝。止暴腰痛。破癥癖。撲損瘀血。落胎。治心氣小腹痛。散氣治腎氣。通經絡。活血利氣。止痛通小便。

貝母 本經中品

【釋名】形如聚貝子。故名。莔音萌。一作蝱。謂根狀如蝱也。『勤母』『苦菜』『苦花』『空草』『藥實』諸名義未詳。

【各方記述】二月生苗。莖細青色。葉亦青。似蕎麥葉。隨苗出。七月開花。碧綠色。形如鼓子花。八月採根。有瓣子。黃白色。此有數種。○和有一種。一幹開白花。狀似百合。有芬芳可愛。葉如牛蒡葉。或有似南星葉者。根亦如百合。一顆大如龍眼。乾則片片眞如貝母。亦是貝母之類也。

【辨別道地】漢可用黃白輕鬆者爲良。油黑重硬者勿用。獨顆非兩片者。名丹龍眼。不可入藥。誤服令人筋脈永不收用。黃精小藍汁合服立愈。今藥肆以粒小者爲上品。以粒大者爲下品。按本草無大小之辨。頤生微論。既謂選大者。則小爲上之說。甚不可用也。

【修治】去心。糯米拌炒。米熟爲度。或去心。剉浸生姜汁。日乾焙用。

【氣味】苦辛平寒無毒。

【功用】陰中微陽。可升可降。陰也。入手太陰少陰經。厚朴白微爲之使。長秦艽反烏頭。俗以半夏燥有毒。代以貝母。不知貝母寒潤。乃太陰肺經之藥。肺爲燥金。性喜潤。故專主肺家燥痰。半夏燥濕。乃太陰脾經。陽明胃經之藥。脾爲濕也。性喜燥。故專主脾胃濕痰。兩者天淵。何可代乎。若痰在脾經。誤用貝母之潤。投以所惡。可翹首待斃矣。如南星半夏天麻蒼白朮茯苓類治之者。均非貝母之所司也。

【主治】傷寒煩熱。淋瀝。邪氣。疝瘕。喉痺。乳蛾。金瘡。風痙。療腹中結實。心下滿。洗洗惡風寒。目眩項直。欬嗽上氣。止煩熱渴。出汗。安五藏。利骨髓。消痰潤心肺。末和沙糖丸。含止嗽。燒灰油調傅。人畜惡瘡。斂瘡口。主胸脇逆氣。時疾黃疸。研末點目去翳。以七枚作末。酒服。治產難及胞衣不出。與連翹同服。主項下瘤癭疾。

茅根本經中品

【釋名】茅葉如矛。故名。『茹根』其根牽連謂之茹。易曰拔茅連茹是也。『蘭根』未詳。『地筋』根狀如筋。故名。

【各方記述】春生芽。布地如針。俗謂之茅針。亦可噉。其益小兒夏生白花。茸茸然至秋而枯。其至潔白。六月采之。

【辨別道地】茅有數種。所謂白茅。菅茅。黃茅。色茅。惟有茅針之根爲藥。茅花亦入藥。

【修治】洗土氣。去皮節。剉用。或焙。忌鐵器。

【氣味】甘寒無毒。

【功用】因寒發噦。中寒嘔吐。濕痰停飲發熱。並不得服。

【主治】勞傷虛羸。補中益氣。除瘀血。閉寒熱。利小便。下五淋。除客熱在腸胃。止渴堅筋。婦人崩中。久服利人。主婦人月經不勻。通血脈淋瀝。止吐衄諸血。傷寒噦逆。肺熱喘急。水腫黃疸。解酒毒。『茅針』『氣味』甘平無毒。『主治』下水治消渴。能破血通小腸。治鼻衄及暴下血。惡瘡癰腫。傅金瘡止血。『茅花』『氣味』甘温無毒。『主治』煎飲止吐血衄血。抹塞鼻。傅灸瘡不合。罨刀箭金瘡止血幷痛。

龍膽

【釋名】葉如龍葵。味苦如膽。因爲名。『陵游』名義未詳。

【各方記述】宿根黄白色。下抽根十餘條。類牛膝。而短。直上生苗。高尺餘。四月生葉。如嫩蒜。細莖如小竹枝。七月開花。如牽牛花。作鈴鐸狀。青碧色。冬後結實。苗便枯。俗呼草龍膽。又山龍膽。味苦澁。葉經霜雪不凋。與此同類。而别種也。

【辨别道地】和産可用。

【修治】銅刀切去鬚及頭。剉細。甘草湯浸一宿。漉出。暴乾用。

【氣味】苦澁。大寒。

【功用】氣味俱厚。沉而降。陰也。足厥陰少陽經氣分藥也。其用有四。除下部風濕一也。及濕熱二也。臍下至足腫痛三也。寒濕脚氣四也。下行之功。與防己同。賁衆小豆爲之使。惡地黄防葵。凡病脾胃兩虚。因而作泄者忌之。凡病虚而有熱者。勿用。空腹服餌之。令人溺不禁。以其太苦。則下泄太甚。故也。

【主治】骨間寒熱。驚癇邪氣。續絶傷。定五藏。殺蠱毒。除胃中伏熱。時氣温熱。泄下痢。去腸中小蟲。益肝膽氣。止驚惕。治小兒壯熱骨熱。驚癇入心。時疾熱黄。癰腫。口乾。客忤疳氣。熱狂。明目止煩。治瘡疥。去目中黄。及睛赤腫脹。瘀肉高起。痛不可忍。退肝經邪熱。除下焦濕熱之腫。膀胱火。療咽喉痛。風熱盜汗。

細辛 本經上品

【釋名】根細而味極辛。故名之。『小辛』『少辛』義同上。

【各地記述】葉似小葵。柔莖細根。直而色紫。味辛者。細辛也。葉似馬蹄。莖微粗。根曲而黄白色。味亦辛者。杜衡也。一莖直上。莖端生葉。如繖。根似細辛。微粗。直而黄白色。味辛微苦者。『鬼督郵』也。似鬼督郵。而色黑者。『及己』也。葉似小桑。根似細辛。微粗長。而黄色。味辛而有臊氣者。『徐長卿』也。葉似柳。而根似細辛。粗長。黄白色。而味苦者。『白微』也。似白微而白直。味甘者。『白前』也。或曰。細辛根味極辛。有紫白二色。南部地方。有之。藥肆中往往以馬蹄香充之。非是。又有杜衡與馬蹄香相類。俱根麁而少辛味。本草註混二物爲一。蓋繇不識杜衡也。杜衡其氣如蘼蕪。北地有之。或曰。以加茂葵爲細辛。其根甚辛。和俗稱細辛者。杜衡也。漢人亦混亂之。又山野二種。有根味似細辛者。俗稱細葉細辛者。應是白微。拙按加茂葵味雖薄。亦細辛一類也。松岡先生曰。杜衡細辛一物也。按爾雅衡。杜衡杜若之通名。而係于芳草。本草有杜衡亂細辛之說。諸家因襲而不正。終杜衡細辛分爲二物。不知杜衡莖葉。細辛是根也。猶莎草香附天麻赤箭荷藕大戟澤漆之例。分苗根之名。而非二物。（略下）先生此說可謂解千歲之疑惑者也。

【辨別道地】和漢俱在焉。長直如髮。習習辛辣似蜀椒者爲真。和產以佐渡秋田爲上。南部次之。今有薩摩。逼真可用之。

【修治】切去蘆頭。剉用。忌火。擇去雙葉者。服之害人。

【氣味】大辛溫。無毒。

【功用】氣厚于味。陽也。升也。入足厥陰少陰血分。爲手少陰引經之藥。惡黃芪狼毒山茱萸。忌生菜狸肉。畏消石滑石。反藜蘆。細辛燥烈。凡血虛內熱。因成頭痛欬嗽者。痛戒之。

【主治】欬逆上氣。頭痛腦動。百節拘攣。風濕痺痛。死肌。久服明目。利九竅。溫中下氣。破痰利水道。開胸中滯結。除喉痺。齆鼻不聞香臭。風癇癲疾。下乳。結汗不出。血不行。安五藏。益肝膽。通精氣。添膽氣。治嗽去皮風濕癢。風眼淚下。除齒痛。血閉婦人血瀝腰痛。含之去口臭。潤肝燥。治督脈爲病。脊強而厥。治口舌生瘡。大便燥結。起目中倒睫。

當歸 本經中品

【釋名】當歸調血。爲女人要藥。有思夫之意。故有此名。妊婦產後。氣血昏亂者。服之即定。能使氣血各有所歸。故名。『乾歸』『山蘄』『白蘄』蘄古芹字。特以花葉似芹故得名。『文無』古人相贈以芍藥相招以文無。文無一名當歸。芍藥一名將離。

【各方記述】春生苗。綠葉有三瓣。七八月開花。似蒔蘿。淺紫色。根黑黃色。以肉厚而不枯者爲勝。今觀和產者。紫花少而白花多矣。

【辨別道地】和漢俱可用。和產大和越後者爲良。出于大和者。本草所謂馬尾當歸也。出于越後者。本草所謂鑱頭當歸也。大和比較越後。則有滋潤。以可爲勝。

【修治】凡用去頭尖硬處。併塵土。以水洗淨。切片。微焙。〇行表酒洗。行上酒浸。頭止血而上行。身養血而中守。梢破血而下流。全活血而不走。

【氣味】甘辛溫。無毒

【功用】氣味厚。可升可降。陽中微陰。入手少陰足太陰厥陰經血分。惡䕡茹濕麪。畏菖蒲海藻牡蠣生姜。制雄黃。與白朮芍藥生熟地則滋陰而補腎。與川芎則上行頭角。治血虛頭痛。入薏苡牛膝則下行足膝。治血不榮筋。同四物加炒黑姜炒黑豆澤蘭益母。治婦人產後百病。同地榆金銀花滑石紅曲。治帶下純血。裏結後重。同牛膝鱉甲橘皮生姜。治瘧在陰分。久不止。然其性泥滯。風邪初旺。及氣鬱者。宜少用之。凡腸胃薄弱。泄瀉及一切脾胃病。惡食不思食者。並用禁之。即在產後胎前。亦不可用。

【主治】欬逆上氣。溫瘧寒熱。洗洗在皮膚中。婦人漏下絕子。諸惡瘡。煑汁飲之。溫中止痛。除客血內塞。中風痙。汗不出。濕痺中惡。客氣虛冷。補五藏。生肌肉。止嘔逆。虛勞寒熱。下痢。腹痛。齒痛。女人瀝血腰痛。崩中。補諸不足。治一切風。一切氣。補一切勞。破惡血。養新血。及癥癖腸胃冷。治頭痛心腹諸痛。潤腸胃筋骨皮膚。治癰疽。排膿止痛。和血補血。主痿躄嗜臥。足下熱而痛。衝脈爲病。氣逆裏急。帶脈爲病。腹痛腰溶溶如坐水中。

川芎

【釋名】出蜀中。四川。故名之。元名芎藭。或云頭芎窿窮。高之象也。此藥上行。治頭腦諸疾。故有名。『胡芎』以胡戎者爲佳。故名。『香果』香草故名。『山鞠窮』左傳曰。有山鞠窮。『蘼蕪』葉爲蘼蕪。根爲川芎。『撫芎』小者也。

【各方記述】生葉似水芹胡荽蛇牀輩。作叢而莖細。其葉倍香。七八月開碎白花。如蛇牀子花。根堅瘦。黃黑色。關中出者。形塊重實。作雀腦狀者。爲雀腦芎最有力。

【辨別道地】和漢俱可皆用。有大葉小葉二種。大葉者。無香氣。乃撫芎也。和產丹後爲上。山城大和次之。豐後爲下。近歲有出於奧州者。形塊重實。裏色白不油。嚼之微辛甘者。佳也。宜擇用。

【修治】洗土氣。去蘆頭。剉用。忌火。

【氣味】辛苦溫。無毒。

【功用】氣厚味薄。浮而升。陽也。少陽本經引經藥。入手足厥陰氣分。白芷爲之使。畏黃連。伏雌黃。得細辛。療金瘡止痛。得牡蠣。療頭風吐逆。凡病人上盛下虛。虛火炎上。嘔吐。欬嗽不止。自汗易汗盜汗。咽乾口燥。發熱作渴。煩燥。法並忌之。

【主治】中風入腦。頭痛寒痺。筋攣緩急。金瘡。婦人血閉無子。除腦中冷動。面上遊風去來。目淚出。多涕唾。忽忽如醉。諸寒冷氣。心腹堅痛。中惡卒急腫痛。脇風痛。溫中內寒。腰脚軟弱。半身不遂。胞衣不下。一切風。一切氣。一切勞損。一切血。補五勞。壯筋骨。調衆脈。破癥結。宿血。養新血。吐血。鼻血。溺血。腦癰發背。瘰癧瘿贅痔瘻瘡疥長肉排膿。消瘀血。捜肝氣。補肝血。潤肝燥。補風虛燥濕止瀉痢。行氣開鬱。蜜和大丸夜服治風痰齒根出血含之。

藁本本經中品

【釋名】本根也。根上苗下似禾藁。故名。『藁茇』山海經名之。『鬼柳』『鬼新』『微莖』三名未詳。

【各方記述】葉似白芷。又似水芹而大。五月有白花。七八月結子。根紫色。

【辨別道地】漢來者。有二種。稱鷺牛樸者。真也。稱川芎樸者。非真。多用大葉。芎藭根假僞者也。

【修治】洗土氣。去蘆。剉。少焙用。

【氣味】苦辛微溫。無毒。

【功用】氣厚味薄。升也。陽也。足太陽本經藥。惡䕡茹。畏青葙子。與木香同用。治霧露之清邪中於上焦。既治風。又治濕。各從其類也。若溫病頭疼發熱口渴。或骨疼及傷寒發於春夏。陽證頭疼。產後血虛火炎頭痛。皆不宜服。

【主治】婦人疝瘕。陰中寒腫痛。腹中急。除風頭痛。長肌膚悅顏色。辟霧露。療風邪嚲曳。金瘡。治一百六十種

惡風。鬼注流入。腰痛冷。小便通血。去頭風皯皰。太陽頭痛。巔頂痛。大寒犯腦。痛連齒頰。頭面身體皮膚風濕。督脈爲病。脊強而厥。治癰疽排膿內塞。

白芷本經上品

【釋名】『白茝(音芷)』齊謂之茝『芳香』『澤芬』生於下澤。有芳香。故名。『苻離』楚謂之蘺。『虈』晉謂之虈。『莞(音管)』『葉名蒚』『麻藥』楚謂之藥。

【各方記述】春生葉相對。婆娑紫色。闊三指許。花微黃。入伏後。結實。立秋後。苗枯。二八月采曝。根長尺餘。粗細不等白色。○和產苗高三四尺。莖葉類川芎而甚大。花實亦似川芎。而葉比川芎則薄。而有香氣。採者詳之。

【辨別道地】和漢可俱用。和產以石見爲上。山城長池多種之。皆爲真。有黃澤而不蛀蠹者。宜擇用。

【修治】市人截片。削以石灰拌勻晒收。欲其不蛀。而色白。用時水洗淨。剉用。

【氣味】辛溫。無毒。

【功用】氣味俱輕。陽也。手陽明引經之藥。當歸爲之使。惡旋覆花。制雄黃硫黃毒。其性升而溫。嘔吐因於火

者禁用。漏下赤白陰虛火熾血熱所致者。勿用。癰疽已潰。宜漸減去。

【主治】女人漏下赤白。血閉陰腫。寒熱頭風。侵目淚出。長肌膚。潤澤顏色。可作面脂。療風邪久渴。吐嘔。兩脇滿。頭眩目癢。可作膏藥。治目赤弩肉。去面皯皰瘢。補胎漏滑落。破宿血。補新血。乳癰發背。瘰癧腸風痔瘻瘡痍疥癬。止痛排膿。能蝕膿。止心腹血刺痛。女人瀝血腰痛。血崩。解利手陽明頭痛。中風寒熱。及肺經風熱。頭面皮膚風痹。燥癢。治鼻淵鼻衄。齒痛眉稜骨痛。大腸風秘。小便出血。婦人血風眩運。翻胃吐食。解砒毒。蛇傷刀箭金瘡。

芍藥 本經中品

【釋名】綽約美好貌。此草花容綽約。故名。其花根能制食毒。故有藥名。『將離』芍藥離草也。『犁食』『白朮』未詳。『餘容』花色嬌嫩可愛故名。『金芍藥』花白者也。『木芍藥』花赤者也。『小牡丹』花千葉者也。『花相』以牡丹爲花王。以芍藥爲宰相。

【各方記述】春生紅芽。作叢。莖上三枝五葉似牡丹而狹長。夏初開花。有紅白紫數種。秋時采根。

【辨別道地】有和漢而漢可用。聞信州產山錫杖。又謂之土鴉結皮。掘采貨四方。花葉如單瓣芍藥而微異。即草芍藥也。吾豫州山間。有稱芍藥者。其花多淡紅。或白單瓣。而與家園者不少異。唯葉厚類牡丹。根色白。剉之則變灰色。此信州謂土鴉結皮者乎。予嘗以山芍藥。移栽家園。入初夏。已開花。花謝結實。到深秋而實熟。四折則其子深朱色。太類通草實。而與芍藥爲異。予始知信州所以稱土鴉結皮者是也。鴉者。朱也。皮者。實也。皮實通訓。則朱實也。所以山芍藥。亦與通草爲同訓矣。所謂土者。賤稱也。以是考之。則山產與家園者。似則雖似。而不同也。用者。宜明辨審詳之。又藥肆出字田芍藥。其色白。出于信州之類。而非真。近年藥肆出真芍藥。爲蒸熟堅紮者。而其形狀色味逼真。如乏唐無則用亦可也。今觀唐來者。其色皆赤。而未見白者。方書以赤白分稱之者。所謂從花色歟。未詳焉。

【修治】水浸去蘆頭。剉焙。忌鐵。多生用。避其寒。酒炒入血藥醋炒。血虛者煨用。

【氣味】苦酸寒。無毒。

【功用】氣薄味厚陰也。降也。爲手足太陰行經藥。入肝脾血分。須丸(別本作雷丸)爲之使。惡石斛芒硝。畏消石鱉甲小薊。反藜蘆。同白朮補脾。同芎藭瀉肝。同人參補氣。同當歸補血。同甘草止腹痛。同黃連止瀉痢。同防風發痘疹。同姜溫經散濕。凡中寒腹痛作泄。腹中冷痛。腸胃中覺冷等證忌之。及泄瀉。產後惡露已行。少腹痛已止。癰疽已潰。並不宜服。

【主治】邪氣腹痛。除血痺。破堅積。寒熱疝瘕。止痛利小便。益氣。通順血脈。緩中散惡血。逐賊血。去水氣。利膀胱大小腸。消癰腫。時行寒熱。中惡腹痛。治藏府擁氣。女人一切病。胎前產後諸疾。治風補勞熱。退熱除煩。強五藏。補腎氣。治時疾骨熱。婦人血閉不通。能蝕膿。益氣。驚狂。頭痛。目赤明目。腸風瀉血。痔瘻發背。瘡疥。瀉肝安脾肺。收胃氣。止瀉利。固腠理。和血脈。收陰氣。斂逆氣。理中氣。治脾虛中滿。心下痞。脇下痛。善噫。肺急脹逆喘欬。太陽鼽衄。目澀。肝血不足。陽維病。苦寒熱。帶脈病。苦腹痛滿。腰溶溶如坐水中。止下痢。腹痛後重。

牡丹皮本經中品

【釋名】牡丹乃天地之精。爲羣花首。花爲陰成實。葉爲陽發生。丹係赤色。能瀉相離陰中之火。故名。『藥根皮』『鼠姑』『鹿韭』『百兩金』以上名義未詳。『木芍藥』花似芍藥。宿幹似木。故名。『花王』羣花中以牡丹爲第一故名。

【各方記述】花有黃紫紅白數色。其莖黑白色。二月於梗上生苗葉。花瓣止五六葉爾。五月結子。黑色。類母丁香。根黃白色。可長五六寸。大如筆管。二八月採根。陰乾用。

【辨別道地】和產可用。不必拘山產。家園而可以花美者爲佳。古人謂牡丹。惟取紅白單瓣者入藥。非必是。和產山城大和多種出之。而今以山城大和爲上。以攝津爲中。但州信州亦出之。赤者利血。白者補人。揀肉厚者。可用之。

【修治】洗土氣。以銅刀劈破。去骨。酒洗微焙。

【氣味】苦辛微寒。無毒。

【功用】陰中微陽。入手厥陰足少陰經。畏貝母。大黃。兎絲子。忌蒜胡荽。伏砒。四物湯加之。治婦人骨蒸。血分伏火。非此不除。凡婦人血崩。及經行過期不淨。並忌與行血藥同用。

【主治】寒熱中風。瘈瘲驚癇。邪氣。除癥堅瘀血。留舍腸胃。安五藏。療癰瘡。除時氣。頭痛。客熱。五勞。勞氣。頭腰痛。風噤癲疾。治冷氣。散諸痛。女子經脈不通。血瀝腰痛。通關節血脈。排膿消撲損瘀血。續筋骨。除風痺。治胞下胎。產後一切冷熱血氣。治神志不足。無汗之骨蒸。衂血吐血和血生血涼血。治血中伏火。除煩熱。

木香 本經上品

【釋名】木香。草類也。本名蜜香。因其香氣如蜜也。緣沉香中有蜜香。遂訛此爲木香。『蜜香』如上說。『青木香』後人因呼馬兜鈴根。爲青木香。乃呼此爲南木香。廣木香。以別之。『五木香』乃青木香也。一株五根。一莖五枝。五葉。葉間五節。故名之。『南木香』說見青木香下。

【各方記述】有數種。葉似羊蹄而長大。亦有如山藥而根大開紫花者。不拘時月采根芽爲藥。宗奭曰。常自岷州出塞。得青木香。持歸。葉如牛蒡但狹長。莖高二三尺。花黃一如金錢。其根卽青木香也。此種和亦有之。其根不香也。不可謂眞。

【辨別道地】漢來者。狀如枯骨。味苦粘牙者。爲良。

【修治】以竹刀剝去土氣。洗剉用。忌火。凡入理氣藥。只生用。若欲止瀉。須以麪裹煨熟用。

【氣味】苦辛溫。無毒。

【功用】氣味俱厚。沉而降。陰也。味厚於氣。陰中陽也。三焦氣分藥。能降諸氣。膹鬱。肺虛有熱者。心痛屬火者。禁用。

【主治】邪氣。辟毒。强志。主淋露。久服不夢寤魘寐。消毒殺鬼精物。溫瘧蠱毒。氣不足。肌中偏寒。治心腹一切氣。膀胱冷痛。嘔逆反胃。霍亂泄瀉。痢疾。健脾消食。安胎。九種心痛。積年冷氣。痃癖癥塊。脹痛壅氣。上衝煩悶。羸劣。女人血氣刺心痛不可忍。末酒服之。散滯氣。調諸氣。和胃氣。泄肺氣。行肝經氣。煨熟實大腸。治衝脈爲病。逆氣裏急。主脬滲小便秘。

良姜 別錄中品

【釋名】始出高良郡。花色如山姜。因名高良姜。『蠻姜』出嶺南蠻中。故名之歟。『紅豆蔻』卽高良姜子也。和藥肆誤名伊豆縮沙而售者也。功用與良姜同矣。

【各方記述】春生莖葉。如姜苗而大。高一二尺許。花紅紫色。如山姜花。

【辨別道地】和漢俱爲眞。和產根雖小。亦可通用。本草誤以杜若高良姜。別出一條。杜若卽高良姜。其子紅豆蔻也。

【修治】良姜紅豆蔻。並宜炒過入藥。亦有同吳茱萸。東壁土。炒過入藥用者。

【氣味】辛大溫。無毒。

【功用】辛熱純陽。浮也。入足太陰陽明經。噫逆胃寒者爲要藥。人參茯苓佐之。爲其溫胃。解散胃中風邪也。同酸製香附子爲末。治心口痛妙也。身熱脈數者。脾肺素有伏火者。忌之。

【主治】暴冷胃中冷逆。霍亂腹痛。下氣益聲。好顏色。煑飲服之。止痢治風。破氣腹內久冷氣痛。主風冷痺弱。轉筋瀉痢。反胃解酒毒。消宿食。含塊嚥津。治忽然惡心嘔清水。逡巡卽瘥。若口臭者。同草豆蔻爲末。煎飲。健脾胃。寬噎膈。破冷癖。除瘴瘧。

草豆蔻 宋開寶

【釋名】此對肉豆蔻而名。凡物盛多曰蔻。豆象形也。『漏蔻』南方異物志草果花性熱。淹至京師。能消酒毒。故爲果。

【各方記述】交趾嶺南有之。秋結實于草上。應時收採。殼有稜無鱗甲。似龍眼。微銳黃色。中子連綴。甚辛香。其形如豆。一顆內子有百粒。

【辨別道地】南方所產。和邦所無者也。本草載草豆蔻。與草果同條。不分主治。別名同物也。

【修治】以麪裹煨熟。去皮。用之。

【氣味】濇辛熱。無毒。

【功用】陽也。浮也。入足太陰陽明經。脾胃多寒濕。鬱滯者。與之相宜。然多用能劫脾。熱傷肺損目。

【主治】溫中心腹痛。嘔吐。去口臭氣。下氣。止霍亂。一切冷氣。消酒毒。調中補胃。健脾消食。去客寒。心與胃痛。治瘴癘寒瘧。傷暑吐下泄痢。噎膈反胃痞滿。吐酸痰飲積聚。婦人惡阻帶下。除寒燥濕。開鬱破氣。殺魚肉毒。制丹砂。

白豆蔻 宋開寶

【釋名】殼白內子如豆。一團三四十粒。似草豆蔻故名。『多骨』伽古羅國呼之。

【各方記述】其草形如芭蕉。葉似杜若。長八九尺而光澤。冬夏不凋。花淺黃色。子作朶。如葡萄。初出微青。熟則變白。七月採之。今廣州宜州亦有之。不及番舶來者。

【辨別道地】有漢來。無和產。圓大如白牽牛子。其殼厚白。其仁如縮砂仁。入藥。

【修治】去皮研細不見火。○其功全在芳香之氣。卽入湯液。但當研細。待諸藥煎好。乘沸點服妙。

【氣味】辛大溫無毒。

【功用】味薄氣厚。輕淸而升。陽也。浮也。入手太陰經。患惡心者。嚼之最佳。氣虛及肺脾胃中有熱人忌之。

【主治】積冷氣。止吐逆。反胃。消穀下氣。散肺中滯氣。寬膈進食。去白睛翳膜。補肺氣。益脾胃。理元氣。收脫氣。治噎膈。除瘧疾寒熱。解酒毒。

縮砂 宋開寶

【釋名】一名砂仁。皮緊厚縮皺微小。形色如砂故名。『縮砂蜜』實在根下。仁藏殼內。取其密藏之意。

【各方記述】生嶺南地。苗似高良姜。高三四尺。葉長八九寸。闊半寸許。三四月開花在根下。五六月成實。五七十枚。作一穗狀。似益智而圓。皮素厚而皺有粟紋。外有細刺。黃赤色。皮間細子。一團八隔。可四十餘粒。如大黍米。微黑色。內白而香。似白豆蔻。七八月采之。

【辨別道地】有漢來無和產。和藥肆以粉碎者。稱砂仁。不去殼者。稱縮砂。不知縮砂一名砂仁也。縮砂貴則雜益智以售之。可擇用。今藥肆稱東京者。爲佳。稱交趾者。粒扁小而不佳。稱伊豆縮砂者。紅豆蔻也。勿用。

【修治】去殼。包布揉取仁。剉用。或先和皮慢火炒熟。去殼研用。

【氣味】辛濇溫。無毒。

【功用】辛溫陽也。浮也。入手足太陰陽明太陽足少陰七經。得白檀香豆蔻爲使。入脾。得人參益智爲使。入肺。得黃蘗茯苓爲使。入腎。得赤白石脂爲使。入大小腸也。若腎氣不歸元。非此向導不濟。然性燥火炎者忌之。胎婦雖所宜。氣虛者。多服反致難產。

【主治】虛勞冷瀉。宿食不消。赤白洩痢。腹中虛痛。下氣。主冷氣痛。止休息氣痢。勞損。消化水穀。溫暖肝腎。上氣欬嗽。奔豚鬼疰。驚癇邪氣。一切氣。霍亂轉筋。能起酒香味和中。行氣止痛。安胎。治脾胃氣。結滯不散。補肺醒脾。養胃益腎。理元氣。通滯氣。散寒飲脹痞。噎膈嘔吐。止女子崩中。除咽喉口齒浮熱。化銅鐵骨哽。

益智 宋開寶

【釋名】脾主智。此物能益脾胃故也。

【各方記述】益智子。如筆頭長七八分。二月花連着實。五六月熟。味辛。雜五味中。飲酒芬芳。亦可鹽曝爲粽食。

【辨別道地】漢來一種。而無雜僞。

【修治】去殼。鹽水炒研用。製樣與縮砂同。

【氣味】辛溫。無毒。

【功用】可升可降。陽也。入手足少陰。足太陰經。大辛。行陽退陰之藥也。三焦命門氣弱者宜之。心者脾之母。進食不止於和脾。蓋火能生土。故古人進食。必先益智。土中益火也。如脾家有濕熱。痰火。心經與三焦火動者。俱禁服。治虛寒之症。當于補藥內兼用之。勿多服。

【主治】遺精虛漏。小便餘瀝。益氣安神。補不足。利三焦。調諸氣。夜多小便者。取二十四枚。碎入鹽同煎服有奇驗。治客寒犯胃。和中益氣。及人多唾。益脾胃。理元氣。冷氣腹痛。心氣不足。夢洩赤濁。熱傷心系。吐血血崩諸證。

肉豆蔻 宋開寶

【釋名】去殼。只用肉。花實似豆蔻而無核。故名『肉菓』對草果而言乎。『迦拘勒』胡名。

【各方記述】中國無之。今嶺南人家亦種之。春生苗。夏抽莖開花結實。似豆蔻。六七月采。狀雖似豆蔻。而皮肉之顆則不同。外有皺紋。而內有斑纈紋如檳榔紋。

【辨別道地】漢來一種。而無雜僞。形類彈丸。油色肥實者佳。

【修治】以糯米粉裹於糠火中煨熟。去粉用。勿犯鐵器。

【氣味】辛熱無毒。

【功用】入手足陽明經。足太陰經。若病人有火。瀉痢初起。及中暑熱瀉。腸風下血。濕熱積滯方盛。皆不可服。

【主治】溫中消食。止洩。治積冷心腹脹痛。霍亂。中惡鬼氣。冷疰。嘔沫冷氣。小兒乳霍。調中下氣。開胃解酒毒。下氣治宿食痰飲。冷熱虛洩。赤白痢。煖脾胃。固大腸。

補骨脂 宋開寶

【釋名】其功能補添人之骨脂。故名。『破故紙』蕃人呼爲補骨鴟。語訛爲破故紙也。婆固脂語訛也。胡韭子因其子之狀相似也。

【各方記述】生嶺南諸州及波斯國。莖高三四尺。葉小似薄荷。花微紫色。實似麻子。圓扁而黑。九月采。

【辨別道地】有漢來。而無和產。亦無雜僞。南番者色赤。廣南者色綠。

【修治】微炒用。或用鹽酒浸一宿。蒸過晒。微炒用。

【氣味】苦辛大溫無毒。

【功用】陰中之陽。可升可降。入足少陰經。惡甘草。忌芸薹及諸血。得胡桃胡麻良。性過于燥。陰虛火動。大便祕結者。戒之。

【主治】五勞七傷。風虛冷。骨髓傷敗。腎冷精流。及婦人血氣。墮胎。男子腰疼膝冷。囊濕。逐諸冷痹頑。止小便。腹中冷。助陽事。明耳目。治腎泄。通命門。煖丹田。斂精神。

姜黃 唐本草

【釋名】根盤屈黃色類生姜。而圓有節。故名。『蒁』生海南者。即莪蒁。生江南者。即爲姜黃。『寶鼎香』名義未詳。

【各方記述】葉青綠。長一二尺許。闊三四寸。有斜紋。如紅蕉葉而小。花紅白色。至中秋漸凋。春末方生。其花先生。次方生葉。不結實。八月采根。片切暴乾。

【辨別道地】鬱金姜黃蒁藥三物。形狀功用相近。折之色黃者爲鬱金。色赤者爲姜黃。黃青者爲莪蒁。一類而三種也。色比鬱金甚黃。形較鬱金稍大。兩藥實不同種。扁如乾姜形者。爲片子姜黃。圓如蟬腹形者。爲蟬肚鬱金。片子姜黃今不來。以姜形者爲姜黃。以蟬腹者爲鬱金。以別之耳。

【修治】磨去上皮。剉用。忌火。

【氣味】苦辛溫。無毒。

【功用】陽中之陰。可升可降。入足厥陰太陰經。凡病屬血虛者。勿誤用。則愈傷血分。慎之。

【主治】心腹結積。疰忤下氣。破血除風熱。消癰腫。治癥瘕血塊。通月經。撲損瘀血。止暴風痛。冷氣下食。祛邪辟惡。治氣脹。產後敗血攻心。治風痺臂痛。

鬱金 唐本草

【釋名】產于鬱林郡中。色黃類金。故名。一曰治鬱遏不能升者。因名。『馬蒁』形似莪蒁。而醫馬病。故名。

【各方記述】苗似姜黃。花白質紅。秋末出莖心而無實。其根黃赤。取四畔子根。去皮火乾。

【辨別道地】琉球國多出之。和邦亦有之。今藥舖有稱頭鬱金。稱軸鬱金。非元有二種耳。以形之大小別之。稱軸者。形似姜。故爲姜黃。形似蟬肚者。爲鬱金。而售之。其形外黃內赤。體圓有橫紋。如蟬腹狀。圓尖而光明脆徹。苦中帶甘味者。乃真。宜擇用。

【修治】水洗。剉用。

【氣味】辛苦寒。無毒。

【功用】氣味俱厚。純陰。入手少陰太陰足厥陰陽明經。凡病屬陰虛火炎。鮮血妄行。溢出上竅。而非氣分拂逆。肺肝逆氣。不可輕投也。

【主治】血積下氣。生肌止血。破惡血。血淋。尿血。金瘡。單用。治女人宿血氣。心痛。冷氣結聚。溫醋磨傳之。亦治馬脹。涼心。治陽毒入胃。下血頻痛。銖血氣心腹痛。產後敗血衝心欲死。失心顛狂蠱毒。

莪朮 宋開寶

【釋名】莪俄也。俄然茂盛。朮。濁也。根體重濁故名。『蒁藥』

【各方記述】三月生苗。高二三尺。葉類蘘荷。五月有花作穗黃色。頭微紫。根如生姜而茂在根下似鷄鴨卵。大小不常。九月采。削去粗皮。蒸熟暴乾用。

【辨別道地】和漢俱有之。而和產少矣。形狀似鬱金。葉粗澁無光澤爲異。根色帶青黃。與姜黃鬱金一物而別種也。

【修治】此物極堅硬難擣。須熱灰中煨令透。乘熱擣之。即碎如粉。得酒醋良。今人多醋浸煨用。欲入血則醋少欲入氣則火炮用之。

【氣味】苦辛温。無毒。

【功用】陽中之陰。降也。入足厥陰氣分。又入手太陰足陽明經。鬱金入心。專司血病。姜黃入脾。兼治血中之氣。蓬朮入肝。治氣中之血。稍爲不同。若氣血兩虛。脾胃素弱。而無積滯者。不可用。

【主治】心腹痛。中惡疰忤鬼氣。霍亂冷氣。吐酸水。解毒。食飲不消。酒研服之。又療婦人血氣結積。丈夫奔豚。破痃癖冷氣。以酒醋磨服。治一切氣。開胃消食。通月經。消瘀血。止撲損痛。下血及內損惡血。通肝經聚血。

三稜 宋開寶

【釋名】葉有三稜。故名。『京三稜』生荆楚地故名。荆三稜作京者。誤矣。『草三稜』形如鷄爪屈曲根上生根。『鷄爪三稜』乃草三稜也。『黑三稜』色若烏梅。輕鬆去皮白。『石三稜』色黃體重。堅硬如石。

【各方記述】三稜多生荒廢陂池濕地。春時叢生。夏秋抽莖。莖端復生數葉。開花六七枚。花皆細碎成穗。黃紫色。中有細子。其葉莖花實俱有三稜。如椶之葉莖。莖中有白穰。剖之織物。柔韌如藤。

【辨別道地】和漢俱有之。形狀圓而有鬚者爲真。形扁而成片者。茭蒲根也。或以蔌蒦根磚子苗僞雜者多矣。宜擇用。

【修治】麪包火炮。加醋浸復炒用。或煑熟焙乾亦良。

【氣味】苦温。無毒。

【功用】陰中陽。可升可降。入足厥陰經。爲血中氣藥。雖入肝經血分。然脾統血。肺主氣。宜並入焉。蓋血隨氣行。氣聚則血不流。故生癥癖之患。非此不治。其斬關之勢。能洩真氣。真氣虛者勿用。故凡用以消導。必資人參芍藥地黃之力。而後可以無弊。

【主治】老癖癥積聚結塊。產後惡血血結。通月水。墮胎。止痛利氣。治氣脹。破積氣。消撲損瘀血。婦人血脈不調。心腹痛。血暈。心膈痛。飲食不消。通肝經積血。治瘡腫堅硬。下乳汁。

香附子 別錄中品

【釋名】即莎草根也。根若附子。周匝多毛。氣香因名。『雀頭香』象雀頭。一名雀腦香。『草附子』『水香稜』葉似三稜。故名。『水巴戟』義同上。『水莎』『侯莎』其實緹是也。『莎結』根名。『夫須』『薹笠』名。賤夫所須此草可爲笠及雨衣。故名。『續根草』蜀郡名之。『地藾根』隴西名之。『地毛』多毛故名歟。

【各方記述】莎葉如老韭葉而硬光澤有劍脊稜。五六月中抽一莖。三稜中空。莖端復出數葉。開青花成穗。如黍中有細子。其根有鬚。鬚下結子一二枚。轉相延生。子上有細黑毛。大者如羊棗而兩頭尖。得燎去毛暴乾。〇松岡先生曰。有二種。根珠有結一顆者。真也。連綴二三四五顆者，乃是蓛蔓根。而堤邊沙地最多矣。

【辨別道地】和產爲真。攝津州住吉邊多出之。狀有細大。擇大粒者。用之。

【修治】水洗剉用。勿犯鐵器。或炒或生。或酒醋鹽水姜汁童便浸炒。諸法皆從本方。

【氣味】微苦辛澀。無毒。

【功用】氣厚于味。陽中之陰。足厥陰手少陽主藥。亦入手太陰經。得童便醋芎藭蒼朮而良。凡病則氣滯。故香附子于氣分爲君臣。以參芪佐以甘草。治虛怯甚速也。獨用血爲耗耳。女人月事先期者。血熱也。法當涼血。禁用此藥。大燥少血之人。併新產耗氣之婦。亦所禁服。

【主治】除胸中熱。充皮毛。久服益氣。長鬚眉。治心腹中客熱。膀胱間連脇下氣妨。常日憂愁不樂。心忪少氣。一切氣。霍亂吐瀉腹痛腎氣。膀胱冷氣。散時氣寒疫。利三焦。解六鬱。消飲食積聚痰飲痞滿胕腫。腹脹脚氣。止心腹肢體頭目齒耳諸痛。癰疽瘡瘍吐血下血尿血。婦人崩漏帶下。月候不調。胎前產後百病煎飲。散氣鬱。利胸膈。降痰熱。

藿香 宋嘉祐

【釋名】豆葉曰藿。其葉似之。或主療霍亂殊功。故名。

【各方記述】二月生苗。莖梗甚密作叢。葉似桑而小薄。七月採收。氣甚芬香。又曰藿香方莖有節中虛。葉微似茄葉。

【辨別道地】漢來有稱青葉者，芬香爲真。而可用。有名埋藿香。土藿香者。非真。混入茄葉泥土。甚多僞雜。不可用。和產稱藿香者。有葉不似茄。而似桑。而開紫花。而不太芳香。亦非真。不可用。

【修治】揀去枝梗。水洗剉用。

【氣味】甘辛微溫無毒。

【功用】味薄氣厚。可升可降。陽也。入手足太陰經。得人參橘皮木瓜茯苓縮砂。轉吐瀉。治筋霍亂。得木香丁香蘇葉人參生姜。治中寒吐逆不止。若病因陰虛火旺。胃弱欲嘔。及胃熱作嘔。中焦火盛。邪實作脹。法並禁用。

【主治】風水毒腫。去惡氣。止霍亂。心腹痛。脾胃吐逆。爲要藥。助胃氣。開胃口。進飲食。溫中快氣。肺虛有寒。上焦壅熱。飲酒口臭。煎湯漱之。

澤蘭 本經中品

【釋名】葉似蘭。生澤傍。故名。『水香』『都梁香』『虎蘭』『虎蒲』『龍棗』以上諸名未詳。『孩兒菊』俗呼之。『風藥』齊人呼之。『地筍』其根可食。故云。

【各方記述】生下地水旁。葉似蘭草。而不甚香。高二三尺。莖幹青紫色。作四稜。葉生相對如薄荷。七月開花。帶紫白色。萼通紫色。亦似薄荷花。今見澤蘭莖方節短。而葉鋸齒有毛者也。○今按蘭有三種。所謂蘭草。澤蘭。建蘭也。蘭草與澤蘭同類而有殊。俱生水旁下濕之地。惟以莖圓節長。而葉光有岐爲蘭草。雷斅所謂大澤蘭。楚辭文選。騷人墨客所賦之蘭。而非今之蘭花也。後人誤以建蘭充之。建蘭一名幽蘭。葉似菅茅。秋花有芬芳。栽盆上坐右爲翫好者。而非握蘭浴蘭之物。采者詳審之。

【辨別道地】和產爲真。四五月盛時。摘青葉陰乾可用。此物在入新之一。藥肆所貯者多陳久。不可不自擇用。

【修治】水洗。剉用。

【氣味】甘苦辛微溫。無毒。

【功用】陰中之陽。可升可降。足太陰厥陰經藥也。防己爲之使。凡產後陰戶燥熱。遂成翻花。用澤蘭四兩薰洗二三次。再入枯礬煎洗即安。

【主治】金瘡癰腫瘡膿。產後金瘡內塞。產後腹痛。頻產血氣衰冷成勞瘦羸。婦人血瀝腰痛。產前後百病。通九竅利關節。養血氣。破宿血。消癥瘕。通小腸。長肌肉。消撲損瘀血。治鼻血吐血。頭風目痛。婦人勞瘦。丈夫面黃。

香薷 別錄中品

【釋名】薷本作葇。其氣香。其葉柔。『香葇』『香茸』草初生曰茸。『香菜』作蔬菜故名。『蜜蜂草』象其花房也。

【各方記述】生山野間。方莖尖葉。有刻缺。頗似黄荆葉而小。九月開紫花爲穗。有細子。細葉者。僅高數寸。葉如落帚葉。卽石香薷也。

【辨別道地】和產可用。藥舖稱長刀香薷者爲真。其穗長而斜。形似眉尖刀。故藥肆名之。陳年者良。

【修治】水洗。剉用。忌火。去莖。用葉及穗。

【氣味】辛微温。無毒。

【功用】可升可降。陽也。入手太陰少陰足陽明太陰經。入肺胃二經。夏月解表之劑也。若勞役受熱用香薷是重虛其表。反助其熱。害人不淺。氣虛者。尤不可多服。

【主治】霍亂腹痛吐下。散水腫。去熱。卒轉筋者。煮汁頓服半升卽止。爲末水服。止鼻衄。下氣除煩熱。療嘔逆冷氣。春月煮飲代茶。可無熱病。調中温胃。含汁漱口。去臭氣。主脚氣寒熱。

荆芥 本經上品

【釋名】本經所謂假蘇也。氣味辛香。如蘇如姜如芥故名。『姜芥』荆姜聲訛。謂爲荆芥非也。

【各方記述】荆芥原是野生。二月生苗。方莖細葉。似獨帚葉而狹小。淡黄綠色。八月開小花。作穗成房。如紫蘇房。內有細子。如葶藶子狀。黄赤色。連穗收采用之

【辨別道地】和產真也。布子甚繁茂。家園栽蒔。採收穗。以可供藥用。

【修治】去枝葉。生用。治下焦血。炒黑用。

【氣味】辛苦温。無毒。

【功用】氣味俱薄。浮而升。陽也。入手太陰足厥陰經。與河豚黄顙魚鱸肉相反。若同日食之。致喪命。病人氣虛。寒熱。表虛有汗。陰虛火炎。面赤。因而頭痛者。俱禁用。

【主治】寒熱。鼠瘻。瘰癧。生瘡。破結聚氣。下瘀血。除濕疸。去邪。除勞渴冷風出汗。煮汁服之。擣爛醋和傅丁腫。腫毒單用。治惡風賊風。口面喎斜。遍身𤸷痺。心虛忘事。益力添精。辟邪毒氣。通利血脈。傳送五藏不足氣。助脾胃。主血勞風氣壅滿。背脊疼痛。虛汗。理丈夫脚氣。筋骨煩疼。及陰陽毒。傷寒頭痛。頭旋目眩。手足筋急。利五藏。消食下氣。醒酒。作菜生熟皆可食。并煎茶飲之。以豉汁煎服。治暴傷寒。能發汗。治婦人血風。及

瘡疥爲要藥。產後中風身強直。研末酒服。散風熱。清頭目。利咽喉。消瘡腫。治項強。目中黑花。及生瘡陰癩。吐血衄血下血血痢。崩中痔漏。

薄荷唐本草

【釋名】薄荷。俗稱也。『菝蔄』食性本草作之。『蕃荷菜』千金方作之。『吳菝蔄』蘇州者爲勝。以別胡菝蔄也。『南薄荷』一種有龍腦薄荷。所以別之。金錢薄荷。其葉頗如錢也。『蔢荷原』始曰葉青。蔢荷乃花葉總名。蔢薄聲近。故俗呼薄荷。

【各方記述】二月宿根生苗。方莖赤色。其葉對生。似荏而尖長。經冬根不死。夏秋采莖葉曝乾。

【辨別道地】和產真可用。藥肆今稱龍腦薄荷者良。按薄荷水蘇。俱名之龍腦薄荷。二物同名也。水蘇方莖中虛。形狀似紫蘇葉而微長。密齒面皺。色蒼白。氣甚芬香。好生山崖水傍。藥肆不售之。宜自採取。

【修治】去梗。用藥忌火。

【氣味】辛溫無毒。

【功用】氣味俱薄。浮而升。陽也。入手太陰少陰厥陰足厥陰經。凡病人新好勿服。恐致虛汗亡陽。咳嗽若因肺虛寒客之無熱症。陰虛人發熱者。勿服。以出汗竭其津液也。瘦弱人久用動消渴病。

【主治】賊風傷寒發汗。惡氣心腹脹滿。霍亂宿食不消。下氣煑汁服之。發汗大解。作菜久食。却腎氣。辟邪毒。除勞熱。令人口氣香潔。煎湯洗惡瘡。通利關節。發毒汗。去憤氣。破血止痢。療陰陽毒。傷寒頭痛。四季宜食。治中風失音。吐痰。主傷風頭腦風。通關格。及小兒風涎爲要藥。杵汁服。夫心藏風熱。清頭目。除風熱。利咽喉。口齒諸病。治瘰癧瘡疥。風瘙癮瘮。搗汁含漱。去舌胎語澁。挼葉塞鼻。止衄血。塗蜂螫蛇傷。

紫蘇別錄中品

【釋名】蘇從穌音酥。舒暢也。蘇性舒暢。行氣和血。故謂之蘇。或曰蘇苴也。形氣土苴也故名。『赤蘇』『桂荏』蘇乃荏類。而味更辛如桂。故名。

【各方記述】處處有之。以背面皆紫者。長夏采莖葉。秋采子。有數種。水蘇魚蘇山魚蘇皆是荏類。白蘇乃荏也。

【辨別道地】和稱縮緬者。其葉有皺紋。而背面皆紫色。芳香清烈。以爲良。亦有其面青背紫者。面紫背青者。皆不堪用。藥肆所售者。不揀背面青紫。而混同之。宜自採收。

【修治】擇新。水洗。剉用。忌火。

【氣味】辛温無毒。

【功用】可升可降。陽也。入手太陰足陽明經。味辛而入氣分。色紫而入血分。久服泄人真氣。病屬氣虛表虛因發寒熱。或惡寒。及頭痛者。慎毋投之。不可同鯉魚食。生毒瘡。若脾胃寒人。多致滑泄。往往不覺。『蘇梗』下諸氣。體稍虛者宜用。

【主治】下氣。除寒中。除寒熱。治一切冷氣。心腹脹滿。止霍亂轉筋。開胃下食。止脚氣。通大小腸。通心經。益脾胃。羹飲尤勝。與橘皮相宜。解肌發表。散風寒。行氣寬中。消痰利肺。和血温中。止痛定喘。安胎。解魚蟹毒。治蛇犬傷。以葉生食作羹。殺一切魚肉毒。『蘇子』治下氣肺氣喘急。

菊花 本經上品

【釋名】菊。鞠也。必鞠養而後得佳菊。或曰鞠窮也。九月有黃花。華事至此而窮。故名。『節華』取應其節使也。『女節』『女華』『女莖』『日精』『更生』『傳延年』『治蘠』『金蕋』『陰成』『周盈』女節女華。菊花之名也。治蘠日精。根之名也。日精更生周盈。皆一菊而根莖花實之名異也。

【各方記述】菊之品。凡百種。宿根自生莖葉。花色品品不同。蕋如蜂窠。中有細子。亦可捺種。嫩葉及花。皆可食。生田野。味苦莖青。名苦薏。拯病反傷胃。惟培家園。味甜莖紫。名甘菊。入劑大補陰血。

【辨别道地】和產白紅黃三種。宜入藥用。以其黃者爲良。揀用其千瓣而味甘者。而不可用其單瓣而味苦者。

【修治】忌火。去蒂。

【氣味】甘微苦平。無毒。

【功用】苦甘微寒。可升可降。陰中微陽。白朮枸杞桑白皮爲之使。入肺心肝脾胃大小腸。味甘者。陰血兼補。味苦者。大腸胃氣。黃者入金水陰分。白者入金水陽分。治頭風。紅者行婦人血分。花葉俱可作枕明目。

【主治】諸風頭眩。腫痛。目欲脫。淚出。皮膚死肌。惡風濕痺。久服利血氣。輕身耐老延年。療腰痛。去來陶陶。除胸中煩熱。安腸胃。利五藏。調四肢。治頭目風熱。風旋倒地。腦骨疼痛。身上一切游風。令消散。利血脈。並無所忌。養目血。去翳膜。主肝氣不足。

茵蔯 本經上品

【釋名】蒿類。經冬不凋。更因舊苗而生新葉。故名茵蔯蒿。

【各方記述】二月生苗。其莖如艾。其葉如淡色青蒿。而背白葉歧緊細而扁整九月開細花黃色。結實大如艾。

【辨別道地】和可用。夏月盛時。採葉陰乾而收之。茵蔯。青蒿黃花蒿形狀頗相似。宜自採擇。

【修治】去莖用葉。忌火。

【氣味】苦微寒無毒。

【功用】陰中微陽。入足太陽經。通腠理。主黃疸。利小便。然蓄血發黃者禁用。

【主治】風濕寒熱邪氣。熱結黃疸。治通身發黃。小便不利。除頭熱。去伏瘕通關節。去滯熱。傷寒用之。

益母草本經上品

【釋名】其功宜婦人。故名。『茺蔚』此草及子皆充盛故名。『益明』明目故名。『貞蔚』貞者。婦德。故稱之歟。『蓷』臭穢也。乃充蔚也。『野天麻』莖方類麻。『豬麻』豬喜食之。『火梗』義末詳。『鬱臭草』此草有臭氣。人呼臭草。『苦抵草』義末詳。『夏枯草』夏至後枯故名。『土質汗』質汗出西番。乃熱血合諸藥煎成。治金瘡折傷。益母亦可作煎。治折傷。故名質汗。

【各方記述】近水濕處處甚繁。春初生苗如嫩蒿。入夏長三四尺。莖方如黃麻莖。其葉如艾葉而背青。一梗三葉。葉有尖歧。寸許。節節生穗。叢簇抱莖。四五月間。穗內開小花。紅紫花。亦有微白花者。每萼內有細子四粒。粒大如茼蒿子。又有三稜褐色。

【辨別道地】和產可用。五月採葉陰乾用。此實名茺蔚子。又名巨勝子。本草謂藥肆往往以作巨勝子貨之。巨勝子者。黑胡麻子也。不可以名同而混用。

【修治】水洗剉用。忌銅鐵。或不忌。

【氣味】辛微苦無毒。

【功用】可升可降。陰中陽也。入手足厥陰經。制硫黃。砒石。白花者入氣分。紫花者入血分。爲調胎產諸疾之要藥。性善行走。能行血通經。血崩禁用。活血補陰。故能明目。然瞳子散大禁用。爲其辛溫主散。能助火也。惟熱血欲貫瞳人者。與涼血藥同用。則不忌。

【主治】癮疹可作浴湯。搗汁服。主浮腫。下水。消惡毒。丁腫乳癰丹遊等毒。并稱之。又服汁。主子死腹中。產後血脹悶。滴汁入耳中。主聤耳。搗傅蛇虺毒。入面藥令人光澤。治粉刺。活血破血。調經解毒。治胎漏產難。胎衣不下。血運血風。血痛。崩中漏下。尿血瀉血。疳痢痔疾。打撲內損瘀血。大便小便不通。

夏枯草 本經上品

【釋名】夏至後卽枯。故名。『夕句』『乃東』『燕面』『錢色草』以上名義未詳。

【各方記述】苗高尺許。其莖微方。葉對節生。似旋覆葉。而長大有細齒。背白。上多氣脈紋路。莖端開花。作穗。長一二寸。穗中開淡紫小花。一穗有細子四粒。

【辨別道地】和產爲真。有一幹者。或叢生者。亦偶有白花者。花色可愛。○松岡先生曰。此草謂入夏而枯。今觀鞠草入夏而不枯。人疑非真。此不詳審考窮之誤也。此物新苗已生。則舊根乃枯。是新陳相代者也。能與入夏枯之說合乃真也。和邦自古用鞠草。每每有經驗宜用之。

【修治】莖葉花穗俱剉用。治目疼以砂糖水浸一宿。

【氣味】苦辛寒。無毒。

【功用】獨入足厥陰經。土瓜爲之使。伏汞砂。此草治目珠疼。至夜則甚者。神效。此草無毒。除治瘰癧鼠瘻。及散癭結氣。消癰腫乳巖之外無別用。然久用亦防傷胃。與參朮用方可久服無弊。

【主治】寒熱瘰癧鼠瘻頭瘡。破癥散癭結氣。脚腫濕痺。輕身。

旋覆花 本經下品

【釋名】花緣繁茂。圓而覆下故名。『金沸草』夏開黃花。盜竊金氣故名。『金錢草』『滴滴金』『盜庚』『夏菊』『戴椹』以上諸名。因花狀而命也。

【各方記述】花狀如金錢。水澤邊生者。花小瓣單。人家栽者。花大蕋簇蓄壤瘠使然。其根細白。

【辨別道地】和產可用。有單瓣千葉二種。宜採單瓣者。入藥用。

【修治】去皮及蒂。洗淨。微焙。

【氣味】鹹甘微溫。有小毒。

【功用】陰中之陽。可升可降。入手太陰陽明足太陰厥陰經。葉消疔腫。根治風濕。但是走散之品。非虛衰者所宜。冷利及大腸虛寒人禁用。惟傷寒汗下後。心下痞堅。噫氣不除者宜此。

【主治】結氣脇下滿。驚悸。除水。去五藏間寒熱。補中下氣。消胸上痰結。唾如膠漆。心胸痰水。膀胱留飲。風氣濕痺。皮間死肉。目中眵䁾。利大腸。通血脈。益色澤。主水腫。開胃止嘔逆。不下食。行痰水。去頭目風。消堅軟痞。治噫氣。

紅花 宋開寶

【釋名】『紅藍花。』其花紅色。葉頗似藍。故名。『黃藍』花帶黃故名。

【各方記述】冬月布子於熟地。至春生。初生嫩葉。苗亦可食。其葉如小薊葉。至五月開花。如大薊花。而紅色。侵晨采花。搗熟以水淘布袋絞去黃汁。又搗以酸粟米泔清。又淘又絞。汁以青蒿覆一宿晒乾。或揑成薄餅。陰乾收之。入藥搓碎用。

【辨別道地】和產可用。宜擇新花鮮明而用之。又有稱錢花者。藥氣最劣。惟可入染用。而不可供藥用。

【修治】酒噴微焙用。或生用。

【氣味】辛甘苦濇。

【功用】陰中之陽。入手少陰足厥陰經。從桃仁大黃而能破血。佐當歸地黃而能補血。少用養血。多用破血。

【主治】產後血運口噤。腹內惡血不盡絞痛。胎死腹中。並酒煑服。亦主蠱毒。活血潤燥。止痛散腫。通經。

大薊小薊 別錄中品

【釋名】薊猶髻。其花如髻。故名。『虎薊』大薊。『猫薊』小薊。因其苗狀猙獰而名。『馬薊』形狀以大者稱馬。『刺薊』多刺故名。『山牛蒡』其根似牛蒡。『鷄項草』其頸如鷄之項。『千針草』『野紅花』二名皆言花狀。

【各方記述】小薊處處有之。二月生苗二三寸。時併根作葉茹食甚美。四月高尺餘。多刺。心中出花。如紅藍花。而青紫色。九月采根陰乾用。大薊苗根與此相似。但肥大爾。

【辨別道地】和可用。山原野地。處處有之。形狀亦有大小數種。花色多紫白紅淡白之品。宜擇紫花者。可入藥用。

【修治】酒洗。或童便拌微炒。大小同製。

【氣味】苦甘温無毒。(大小同)

【功用】入手太陰厥陰經。大薊胃弱洩泄。及血虛不思飲食者。皆不利。二薊性味主療皆同。破血之外。亦無他長。亦不益人。但大薊兼療癰疽。而小薊只可退熱。不能消腫也。

【主治】『大薊根』女子赤白沃。安胎。止吐血鼻衄。擣根絞汁服半升。主崩中血下立瘥。葉治腸癰。瘀血作運。撲損生研酒服。又惡瘡疥癬同鹽研罨之。『小薊根』破宿血。生新血。暴下血。血崩金瘡出血。嘔血等。絞取汁温服。作煎和糖合金瘡及蜘蛛蛇蝎毒服之。

治熱毒風。并胸膈煩悶。開胃下食。退熱。作菜食。除風熱。夏月熱煩不止。

牛蒡子 別錄中品

【釋名】牛好食其根因名。蒡字書草名。『惡實』其實狀惡而多刺鉤。故名。『大力子』稱實。『彭翁菜』稱根。『便牽牛』俚人呼之。『蝙蝠刺』有刺故名。『鼠粘』實殼多刺。鼠過之則綴惹不可脫。故名。

【各方記述】三月生苗。莖高者三四尺。四月開花成叢。淡紫色。結實如楓球而小。萼上細刺。百十攢簇之。一梂有子數十顆。其根大者。如臂長者近尺。其色灰黲。七月采子。十月採根。

【辨別道地】和產采子用之。根和邦爲食品。而賞美之。本朝食鑑詳載之。故今不贅。

【修治】子揀淨以酒拌蒸。待有白霜重出。以布拭去。焙乾擣粉用。

【氣味】苦辛溫。無毒。

【功用】陽中之陰。升也。或曰降也。入手太陰足陽明經。爲散風除熱解毒之要藥。痘瘡家。惟宜于血熱便閉之症。若氣虛色白。大便自利。或泄瀉者勿用。癰疽已潰。非便閉勿服。

【主治】明目除風。傷風毒腫。諸瘻。去丹石毒。利腰脚。食前熱挼三枚吞之。散諸結節筋骨煩熱毒。吞一枚。出癰疽頭。炒研煎飲。通利小便。潤肺散氣。利咽膈。去皮膚風。通十二經。消斑疹毒。

麻黃 本經中品

【釋名】春叢生如麻。至夏長及一尺。上有黃花。嗅之微有麻氣故名。『龍沙』『卑相』『卑監』諸名殊不可解。

【各方記述】春生苗。至夏五月則長及一尺以來。梢上有黃花。結實如百合而小。又似皂莢子。味甜。

【辨別道地】和漢俱用之。沫使人煩。輕虛者爲良。堅實者名雲花子。治馬疥。

【修治】宜用陳久者。去根節。煑數沸。掠去上沫。焙乾用。根節水洗。剉用。

【氣味】甘辛苦溫。無毒。

【功用】氣味俱薄。陽也。升也。氣清而浮。手太陰之藥。入足太陽經。兼手足少陰陽明。黃芩爲之佐。厚朴白薇爲之使。惡辛夷石葦。專司冬令寒邪。去苦中寒氣。泄衞中風熱。解肌發表出汗。若表虛自汗。陰虛盜汗。肺虛者。有熱多痰欬嗽。以致鼻塞。及平日陽虛腠理不密之人。脈浮弦濇大沉微細弱。及伏匿者。法所同戒。凡服麻黃須謹避風。不爾。病復發難療。

【主治】中風傷寒頭痛。溫瘧。發表出汗。去邪熱氣。止欬逆上氣。除寒熱。破癥堅積聚。五藏邪氣。緩急風脅痛。孕乳餘疾。止好唾。通腠理。解肌洩邪惡氣。消赤黑斑毒。不可多服。令人虛。治身上毒風瘰痺。皮肉不仁。主壯熱溫疫。山嵐瘴氣。通九竅。調血脈。開毛孔。去苦中寒熱泄衞中風熱。散赤目腫痛。水腫風腫。產後血滯。

『根節』止自汗。盜汗。虛汗。夏月雜粉撲之。○牡蠣粉粟粉俱等分爲末。生絹囊盛貯撲。手摩之。汗止。效如影響。

木賊 宋嘉祐

【釋名】此草寸寸有節。面糙澀。治木骨者。用之磋擦。則光澤。猶云木之賊也。

【各方記述】叢叢直上。長者二三尺。狀似凫茈苗。及粽心草。而中空有節。又似麻黃莖而稍粗無枝葉。

【辨別道地】和產可用。夏月採之。陰乾。

【修治】水洗去節。剉焙用。

【氣味】甘苦微溫。無毒。

【功用】陽中之陰。升也。浮也。入足厥陰少陽經血分。與麻黃同形同性。故亦能發汗解肌。得牛角腮麝香。治休息久痢。得禹餘糧當歸芎藭。治崩中赤白。得槐蛾桑耳。治腸風下血。得槐子枳實。治痔疾出血。若目疾由怒氣。及熱傷血。暴赤腫者。非其所任。

【主治】目疾退翳膜。消積塊。益肝膽。療腸風。止痢。及婦人月水不斷。崩中赤白。解肌止淚止血。去風濕疝痛。大腸脫肛。

燈心草 宋開寶

【釋名】直穰可燃燈。故名。『虎鬚草』『碧玉草』二名因形以名。

【各方記述】生澤地。叢生莖圓細而長。蒸熟待乾。折取中心白穰燃燈者。是謂熟草。又有不蒸者。生乾剝取爲生草。入藥宜用生草。

【辨別道地】和產可用。今人用燃燈草料者。入煎湯。而不拘生熟。或剉敗席以用之。皆不可。宜自採擇。

【修治】燈心難研。以粳米粉漿染過晒乾研末。入水淘之。浮者是燈心也。晒乾用。

【氣味】甘辛淡寒。無毒。

【功用】陽也。入手少陰太陽經。清心必用。夜不合眼。煎湯代茶飲。卽睡。衄血不止。一兩爲末。丹砂一錢。米飲服效。虛脫人。及中寒小便不禁者。勿服。

【主治】五淋生煑服之。敗席煑服更良。瀉肺治陰竅濇不利。行水除水腫癃閉。治急喉痺。燒灰塗乳上飼小兒止夜啼。降心火。止血。通氣散腫。止渴。燒灰入輕粉麝香治陰瘡。

生熟地黃 本經上品

【釋名】生者以水浸驗之。浮者名天黃。半浮半沉者名人黃。沉者名地黃。『芐』以沉下珍爲貴。故字從下。『芑』音起。草名。『地髓』稱贊之名。

【各方記述】其苗初生。塌地如山白菜而毛濇。葉面深青色。又如小芥葉。而頗厚不乂了。葉中攛莖。上有細毛。莖梢開小筒子花。紅黃色。結實如小麥粒。根長四五寸。細如手指。皮赤黃色。如羊蹄根及胡蘿蔔根。曝乾乃黑。

【辨別道地】和產爲良。近世山城大和。多種出之。

【修治】『生地黃』採得即用者爲生。晒乾收者爲乾。以法制過者爲熟。今稱『生地黃』者。『乾地黃』也。其製酒浸則上行外行。姜汁浸則不膩膈。忌銅鐵器。令人腎消髮白。男損營。女損衛。『熟地黃』用砂鍋柳甑襯以荷葉。將生地黃酒潤。用縮砂仁粗末。拌蒸。蓋覆極密。文武火蒸半日。取起晒極乾。如前又蒸九次爲度。令中心透熱純黑乃佳。一法地黃堅實者晒乾。以手擘之有聲爲度。好酒拌勻。置瓷甕內。包固重湯煑一晝夜。名熟地黃。然終不及前法。○松岡先生曰。諸家本草有九蒸九曝之說。是因襲道家貴九之胡說。如法蒸之。則氣味俱脫。不堪用。明蕭萬輿之所說尤爲詳。救正論云。製煉之要。其地黃大者。須蒸晒至十餘次。劈開中有黑油如堅玉。氣味甘香者方可用。勿拘九數也。亦不必用酒潤過方蒸。蓋酒經蒸晒。則成酸酢之味。不爲佳候。臨用時先一夜切碎如荳大。以酒潤之。次早略蒸片時。使兩物勻和。酒氣尙存。藥氣益香。動與胃合。易于運行。此雷斅炮製之微義。不可不留心也。『地黃爲末』地黃九蒸搗爛。以山藥末和爲餅。再曝之。一碾即末矣。

【氣味】『生地黃』甘寒。『熟地黃』甘苦。微溫。

【功用】『生地黃』氣薄味厚。沉而降。陰也。入手足少陰厥陰。及手太陰足太陰經。得清酒門冬良。惡貝母。畏蕪荑。葱蒜蘿蔔俱忌。凡產後惡食作瀉。雖見發熱。惡露作痛。不可用。誤用泄不止。胃氣者。後天元氣之本也。胃困則飲食不運。精血不生。虛熱何自而退。凡見此。宜多加炮姜桂心人參。若陰虛咳嗽。內熱骨蒸。

或吐血等候。一見脾胃薄弱。大便不實。或天明腎泄。痰凝氣鬱。升降窒塞者。宜通而不宜滯。禁用之。『熟地黃』味厚氣薄。陰中之陽。沉也。入手足少陰厥陰之經。忌蘿蔔葱蒜諸血。得丹皮當歸良。按熟較生。則經製煉而其效雖勝。其性本寒。其質本潤。胃虛氣弱人而施之。反致胸膈痞悶。飲食減少。以至變症百出。用之者。宜詳審焉。

【主治】『生地黃』傷中逐血痺。填骨髓。長肌肉。作湯除熱積聚。除痺療折跌絕筋。主男子五勞七傷。女子傷中胞漏下血。破惡血溺血。利大小腸。去胃中宿食。飽力斷絕。補五藏內傷不足。通血脈。益氣力。利耳目。助心膽氣。強筋骨長志。安魂定魄。消驚悸勞劣。心肺損吐血鼻衄。婦人崩中血運。產後腹痛。涼血生血。補腎水。真陰。除皮膚燥。去諸濕熱。主心病掌中熱痛。脾氣痿蹷嗜臥。足下熱而痛。治齒痛唾血。『熟地黃』填骨髓。長肌肉。生精血。補五藏。內傷不足。通血脈。利耳目。黑鬚髮。男子五勞七傷。女子傷中胞漏。經候不調。胎產百病。補血氣。滋腎水。益真陰。去臍腹急痛。病後脛股酸痛。坐而欲起。目䀮䀮無所見。

牛膝 本經中品

【釋名】其莖有節。似牛膝。故名。『牛莖』同上。『百倍』其滋補之功。如牛之多力。『山莧菜』其葉如莧。『對節菜』其節對生。

【各方記述】其苗方莖暴節。葉皆對生。頗似莧菜而長。且尖艄。秋月開花作穗。結子狀如小鼠。有蝨負濇毛。皆貼莖倒生。

【辨別道地】和漢俱皆真。揀用長大柔潤者。近年和州種出之形狀似野生者。則長大可入藥用。野生者。本草所謂土牛膝。不堪服食者也。

【修治】去蘆頭。欲下行生用。滋補焙用。或酒拌蒸過用之。

【氣味】甘酸平。無毒。

【功用】氣薄味厚。陰也。降也。入足厥陰經。惡螢火龜甲陸英。畏白前。忌牛肉。其性能降。而不能升。故主用多在下部。上焦藥中勿入。血崩不止者。氣虛下陷者。夢失遺精者。若膝不能立。與能屈而不可伸者。亦忌之。

【主治】寒溫痿痺。四肢拘攣。膝痛不可屈伸。逐血氣。傷熱火爛。墮胎。療傷中少氣。男子陰消。老人失溺。除腰脊痛。婦人月經不通。血結。治陰痿。補腎助十二經脈。逐惡血。治腰膝軟怯。冷弱。破癥結。排膿止痛。產後心腹幷血運。落死胎。強筋補肝藏。風虛同蓯蓉浸酒服。

益腎。竹木刺入肉。嚼爛罨之。卽出。治久瘧寒熱。五淋尿血。莖中痛。下痢喉痺。口瘡齒痛。癰腫惡瘡。傷折。

紫菀 本經中品

【釋名】菀軟也。其色紫而柔宛。故名。『青菀』『紫蒨』『返魂草』『夜牽牛』諸名未詳。

【各方記述】其生布地。花紫色。本有白毛。形如重臺。根作節。紫色。潤軟有白者。名曰菀。卽女菀也。無紫菀時用之。

【辨別道地】和漢俱真。可用。

【修治】去頭鬚。洗淨焙用。或治痰嗽。須酒洗。

【氣味】苦辛微溫。無毒。

【功用】陽中之陰。可升可降。入手太陰。兼入足陽明。款冬爲之使。惡天雄瞿麥藁本雷丸遠志。畏茵蔯。治纏喉風喉閉神效。觀其能開喉痺。取惡涎。則辛散之功烈矣。而其性溫。肺病欬逆喘嗽。皆陰虛肺熱證也。不宜專用。及多用。卽用亦與天門冬百部麥門冬桑白皮苦寒之藥參用。則無害。

【主治】欬逆上氣。胸中寒熱結氣。去蠱毒。痿躄。安五藏。療欬唾膿血。止喘悸。五勞體虛。補不足。小兒驚癇。治尸疰。補虛下氣。勞氣虛熱。百邪鬼魅。調中消痰。止渴潤肌膚。添骨髓、益肺氣。主息賁。

麥門冬 本經上品

【釋名】根似穬麥。故名。『虋冬』俗作門冬。便于字。麥鬚曰虋。此草根似麥而有鬚。『羊韮』『禹韮』其葉如韮『禹餘糧』可以服食斷穀故名。『忍冬』『忍凌』『不死草』以上諸名凌冬不凋。故名。『階前草』

【各方記述】麥門冬。有大葉小葉。其小者。如韮。大者如建蘭。長及尺餘。四季不凋。根黃白色。有鬚根。如連珠。四月開淡紫花。其實圓碧如珠。

【辨別道地】和有大小二種。大小功用相同。而葉大者。根最肥大。味甘可入藥。

【修治】以滚水潤濕。少頃抽心。或以砂鍋焙軟。乘熱去心。不爾令人煩。若以水浸多時。去心則柔矣。然氣味都盡。用之不效。天門冬亦然。畏其寒者。以酒浸用。

【氣味】甘平無毒。

【功用】陽中微陰。降也。入手太陰少陰經。地黃車前爲之使。惡款冬苦瓠。畏苦參木耳。伏鍾乳。門冬之甘潤肺除熱。其性寒。雖主脾胃。而虛寒泄瀉及痘瘡虛寒作泄。產後虛寒泄瀉者。咸忌之。

【主治】心腹結氣。腸中傷飽。脈絕羸瘦。短氣。療身重目黃。心下支滿。虛勞客熱。口乾燥渴。止嘔吐。愈痿躄。強陰益精。消穀調中。保神定肺痿。安五藏。令人肥健。美顏色。有子。去心熱。止煩熱。寒熱。下痰飲。止嗽。吐膿。時疾熱狂頭痛。治熱毒。大水面目肢節浮腫。下水。主泄精。治肺中伏火。補心氣不足。主血妄行。及經水枯。乳汁不下。和車前地黃丸服。去濕痺。

款冬花 本經中品

【釋名】款者。至也。至冬而花。故名。『款凍』『顆冬』『氐冬』『鑽凍』百草中唯此不顧冰雪。最先春。故有此諸名。『菟奚』未詳。『橐吾』松岡先生曰。按款冬橐吾自是二物。混爲一物者。綱目之誤矣。『虎鬚』以形名。

【各方記述】莖青微帶紫色。葉似葵葉。甚大而叢生。又似石胡蘆葉頗圓。開黃花。根紫色。

【辨別道地】和產可用。以生山中者爲良。圃產不堪用。入藥以半開者爲佳。如花已開。則無氣力。臘末春初。可採收之。

【修治】擇未舒嫩蕊。去向外裹殼。甘草水浸晒乾。

【氣味】辛溫。無毒。

【功用】純陽。入手太陰經。杏仁爲之使。得紫菀良。惡皂莢消石玄參。畏貝母辛夷麻黃黃芪黃芩連翹青葙。然雖畏貝母。得此反良。物有相制故也。款冬古今方用之。爲治嗽要藥。以其辛溫散而能降。無分寒熱虛實。皆可施用。

【主治】欬逆上氣。善喘。喉痺。諸驚癇。寒熱邪氣。消渴喘息呼吸。療肺氣促急。熱勞欬連連不絕。涕唾稠粘。肺痿肺癰。吐膿血。潤心肺。益五藏。除煩。消痰。洗肝明目。及中風等疾。

瞿麥 本經中品

【釋名】麥之穗。旁生謂之瞿。子頗似麥。故也。又曰。苗瞿然而高尺餘作穗。似麥故名。『巨句麥』『大菊』『大蘭』『石竹』『南天竺草』以上諸名未詳。

【各方記述】一莖生細葉。花紅紫赤色可愛。合子葉刈取之。『石竹』葉似地膚葉。而尖小。又似初生小竹葉而細窄。其莖纖細有節。高尺餘。梢間開花。畏野生者。花大如錢。紅紫色。人家栽者。花稍小而嫵媚。有細白粉紅紫赤斑爛數色。俗呼爲洛陽花。結實如燕麥。內有小黑子。

【辨別道地】和產原野者真可用。瞿麥石竹。功用相同。

和有一種。稱波摩那天志古者。生山野。一莖數枝。葉圓而厚。不似瞿麥。枝頭攢開紫花。似蘿蔔花。結實真如瞿麥。藥肆雜此物而售之。頗難分辨。而今雜瞿麥以用之。有其效。則亦瞿麥之類也。

【修治】去莖葉。採實。炒用。

【氣味】苦寒。無毒。

【功用】陽中微陰。入足太陽經。牡丹爲之使。惡螵蛸。伏丹砂。氣味苦寒。兼辛。性猛利。善下逐。凡腎氣虛。小腸無大熱者。忌之。胎前產後一切虛人。患小水不利。法並禁用。水腫蠱脹。脾虛者。不得施。

【主治】關格諸癃結。小便不通。出刺。決癰腫。明目去翳。破胎墮子。下閉血。養腎氣。逐膀胱邪逆。止霍亂。長毛髮。主五淋。月經不通。破血塊排膿。○『葉』『主治』痔瘻。并瀉血。作湯粥食。又治小兒蛔蟲。及丹石藥發。并眼目腫痛。及腫毒。搗傅。治浸淫瘡。并婦人陰瘡。

葶藶 本經下品

【釋名】葶。定也。藶。瀝也。行也。能定肺喘而行水。故名。『丁歷』『蕇蒿』蕇音曲。『大室』『大通』『大適』『狗薺』以上名義不解。

【各方記述】初春生苗葉。高六七寸。似薺根白色。枝莖俱青。三月開花。微黃。結角子。扁小如黍粒。微長黃色。松岡先生曰。正二月。著花。春老根枯。須早收。遲則實脫。形狀似薺。而細小。花黃。結角如米粒。葉有寸芊。但苦味少。漢來一種。有極苦者。此真苦葶藶。本草謂其苦微者是也。

【辨別道地】葶藶有甜苦二種。其形則一也。經既言味辛苦。卽甜者。不復更入藥也。和產苦味少者。所謂甜葶藶也。宜擇用。

【修治】酒潤炒。或糯米拌。微火略焙。米熟去米用。

【氣味】苦辛大寒。小毒。

【功用】氣味俱厚。沉也。陰中陽。入手太陰少陰。亦入手陽明足太陰太陽經。榆皮爲之使。得酒良。惡白殭蠶。宜大棗。其性急。逐水殊動真氣。稍涉虛者。宜痛戒之。有甜苦二種。甘者下泄之性緩。雖泄肺而不傷胃。故形瘦證輕者宜之。苦者下泄之性急。泄肺而易傷胃。當以大棗輔之。壯人證重者宜之。凡腫滿由于脾虛。及真陰不足之人。咸不可服。

【主治】癥瘕積聚結氣。飲食寒熱。破堅逐邪。通利水道。下膀胱水。伏留熱氣。皮間邪水上出。面目浮腫。身暴中風熱。痱癢。利小腹。療肺壅上氣欬嗽。止喘促。除胸中痰飲。通月經。

車前子本經中品

【釋名】此草好生道邊。及牛跡中。故名車前。『當道』『馬舄』『牛遺』義同上。『牛舌』幽州人呼之。『蝦蟆衣』蝦蟆喜藏伏于下。故名。『車輪菜』以形狀名。『地衣』神仙服食經曰車前一名服之形化。『芣苡』韓氏外傳直曰車前瞿曰芣苢。苡毛詩作苢。

【各方記述】春初生苗葉。布地如匙面。累年者。長及尺餘。中抽數莖。作長穗。如鼠尾。花甚細密。青色微赤。結實如葶藶。赤黑色。五月取苗。七八月採實。

【辨别道地】和產有大小二種。葉大穗長者爲良。名之朝鮮車前。小葉者。亦功用相同。

【修治】淘淨晒乾。入湯液炒過用。入丸散酒浸一夜。蒸熟研爛作餅。晒乾焙用。

【氣味】甘寒無毒。

【功用】陽中之陰。降也。入手太陰足少陰厥陰經。常山爲之使。若內傷勞倦。傷氣下陷之病。皆不可用。

【主治】氣癃止痛。利水道小便。除濕痺。男子傷中。女子淋瀝。不欲食。養肺强陰。益精明目。療目赤痛。去風毒。肝中風熱。毒風衝眼。赤痛障翳。腦痛淚出。壓丹石毒。去心胸煩熱。養肝。治婦人難產。導小腸熱。止暑濕瀉痢。

連翹本經下品

【釋名】似蓮作房。翹出衆草。故名。『蓮』本名連。又名異翹。合稱爲連翹。『異翹』同上。『卑蓮子』乃小翹。『蘭華』『三廉』義未詳。『連軺』翹根也。『竹根』義未詳。

【各方記述】此物有大小兩種。大翹枝梗。揚起高丈餘。春初開四瓣黃花。結實。小翹則子稍少矣。小翹枝條柔軟而下垂。如楊柳。花葉并實俱一樣。八月採實。

【辨别道地】和產大小俱真可用。

【修治】去蒂瓤。任用。噙口者佳。開瓣者不堪用。

【氣味】苦寒無毒。

【功用】氣味俱薄。輕而浮。升也。陽也。入手足少陽手陽明。又入手少陰經。其用有三。瀉心經客熱。去上焦諸熱。及瘡家聖藥。然癰疽已潰。及火熱由于虛者。脾胃薄弱易作泄者。多用卽減食。有寒中之患。

【主治】寒熱鼠瘻。瘰癧癰腫。惡瘡癭瘤。結熱蠱毒。去白蟲。通利五淋。小便不通。除心家客熱。通小腸。排膿。治瘡癤。止痛。通月經。散諸經血結氣聚。消腫。瀉心火。除脾胃濕熱。治中部血證。以爲使治。耳聾渾渾焞焞。

蒺藜 本經上品

【釋名】蒺。疾也。藜。利也。其刺傷人甚疾利。故名。『茨』詩云牆有茨不可掃。乃是也。『旁通』『屈人』『止行』以下名義。皆因傷人也。『休羽升推』二名未詳。

【各方記述】葉如初生皂莢。整齊可愛。刺蒺藜狀如赤根菜。子如細菱三角四刺。實有仁。『白蒺藜』結莢長寸許。內子大如脂麻。狀如羊腎。而帶綠色。今人謂之沙蒺藜。

【辨別道地】和產眞可用。沙地海濱。布地蔓生。子有刺。形如菱實而小。白蒺藜葉似合歡而無刺。結莢子如豆。

【修治】揀淨炒去刺用。

【氣味】苦辛甘溫。無毒。白蒺藜甘溫無毒。

【功用】入手太陰足厥陰少陰經。其性行。故積聚乳難之症皆治之。白蒺藜性能固精。命門火熾。陽道數舉。交媾精不得出者。勿服。

【主治】惡血。破癥積聚。喉痺乳難。久服長肌肉。明目。身體風癢。頭痛。欬逆傷肺。止痿止煩。下氣。小兒頭瘡癰腫。陰癀。可作摩粉。治諸風癧瘍。療吐膿去燥熱。治奔豚腎氣。肺氣。胸膈滿。催生墮胎。益精。療水藏冷。小便多。止遺瀝泄精。溺血。腫痛痔漏。陰汗。婦人發乳帶下。治風祕及蚘蟲。心腹痛。『白蒺藜』『主治』補腎治腰痛。泄精虛損勞乏。

海金砂 宋嘉祐

【釋名】其色黃如細砂。謂之海者。神異也。或云形類海底黃沙故名。『竹園荽』其蔓引竹上。其葉如荽故名。

【各方記述】其蔓引于竹木上。綫莖細葉可愛也。至六七月葉瓣細。背多皺紋。生沙子。狀如蒲黃。收其有皺文葉晒乾。以紙襯承。其砂子落紙上。用其沙及草。皆可入藥。

【辨別道地】和漢俱有之。援之而不粘者爲眞。和產者。形狀如本草所說。七月采撒紙上乾用。

【修治】勿令見火。

【氣味】甘寒。無毒。

【功用】入手太陽足太陽經。小腸膀胱血分之劑。得梔子馬牙硝蓬沙。療傷寒熱狂。或丸或散。按海金砂淡滲而無補益。小便不利。及諸淋由于腎水眞陰不足者。勿服。

【主治】通利小腸。治濕熱腫滿。小便熱淋。膏淋。石淋。莖痛。解熱毒氣。及痘瘡變黑。煎酒傳其身。即發起。

大黃 本經下品

【釋名】塊大色黃。故名。『黃良』黃稱色。良稱效。『將軍』推陳致新。如戡定禍亂。以致太平。所以有將軍之號。『火參』『膚如』義未詳。

【各方記述】葉子莖並似羊蹄。但莖高六七尺而脆。味酸。堪生啖。葉粗長而厚。根紅者。亦似宿羊蹄。大者乃如盌。長二尺。其性濕潤。而易蛀壞。

【辨別道地】和漢俱有之。和產二種。藥肆今稱大和者爲良。今大和山城丹後諸州皆有之。以紫地錦文者爲佳。售者多以羊蹄草根假之。不可不細認也。松岡先生曰。藥家稱穿眼者真也。稱片者非真。乃羊蹄根也。一種有大葉者。名土大黃。功同羊蹄。

【修治】凡用有生有熟有蒸。不得一概用。欲下行者生用。邪氣在上者。必須酒浸。引上至高。驅熱而下。酒浸入太陽經。酒洗入陽明經。餘經不用酒。

【氣味】苦寒。無毒。

【功用】氣味俱厚。沉而降。陰也。入足太陰。兼入手足陽

明厥陰經血分。黃芩爲之使。忌冷水。惡乾漆。性峻利猛烈。長驅直搗。苟非血分熱結。六脈沉實者。切勿輕用。凡停留便閉。由于血少腸燥。而不由于熱結中氣不運。不由于飲食停滯。女子少腹痛。不由于經阻。諸如此類。不可誤投。戒之慎之。

【主治】下瘀血。血閉。寒熱。破癥瘕積聚。留飲宿食。蕩滌腸胃。推陳致新。通利水穀。調中化食。安和五藏。平胃下氣。除痰實腸間結熱。心腹脹滿。女子寒血閉脹。小腹痛。諸老血留結。通女子經候。利水腫。利大小腸。貼熱腫毒。小兒寒熱時疾。煩熱。蝕膿。通利一切氣。調血脈。利關節。泄壅滯水氣。溫瘴熱瘧。瀉諸實熱不通。除下焦濕熱。消宿食。瀉心下痞滿。下痢赤白。裏急腹痛。小便淋瀝。實熱譫語。黃疸諸火瘡。

常山 本經下品

【釋名】因生常山道中。故名。『蜀漆』生蜀中。常山苗也。採時莖內有汁。如漆故名。『互草』『雞屎草』『鴨屎草』三名義未詳。

【各方記述】生山谷間。莖圓有節。高者不過三四尺。葉似茗而狹長。兩兩相當。二月生白花。青萼。五月結實。青圓三子爲房。其草暴燥色青白。堪用。若陰乾便黑

爛鬱壞矣。

【辨別道地】和漢俱用之。形如鷄骨色。如鷄子黃者佳。五月採葉陰乾。名蜀漆。和人以阿津佐伊充蜀漆。以截瘧。試之多得效。亦常山種類也。

【修治】酒浸一宿。切薄片。漫火炒透。又有醋製者。吐人。

【氣味】苦寒有毒。『蜀漆』辛平。有毒。

【功用】入足厥陰經。畏玉札。即玉屑。慈菜。及菘菜。伏砒石。生則上行。必吐。得甘草亦吐。酒蒸炒熟。則氣稍緩。得大黃則利。得烏梅山甲入肝。得小麥竹葉入心。得秋米麻黃入肺。得龍骨附子入腎。得草菓檳榔入脾。醋製亦作吐。忌鷄肉茶葱菜。服此藥勿滾熱下咽。必露冷過宿纔服。年老久病人及形瘦挾虛者全忌。『蜀漆』桔梗栝樓爲使。惡貫衆。

【主治】傷寒寒熱。熱發溫瘧。鬼毒。胸中痰結。吐逆。療鬼蠱往來。水脹洒洒惡寒。鼠瘻。治諸瘧吐痰涎。治項下瘤癭。『蜀漆』『主治』瘧及欬逆。寒熱腹中癥堅痞積聚邪氣。蠱毒鬼疰。療胸中邪結氣。吐去之。治鬼瘧多時。溫瘧寒熱。下肥氣。破血。洗去腥。與苦酸同導膽邪。

附子 本經下品

【釋名】其母名烏頭。附母而生。故名。

【各方記述】松岡先生曰。漢可用。和雖有。不知培養製法。惟栽人家庭際。稱烏冑翫花而已。花史所謂僧鞋菊。又名鴛鴦菊。有紫花者。白花者。或蔓生者。共草烏頭也。種植採收之法。詳見楊天惠彰明附子記。

【辨別道地】一兩以上。矮而孔節稀者佳。李中立曰。市肆售者。有以鹽水浸之。取其潤濕體重。買者。當以體乾堅實。頂圓正底平者。爲良。

【修治】生用去皮臍。熟用以水浸過。炮令皴摺。去皮臍切片炒黃色。去火毒。用或童便浸一日。去皮切作四片。童便及濃甘草湯同煮。汁盡爲度。烘乾。蓋生用則發散。熟用則峻補。各可從其製也。

【氣味】辛溫無毒。

【功用】氣厚味薄。可升可降。陽中之陰。浮中沉無所不至。爲諸經引用之藥。地膽爲使。惡蜈蚣。畏防風黑豆甘草人參黃耆菉豆烏韭童便犀角。忌豉汁。得蜀椒食鹽。下補命門衰敗之火。投之陽虛之候。肺腎本無熱證者。參朮無功。必加附子。服之即能起死。用之陰虛陽旺之人。形瘦脈數者。下咽遂不可救矣。

【主治】風寒欬熱邪氣。寒溫踒躄拘攣。膝痛不能行步。破癥堅。積聚血瘕。金瘡。腰脊風寒。脚氣疼冷。心腹冷痛。霍亂轉筋。下痢赤白。溫中強陰。堅肌骨。又墮胎。爲百藥長。溫煖脾胃。除脾濕腎寒。補下焦之陽虛。除藏府沉寒。三陽厥逆。濕淫腹痛。胃寒蚘動。治經閉。補虛散壅。督脈爲病。脊強而厥。治三陰傷寒陰毒。寒疝中寒中風痰厥。氣厥。柔痓癲癇。小兒慢驚風濕麻痺。腫滿脚氣。頭風腎厥。頭痛暴瀉。脫陽。久痢脾泄。寒瘧瘴氣。久病嘔噦反胃噎膈。癰疽不斂。久漏冷瘡。合葱涕塞耳治聾。

川烏頭

【釋名】產川蜀綿州龍州者佳。故名。川烏頭其形似烏。烏之首。故以爲名。兩岐如烏開口者。曰烏喙。亦取其似也。皆因象命名。

【各方記述】烏頭卽附子之母也。與附子同根。春末生子。故曰春采爲烏頭。冬則生子已成。故曰冬采爲附子。生子多者。一年傳之。卽有此數物也。其原種之母莖枯則朽腐。子在土中。於冬初其苗已萌生。故收采當在八九月間。不爾雖有造得者。全不堪用。

【辨別道地】形如魁芋。項末圓止爲別。

【修治】製忌同附子。

【氣味】辛熱。有毒。

【功用】浮也。陽中之陽也。入足太陰少陰經。功同附子。只稍緩耳。但附子性重滯。溫脾逐寒。此則性輕疏。溫脾去風。大抵寒症用附子。風症用烏頭。然皆是補下焦藥也。

【主治】散風痺。血痺。治半身不遂。祛積冷寒痛。逐風痰風癇。助陽退陰。破堅除濕。

白附子 別錄下品

【釋名】因附子相似。故得此名。實非附子類也。

【各方記述】獨莖似鼠尾草。細葉周匝。生於穗間。根形似天雄。

【辨別道地】漢來者。但一種。真而無僞。和產亦真也。

【修治】炮去皮臍用。

【氣味】辛大溫。大毒。

【功用】陽也。升也。入足陽明經。純陽引藥勢上行。其性燥。似中風症。雖有痰。亦禁用。小兒慢驚風。勿服。吳儀蘭說。慢驚勿服。本綱附方載慢脾驚風治驗。每遇慢驚用之。而屢得效。兩說相矛盾。未知孰是。予從本草。

【主治】心痛血痺。面上百病。行藥勢。中風失音。一切冷風氣。面皯瘢疵。諸風冷氣。足弱無力。疥癬風瘡。陰下濕痒。頭面痕。入面脂用。補肝。風虛風痰。

天南星 宋開寶

【釋名】本經所謂虎掌也。虎掌因葉形似之。非根也。南星因根圓白。形如老人星。『虎膏』『鬼蒟蒻』二名以形名。

【各方記述】處處平澤有之。二月生苗。似荷梗。其莖高一尺以來。葉似蒟蒻。兩枝相抱。五月開花。似蛇頭黃色。七月結子。作穗似石榴子。紅色。二月八月采根。似芋圓扁。與蒟蒻相類。

【辨別道地】和產可用。又有形狀相似不真者。採藥者。宜擇之。

【修治】去皮臍。入器中湯浸五七日。日換三四遍。去涎暴乾用。或火炮裂用。或以皂莢白礬生姜水。水煮過用。造膽南星法。以南星研末。臘月取黃牯牛膽汁。和納入膽中。繫懸風處乾之。年久者彌佳。方書謂之牛膽南星。即此是。若倉卒不能得此。以生姜湯多炮六七次。殺去毒。堪用。但其性猶烈耳。

【氣味】苦辛溫。有毒。

【功用】陰中之陽。可升可降。入手太陰。又入足厥陰太陰經。畏附子乾姜生姜。蜀漆為之使。惡莽草。得防風則不麻。得牛膽則不燥。得火炮則不毒。生能伏雄黃丹砂焰硝。此物大溫燥烈。與半夏之性同。而毒過之。故亦善墮胎也。西北人非真中風者勿服。陰虛燥痰。在所禁忌。

【主治】心痛寒熱。結氣積聚。伏梁。筋痿拘緩。利水道。除陰下濕。風眩。主疝瘕腸痛。傷寒時疾。強陰。主中風麻痺。除痰下氣。利胸膈。攻堅積。消癰腫。散血墮胎。金瘡折傷瘀血。擣傅之蛇蟲咬。疥癬惡瘡。去上焦痰。及眩運。主破傷風。口噤身強。補肝風虛。治痰。功同半夏。治驚癇。口眼喎斜。喉痺。口舌瘡糜。結核解顱。

半夏 本經下品

【釋名】禮月令。五月半夏生。蓋當夏之半也。『守田』當夏之半故名。『水玉』因形以名。『地文』『和姑』名義未詳。

【各方記述】二月生苗。一莖。莖端三葉。淺綠色。頗似竹葉。五月八月采根。以灰裹二日。湯洗暴乾。

【辨別道地】和產不擇處而生。一種稱大半夏者。其根塊極大。葉亦闊大。有紋縷。且光。是由跋而南星一種。非半夏也。不可混用。以肉白為佳。不厭陳久。

【修治】揀肥大而白者。洗去皮垢。以水浸五日。每日換水。去帽眼。乾切片。姜汁拌焙。入藥。或製半夏一斤。以生姜一斤。切片拌半夏。加水以煮熟。劃以無白星爲度。去姜。晒乾。炒用亦可。治火痰以姜汁竹瀝。治寒痰以姜汁礬湯入白芥子末和之。風痰姜汁皂角煮汁和之。『造半夏麴法』以半夏洗淨湯泡去衣垢。研細以姜汁礬湯和作餅。楮葉包裹。待生黃衣。去葉晒乾用。

【氣味】辛平。有毒。

【功用】氣味俱薄。沉而降。陽中陰也。入手少陰太陰陽明經。亦入足太陰陽明少陽經。射干柴胡爲之使。畏雄黃生姜乾姜秦皮龜甲及烏頭。惡皂莢。忌羊血海藻飴糖。熱痰佐以黃芩。風痰佐以南星。寒痰佐以乾姜。痰痞佐以陳皮白朮。多用則瀉。脾胃諸血證。及口渴者。禁用。爲其燥津液也。孕婦忌之。用生姜則無害。

【主治】傷寒寒熱。心下堅。胸脹欬逆。頭眩。咽喉腫痛。腸鳴下氣。止汗。消心腹胸膈痰熱滿結。欬嗽上氣。心下急痛堅痞。時氣嘔逆。消癰腫。療痿黃。悅澤面目。墮胎消痰下肺氣。開胃健脾。止嘔吐。去胸中痰滿。生者摩癰腫。除瘤癭氣。治吐食反胃。霍亂轉筋。腸腹冷痰瘧。治寒痰。及形寒飲冷傷肺而欬。消胸中痞。膈上痰。除胸寒。和胃氣。燥脾濕。治痰厥頭痛。消腫散結。治眉稜骨痛。補肝風虛。除腹脹。目不得瞑。白濁。夢遺。帶下。

五味子 本經上品

【釋名】皮肉甘酸。核中辛苦。都有鹹味。此則五味具也。『荎藸』音知除。『玄及』『會及』名義未詳。

【各方記述】春初生苗。引赤蔓於高木。其長六七尺。葉尖圓似杏葉。三四月開黃白花。類蓮花狀。七月成實。叢生莖端。如豌豆許大。生青熟紅紫。入藥生曝不去子。

【辨別道地】以朝鮮爲上。以漢爲中。以和爲下。方書所謂北五味子。遼五味子。皆謂朝鮮產也。和產者。本草所謂南五味子也。時珍曰。五味子。今有南北之分。南產者色紅。北產者色黑。入滋補藥。必用北產者。乃良。

【修治】入補藥。蜜蒸熟。再以泔水浸焙乾用。入嗽藥生用。連核入藥。

【氣味】酸甘辛苦鹹溫。無毒。

【功用】味厚氣輕。陰中微陽。入手太陰血分。又入足少陰氣分。蓯蓉爲之使。惡萎蕤。勝烏頭。功用雖多。總之收肺保腎四字盡之。肺家實熱有火鬱者禁用。

【主治】益氣。欬逆上氣。勞傷羸瘦。補不足。強陰。益精。養五藏。除熱生陰。治中下氣。止嘔逆。補虛勞令人體悅澤。明目。暖水藏。壯筋骨。治風消食。反胃霍亂轉筋。痃癖。奔豚冷氣。消水腫。心腹氣脹。止渴除煩熱。解酒毒。生津。治瀉痢。補元氣不足。收耗散之氣。瞳子散大。治喘欬燥嗽。壯水鎖陽。

栝樓仁 本經中品

【釋名】栝隰括也。樓蔞斂也。言包斂其子在內。白如括囊也。『果蓏』音轉也『瓜蔞』『天瓜』『黃瓜』『地樓』皆依音象形以名。『澤姑』義未詳。

【各方記述】所在有之。三四月生苗。引藤蔓葉如甜瓜葉而窄。作叉有細毛。七月開花。似壺蘆花。淺黃色。結實在花下。大如拳。生青。至熟赤黃色。其形有正圓者。有銳而長者。功用皆同。根亦名『白藥』皮黃肉白。

【辨別道地】和產有二三種。藥舖栝樓仁王瓜子混而一之。宜子細辨其殼中子似柿核者。乃栝樓也。如螳螂頭者。乃王瓜也。藥舖稱柿核樣奴女樣者佳矣。

【修治】去殼皮草膜及油。亦有不去油。微炒者。王肯堂曰。肥大結實者。連子皮細切用。今人止用核仁非也。

【氣味】甘微寒。無毒。

【功用】味厚氣薄。陰也。入手太陰。同貝母。則開結痰。脾胃虛寒。作泄者。勿服。

【主治】胸痺。悅澤人面。潤肺燥。降火。治欬嗽。滌痰結。利咽喉。止消渴。利大腸。消癰腫瘡毒。子炒用補虛勞。口乾潤心肺。治吐血腸風。瀉血赤白痢。手面皺。

天花粉 圖經

【釋名】內有花文。天然而成。故名。『瑞雪』以白色名之。

【各方記述】括樓根也。

【辨別道地】近來以黃瓜根製之。其功用大抵相同。藥肆稱幾志幾志樣者良矣。

【修治】藥舖製售者直用之。『製天花粉法』秋冬采根。厚去皮。至白處。寸切之。水浸一日一易水。經三五日取出。搗如泥。以絹濾澄粉。晒乾用。

【氣味】甘苦微寒。無毒。

【功用】降也。陰也。入手少陰太陰經。枸杞為之使。惡乾姜。畏牛膝。反烏頭。脾胃虛寒作泄者。勿服。

【主治】消渴身熱煩滿。大熱。補虛安中。續絕傷。除腸胃中痼熱。癰疽身面黃。脣乾口燥。短氣。止小便利。通月水。治熱狂時疾。通小腸。消腫。乳癰發背。痔瘻瘡癤。排膿生肌長肉。消撲損瘀血。

葛根 本經中品

【釋名】葛。葦也。藤皮可爲絺綌也。『雞齊』義未詳。『鹿藿』鹿食九草。此其一種故名。『黃斤』未詳。

【各方記述】葛有野生。有家種。其蔓延長。取治可作絺綌。其根外紫內白。長者七八尺。其葉有三尖。如楓葉。面青。背淡。其花成穗。纍纍相綴。紅紫色。其莢如小黃豆莢。亦有毛。其子綠色。扁扁如鹽梅子。核生嚼腥氣。八九月采之。

【辨別道地】松岡先生曰。漢土植家園而用之。名之家葛。和邦皆野生。方書呼乾葛者。乃葛根。俗醫誤以乾葛爲葛粉。或取葛莖爲乾葛。俱皆誤也。不可不辨也。

【修治】去皮用之。今在藥舖者。素去皮。故洗水刻用。

【氣味】甘辛平。無毒。

【功用】氣味俱薄。輕而上行。浮而降。陽中陰也。入足陽明胃經。凡傷寒頭痛。兼項強。腰脊痛。及遍身骨疼者。足太陽也。邪未入陽明。故無渴證。不宜服。五勞七傷。上盛下虛之人。暑月雖有脾胃病。不宜服。

【主治】消渴身大熱。嘔吐。諸痺。起陰氣。解諸毒。療傷寒中風。頭痛。解肌發表出汗。開腠理。療金瘡。止脇風痛。治天行上氣嘔逆。開胃下食。解酒毒。治胸膈煩熱。發狂。止血痢。通小腸。排膿破血。傅蛇蟲囓。罨毒箭傷。殺野葛巴豆百藥毒。生者墮胎。蒸食消酒毒。可斷穀不飢。作粉尤妙。作粉止渴。利大小便。去煩熱。壓丹石。傅小兒熱瘡。搗汁飲。治小兒熱痞。猘狗傷。搗汁飲。并末傅之。『葛花』『氣味』甘平無毒。『各方記述』七月采之。『主治』消酒。治腸風下血。

天門冬 本經上品

【釋名】虋冬（音門）草之茂者爲虋。俗作門。此草蔓茂。而功同麥門冬。故名。『顛勒』『顛棘』『天棘』爾雅云。髦顛棘也。因其細葉如髦。有細棘也。顛天音相近也。『萬歲藤』萬歲稱其性平。

【各方記述】處處有之。春生藤蔓。大如釵股。高至丈餘。葉如茴香。極尖細而疎滑。有逆刺。亦有澁而無刺者。其葉如絲杉而細散。夏生細白花。亦有黃色及紫色者。秋結黑子。在其根枝旁。入伏後。無花暗結子。其根或黃紫色。大如手指。圓實而長二三寸。大者爲勝。一科一二十枚。

【辨別道地】和漢俱有焉。和一種蔓生。葉如絲杉。白花結實。

【修治】酒拌蒸。剝去皮。四破去心。曝乾用。

【氣味】甘微苦平。無毒。

【功用】氣薄味厚。陽中之陰。沉也。降也。入手太陰足少陰經氣分。垣衣地黄貝母爲之使。畏曾青。忌食鯉魚。誤食中毒者。以浮萍汁解之。陰虛水涸。火起下焦。上炎于肺。爲痰喘者。誠爲要藥也。味苦氣寒不利脾胃。陰虛之脾胃多弱。又以苦寒損其胃氣。以致泄瀉惡食則危殆矣。故脾虛泄瀉惡食者。大非所宜。

【主治】諸暴風濕偏痺。強骨髓。殺三蟲。去伏尸。保定肺氣。去寒熱。養肌膚。利小便。冷而能補肺氣。欬逆喘急。肺萎生癰。吐膿。除熱。通腎氣。止消渴。去熱中風。治濕疥。宜久服。煑食之。令人肌體滑澤白淨。除身上一切惡氣。不潔之疾。鎮心潤五藏。補五勞七傷。吐血治嗽。消痰去風熱煩悶。主心病嗌乾。心痛渴而欲飲。痿躄嗜臥。足下熱而痛。潤燥滋陰。清金降火。陽事不起。宜常服之。

何首烏 宋開寶

【釋名】因順州南河縣。何翁服之。白髮變黑。故稱。『交藤』『夜合』其藤蔓夜交合相聯。故名。『地精』『陳知白』名義未詳。『馬肝石』漢武時有馬肝石。能烏人髮。故後人隱此名云。『桃柳藤』以形名。『九真藤』取根若獲九數者。服之乃仙。故名。『赤葛』『瘡帚』『紅內消』赤者。消腫毒。外科呼爲瘡帚紅內消。

【各方記述】春生苗。蔓延竹木牆壁間。莖紫色。葉葉相對。如薯蕷而不光澤。夏秋開黄白花。如葛勒花。結子有稜。似蕎麥而雜小。纔如粟大。秋冬取根。大者如拳。各有五稜。瓣似小甜瓜。有赤白二種。赤者雄。白者雌。

【辨別道地】松岡先生曰。漢來者真也。和稱何首烏者。乃苦蔞而非真。本草所謂黄獨也。與真何首烏功能迥別。不可用。其真何首烏。俗醫本草極贊美其功。因遑欲者。好單味服餌。多誤性命者。可不戒乎。予嘗疑此物無益而有害。怪世人漫服。不知其中酷烈苦澁之毒。及閱倪朱謨本草彙言。其說與予意合云云。彙言全文見于用藥須知標注。故略之。

【修治】用竹刀切。米泔浸一宿。木杵搗。一法用竹刀刮去黑皮。米泔浸二日。切片。每赤白各一斛。用黑豆三斗。每次三升三合三勺。以水浸過。甑內鋪豆一層。藥一層。重重鋪盡。砂鍋上蒸之。豆熟爲度。去豆。九蒸九晒爲度。

【氣味】苦澁微温。無毒。

【功用】升也陽也。入足厥陰少陰經。白者入氣。赤者入血。茯苓爲之使。忌諸血無鱗魚蘿蔔蒜葱鐵器。同地黄。能伏硃砂。

【主治】瘰癧。消癰腫。療頭面風瘡。治五痔。止心痛。益血氣。黑髭髮。悅顏色。久服長節骨。益精髓。治婦人產後。及帶下諸疾。治腹藏一切宿疾。冷氣腸風。瀉肝風。

土茯苓 綱目

【釋名】形似茯苓。故云。『土萆薢』『刺猪苓』『山猪糞』『山地栗』皆象形草。『禹餘糧』『仙遺糧』『冷飯團』昔禹行山乏食。采此充糧。而棄其餘。故有此數名。

【各方記述】土茯苓楚蜀山中甚多。蔓生如蓴。莖有細點。其葉不對。狀頗類大竹葉。而質厚滑。如瑞香葉而長。五六寸。其根狀如菝葜而圓。其大若鷄鴨子。連綴而生。遠者離尺許。近或數寸。其肉軟可生啖。與萆薢及菝葜其根苗迥然不同。宜參考之。但其功用。頗相近。

【辨別道地】漢來者可用。和產無之。和邦以菝葜稱山歸來菝葜。功用與土茯苓不甚相遠。形狀克相似。則代用土茯苓。亦不爲不可矣。漢來有赤白二種。入藥用白者良。今藥肆雜菝葜以售。宜審擇焉。

【修治】削去皮用。

【氣味】甘淡平無毒。

【功用】入足陽明厥陰經。忌茶茗。及牛羊鷄鵝魚肉燒酒麪房勞。凡好淫之人。病楊梅瘡毒。其證多屬厥陰陽明二經。如兼少陰太陰。則發于咽喉。兼太陽少陰。則發于頭耳。蓋相火寄于厥陰。肌肉屬于陽明故也。醫用輕粉銀硃劫劑。七日即愈。水銀性走不守。加以鹽礬升爲輕粉。銀硃。其性燥熱。善逐痰涎。涎乃脾液。此物入胃氣歸陽明。故涎被劫隨火上升。從喉頰齒縫而出。故瘡卽乾痿而愈。若服之過劑。及用不得法。則毒氣竄入筋骨經絡。莫之能出。痰涎去而血液耗。筋失所養。營衞不從。變爲筋攣骨痛。發爲癰毒。遂成廢痼。土茯苓能健脾胃。去風濕。脾健而風濕去。故毒得以愈。

【主治】食之當穀不飢。調中止洩。健行不睡。健脾胃。強筋骨。去風濕。利關節。止泄瀉。治拘攣骨痛。惡瘡癰腫。解汞粉銀硃毒。

威靈仙 宋開寶

【釋名】威言其性猛也。靈仙言其功用神也。

【各方記述】莖如釵股。七月內生花六出。淺紫。或白色。作穗。似芸薹子。亦有如菊花頭者。實青色。根稠密多鬚。似穀毋年朽敗。九月采根。一根叢鬚數百條。長者二尺許。初時黃黑色。乾則深黑色。稱鐵脚威靈仙。色或黃或白者。皆不可用。

【辨別道地】和漢俱有之。漢來者。爲上。所謂鐵脚威靈仙是也。和藝花家。呼九蓋草者。即是也。採藥售者。間雜仙人草根。此物大有毒。宜擇用。近年出于薩州者。形色氣味。殆逼真可用。

【修治】洗水剉用。或洗焙。以好酒微和濕。緊塞竹筒內。九蒸九晒。

【氣味】苦溫微辛鹹。無毒。

【功用】可升可降。陰中陽也。入太陽經。又曰通行十二經。忌茶茗及麪麫湯。主諸濕。然踈利之物。久服損真。壯實者服之。誠有殊功。氣弱者。反成痼疾。凡病非風濕。及陽盛火升。血虛有熱。表虛有汗。痎瘧口渴身熱者。並忌用之。

【主治】諸風宣通五藏。去腹內冷滯。心膈痰水。久積癥瘕痃癖氣塊。膀胱宿膿惡水。腰膝冷疼。療折傷久服有效。溫疫瘧。推新舊積滯。消胸中痰唾。散皮膚大腸風邪。

防巳 本經中品

【釋名】巳止也。防止足疾也。『斛離』『石斛』因其紋斛以名。

【各方記述】生漢中。有二種。木防巳。皮皺上有丁足子青白虛軟。漢防巳破之。紋作車輻斛。黃實馨香。狀與木通近似。惟漢者勝。

【辨別道地】和漢俱有之。本草原始出條防巳。瓜防巳者。本草所謂漢防巳也。今漢來者。皆瓜防巳也。因方宜擇用。

【修治】去皮剉。酒洗。晒乾用。

【氣味】苦辛寒。無毒。

【功用】陰也。泄也。太陰本經藥也。漢主肺氣。本經風邪。殷蘖爲之使。惡細辛。畏萆薢。鹵鹹。伏硝石。殺雄黃毒。蓋其性悍。其氣猛。能走竄決。防傷胃氣。故凡胃氣陰虛自汗盜汗。口苦舌乾。腎虛小水不利。及胎前產後。血虛。雖有下焦濕熱。愼毋用之。

【主治】風寒溫瘧。熱氣。諸癎。除邪。利大小便。療水腫風腫。去膀胱熱。傷寒熱邪氣。中風手脚攣急。通腠理。利九竅。止洩。散癰腫惡結。諸疥癬蟲瘡。治濕風。口面喎斜。手足拘痛。散留痰。肺氣喘嗽。治中下濕熱腫。洩脚氣。行十二經。『木防巳』『主治』男子肢節中風。毒風不語。散結氣擁腫溫瘧。風水腫。去膀胱熱。

木通 士良

【釋名】有細孔。兩頭皆通。本經所謂通草也。『附支』『丁翁』『萬年藤』名義未詳。『燕覆』子名。

【各方記述】藤生。蔓大如指。其莖幹大者。徑三寸。一枝五葉。頗類石葦。又似芍藥。二葉相對。夏秋開紫花。亦有白花者。結實如小木瓜。食之甘美。

【辨別道地】和漢俱有之。和產者。阿氣比也。今漢來者。蘿蔔藤也。本草頌曰。或以木通為蘿蔔非也。然論其功用。則二物彼是相同。而足可通用而已。如無通草。則代用蘿蔔藤。亦可矣。

【修治】去粗皮。切片用。○治痛風。煮酒用炒。

【氣味】甘辛淡微寒。無毒。

【功用】味薄。降也。陰也。入足少陰太陽。亦入手少陰厥陰太陽經。其性通利。凡精滑夢遺。及陽虛氣弱。無濕熱者。禁用。妊娠忌之。

【主治】除脾胃寒熱。通利九竅。血脈關節。令人不忘。去惡蟲。療脾疸。常欲眠。心煩噦。出音聲。治耳聾。散癰腫。諸結不消。及金瘡惡瘡。鼠瘻踒折。齆鼻息肉。墮胎。去二蟲。治五淋。利小便。開關格。治人多睡。主水腫浮大。利諸經脈寒熱不通之氣。理風熱。小便數急疼。小腹虛滿。安心除煩。止渴結熱。明耳目。治鼻塞。通小腸。下水破積聚血塊。排膿治瘡癤。止痛。催生下胞。女人血閉。經候不勻。天行時疾。頭痛目眩。羸劣乳結。及下乳。利大小便。令人心寬下氣。主諸瘻瘡。喉痺咽痛。濃煎含嚥。通經利竅。導小腸火。

釣藤鈎 別錄下品

【釋名】其刺曲如釣鈎。故名。或作『吊藤』。療天弔故名乎。

【各方記述】狀如葡萄藤而有鈎。

【辨別道地】選紫色者用。

【修治】去梗純用嫩鈎。其功十倍。

【氣味】甘苦微寒。無毒。

【功用】入手足厥陰經。按釣藤祛肝風。而不燥。中和之品也。足厥陰主風。手厥陰主火。驚癇眩運。皆肝風相火之病。此能通心包於肝木。風靜火息。則諸症自愈。其性寒。多宜小兒科。大人有寒者。不宜多服。

【主治】小兒寒熱。十二驚癇。小兒驚啼瘈瘲。熱擁客忤。胎風。大人頭旋。平肝風。除心熱。小兒內釣腹痛。發斑疹。

忍冬 別錄上品

【釋名】藤生。凌冬不凋。故名。『金銀藤』『鴛鴦藤』

『鷺鷥藤』『老翁鬚』『左纏藤』其花長瓣垂鬚。黃白相半。而其藤左繞附木。故有以上諸名。『金釵股』貴其功也『蜜桶藤』『通靈草』陰草也。取汁。能伏硫。制汞。故名。

【各方記述】在處有之。附樹延蔓。莖微紫色。對節生葉。葉似薜荔而青有濇毛。三四月開花。長寸許。一蒂兩花。二瓣一大一小。如半邊狀。長蕊。花初開者。蕊瓣俱色白。經二三日。則色變黃。新舊相參。黃白相映。故呼金銀花。氣芬芳。四月采花陰乾。藤葉不拘時采陰乾。

【辨別道地】和產真可用。○沉內輸日如無生者。只用乾者。然力終不及生者效速。

【修治】水洗剉用。○匯日勿犯鐵器。

【氣味】甘微寒。無毒。

【功用】入手太陰經。煮汁釀酒。補虛。療風。性極中和。近世但知其消毒之功。昧其腹脹風虛痢澼之用。

【主治】寒熱身腫腹脹滿。能止氣下澼熱毒。血痢水痢。治五種尸注。(五尸出于本綱附方)鬼擊。一切風濕。及諸腫毒癰疽。疥癬楊梅諸惡瘡。散熱。解中野菌毒。爲膏一切疔腫。金刃傷瘡皆治。

澤瀉 本經上品

【釋名】生池澤淺水。功能止瀉。故名。『水瀉』去水曰瀉。如澤水之瀉故名。『鵠瀉』『及瀉』『蕍』『芒芋』諸名未詳。『禹孫』禹能治水故稱。

【各方記述】春生苗。多在淺水中。葉似牛舌。獨莖而長。秋時開白花。作叢。似穀精草。秋末采根暴乾。

【辨別道地】和產有二種。丹後仙臺者。堅實而好。近江者。輕虛而性惡。故仙臺丹後爲上。江州爲下。色白堅實者可選用。

【修治】去毛。酒洗。一宿曝乾用。

【氣味】甘鹹微寒。無毒。

【功用】沉而降。陰也。入足太陽少陰經。長海蛤文蛤。凡病人下焦無濕熱而陰虛。及腎氣之陽衰。精自流者。目虛不明者。切勿輕與暴服。能明目。多服則昏目。不可不知。

【主治】風寒濕痺。乳難。養五藏。益氣力。肥健。消水。五藏痞滿。起陰氣。止洩精。消渴。淋瀝。逐膀胱三焦停水。主腎虛精自出。治五淋。宣通水道。主頭旋耳鳴。筋骨攣縮。通小腸。止尿血。主難產。入腎經。去舊水。養新水。利小便。消腫脹。滲洩止渴。去脬中留垢。心下水痞。滲濕熱。行痰飲。止嘔吐。瀉痢。疝痛脚氣。

菖蒲 本經上品

【釋名】蒲類之昌盛者。故名。『菖陽』名大根者。『堯韭』堯時天降精于庭爲韭。感百陰之氣。爲菖蒲。『水劍草』因葉形而名。

【各方記述】菖蒲有數種。生于池澤。葉肥根高三四尺者。泥菖也名白菖。和邦端五插檐者也。又有花菖蒲。紫白嬌艷可愛者。燕子花之類也。生于溪澗。葉瘦根高一二尺。其葩與花菖蒲相肖而小者。溪蓀也。生于水石之間。有劍脊瘦根密節。高尺餘。二三月間抽莖。開小黃花成穗者。石菖蒲也。惟采此種。可以入藥。餘皆不堪。其養以沙石。愈剪則愈細。愈久則愈密。高四五寸葉如韭。甚則根長二三分。葉長寸許。謂之錢蒲。又山中泉石間。自有根苗纖細一寸。不啻九節。而至二十節者。方技家獨貴之。然不必拘之。其一寸九節。至其餘者。多露瘦根。而形質堅。氣味薄。而且有毒。但當以深山窮谷水磧上生肥大者。爲佳。

【辨別道地】和產可用。生于溪澗。葉長根肥者。可擇用。人家栽園圃者。爲不佳。冬月采根。晒乾用。

【修治】以銅刀刮去毛節皮。微焙用。

【氣味】辛溫。無毒。

【功用】陽中之陰。可升可降。入手少陰足厥陰太陽經。秦皮秦艽爲之使。惡地膽麻黃。忌飴糖羊肉。犯鐵器令人吐逆。葉洗疥大風瘡妙。

【主治】風寒濕痺。欬逆上氣。開心孔。補五藏。通九竅。明耳目。出音聲。主耳聾癰瘡。溫腸胃。止小便利。久服輕身。不忘不迷。延年益心智。高志不老。四肢濕痺。不得屈伸。小兒溫瘧。身積熱不解。可作浴湯。治耳鳴頭風。淚下鬼氣。殺諸蟲。惡瘡疥瘙。除風下氣。丈夫水藏。女人血海冷敗多忘。除煩悶。止心腹痛。霍亂轉筋。及耳痛者。作末炒乘熱裹罨甚驗。心積伏梁。治中惡卒死。客忤癲癇。下血崩中。安胎漏。散癰腫。擣汁服。解巴豆大戟毒。

白扁豆 別錄中品

【釋名】白者。稱花實色。扁者。象莢實形以名。『沿籬豆』沿籬蔓延故名。『蛾眉豆』花形象豆脊也。

【各方記述】扁豆二月下種。蔓生。延纏。葉大如盃。團而有尖。其花狀如小蛾。有翅尾形。其莢纍纍成枝。白露後。實更繁衍。嫩時可充蔬食。老則收子。煑食。

【辨別道地】和產有二種。花白色而實形扁者。色亦白。花紫色。實圓而不白者。應以花實白而扁者入藥。花實不白而圓者。可充食料。

【修治】連皮炒熱用。

【氣味】甘微溫。無毒。
【功用】陽也。可升可降。入足太陰經。傷寒邪熾者。禁用。
【主治】和中下氣。補五藏。主嘔逆。久服頭不白。療霍亂吐利不止。研末和醋服之。行風氣。治女子帶下。解酒毒。河豚魚毒。一切草木毒。生嚼及煮汁飲。取效。止泄痢。消暑。暖脾胃。除熱止消渴。○花焙研服。治赤白崩帶。併泄痢。

神麯 藥性論

【釋名】昔人用麯。多是造酒之麯。後醫乃造神麯。專以供藥。力更勝之。蓋取神聚會之日造之。故得神名。
【各方記述】五月五日。或六月六日。用白麪百斤。青蒿自然汁三升。赤小豆末。杏仁泥各三升。蒼耳自然汁。野蓼自然汁。各三升。以配白虎青龍朱雀玄武勾陣螣蛇六神。用汁和麪豆杏仁作餅。麻黃或楮葉包罨。如造醬黃法。待生黃衣。晒收。臨用炒之。陳久者良。一法用青蒿蒼耳野蓼自然汁。及赤小豆末。杏仁泥。各三盞。和勻于瓷器內。次第下白麪。搜和得所作餅。如上。生黃晒收之。尤爲簡便也。醫壘元戎。有三奇六神麯法。可考見焉。
【辨別道地】藥舖所售者。不得其製。如法自採自製可用之。
【修治】陳久者。細碎去蛀炒用。
【氣味】甘辛溫。無毒。
【功用】陽中之陽也。入足陽明經。須與參朮香砂同用。爲佳。
【主治】化水穀宿食。癥結積滯。健脾暖胃。養胃氣。治赤白痢。消食下氣。除痰逆。霍亂泄痢。脹滿諸疾。其功與麴同。閃挫腰痛者。煅過淬酒溫服。有效。婦人產後。欲回乳者。炒酒服二錢。日二。即止甚驗。

麥芽 別錄中品

【釋名】大麥。水浸生芽。故名。
【修治】麥芽去鬚。取其中米炒研麯用。今惟炒用。
【氣味】鹹甘溫。無毒。
【功用】陰中之陽。可升可降。入足陽明經。豆蔻縮砂烏梅木瓜芍藥五味子爲之使。麥芽神麴二藥。胃氣虛人宜服之。雖然有食積者能消化。無積者久服則損腎。消元氣。須同白朮諸藥兼用。方爲無害。
【主治】消食和中。破冷氣。去心腹脹滿。開胃止霍亂。除煩悶。消痰飲。破癥結。催生落胎。補脾胃虛。寬腸下氣。腹鳴者用之。消化一切米麪諸果食積。產後回乳。爲末服甚良。

生姜 別錄中品

【釋名】姜能彊禦百邪。故謂之姜。初生嫩者。其尖微紫。名紫姜。或作子姜。宿根謂之母姜也。

【各方記述】繆仲醇曰。生姜不宜使熟。宜搗絞汁。待藥煎成頃。方不失生之義。如入藥煎。乃熟姜。非生姜。此說雖新奇。非是。何則。絞汁待煎成而入。則姜汁而非生姜。生姜乾姜。乾生姜等之精辨。詳于松岡先生之說。故不贅于此。〇方書謂生姜一片者。片者。以生姜一塊。判爲數片。其一片之分量。亦不分明。按奇效醫述。經驗四時感寒發散方中。生姜三片爲引。約重二錢。此方藥約計八錢一分。和製一貼。一錢之藥。約計二分七釐一毫也。是發表之劑。故應生姜分量多。如不發表之藥。則大抵半減。而可用之乎。

【修治】去皮則熱。留皮則冷。

【氣味】辛溫。無毒。

【功用】氣味俱厚。浮而升。陽也。入手足太陰足陽明經。秦椒爲之使。殺半夏莨菪毒。惡黄芩黄連天鼠糞。食姜久。積熱患目病。痔人忌之。癰瘡人多食則生惡肉。夜勿食姜者。夜主闔。而姜主闢也。

【主治】久服去臭氣。通神明。歸五藏。除風邪。寒熱。傷寒頭痛。鼻塞。欬逆上氣。止嘔吐。去痰下氣。去水氣滿。療欬嗽時疾。和半夏主心下急痛。和杏仁作煎下急痛。氣實。心胸擁隔。冷熱氣神效。擣汁和蜜服。治中熱嘔逆不能下食。散煩悶。開胃氣。汁作煎服。下一切結實。衝胸膈惡氣。神驗。破血調中。去冷氣。汁解藥毒。除壯熱。治痰喘脹滿。冷痢痛腹轉筋。心滿。去胸中臭氣。狐臭。殺腹內長蟲。益脾胃。散風寒。解菌蕈諸物毒。生用發散。熟用和中。解食野禽中毒成喉痺。浸汁點赤眼。擣汁和黄明膠熬貼風濕痛。甚妙。『乾生姜』『修治』生姜㓟日晒乾收用。『主治』治嗽溫中。治脹滿。霍亂不止。腹痛冷痢。血閉。病人虛而冷宜加之。姜屑和酒服。治偏風。肺經氣分之藥。能益肺。

乾姜 本經中品

【釋名】『白姜』造以白淨結實者爲良。故云。

【造乾姜法】以母姜水浸三日。去皮。又置流水中六日。更刮去皮。然後晒乾。置瓷缸中。釀三日。乃成也。

【辨別道地】藥肆中以母姜略煑過。然後曝之。令乾名之乾姜。或有欲其色白。以石灰纏收者。有毒。俱非是。惟藥肆稱寒晒生姜者。佳。可用。

【修治】有石灰氣者。洗去之。微炒用。
【氣味】苦辛大熱。
【功用】氣薄味厚。半沉半浮。可升可降。陽中之陽也。入手太陰陽明足太陰少陰四經。若治產後血虛發熱。及止血。俱炒黑。溫中炮用。散寒邪。理肺氣。止嘔生用。使惡殺同生薑。多服損陰傷目。陰虛內熱。表虛有汗。因熱下血。火熱腹痛。法並忌之。孕婦不可食之。令胎內消。薑皮作散。消浮腫。故五皮散用之。
【主治】胸滿欬逆上氣。溫中止血。出汗逐風濕痺。腸澼下痢。生者尤良。寒冷腹痛。中惡霍亂。脹滿。風邪諸毒。皮膚間結氣。止唾血。治腰腎中疼冷。冷氣破血去風。通四肢關節。開五藏六府。宣諸絡脈。去風毒冷痺。夜多小便。消痰下氣。治轉筋吐瀉。反胃乾嘔。瘀血撲損。止鼻紅。解冷熱毒。開胃消食。主心下寒痞。目睛久赤。

茴香 唐本草

【釋名】蘹香。北人呼為茴香。聲相近也。
【各方記述】茴香宿根。深冬生苗。作叢。肥莖綠葉。五六月開花。如蛇床花。而色黃。結子大如麥粒。輕而有細稜。俗呼為大茴香。入食料。藥肆謂八角茴香者。形如柏實。裂成八瓣者。大茴香。性熱。不宜入食料。
【辨別道地】大茴香者。有漢來無和產也。和產皆小茴香也。可入藥。而用藥肆所售大茴香。多將莽草實中截雜以稱八角茴香。飾偽之甚者也。莽草和謂施己密者。而其實有毒。以殺人。宜子細辨之。
【修治】得酒良。炒黃用。得鹽則入腎經。
【氣味】辛溫無毒。
【功用】陽也。浮也。入手足太陰陽明太陽少陰經。小茴性平。夏月祛蠅辟臭。食料宜之。大茴香性熱。多食傷目發瘡。食料不宜過用。治小腸疝氣有效。
【主治】諸瘻霍亂。及蛇傷。膀胱腎間冷氣。及盲腸氣。調中止痛。嘔吐。治乾濕腳氣。腎勞㿉疝。陰疼。開胃下氣。補命門不足。暖丹田。

山藥 本經上品

【釋名】本經所謂薯蕷也。薯蕷二字。薯字犯宋英宗諱。蕷字犯唐代宗諱。故改為山藥。蓋言山中之藥也。遂名『藷薁』。音同。『土藷』『山藷』江閩呼之。山芋。齊魯名之。『玉延』秦楚名之。
【各方記述】四月生苗。延蔓。紫莖綠葉。有三尖。似白牽牛葉。而更光潤。五六月開花成穗。淡紅色。結莢成簇。莢凡三稜。合成堅而無仁。其子別結于一旁。狀似雷丸。大小不一。皮色土黃而肉白。煑食甘滑。與其根同。

【辨別道地】和產可用。

【修治】山產者。采得以銅刀刮去赤皮。糝白礬末少許。洗去涎蒸乾用。今藥家所製。去皮以米粉糝涎。日乾售之。

【氣味】甘平。無毒。

【功用】陽中微陰。可升可降。入手足太陰經。紫英爲之使。惡甘遂。與麪同食。則動氣。但性緩。非多用不效。

【主治】傷中補虛羸。除寒熱邪氣。補中益氣力。長肌肉。主頭面遊風。頭風眼眩。下氣止腰痛。克五藏。除煩熱。強陰補五勞七傷。去冷風。鎮心神。安魂魄。補心氣不足。開達心孔。多記事。強筋骨。主泄精。健忘。益腎氣。健脾胃。止洩痢。化痰涎。潤皮毛。生擣貼腫硬毒。能消散。

薏苡仁 本經上品

【釋名】薏。意也。苡。實也。『解蠡』其葉似蠡實葉。而解散故名。『芑實』似芑黍之苗。故名。『贛米』音感。其堅硬者。有贛強之意。『回回米』謂回回國米也。『薏珠子』小兒以線穿如貫珠爲戲。

【各方記述】薏苡。二三月宿根自生。葉如初生芭茅。五

六月抽莖開花。結實有二種。一種粘牙者。尖而殼薄卽薏苡也。其米白色。如糯米。一種圓而殼厚。堅硬者。卽菩提子也。其米少卽粳糯也。但可穿作念經數珠。

【辨別道地】松岡先生曰。有三種。和名唐麥者。眞也。皮柔而色白。肉厚粒大。野生者。名川穀。或贛珠。皆非眞。小兒作念珠爲戲玩者。如乏時。可通用。

【修治】淘晒炒用。

【氣味】甘淡微寒。無毒。

【功用】陽中微陰。可升可降。入手足太陰陽明。足太陰陽明足厥陰經。性主下行。虛而下陷者。非其宜也。妊娠禁服。

【主治】筋急拘攣。不可屈伸。久風濕痺。下氣。除筋骨中邪氣不仁。利腸胃。消水腫。令人能食。炊飯作麪食。主不饑。溫氣。煑飲止消渴。殺蚘蟲。治肺痿。肺氣。積膿血。欬嗽涕唾。上氣。煎服。破毒腫。去乾濕脚氣。大驗。健脾益胃。補肺清熱。去風勝濕。炊飯食。治冷氣。煎飲利下便熱淋。

黃蘗 本經上品

【釋名】本經所謂蘗木。黃者。色也。蘗者。巨也。俗呼黃柏。

【各方記述】樹高數丈。葉似吳茱萸。亦如紫椿。經冬不

凋。皮外白。裏深黃色。其根結塊。如松下茯苓。二月五月采皮日乾。

【辨別道地】和產可用。肉厚色黃者。爲良。

【修治】水洗。剉炒褐色。降實火。則生用。治上則酒製。治下則鹽製。治中則蜜製。

【氣味】苦寒。無毒。

【功用】氣味俱厚。沉而降。陰也。陰中之陽。入足少陰經。爲足太陽引經藥。惡乾漆。伏硫黃。夫氣爲陽。血爲陰。邪火煎熬。則真陰消涸。真陰消涸。則邪火益烈。而陰虛火動之病。隨之矣。取知柏之苦寒。以抑南扶北。誠如久旱甘霖。然惟火旺胃強者。爲能當之。倘中氣已殘。則邪火雖亢。命曰虛炎。從事弗衰。將有寒中之變。且味苦久服。有反從火化之害矣。今天下極其崇尚。以爲去熱治勞之妙藥。而不知真元之火。與健運之職。已消亡而阻喪。獨不聞虛火可補。實火可瀉之說乎。苟非甘溫。則大熱焉除也。必尺中洪大。按之有力。可炒黑暫用。不然便當痛絕。

【主治】五藏腸胃中結熱。黃疸腸痔。止洩痢。女子漏下赤白。陰傷蝕瘡。療驚風。在皮間。肌膚。熱赤起。目熱赤痛。口瘡熱炮起。蟲瘡。血痢。止消渴。殺蛀蟲。男子陰痿。及傅莖上瘡。治下血。如鷄鴨肝片。安心除勞。治骨蒸。洗肝明目多淚。口乾心熱。殺疳蟲。治蚘心痛。鼻衄腸風下血。後急熱腫痛。瀉膀胱相火。補腎水不足。堅腎壯骨髓。療下焦虛。諸痿癱瘓。利下竅。除熱瀉伏火。救腎水。治衝脈氣逆。不渴而小便不通。諸瘡痛。不可忍。得知母滋陰降火。得蒼朮除濕清熱。爲治痿要藥。得細辛瀉膀胱火。治口舌生瘡。傅小兒頭瘡。

厚朴 本經中品

【釋名】其木質朴而皮厚。故名。「烈朴」味辛烈故名。「赤朴」色紫赤故名。「厚皮」「重皮」義未明。

【各方記述】木高三四丈。徑一二尺。春生葉。如槲葉。四季不凋。紅花而青實。皮極鱗皺而厚。紫色多潤者佳。薄而白者。不堪用。三月九月。採皮陰乾。

【辨別道地】和漢俱有之。松岡先生曰。和漢俱可通用。是大抵有二種。李時珍所說。及三才圖會所圖者。復復樹也。愚視漢來者。與和產者。其皮色味。似有不同。今多漢來者。足可用。

【修治】去粗皮。姜汁浸透。炒用。

【氣味】苦溫。無毒。

【功用】氣味俱厚。體重濁而微降。陰中陽也。入足太陰手足陽明經。乾姜爲之使。惡澤瀉。消石。寒水石。忌豆。

食之動氣。厚朴之用有三。平胃一也。去腹脹二也。孕婦忌之三也。雖除腹脹。若虛弱人。宜斟酌用之。誤服脫人元氣。

【主治】中氣傷寒頭痛。寒熱驚悸。氣血痺死肌。去三蟲。溫中消痰。下氣。療霍亂。及腹脹痛滿。胃中冷逆。胸中嘔不止。洩痢淋露。除驚。去留熱。心煩滿。厚腸胃。健脾。治反胃。霍亂轉筋。冷熱氣。瀉膀胱及五藏一切氣。婦人產前後腹藏不安。殺腸中蟲。明耳目。調關節。治積年冷氣。腹內雷鳴。宿食不消。去結水。破宿血。化水穀。止吐酸水。大溫胃氣。治冷痛。主病人虛而尿白。主肺氣脹滿。膨而喘欬。

杜仲 本經上品

【釋名】昔杜姓仲名者。服此得道。因名。『思仲』『思仙』二名由上說。『木綿』皮中有銀絲如綿。故名。

【各方記述】樹高數丈。葉如辛夷。亦類柘。其皮類榆柳。折之內有白絲如綿相連。五月。六月。九月。采皮。稻生先生曰。有樹生蔓生二種。本草即蔓生一種。松岡先生曰。蔓生者。不入藥用。

【辨別道地】和漢俱可用。樹大皮厚多綿者。爲良。

【修治】去粗皮。鹽酒炒。腰痛必以酒行。或以姜汁拌炒去絲。

【氣味】苦辛甘溫。無毒。

【功用】氣味俱薄。沉而降。陰也。入足少陰腎之經。兼入肝經氣分。惡玄參蛇蛻。腎虛火熾者不宜用。即用當與黃蘗知母同入。

【主治】腰膝痛。補中益精氣。堅筋骨。強志。除陰下癢濕。小便餘瀝。脚中酸疼。不欲踐地。治腎勞腰脊攣。腎冷暨腰痛。人虛而身強直風也。腰不利。加而用之。能使筋骨相着。潤肝除。補肝經風虛。

訶子 唐本草所謂訶黎勒

【釋名】訶黎勒。梵言也。俗訶子。

【各方記述】樹似木槵。花白。子形似梔子。橄欖青黃色。皮肉相着。七月八月實熟時。采六路者佳。

【辨別道地】漢來只一種。而無和產。六稜黑色。肉厚者佳。

【修治】酒浸蒸一伏時。去皮取肉焙用。或麪裹煨。去核。

【氣味】酸苦澀溫。無毒。

【功用】味厚陰也。降也。入手太陰陽明。兼入足厥陰陽明少陰經。若氣虛暴嗽。初瀉。或肺有實熱。瀉因濕熱。氣喘因火冲者用之。立致殺人。不可不深戒也。

【主治】冷氣心腹脹滿。下食。破胸膈結氣。通利津液。止水道。黑髭髮。下宿物。止腸澼。久洩赤白利。消痰下氣。化食開胃除煩。治水。調中止嘔吐。霍亂。心腹虛痛。奔豚腎氣。肺氣喘急。五膈氣。腸風瀉血。崩中帶下。懷孕漏胎。及胎動欲生。脹悶氣喘。并患痢人。肛門急痛。産婦陰痛。和蠟燒烟薰之。及煎湯薰洗。治痰嗽。咽喉不利。含三數枚。殊勝。寬大腸。歛肺降火。

杏仁 別錄下品

【釋名】杏字篆文象子在木枝之形。『甜梅』楊行蜜改杏名。

【各方記述】諸杏。葉皆圓而有尖。二月開紅花。亦有千葉者。不結實。

【辨別道地】和可用杏桃梅之三種。藥家多混雜。本草原始有圖可考見而擇用。

【修治】湯浸去皮尖炒黃研細。風寒肺病藥中。連皮尖用。取其發散也。

【氣味】甘苦溫。無毒。

【功用】氣薄味厚。濁而沉墜。降也。陰也。入手太陰經。作湯如白沫不解者。食之氣壅。湯經宿者。動冷氣。雙仁者有毒。惡黃芩黃芪葛根。得火良。陰虛咳嗽。肺家有虛熱痰者。忌之。風寒外邪。非壅逆肺分。喘息急促者。不得用。

【主治】欬逆上氣。雷鳴喉痺。下氣。産乳。金瘡。寒心奔豚驚癇。心下煩熱。風氣往來時行頭痛。解肌。消心下急滿痛。殺狗毒。解錫毒。治腹痺不通。發汗。主溫病脚氣。欬嗽上氣。喘促。入天門冬煎。潤心肺。和酪作湯。潤聲氣。除肺熱。治上焦風燥。利胸膈氣逆。潤大腸氣秘。殺蟲。治諸瘡疥消腫。去頭面諸風氣瘡皰。

烏梅 本經中品

【釋名】本經梅實。即今之烏梅也。梅者。媒也。合衆味。烏者。火薰黑故名。

【各方記述】梅花開於冬。而實熟於夏。得木之全氣。故其味最酸。其花實有數品。今略于此。

【辨別道地】取大青梅。剝皮。籃盛於突上熏黑。若以稻灰淋汁潤濕蒸過。則肥澤不蠹。

【修治】去核。微炒用。

【氣味】酸濇溫平。無毒。

【功用】陰也。降也。入手足太陰足少陰經。忌猪肉。梅實過食而齒齼者。嚼胡桃肉解之。病未久。有當發散者。咸忌之。

【主治】下氣。除熱煩滿。安心。止肢體痛。偏枯不仁。死肌。去青黑痣。蝕惡肉。去痺。利筋脈。止下痢。好唾。口乾。水漬汁飲。治傷寒煩熱。止渴。調中去痰。治瘧瘴。止吐逆霍亂。除冷熱痢。治虛勞骨蒸。消酒毒。令人得睡。和建茶乾姜爲丸服。止休息痢大驗。斂肺澀腸。止久嗽瀉痢。反胃噎膈。蚘厥。吐利。消腫。殺蟲解魚毒。馬汗毒。硫黃毒。

桃仁 本經下品

【釋名】桃性早花易植。而子繁。故字從木。從兆。十億曰兆。言其多也。

【各方記述】桃品甚多。易於栽植。且早結實。五年宜以刀剝其皮出其脂。則多延數年。其花有紅紫白千葉三色之殊。其餘不可枚舉。今省略之。

【辨別道地】藥肆多雜梅杏核以售。宜擇之。

【修治】行血連皮尖生用活血潤燥。湯浸去皮尖。炒用。

【氣味】苦辛甘溫。無毒。

【功用】氣薄味厚。陰中之陽。可升可降。入手足厥陰血分。亦入手陽明經。香附爲之使。雙仁有毒不用。若經閉由于血枯。腹痛由于血虛。便塞由于津液不足者。並不可服。如用之不當。能使下血不止。損傷陰真。爲害非淺。婦人難產。桃仁一箇。劈開一片。書可字。一片書出字。吞之卽生。

【主治】瘀血。血閉癥瘕。邪氣。殺小蟲。止欬逆上氣。消心下堅硬。除卒暴擊血。通月水。止心腹痛。治血結秘。血燥。通潤大便。破畜血。殺三蟲。主血滯風痺。骨蒸。肝瘧寒熱。鬼注疼痛。產後血病。

大棗 本經上品

【釋名】棗性重喬。故重朿爲棗。入藥宜用肥大甘美者。故諸果只載其名。惟棗獨加大字。『乾棗』『美棗』『良棗』

【各方記述】棗大赤心有刺。四月生小葉。尖觥光澤。五月開小花。白色微青。長夏結實。摘取暴乾。

【辨別道地】和邦處處多矣。植家園。可以採用。小者止可充果食。入藥惟用形大而核小多脂甘美者。凡有大小二三種。形大而味甘者。稱朝鮮棗上品也。形小而肉薄味淡者。下品也。

【修治】劈去核用。

【氣味】甘溫無毒。

【功用】氣味俱厚。陽也。可升可降。入足太陰陽明經。忌與葱魚同食。殺烏頭附毒。小兒患秋痢。蛀棗與食。能止。府病及齒痛痰熱之人。俱不宜食。生者尤不利人。紅者功用相倣。差不及耳。

【主治】心腹邪氣。安中養脾氣。平胃氣。通九竅。助十二經。補少氣少津液。身中不足。大驚四肢重。和百藥。補中益氣。堅志強力。除煩悶。療心下懸。除腸澼。潤心肺。止嗽。補五藏。治虛損。除腸胃癖氣。和光粉燒治疳痢。和陰陽。調營衛。生津液。

木瓜 別錄中品

【釋名】木實如小瓜。酢而可食。故名。『楙』音茂。爾雅木瓜。

【各方記述】木瓜有三種。花深紅而實形如小瓜者。木瓜和名加良保計者。花淡紅色。而實形扁圓者。榠樝。和名久和俚牟者也。花實俱如木瓜。而形狀矮者。貼坙海棠者也。俱是一類。詳出于松岡先生用藥須知中。可考見。

【辨別道地】和漢俱有之。陳久爲良。則可用漢來者也。

【修治】忌鐵器。銅刀削去硬皮并子。切片。晒乾用。

【氣味】酸澁溫。無毒。

【功用】味薄氣厚。降多于升。陽中陰也。入手足太陰血分。兼入足厥陰經。多食木瓜。損齒及骨。皆伐肝之明驗。

【主治】濕痺脚氣。霍亂大吐下。轉筋不止。治脚氣衝心。取嫩者一顆。去子煎服佳。強筋骨。下冷氣。止嘔逆。心膈痰唾。消食。止水利後渴不止。作飲服之。止吐瀉奔豚。及水腫冷熱痢。心腹痛。調營衛。助穀氣。去濕和胃。滋脾益肺。治腹脹善噫。心下煩痞。

山查 唐本草即山樝

【釋名】赤瓜子瓜當作棗音訛也。樝狀似赤棗。『鼠樝』『猴樝』『茅樝』此物生山原茅林中。猴鼠喜食故名。朹子音求。『檕梅』音計。機子音求。樹如梅。『羊梂子』一種大者。山人呼之。『棠梂子』『山裏果』以上三名未詳。

【各方記述】樹高數尺。葉有五尖。椏間有刺。三月開五出小白花。實有赤黃二色。肥者如小林檎。小者如指頭。九月乃熟。

【辨別道地】和漢俱有之。葉似甘棠。有小鋸齒。一種大者名朹子。非常用之藥品。今藥肆在丸山查子肉山查子之二種。以丸山查子爲良。

【修治】不去核。剋用。以有核功能也。

【氣味】酸微溫。無毒。

【功用】入足陽明太陰經。同紅麴麥芽橘皮白朮肉豆蔻厚朴砂仁。能消食健脾。同牛膝生地當歸續斷益母澤蘭丹皮蒲黃芍藥。治兒枕痛。若胃家無食積。及脾虛不能運化者。食之反致尅伐脾胃生氣。如胃虛兼有積滯者。當與補藥同施。

【主治】煑汁服。止水痢。沐頭洗身。治瘡癢。煑汁洗漆瘡多瘥。治腰痛有效。消食積。補脾。治小腸疝氣。發小兒瘡疹。健胃行結氣。治婦人產後兒枕痛。惡露不盡。煎汁入沙糖服之立效。化飲食。消肉積。癥瘕。痰飲。痞滿。吞酸。滯血痛。化血塊。活氣活血。

陳皮 本經上品

【釋名】本經所謂橘柚也。雲五色爲慶。二色爲矞。矞雲外赤內黃。非煙非雲。郁郁紛紛。橘實外赤內黃。剖之香霧紛郁。有似矞雲。又取此意也。橘皮以色紅日久者爲佳。故曰紅皮。陳皮。去白者。曰橘皮也。

【各方記述】橘樹高丈許。枝多生刺。其葉兩頭尖綠色光面大寸餘。長二寸許。四月著小白花。甚香。結實至冬黃熟。大者如盃。包中有瓣。瓣中有核也。

【辨別道地】和漢俱可用。漢稱橘皮者良。稱陳皮者。多挾雜而不佳。家園新收者。隔歲而可用。

【修治】水洗潤透。刮去筋膜。晒乾剉炒用。○入理胃藥則留白。

【氣味】苦辛溫。無毒。

【功用】氣薄味厚。陽中之陰。可升可降。入足陽明太陰經。理氣燥濕。雖曰中和。然單服久服。亦能損眞也。中氣虛與氣不歸元者。忌與耗氣藥同用。陰虛欬嗽生痰。不宜與半夏南星等藥同劑。

【主治】胸中瘕熱逆氣。利水穀。久服去臭。下氣止欬。嘔治氣衝胸中吐逆霍亂。療脾不能消穀。止洩。除膀胱留熱停水。起淋利小便。去寸白蟲。清痰涎。治上氣欬嗽。開胃。主氣痢。破癥瘕。痃癖。療吐噦反胃嘈雜時吐清水。痰痞痎瘧。大腸閟塞。婦人乳癰。入食料。解魚腥毒。

青皮

【各方記述】青橘皮。乃橘之未黃而青色者。薄而光。其氣芳烈。古方無用者。至宋時。醫家始用之。

【辨別道地】頭破裂者。俗呼四花青皮。凡用以此爲勝。今人多以小柑。小柚。小橙。僞爲之。不可不辨。

【修治】以湯浸。切片。酸拌。炒過用。

【氣味】苦辛溫。無毒。

【功用】氣味俱厚。沉而降。陰也。入厥陰少陽經。其性最酷烈。削堅破滯。是其所長。然誤服之。立損人真氣。爲害不淺。凡欲施用。必與參朮芍藥等。補脾藥同用。庶免遺患。必不可單行也。肺脾氣虛者。概勿施用。

【主治】氣滯下食。破積結。及膈氣。破堅癖。散滯氣。去下焦諸濕。治左脇肝經積氣。治胸膈氣逆。脇痛。小腹疝痛。消乳腫。疏肝膽。瀉肺氣。

龍眼肉 別錄中品

【釋名】龍眼象形以名。『龍目』『圓眼』義同上。『益智』甘味歸脾。能益人智。故名。『亞荔枝』『亞枝奴』荔枝纔過龍眼熟。故南人呼之。『驪珠』『燕卵』『鮫淚』『川彈』『蜜脾』以上諸名。象形味以名。

【各方記述】木高一二丈。似荔枝。而枝葉微小。凌冬不凋。春來夏初。開細白花。七月實熟。殼青色。文作鱗甲。形圓大如彈丸。核若木梡子而不堅。肉薄於荔枝。白而有漿。其甘如蜜。實極繁。每枝二三十顆。作穗如葡萄。

【辨別道地】漢來。無和產。漢來者。亦有大小二種。皆蒸熟者。而無生乾者。入藥生爲良。予嚮者。偶見生乾者。來於崎港。色味與蒸熟者懸隔矣。松岡先生曰。薩州其外諸國有之。而不結實。偶雖實。亦不熟。不應土地故乎。

【修治】去殼核。採肉用。

【氣味】甘溫平。無毒。

【功用】入手少陰足大陰經。核治狐臭。以六枚同胡椒二七粒。研遇汗出。即擦之。

【主治】五藏邪氣。安志厭食。除蠱毒。去三蟲。久服強魄聰明。開胃益脾。補虛長智。

檳榔 別錄中品

【釋名】賓與郎。皆貴客之稱。交廣人。凡貴勝族。客必先呈此果。若邂逅不設。用相嫌恨。則檳榔之名義。蓋取諸此。『賓門』名義同上。『仁頻』上林賦注仁頻。卽檳榔也。『洗瘴丹』南方地濕。不食此。無以祛瘴癘。故名。

【各方記述】初生若筍竿積硬。引莖直上。莖幹頗似桄榔椰子而有節。旁無枝。柯條從心生端。頂有葉。如甘蕉條。派開。破風至則如羽扇掃天之狀。三月葉中腫起一房。因自坼裂出穗。凡數百顆。大如桃李。又生刺。重累于下。以護衛其實。五月成熟。剝去其皮。煑其肉。

而乾之皮皆筋絲。與大腹皮同也。

【辨別道地】漢來一種而無僞雜。與大腹子一種而有少別者也。

【修治】去空心者。刮去𦞦皮。見火無功。

【氣味】苦辛微溫澁。無毒。

【功用】味厚氣輕。沉而降。陰中陽也。入手足陽明經。凡病屬陰陽兩虛。中氣不足。無宿食者。恐在所忌。

【主治】消穀逐水。除痰澼。殺三蟲。伏尸寸白。治腹脹。生擣末服。利水穀道。傅瘡生肌肉。止痛。燒灰傅口吻白瘡。宣利五藏六府壅滯。破胸中氣。下水腫。治心痛積聚。除一切風。下一切氣。通關節。利九竅。補五勞七傷。健脾調中。除煩。破癥結。主賁豚。膀胱諸氣。五膈氣。風冷氣。脚氣。宿食不消。治衝脈爲病。氣逆裏急。瀉痢後重。心腹諸痛。大小便氣祕。痰氣喘急。療諸瘧。禦瘴癘。

大腹皮 宋開寶

【釋名】『大腹檳榔』『猪檳榔』。

【各方記述】檳榔中一種腹大形扁而味澀者。不似檳榔尖長味良。所謂猪檳榔者是矣。謂其皮名大腹皮。

【辨別道地】有漢來而無和產。

【修治】鴆鳥多集檳榔樹上。凡用椰檳皮。宜先以酒洗令黑汁去盡。火焙切用。

【氣味】辛微溫。無毒。

【功用】可升可降。入足太陰陽明經。按大腹皮。卽檳榔外皮也。其氣味所主。與檳榔大約相同。第檳榔性烈。破氣最捷。腹皮性緩。下氣稍遲。乃疏泄之藥也。凡病涉虛者勿用。

【主治】冷熱氣。攻心腹。大腸蠱毒。痰膈醋心。並以姜鹽同煎。入疏氣藥用之。下一切氣。止霍亂。通大小腸。健脾開胃。調中降逆氣。消肌膚中水氣浮腫。脚氣壅逆。瘴瘧痞滿。胎氣惡阻脹悶。

吳茱萸 本經中品

【釋名】以吳地者爲好。所以有吳之名也。茱萸二字。義未詳。

【各方記述】茱萸枝柔而肥。葉長而皺。其實結於梢頭。纍纍成簇。而無核。與椒同。一種粒大。一種粒小。小者入藥爲勝。

【辨別道地】和漢俱有之。真可用。漢來爲良。

【修治】鹽湯洗去苦烈汁。焙乾用。開口者佳。

【氣味】辛苦大熱。有小毒。

【功用】氣味俱厚。半沉半浮。陽中陰也。入足太陰血分。

又入少陰厥陰經氣分。蔘實爲之使。惡丹參。畏紫石英。凡病非寒滯者勿用。卽因寒。亦當斟量虛實適事爲效也。如一切陰虛。及五藏有熱。無寒之人。法所大忌。寒傷胃脘。腎氣噦逆。宜醋炒。茱萸同陳皮。熟附爲丸。姜湯下。

【主治】溫中下氣。止痛除濕。血痺。逐風邪。開腠理。欬逆寒熱。利五藏。去痰冷逆氣。飲食不消。心腹諸冷絞痛。中惡心腹痛。霍亂轉筋。胃冷吐瀉。腹痛產後心痛。治遍身㿏痺。刺痛。腰脚軟弱。利大腸壅氣。腸風痔疾。殺三蟲。殺惡蟲毒。牙齒蟲䘌。鬼魅疰氣。下產後餘血。治腎氣脚氣。水腫。通關節。起陽健脾。主痢。止瀉。厚腸胃。肥健人。治痞滿塞胸。咽膈不通。潤肝燥脾。開鬱化滯。治吞酸。厥陰痰涎頭痛。陰毒腹痛。疝氣血痢。喉舌口瘡。

蓮肉 本經所謂蓮子

【釋名】蓮者。連也。花實相連。而出也。蓮子刮去黑殼。謂之蓮肉。『藕實』藕者。耕也。善耕泥。故字從耦。『菂』菂。的也。子在房中。點點如的也。『薂』音吸『石蓮子』深秋之老蓮子。黑堅如石者也。『水芝』『澤芝』芝者。靈芝。水澤尊稱之乎。

【各方記述】藕者。根也。蓮者。實也。荷者。葉也。芙蕖者。總名也。蓮子八九月采。黑堅如石者。乾擣破之。

【辨別道地】石蓮子者。其子中肉黃白色。心內空無青芽。形細長而頭圓。殼光黑。硬如石。故名石蓮。別是一種藥物。非藕實也。繆仲醇曰。今肆中一種石蓮子。狀如榧子。有味太苦。產廣中出樹上。木實不宜入藥。其外有數說。而詳于炮炙全書中。不知孰是矣。惟有經霜老蓮實之可用。用者宜詳審之。

【修治】不去心。使人作吐。凡使須去心。蒸焙用。

【氣味】甘平濇。無毒。

【功用】入手少陰足太陰陽明厥陰少陰經。得茯苓白朮枸杞艮。蓮實脾家果也。甘平無毒。於諸疾並無相迕。第生者食之過多。微動冷氣。脹人。大便燥澁者。不可食。

【主治】補中養神。益氣力。除百疾。五藏不足。傷中。益十二經脈血氣。止渴去熱。安心止痢。治腰痛。及泄精。多食令人歡喜。交心腎。厚腸胃。固精氣。強筋骨。補虛損。利耳目。除寒濕。止脾泄久痢。赤白濁。女人帶下崩中諸血病。擣碎和米作粥飯食。輕身益氣。令人強健。安靖上下君相火邪。

肉桂 別錄上品牡桂 本經上品

【釋名】凡木葉心皆一縱理。獨桂有兩道。如圭形。故字從圭。『梫』能侵害他木也。桂釘木根。其木死是也。

【各方記述】桂有數種。以今參訪牡桂葉長如枇杷葉。堅硬有毛及鋸齒。其花白色。其皮多脂。菌桂葉如柿葉。而尖狹光淨。有三縱文。而無鉅齒。其花有黃白。其皮薄而卷。今商人所貨皆此二桂。但以卷者爲菌桂。半卷及板者爲牡桂。

【辨別道地】漢來者。以東京爲上。交趾阿港虵吧等次之。且有桂心桂枝之殊。菌桂官桂之品。肉桂乃近根之最厚者。辛烈肉厚。官桂卽在中之次厚者。味稍淡於肉桂。皮薄少脂。因桂多品。而取其品之最高及上等供官之桂也。桂心卽去皮上甲錯。而取其近木而有理者。桂枝卽頂上細桂條。春夏禁服。秋冬宜煎。間有和產者。藥肆稱桂心。以售之。味薄氣烈。近年多出于薩摩者。其形狀本草所謂菌桂也。猶可用。又松浦桂心者。氣味甚薄。殊不堪用。

【修治】忌火。

【氣味】甘辛大熱。有小毒。

【功用】陽中之陽。浮也。入足少陰太陰厥陰血分。忌生葱石脂。得人參甘草麥冬大黃黃芩柴胡地黃良。凡腎虛命門火衰。不能生土。完穀不化。產後下元不足。營衛衰微者可用。若陰虛之人及一切血症。非挾寒。目疾非脾虛者。不可誤投。

【主治】利肝肺氣。心腹寒熱冷痰。霍亂轉筋。頭痛腰痛。出汗止煩止唾。欬嗽鼻齆。墮胎。炒過便不損胎。溫中堅筋骨。通血脈。理疏不足。宣導百藥無所畏。補下焦不足。治沉寒痼冷之病。滲泄止渴。去營衛中風寒。表虛自汗。春夏爲禁藥。秋冬下部腹痛。非此不能止。補命門不足。益火消陰。治寒脾風瘖陰盛失血。瀉痢驚癇。

沉香 別錄上品

【釋名】木之心節。置水則沉。故名。『沉水香』『蜜香』謂其氣如蜜脾也。

【各方記述】漢來者。種類不一。香之等凡三。曰沉。曰棧。曰黃熟。沉香者。爲沉香。半沉者。爲棧香。不沉者。爲黃熟香。入藥沉水者上。半沉者次之。不沉者可熏衣。及焚燒而已。

【辨別道地】今肆中所賣。其氣多焦烈。又置之水中不能沉。乃黃熟香類爾。非沉之精美者也。入選藥品之高者。用之可也。此外有奇南香番香。不載于綱目。性異用亦殊。今略于此。

【修治】入丸散剉爲末。入煎劑。惟磨。臨時入之。忌日曝。火烘。

【氣味】辛苦温。無毒。

【功用】陽也。可升可降。入足太陰少陰。兼入手少陰足厥陰。按諸木皆浮。此獨沉。故入肝木。而治逆上之氣。行氣温中。而不助火。誠良劑也。合于冷氣。氣逆。氣鬱。氣結。如中氣虛。而氣不歸元。及氣虛下陷者。心經有實邪者。均不可投。設施火症。反羅禁矣。若命門真火衰者。亦不宜入下焦藥。

【主治】風水毒腫。去惡氣。主心腹痛。霍亂中惡。邪鬼疰氣。清人神。並宜酒煑服之。諸瘡腫。宜入膏中。調中補五藏。益精壯陽。暖腰膝。止轉筋。吐瀉。冷氣。破癥癖。冷風麻痺。骨節不任。風濕皮膚瘙癢。氣痢。補右腎命門。補脾胃。及痰涎出血。理脾益氣和神。治上熱下寒。氣逆喘急。大腸虛閉。小便氣淋。男子精冷。

丁香 宋開寶

【釋名】其子。形如釘子。故名。『丁子香』俗人以其似丁子。故名。『鷄舌香』其中心最大者。爲鷄舌。擊破有順理。而解爲兩向如鷄舌。故名。

【各方記述】生交廣南蕃。今惟廣州有之。木類桂。高丈餘。葉似櫟。陵冬不凋。花圓細黄色。其子出枝蘂上紫色。長三四分。形如釘子。

【辨別道地】蠻舶所載來者。只一種。此物有雌雄者。顆小爲丁香。可入藥。雌者爲母丁香。形雖大。性不良。入藥最爲勝者。恐非是。

【修治】去丁蓋乳子。剉用。勿見火。

【氣味】辛熱。無毒。

【功用】氣厚味薄。升也。陽也。入手太陰。足少陰陽明經。畏鬱金。以生姜汁和。拔去白髮。塗孔中。卽異常黑。一切火熱證。切忌。

【主治】温脾胃。止霍亂。擁脹。風毒諸腫。齒疳䘌。能發諸香。風䘌骨槽。殺蟲。辟惡去邪。治奶頭花。止五色毒痢。五痔。治口氣。冷氣。冷勞。反胃。鬼疰蠱毒。殺酒毒。消痃癖。療腎氣奔豚氣。陰痛腹痛。壯陽暖腰膝。療嘔逆。甚驗。去胃寒。理元氣。氣血盛者勿服。治虛噦。小兒吐瀉痘瘡胃虛灰白不發。

烏藥 宋開寶

【釋名】烏以色名。『旁其』『鰟魮』其葉狀似鰟魮鯽魚。故俗呼爲鰟魮樹。作旁其方音訛也。『矮樟』其氣似樟。故名。

【各方記述】樹生似茶。高丈餘。一葉三椏。葉青陰白。根狀似山芍藥及烏樟根。色黑褐。作車轂紋橫生。八月採根。其直根者不堪用。

【辨別道地】酒浸一宿。炒用。

【氣味】辛溫無毒。

【功用】氣厚于味。陽也。可升，可降。入足陽明少陰經。味薄無滋益人。不過疏散。宜通暢于香附而已。不必多用也。惟與參朮同行。庶無弊耳。氣血俱虛及內熱者。勿用。

【主治】中惡。心腹痛。蠱毒。疰忤鬼氣。宿食不消。天行疫瘴。膀胱腎間冷氣。攻衝背膂。婦人血氣。小兒腹中諸蟲。除一切冷。霍亂反胃。吐食瀉痢。癰疽疥癘。并解冷熱。其功不可悉載。猫犬百病。並可磨服。理元氣中氣。脚氣疝氣。氣厥頭痛。腫脹喘急。止小便頻數及白濁。

桑白皮 本經中品

【釋名】桑字從叒。從木。衆手採取之形也。

【各方記述】桑有數種。有白桑。葉大如掌而厚。鷄桑。葉花而薄。子桑先椹而後葉。山桑葉尖而長。以子種者。不若壓條而分者。

【修治】乾桑皮臨時刮去上薄衣。銅刀剉。炙用。

【氣味】甘辛苦寒。無毒。

【功用】甘厚而辛薄。可升。可降。陽中陰也。入手太陰經。續斷桂心麻子爲使。忌鐵及鉛。此物乃瀉肺諸方之準繩也。古稱補氣者。非若參耆之正補。乃瀉邪所以補正也。愚者信爲補劑。而肺虛亦用之。大失桑皮之面目矣。若肺虛無火。而小便利者。及因風寒而嗽者。不宜用也。

【主治】傷中。五勞六極羸瘦。崩中絕脈。補虛益氣。去肺中水氣。唾血熱渴。水腫腹滿。臚脹。利水道。去寸白。可以縫金瘡。治肺氣喘滿。虛勞客熱。頭痛。內補不足。煮汁飲。利五藏。入散用。下一切風氣水氣。調中下氣。消痰止渴。開胃下食。殺腹藏蟲。止霍亂吐瀉。研汁治小兒天吊。驚癇客忤。及傅鵝口瘡。大驗。瀉肺。利大小腸。降氣散血。

枳實 本經中品

【釋名】枳乃木名。從只諧聲也。實乃其子。『枳殼』實殼一物也。呼老者爲枳殼。生則皮厚而實。熟則殼薄而虛。正如青皮陳皮之義。

【各方記述】木如橘而小。高五七尺。葉如橙。多刺。春生白花。至秋成實。七月八月采者爲實。九月十月采者爲殼。今醫家以皮厚而小者爲枳實。完大者爲枳殼。皆以翻肚如盆口狀久者爲勝。近道所出者。俗呼臭橘。不堪用。○時珍曰。臭橘一名枸橘。樹葉與橘同。但幹多刺。三月開白花。青蕋不香。結實大如彈丸。形如枳實。而殼薄不香。人家多收種爲藩籬。亦或收小實充枳實。及青橘皮售之。不可不辨。

【辨別道地】漢產可用。枸橘吾本邦亦多爲藩籬。俗稱噎辣咀知。或稱枳殼。藥肆中采收。熟者爲枳實。未熟者爲枳殼。貨之。非真不可用。

【修治】水漬透去穰。切片。晒乾麸炒。至麸焦。去麸用。

【氣味】苦酸寒。無毒。

【功用】氣厚味薄。沉也。陰也。入足陽明太陰經。凡中氣虛弱。勞倦傷脾。發爲痞滿者。當用補中益氣。補其不足。此藥所當忌也。時醫不識病之虛實。藥之補瀉。往往概施。損人真氣。爲害不淺。設誤投之。雖服參耆。亦難挽回其刻削之禍矣。戒之戒之。

【主治】大風在皮膚中。如麻豆苦痒。除寒熱結。止痢長肌肉。利五藏。除胸脇痰癖。逐停水。破結實。消脹滿。心下結痞。痛逆氣。脇風痛。安胃氣。止溏泄。明目。解傷寒結胸。主上氣喘欬。腎內傷冷。陰痿而有氣。加而用之。消食散敗血。破積堅。去胃中溫熱。

枳殼

【修治】水浸去穰。切片麸炒黑。去麸用。

【氣味】苦酸寒。無毒。

【功用】氣厚味薄。浮而微升。陰中陽也。又曰。沉也陰也。入手太陰陽明經。久瀉不實者。禁用。

【主治】風痺淋痺。通利關節。勞氣欬嗽。背膊悶倦。散留結胸膈痰滯。逐水消脹滿。安胃止風痛。遍身風疹。肌中如麻豆惡瘡腸風痔疾。心腹結氣。兩脇脹虛。關膈壅塞。健脾開胃。調五藏。下氣止嘔逆。消痰治反胃。霍亂瀉痢。消食破癥結痃癖。五膈氣。及肺氣。水腫大小腸。除風明目。炙熱熨痔腫。泄肺氣。除胸痞。治裏急後重。

山梔子 本經中品

【釋名】巵酒器也。巵子象之。俗作梔。『木丹』『越桃』皆象色與形。『鮮支』司馬相如賦注鮮支。卽支子。『薝蔔』佛書稱花云。

【各方記述】巵子葉如兎耳。厚而深綠。春榮秋瘁。入夏開花。大如酒盃。白瓣黃蕋。隨卽結實。薄皮細子。有鬚。霜後收之。

【辨別道地】和產可用。皮薄而圓小者爲佳。形大皮厚者可供染色。一種有矮山梔。不入藥用。

【修治】炒透。治上焦中焦。連殼。治下焦。去殼洗去黃漿。治血病炒。心胸中熱用仁。肌表熱用皮。今殼皮仁連用。

【氣味】苦大寒。無毒。

【功用】氣薄味厚。輕清上行。氣浮味降。陽中陰也。入手太陰血分。按苦寒損胃而傷血。脾胃虛弱者。血虛發熱者。忌之。性能瀉有餘之火。心肺無邪熱者不宜用。小便不通。由於膀胱虛無氣以化。而非熱結小腸者。不可用。

【主治】五內邪氣。胃中熱氣。面赤酒皰皶鼻。白癩赤癩。瘡瘍。療目赤熱痛。胸心大小腸大熱。心中煩悶。去熱毒風。除時疾熱。解五種黃病。利五淋。通小便。解消渴。明目。主中惡。殺䗪蟲毒。解玉支毒。（羊躑躅也）主瘖瘂。紫癜風。治心煩懊憹。不得眠。臍下血滯而小便不利。瀉三焦火。清胃脘血。治熱厥。心痛。解熱鬱。行結氣。治吐血衄血血痢下血血淋。損傷瘀血。及傷寒勞復。熱厥頭痛。疝氣湯火傷。

酸棗仁 本經上品

【釋名】實似棗。味酸故名。『樲』孟子曰。養其樲棘是也。『山棗』

【各方記述】似棗木而皮細。其木心赤色。莖葉俱青。花似棗。八月結實。紅色似棗而圓小。味酸。當月采實。取核中仁。

【辨別道地】和漢俱可用。

【修治】去皮尖用。多睡生用。不得睡炒熟用。

【氣味】酸甘平。無毒。

【功用】可升可降。陽中陰也。入手少陰足少陽厥陰經。兼入足太陰經。惡防己。凡肝膽脾三經有實邪熱者勿用。以其收斂故也。

【主治】心腹寒熱。邪結氣聚。四肢酸痛。濕痺煩心。不得眠。臍上下痛。久泄虛汗煩渴。補中益肝氣。堅筋骨。助陰氣。能令人肥健。筋骨風。炒仁研湯服。

山茱萸 本經中品

【釋名】茱言色紅。萸言肥潤。故名。『蜀酸棗』『肉棗』『鬾實』『鷄足』『鼠矢』諸因形狀而名。

【各方記述】葉如梅有刺。二月開花如杏。四月結實。如酸棗赤色。五月採實。

【辨別道地】漢來者可用。雖有和產。不多得。

【修治】酒潤。去核。核能消精。
【氣味】酸微温。無毒。
【功用】陽中之陰。可升可降。入足厥陰少陰經氣分。蓼實爲之使。惡桔梗防風防己。按命門火熾。強陽不痿者忌之。膀胱熱結。小便不利者。法當清利。此藥味酸主斂。不宜用。陰虛血熱。宜用。即用當與黃蘗同加。
【主治】心下邪氣。寒熱。温中逐寒濕痺。去三蟲。久服輕身。腸胃風邪。寒熱痂瘕。頭風。風氣去來。鼻塞目黃。耳聾面皰。下氣出汗。強陰益精。安五藏。通九竅。止小便利。久服明目強力長年。治腦骨痛。療耳鳴。補腎氣。興陽道。堅陰莖。添精髓。止老人尿不節。治面上瘡。能發汗。止月水不定。煖腰膝。助水藏。除一切風。逐一切氣。破癥結。治酒皶。温肝。

地骨皮本經上品

【釋名】枸杞根最長。故名。
【各方記述】枸杞莖幹。高三五尺。作叢。其根采無時。
【辨別道地】和產可用。和產有二種。無刺者爲真。有刺者亦可用。實非別類也。
【修治】洗淨去心。以熱甘草湯。浸焙乾用。
【氣味】甘淡苦寒。無毒。
【功用】升也降也。入足少陰。手太陰少陽經。制硫黃丹砂。嘗以青蒿佐之。退熱有殊功。世人但知用黃芩黃連知母。而不知枸杞地骨。甘能使精氣充。而又退火之妙也。中寒者勿服。
【主治】細剉拌麩煑熟吞之。去腎家風。益精氣。去胃熱消渴。解骨蒸肌熱。風濕痺。堅筋骨。涼血。治在表無定之風邪。傳尸有汗之骨蒸。瀉腎火。降肺中伏火。去胞中火。退熱補正氣。治上膈吐血。煎湯漱口。止齒血。治骨槽風。金瘡神驗。去下焦肝腎虛熱。

蔓荊子本經上品

【釋名】苗蔓生。故名。今所有非蔓。而枝弱如蔓。故云。
【各方記述】蔓荊。莖高四五尺。對節生枝。初春因舊枝而生葉。如榆葉。長尖有鋸齒。至夏盛茂。杪間開花。成穗。紫色。其子如梧子許大。而有白膜皮裹之。海濱沙地皆有之。八九月采實。
【辨別道地】和產真可用。
【修治】去蒂併白膜。打碎用。
【氣味】苦辛微寒。無毒。
【功用】陰中之陽。升也。入足太陽厥陰經。惡烏頭。石膏。頭目痛不因風邪。而由於血虛有火者忌之。胃虛人。

不可服。恐生痰疾。

【主治】筋骨間。寒熱濕痺。拘攣。明目堅齒。利九竅。去白蟲。風頭痛。腦鳴目淚出。治賊風。長鬍髮。利關節。治癇疾。赤眼。太陽頭痛。頭沉昏悶。除昏暗。散風邪。涼諸經血。止目睛內痛。搜肝風。

茯苓 本經上品

【釋名】茯者。附也。伏松之下。有附之義也。苓者。零也。離松之體。有零之義也。故名。『伏靈』松之神靈之氣。伏結而成。故云。『伏菟』下有伏靈。上有菟絲。故名。『松腴』『不死麪』未詳。『伏神』抱根者。名神。『赤茯苓』即茯苓色赤者也。

【各方記述】生大山山谷。雄松下。假土之精氣。松之餘氣而成。赤白共有之。出於松根者。爲良。

【辨別道地】茯苓。茯神。俱和產可用。色白而堅實者爲良。色淡白。赤而輕虛者。不可用。

【修治】去皮膜及筋用。

【氣味】甘淡平。無毒。

【功用】氣味俱薄。浮而升。陽中之陰也。入手太陰足太陽經。氣分。惡白歛。畏牡蠣地榆雄黃秦艽龜甲。忌米醋及酸物。病人腎虛。小水自利。或不禁。或虛寒。精清滑。皆不得服。汗多者亦禁。

【主治】胸脇逆氣。憂恚驚邪恐悸。心下結痛。寒熱煩滿欬逆。口焦舌乾。利小便。止消渴。膈中痰水。水腫淋結。開胸腑。調臟氣。伐腎邪。長陰益氣力。保神氣。開胃止嘔逆。善安心神。主肺痿痰壅。心腹脹滿。小兒驚癇。女人熱淋。補五勞七傷。開心益志。止健忘。煖腰膝。安胎止渴。利小便。除濕和中。益氣生津。除虛熱。開腠理。瀉膀胱。益脾胃。治腎積奔豚。『茯苓皮』『主治』水腫膚脹。利水道。開腠理。『赤茯苓』『主治』破結氣。瀉心小腸膀胱濕熱。利竅行水。『茯神』『主治』療眩運。定上氣。安神志。益心氣。止心下急痛。堅滿。療虛勞驚悸善忘。『心內木』名黃松節。『主治』善治風寒冷濕。搏于筋骨。足攣難定之病。

猪苓 本經中品

【釋名】猪者。其形黑似猪屎。苓者。其塊零落。而下亦是木之餘氣所結。如松之餘氣結茯苓之義。『豭猪屎』『豕槖』形狀似猪矢。故名。『地烏桃』以形而名。

【各方記述】生土底。是木之餘氣所結。二八月採之。

【辨別道地】有漢來而無和產。皮黑肉白而實者良。

【修治】水浸去皮。蒸晒。行濕生用。

【氣味】甘淡平。無毒。

【功用】氣味俱薄降也。陽中陰也。入足太陽少陰經。久服必損腎氣。昏人目。淡滲太燥能亡津液。無濕證者勿服。有溼宜暫用。

【主治】痎瘧解毒。蠱疰不祥。利水道。解傷寒溫疫大熱發汗。主腫脹滿。腹急痛。治渴除濕。去心中懊憹。瀉膀胱。開腠理。治淋腫脚氣。白濁帶下。妊娠子淋。胎腫小便不利。

桑寄生 本經上品

【釋名】此物寄寓他木而生。如鳥立于上。故名『寄屑』『寓木』『宛童』『蔦』。皆寄生之義也。

【各方記述】寄生高者二三尺。其圓而微尖厚。而面青光澤。背淡紫而有茸。以其莖色深黃者。爲真。

【辨別道地】寄生難得桑上真者。藥肆多收他木者售之。非特不適疾而已。却至損命。不可不慎也。今醫家知寄生之難得。藥肆之不真。而以桑耳代之者多矣。雖非是。亦不遠。桑上癭木猶勝他木之寄生者乎。予每以松寄生代用之。雖非類。惟取其寄寓之性而已。亦是不得已者也。

【修治】采得銅刀。和根枝莖細剉。陰乾用。勿見火。

【氣味】甘平。無毒。

【功用】入足厥陰經。

【主治】腰痛。小兒背強癰腫。充肌膚。堅髮齒。長鬚眉。安胎。去女子崩中。內傷不足。產後餘疾。下乳汁。主金瘡。去痺。助經骨。益血脈。主懷妊漏血不止。令胎牢固。

竹茹 本經上品

【釋名】竹字象形。刮取竹皮爲茹。

【各方記述】乃淡竹也。竹稟陰氣以生。種類甚多。惟味甘者爲勝。必生長甫及一年者。嫩而有力。

【辨別道地】竹茹以淡竹爲上。苦竹勿用。

【修治】刮去青皮。用第二層。乃青皮與白肉之間。刮取淡青者也。

【氣味】甘微寒。無毒。

【功用】陰也。可升可降。入足陽明經。胃寒嘔吐。及感寒挾食作吐。忌用。

【主治】嘔吐。溫氣寒熱。吐血。崩中。止肺痿。唾血鼻衄。治五痔噎膈。傷寒勞復。小兒熱癇。婦人胎動。

竹瀝

【取竹瀝法】將淡竹截尺許。劈開以磚兩片對立。架竹于上。以炭火炙之。其瀝自出。以器盛取之。

【氣味】甘微寒。無毒。

【功用】陽中之陰。可升可降。入手太陰足少陰太陰經。薑汁爲使。大抵風火燥熱而有痰者宜之。胃虛濕痰。及食積生痰者。不宜服也。

【主治】暴中風。風痹。胸中大熱。止煩悶。消渴。勞復。中風失音不語。養血清痰。風痰虛痰在胸膈。使人癲狂。痰在經絡四肢及皮裏膜外。非此不達不行。治子冒風痓。解射罔毒。

殭蠶 本經中品

【釋名】強死而不朽。故云。蠶從朁象。其頭身之形。從䖵以其繁也。『白殭蠶』自死者。其色自白。故名。

【各方記述】蠶。孕絲蟲也。種類甚多。有大小烏斑色之異。其蟲屬陽。喜燥惡濕。食而不飲。三眠三起。二十七日而老。自卵出而爲妙。自妙蛻而爲蠶。蠶而繭。繭而蛾。蛾而卵。卵而復妙。亦有胎生者。與母同老。蓋神蟲也。

【辨別道地】和產不拘早晚。但用白色而條直者。烏黑者不用。

【修治】米泔浸一日。待涎浮水上。然後漉出焙。去絲及黑口用。

【氣味】鹹辛溫。有小毒。

【功用】氣味俱薄。輕浮而升。陽中之陽。厥陰陽明之藥。惡桑螵蛸桔梗茯苓茯神萆薢。殭蠶性辛溫。辛能散。其功長于祛風化痰。散有餘之邪。凡中風口噤。小兒驚癇夜啼。由於心虛神魂不寧。血虛經絡勁急而無外邪爲病者忌之。女子崩中赤白。產後腹痛。滅諸瘡瘢痕。爲末封丁腫。拔根極效。治噤口發汗。同白魚鷹屎白等分。治瘡滅痕。以七枚爲末酒服。治中風失音。并一切風疰。小兒客忤。男子陰痒痛。女子帶下。焙研薑汁調灌。治中風喉痺欲絕。下喉立愈。散風痰。結核瘰癧。頭風。風蟲齒痛。皮膚風瘡丹毒作痒。痰瘧癥結。婦人乳汁不通。崩中下血。小兒疳蝕鱗體。一切金瘡。疔腫風痔。

全蠍 開寶

【釋名】蠆。幽州人謂之蠍。入藥有全用者。故云『蛜蝌』未詳。『主簿蟲』江南本來無蠍。有主簿將至。故俗呼爲主簿。故名。『杜白』詩疏蠆一名杜白。『蠆尾蟲』蠍前爲螯。後爲蠆。其毒在尾。用尾者。謂之蠍梢。其力尤緊。

【各方記述】蠍形如水黽。八足而長。尾有節。色青。

【辨別道地】漢來者可用。

【修治】水浸去鹹味。并足。炒用。

【氣味】甘辛。有毒。

【功用】入足厥陰經。小兒驚風。尤不可闕。若似中風及小兒慢脾風。病屬於虛者。法咸忌之。

【主治】諸風癮疹。及中風半身不遂。口眼喎斜。語澁。手足抽掣。小兒驚癇風搐。大人痎瘧耳聾疝氣。諸風瘡。女人帶下隱脫。

蟬蛻 本經中品

【釋名】『蟬殼』『枯蟬』『腹蜟』『金牛兒』皆以形名。

【修治】凡用蛻殼。沸湯洗去泥土翅足。漿水煮過。晒乾用。

【氣味】鹹甘寒。無毒。

【功用】入手太陰足厥陰太陰經。按蟬蛻乃土木之餘氣所化。飲風吸露。其氣清虛。故主療一切皮膚風熱之症。痘疹虛寒證不得服。

【主治】小兒驚癇。婦人生子不下。燒灰水服。治久痢。小兒壯熱驚癇。止渴。研末一錢。井華水服。治啞病。除目昏障翳。以水煎汁服。治小兒瘡疹。出不快甚良。治頭風眩運。皮膚風熱。痘疹作痒。破傷風及下腫毒癤。大人失音。小兒噤風。天吊驚哭夜啼陰腫。

阿膠 本經上品

【釋名】出東阿縣故名。一名驢皮膠。

【各方記述】山東兗州府陽穀縣東北六十里。即古之東阿縣也。有井官禁。真膠難得。其膠以黑驢皮。汲阿井水。加鹿角一片。熬之成膠。

【辨別道地】此藥多僞。僞者能滯痰。當以光如漆色。帶油綠者爲真。折之即斷。亦不作臭氣。今漢來有三種。硯樣爲上品。算木樣爲中品。皿樣爲下品。

【修治】土器炒至成珠可用。或蛤粉。或糯米。或酥炒。各從本方也。得火良。

【氣味】甘鹹微温。無毒。

【功用】氣味俱薄。浮而升。陽也。入手少陰足少陰厥陰經。薯蕷爲之使。畏大黃。胃弱作吐。與脾虛食不消者。忌之。

【主治】心腹內崩。勞極。洒洒如瘧狀。腰腹痛。四肢酸痛。女子下血安胎。丈夫小腹痛。虛勞羸瘦。陰氣不足。脚酸不能久立。養肝氣。堅筋骨。益氣止痢。療吐血衄血血淋尿血。腸風下痢。女人血痛血枯。經水不調無子。崩中帶下。胎前產後諸疾。男女一切風病。骨節疼痛。水氣浮腫。虛勞咳嗽喘急。肺痿唾膿血。及癰疽腫毒。和血滋陰。除風潤燥。化痰淸肺。利小便。調大腸。聖藥也。

犀角 本經中品

【釋名】犀字。篆文象形。『兕』其牸名兕。

【各方記述】犀角紋如魚子形。謂之粟紋。紋中有眼。謂之粟眼。黑中有黃花者爲正透。黃中有黑花者。爲倒透。花中復有花者。爲重透。並名通犀。乃上品也。花如椒豆斑者次之。烏犀純黑無花者爲下品。其通天夜視有光者。名夜明犀。故能通神。開水。飛禽走獸。見之皆驚。

【辨別道地】今漢來。及蠻船所來者。有白犀角。有烏犀角而多贋物。宜精詳擇用。凡稱一角者。亦通天犀之類而上品眞難多得。

【修治】入藥用黑光潤者。鋸成以薄紙裹懷中一宿。乘燥搗之。應手如粉。

【氣味】酸鹹苦寒無毒。

【功用】味厚於氣。可升可降。陽中之陰也。入足陽明兼入手少陰經。松脂升麻爲之使。惡烏頭烏喙雷丸雚菌。忌鹽醬。按肺火燥熱及痘瘡氣虛無大熱者。不宜用。傷寒陰症發燥者。尤不宜用。妊婦勿多服。消胎氣。

【主治】百毒蠱疰。邪鬼瘴氣。殺鉤吻鴆羽蛇毒。除邪不迷惑魘寐。傷寒溫疫。頭痛。寒熱。諸毒氣。令人駿健。辟中惡毒氣。鎭心神。解大熱。散風毒。治發背癰疽瘡腫。化膿作水。療時疾熱如火。煩毒入心。狂言妄語。治心煩。止驚。鎭肝。明目。安五藏。應虛勞。退熱消痰。解山瘴溪毒。主風毒攻心。毷氉熱悶。赤痢。小兒風熱驚癇。燒灰水服。治卒中惡心痛。飲食中毒。藥毒熱毒。筋骨中毒。心風煩悶。中風失音。以水磨服。治小兒驚熱。山犀水犀功用相同。磨汁治吐血衄血下血。及傷寒畜血發狂。譫語。發黃發斑。痘瘡稠密。內熱黑陷。或不結痂。瀉肝涼心。淸胃解毒。

鹿茸 本經中品

【釋名】鹿字。篆文象其頭角身足之形。茸。覆蓋也。

【各方記述】茸最難得不破及不出血者。蓋其力盡在血中故也。此以如紫茄者爲上。名茄子茸。取其難得耳。然此太嫩。血氣未具。其實少力。堅者又太老。惟長四五寸。形如分岐馬鞍。茸端如瑪瑙紅玉。破之肌如朽木者。最善。人亦將麋角僞爲之。不可不審。

【辨別道地】今藥肆所售者。有大小堅軟。軟小而輕虛者爲上。堅大者爲下。

【修治】用酥塗勻。於烈火中灼之。候毛盡微炙。候黃褐色。研細入藥。不可缺酥。又有用酒及酒蒸焙用者。當各從本方。

【氣味】甘鹹溫。無毒。

【功用】氣薄味厚。陰中之陽也。入手厥陰少陰足少陰厥陰經。不可以鼻齅之。中有小白蟲。視之不見。入鼻必爲蟲顙。藥不及也。凡陰衰火盛。胃有火者。吐血下血。陰虛火熾者。俱忌之。

【主治】漏下惡血。寒熱驚癇。益氣強志。療虛勞洒洒如瘧。羸瘦四肢酸疼。腰脊痛。小便數利。洩精溺血。破瘀血在腹。散石淋癰腫。骨中熱疽。安胎下氣。殺鬼精物。久服耐老。丈夫陰痿。補男子腰腎虛冷。脚膝無力。夜夢鬼交。精溢自出。女人崩中漏血。赤白帶下。炙末空心酒服方寸匕。壯筋骨。生精補髓。養血益陽。強精健骨。治一切虛損。耳聾目暗。眩運虛痢。

石膏 本經中品

【釋名】火煆細研。醋調封丹灶。其固密甚于脂膏。故名。『細理石』文理細密。故名。『寒水石』其性大寒如水。故名。

【各方記述】生齊山山谷。及齊廬山。魯蒙山。塊大如[illegible]。有二三寸厚者。色至瑩白可愛。有縱理而不方解。

【辨別道地】漢來者真也。此物有軟硬二種。入藥軟石膏爲佳。和產多硬石膏也。不堪藥用。

【修治】搗粉生甘草水飛過。澄晒。虛人煆用。或糖拌炒。則不妨脾胃。

【氣味】甘辛大寒。無毒。

【功用】氣味俱薄。降也。陰也。入手太陰少陽足陽明經。雞子爲之使。惡莽草巴豆馬目毒公。畏鐵。

【主治】中風寒熱。心下逆氣。驚喘口乾舌焦不能息。腹中堅痛。除邪鬼。產乳金瘡。除時氣頭痛身熱。三焦大熱。皮膚熱。腸胃中結氣。解肌發汗。止消渴煩逆。腹脹暴風喘咽熱。亦可作浴湯。治傷寒頭痛如裂。壯熱皮如火燥。和葱煎茶。去頭痛。治天行熱狂。頭風風旋。下乳。揩齒益齒。除胃熱肺熱。散火邪。緩脾益氣。止陽明經頭痛發熱惡寒。日晡潮熱。大渴引飲。中暑潮熱。牙痛。

滑石 本經上品

【釋名】性滑利竅。其質又滑膩。故名。『畫石』畫家用刷紙代粉最白故名。『液石』『脊石』脊乃肺膏也故名。『脫石』脫乃肉無骨也。『番石』『冷石』『共石』三名未詳。

【各方記述】生赭陽山谷。及太山之陰。初取軟如泥。久漸堅強。白如凝脂。

【辨別道地】和漢俱有之。漢來者爲上。

【修治】刮淨研粉。水飛晒乾用。

【氣味】甘淡大寒無毒。

【功用】降也。入足陽明太陽手少陰太陽陽明經。石葦爲之使。惡曾青。制雄黃。陰火盛熾水涸者勿用。精滑便利者。禁之。

【主治】身熱洩澼。女子乳難。癃閉。利小便。蕩胃中積聚。寒熱。益精氣。通九竅。六府津液。去留結。止渴。令人利中。燥濕。分水道。實大腸。化食毒。行積滯。逐凝血。解燥渴。補脾胃。降心火。偏主石淋爲要藥。療黃疸水腫脚氣。吐血衄血。金瘡血出。諸瘡腫毒。

芒硝 本經上品

【釋名】朴消再煎煉。傾盆中結成鋒芒。故名。

【各方記述】朴消生於斥鹵之地。彼人刮掃煎汁。經宿結成。狀如末鹽。猶有沙土內雜。須再煎煉。入藥以朴消一斤。水二瓶。同入鍋內。溶化掠去油膩。其水將細布或綠子濾去滓脚。用蘿蔔一斤。切厚片。同消水入鍋內煑數十沸。撈去蘿蔔。再隔厚紙三重。濾過令滓去淨。放瓦盆內。星月下露一夜。則結成白硝。如冰如蠟。名之盆消。其底多而上面生細芒如鋒。謂之芒消。底少而二面生芽如圭角。作六稜。縱横玲瓏。洞徹可愛。謂馬牙消。狀如白石英。又名英消。二消之底。則名朴消。取芒消英消。再三以蘿蔔煎煉去鹹味。即爲甜消。以二消置之風日中。吹去水氣。則輕白如粉。即爲風化消。以芒消英消。同甘草煎過鼎罐升煅。則爲玄明粉。

【辨別道地】漢來者爲眞。和產未見之。

【氣味】鹹辛苦大寒。有小毒。

【功用】氣薄味厚。沉而降陰也。石葦爲之使。惡麥句姜。畏三稜。其用有三。去實熱一也。滌腸中宿垢二也。破堅積熱塊三也。孕婦惟三四月。及七八月不可用。

【主治】五藏積聚。胃中火熱。除邪氣。破留血。腹中痰實結搏。通經脈。利大小便。及月水。破五淋。推陳致新。下瘰癧。黃疸病。時疾壅熱。能散惡血。墮胎。傅漆瘡。

人中白 唐本草

【釋名】溺白垽滓淀爲垽。乃人溺澄下白垽也。故名。

【各方記述】人溺之積氣結成者也。

【辨別道地】以風日久乾者爲良。

【修治】煅過水飛用。

【氣味】鹹寒。無毒。

【功用】能瀉肝腎三焦膀胱有餘之火。爲除熱去火之聖藥。

【主治】鼻衄湯火灼瘡。燒研。主惡瘡。治傳尸熱勞。肺痿心膈熱。羸瘦渴疾。降火消瘀血。治咽喉口齒生瘡疳䘌。諸出血。肌膚汗血。

童便

【釋名】『輪迴酒』即小便之別名。

【各方記述】飲入于胃。隨脾之氣。上歸于肺。下通水道。而入膀胱。故能治肺病。引火下行。但取十二歲以下童子。絕其烹炮鹹酸。多與米飲。以助水道。每用一盞。入姜汁或韭汁二三點。徐徐服之。久則自效。

【辨別道地】童男者良。自便如雪者亦妙。

【氣味】鹹寒。無毒。

【功用】入肺胃膀胱三經。宜于陰虛火動。熱蒸如燎。服藥無益者。若氣血虛無熱者。不宜多服。

【主治】寒熱頭痛。温氣。主久嗽上氣失音。及癥積腹滿。明目益聲。潤肌膚。利大腸。推陳致新。去欬嗽肺痿。鬼氣痓病。乘熱時服之佳。冷則和熱湯服。勞渴潤心肺。療血悶熱狂。撲損瘀血在內運絕。止吐血鼻衄。皮膚皴裂。難產胎衣不下。蛇犬咬。滋陰降火甚速。殺蟲解毒。療瘧中暍。

中國藥物學大綱補正

【人參條】真判事　達按昔時韓人某氏官判事者始將來之故名。乃上好韓參也。今藥家稱判事者。賈舶將來標京參者。以形色相似僞充之。乃上好漢參也。又藥家稱唐參者。多是女直參也。其形膨大輕虛。氣味極劣。明一統志所謂女直國歲貢人參八十萬斤是也。

【小人參】根橫生如竹節者。此往年賈舶將來標竹節參者。味苦惡不堪用。乃參鬚之橫梁根也。或曰古人言參蘆吐人。疑指此歟。附其橫根生細鬚。名參鬚。出張璐玉本草逢原。和邦稱鬚人參。稍粗者。稱折人參。蓋往昔所不用者。近始用之。

【蔓人參】蔓生一枝四葉。形如茜草。柔軟有毛。摘之有白汁出。其氣極臭。四五月。葉間著花紫白色。形頗類鈴鐸。但比沙參花極膨大。一處著一花爲異。根條直圓團不一。皮上有疙瘩。斷之又有白汁出。故名。羊乳乃沙參別種也。出陳藏器本草拾遺。

【鬚人參】一名日光人參。乃上條三枝五葉。草根鬚也。非別種。須擇用似人形者。　達按孩兒參。說就人字附會。宜擇用單股者。凡如黃芪防風輩。擇用單股者。而不用多歧者。云殺人。豈人參獨貴多歧乎。

又一種。近世賈舶所將來。稱廣東人參。今藥家又呼芍藥樣人參。其根似參。輕虛味甘。氣薄。皮色黯黑。未詳何物。或曰。近廣東人有栽數根。獻于官者。詳其形狀。即本邦所產零餘子人參是也。用者。宜察稻若水云。救荒本草地瓜兒即是。

【沙參條】一名羊乳。根多白汁。　羊乳即蔓人參。沙參即土土岐。　今按沙參薺苨。形狀相類。達爾沙參與薺苨不同。李時珍綱目。以蘇頌圖經所載。杏葉沙參爲薺苨。故形狀相類。然此物乃沙參圓葉者。而不似桔梗。不可稱甜桔梗。讀者審焉。救荒野譜。　野譜當作本草。

【鬆沙參】東細長。根爲團。　此非細長根。乃擘開其根。欲易乾者。且云其色黃。與本草說不合。恐不然。此經久變黃色者。近有一種以防葵根僞造者。宜辨別。

【萎蕤】女萎苗葉類冬青云云。　按是乃李仲立言。而本書抄略失義。今補之。李仲立曰。女萎苗葉類冬青。但冬青凌冬不凋。故得女貞之稱。此草末秋即萎。故有女萎之名。

【天麻】出奧州。他處未聞有之。按天麻諸州又間產之。不止奧州。

【白朮】和產多是蒼朮。按一種。關東產者。葉如棠梨。稍軟。根如雲頭。味最佳。但藥家未鬻。

【遠志】小葉者爲是。按遠志大葉者。根大。小葉者。根細。宜採大葉大根者。供藥用。近檢近江州伊吹山所產者。根甚肥大。氣味極厚。可用。

【黃芩】擇用深色堅實者。按堅實而小者爲條芩。一名子芩。輕腐爲片者。爲腐芩。一名片芩。各有所用。本草詳辨之。

【前胡】有數種。今和產無數種。按和名溪芹者。諸州山野多產之。河內州產一種。細葉者。葉類芹葉。及當歸。是乃本草當歸葉者。

【防風】今稱山人參者真。但有兩種。藝州人呼山人參者。乃真。京洛山中又多產之。有一種相似。而有毛者。相模州。鎌倉山中。多產之。根比山人參強硬。味薄爲劣。予往來經過河內州諸山。乃二物並生。土人俱稱山人參。又近江州伊吹山產一種防風。葉似山人參。極纖細。氣味極厚。土人稱細葉防風。

【延胡索】今漢舶將來者。京北鷹峯藥圃栽之。

【貝母】今漢渡者。有大小二種。大者味厚爲佳。藥肆稱大貝母。顧元交本草彙箋名象山貝母是也。本書引頭生微論云云。其說極好。

【補骨脂】近世傳種子栽之。與漢物一般。

【澤瀉】和名那那都。(北國稱呼)匙於茂多嘉。(幾內稱呼)

【細辛條】細葉細辛。此稱柳葉細辛者。乃徐長卿也。

【木香】和產根無香氣非真。按此說恐非也。香之有無。因地產之異。

【三稜條】蔌蔆根。和名蚊帳張草。甎子苗。和名久具。俱出救荒本草。

【香附條】夫須。按雅爾云。薹夫須乃賤夫所須。此草可爲簑笠者。乃今之須化。非香附之。本書襲李氏之誤。

【藿香】和稱藿香者。乃月令廣義所載藿菜。

【荊芥條】河豚。和名布具。又名布久登。黃顙魚。和名岐岐宇佐岐牟滿。

【旋覆花】按一名野油花。出小兒衛生總微論。

【地黃】服地黃人。忌蘿蔔葱蒜。謂之三白。今服地黃人。知忌蘿蔔而不知忌葱蒜。可笑。

陳存仁編校

皇漢醫學叢書

峯下鐵雄著

鹿茸之研究

鹿茸之研究

提要

本篇爲峯下鐵雄氏所著。首述漢醫關於鹿茸之定義。以斷其優劣。次述唐宋時代關於鹿茸之藥用。以證其效能。再次摘錄漢方關於鹿茸之藥理。以明哲學玄論。又列調製方法。而分丸散之用度。末附總括。而下評斷。考以歷代先哲名言。參以現代科學解釋。全篇精華。堪供研究本品者借鏡焉。

目錄

鹿茸之研究

峯下鐵雄著

一 緒言

鹿茸者。在漢藥中古時期。其高貴之程度。與人參有如雙璧。至今中國藥店招牌。猶書參茸二字。以示藏有珍材也。其使用之古與價格之貴。可想而知。雖今日猶重視如昔。本物質必有特奇藥効也。亦可想而知矣。但其藥効藥理。自昔少研究之者。故余思追究其終爲何物。有何藥効。具何種成分。欲將疑點揭破。盡得其所以然而後判定古傳藥品之眞正價值。是以開始作此研究。然須先應明者。本物質於古漢醫學中。具如何之傳統。且亦爲此次研究之指南針。故本篇依晚近漢方古醫書作史績之研究。藉窺其要旨焉。

二 鹿茸之定義

漢方醫學。指鹿茸爲如何物。其定義與時代。有無變遷。徵諸史績。抱朴子曰。（一）南山多鹿。每一雄遊牝百數。至春羸瘦。入夏性食菖蒲即肥。當角解之時。其茸甚痛。獵人得之以索繫住取茸。然後斃鹿。鹿之血未散也。圖經本草曰。（二）以形如小紫茄子者爲上。强云茄子茸太嫩。其血未具。

不若分歧如馬鞍形者有力。

本草衍義曰。（三）茸最難得。不破。及不出却血者。蓋其力在血中。獵時多有損傷故也。凡用無須太嫩。唯長四五寸。茸端如瑪瑙紅者最佳。

本草備要曰。（四）鹿角初生長二三寸。分歧如鞍。紅如瑪瑙。破之如朽木者良。太嫩者。血氣未定無力。

鹿茸之定義。爲未脫角皮之鹿之嫩角也。雖經各代。仍無懸殊。然非甚嫩。擇其適血髓者。且於生前剝取之者。則近乎佳品矣。

採取鹿茸鹿之種類。余未能甚詳也。而最近於滿洲漢藥市場。得悉鹿茸分爲二種。有花鹿。及馬鹿之稱。花鹿體小。身有花紋。馬鹿大無花紋也。其價格亦隨之有雲泥之差。花鹿之茸。乃上品也。雖一兩其值亦越銀百元。反之。馬鹿之茸。乃下品也。僅不過二三元。花鹿乃俗名。學名爲 Cervus mantchuricus (Swinhœ) 日名まんしうしか 至馬鹿者。亦俗名。學名 Cervus Xanthopygus (Milne-Edwards) 日名まんしむかしか卽指此之謂歟。暫存此疑。以俟將來再證明之。

中國本土鹿之種類。國譯本草綱目。謂其學名爲 Cervus elaphus (Linne) 木村氏。於同書之頭註。附記云高山地方有 Cervus Affinis (Hodgson) 存在。北華有 Cervus Xanthopygus (Milne-Edwards) 此外鹿之種類尚多。今千金翼方。「出藥州土」記載之處觀之。當唐時檢其鹿茸。及鹿角之產地。如汝州。（今之河南省臨安縣治）許州。（同上許昌縣治）豫州。（同上汝南縣治）唐州。（同上泌陽縣治）涼州。（甘肅省涼州府）鳳州。（陝西省鳳縣）揚州。（江蘇省江都縣治）秦州。（甘肅省天水縣治）等地。皆限江北諸地。又李時珍於集解曰。「鹿處處山林中有之」而未示產地也。如是則古來鹿茸之產出。無特定地點。亦卽鹿之種類。無區分之要也。

所謂古之鹿茸。乃麋茸也。麋之學名於國譯本草綱目曰。Cervus davidianus (Milne-Edwards) 曰名（おほしか） 木村氏於同書頭註曰。北華稱麋卽學名 Cervus mantchuricus (Swinhœ) 也。然確實是否。尚未敢定。據本草書所記者。生於東海坿近之水邊羣棲之者。再尋其所蹤。則於神農本草經（四）之「中品」載有鹿茸。又其「下品」中載有麋脂。而麋茸之名未見也。然茸之屬麋。有何根據。以余所知。其最初述之者於新修本草。（五）麋脂條下記載者有之「謹案麋茸服之。功力勝鹿茸。角煮為膠。亦勝白膠也。」較此以往。有劉宋之雷斅曰。「鹿角堅好。勝如麋角。」斯恐角與茸同意之言也。

宋時代。鹿麋各陰陽相配。其論猶多紛雜。卽如圖經本草（一一）曰。今醫家多貴麋茸麋角。力緊於鹿。

沈存中筆談（七）曰。麋茸利補陽。鹿茸利補陰。

蘇東坡良方（八）曰。鹿陽獸。見陰而角解。麋陰獸。見陽而角解。故補陽以鹿角為勝。補陰以麋角為勝。其不同如此。但云鹿勝麋。麋勝鹿。疏矣。

鹿與麋。在藥理上。各有所長。而不能云兩者効力有優劣也。據其長處。與沈括所論者相反。李時珍（九）引蘇軾前文曰。按此說與沈存中鹿茸利補陰麋茸利補陽之說相反。以理與功推之。蘇說爲是。

惟麋鹿配陰陽。於馬融之禮記月令（一一）曰。仲夏鹿角解。仲冬麋角解。此根據宋儒論者。唐以前認鹿麋茸角有同等効力。無非議其優劣而已。可觀炮炙論及新修本草卽明矣。

又本草衍義曰。今人用麋鹿茸作一種。本草綱目亦云。今獵人多不分別。往往以麋爲鹿。又云。麋鹿角茸。今人罕能分別。陳自明以小者爲鹿茸。大者爲麋茸。亦臆見也。不若親視其採取時爲有準也。

此外本經逢源（一二）曰。近世鹿茸與麋茸罕能辨別。本草述（一三）亦云。麋鹿茸角所稟之氣既異。然用之罕能分別。

麋鹿配陰陽而論其得失。屬學者之機上論。實則麋鹿混淆應用之事。係事實也。

三　鹿茸之應用

（一）唐以前

醫藥中應用鹿茸。參照中國歷代本草書。並唐宋之主要醫方書可察其概要也。

中國應用鹿茸。自何時始。徵諸史績。如今之證類本草。分所謂黑字白字。最足傳陶弘景校定之神農本草經之佛。此可知收載白膠於其本經之上品。鹿茸於其中品。麋脂於其下品。再參照陶弘景之序文。最晚於後漢時代。本品已供醫藥用品無疑也。再溯諸以往中尾博士(一四)(一五)云。山海經中山經部。於齊之咸王。或宣王時代。或至晚於秦始皇以前。亦有記載。再於同書之中山經及西山經之諸山記。有產鹿及麋。再於周禮天官冢宰載有庖人獸人等制。庖人司六畜六獸六禽。亦能辨別之。獸人專罟田獸。亦能辨別之。冬則獻狼。夏則獻麋。春秋獻獸物。鄭衆庖人注曰。以麋鹿熊麕野豕兔爲六畜。由是可知鹿麋之供食用。其由來久矣。雖山海經未記鹿麋之用途。亦無特別提出茸角等文字。然以常識想像之。當先秦之際。考究長命却病藥物諸方士。如山海經。乃關於藥物記述之書。若鹿麋者。自古既爲最佳食品。且其角茸。又具特殊形態發育甚速之鹿茸。豈能無方士十分注目之乎。其藥効想自古代即有考究之矣。蓋昔時食物與藥物無區別。因此供內服者。自植物至動物頗多。自山海經內容觀之。則易明也。

然鹿茸之應用。假如自先秦時代。始以如何之目的應用之。尚不明也。

神農氏本草經曰(一六)鹿茸味甘溫。主漏下。惡血。寒熱。驚癇。益氣強志。生齒不老。

又名醫別錄曰。(一七)酸微溫無毒。療虛勞洒洒如瘧。羸瘦。四肢酸疼。腰脊痛。小便利。洩精溺血。破留血在腹。散石淋癰腫。骨中熱疽癢。

由是觀之。最晚於後漢西晉之間。強精還老之外。有漏下惡血。寒熱。驚癇等効。再於六朝時代。治虛勞羸瘦。四肢酸痛。腰脊痛。遺尿。遺精。血尿。尿石等外。如癰腫疽瘍。皮膚疾患。亦應用之。

再關於鹿角。本經曰(一六)角主惡瘡癰腫。逐邪惡氣。留血在陰中。主外科疾患。應用之。

又別錄云。(一七)味鹹無毒。除小腹血急痛。腰脊痛。折傷惡血。益氣。與鹿茸所治者。概一致也。卽本經所記。茸主有益精還老之効。角主治皮膚外科疾患也。如斯兩者。効用有截然之分。再依上開別錄記事。與肘後方(一八)之治卒患腰脇痛諸方。有鹿角長六寸燒擣末酒服之。鹿茸尤佳之記載。復觀之於六朝以降諸說。二者於應用之後。似有同等之効力。

對如是之諸症。鹿茸或角。依何種方法而應用之乎。史續之記載不豐。今引證類本草(一九)百一方(二〇)曰。若男女喜夢與鬼交通。致恍惚者。截鹿角屑三指撮。日二服。酒下。又深師方(二一)曰。治馬鞍瘡。鹿角灰酢和塗之。上記兩書。皆陶弘景以前舊書。而遺至今者。如深師方。卽係僧深錄晉人支法存之書。及諸家舊方而成者。上記者。皆關於鹿角之事。而於茸亦同樣製成粉末內服之外。亦有製成粉末或膏以供外用者。

(二)唐時代

據唐代甄權之藥性論(二二)曰。鹿茸君。味苦辛。主補男子腰腎虛冷。脚膝少力。夜夢鬼交。精液自出。女人崩中漏血。炙末空心服方寸匕。亦主赤白帶下。入散用。

即主治男女益精。婦人子宮出血帶下等効。茲就唐代代表醫方書之千金方。及外臺祕要方中。撰出鹿茸配伍之處方。其主治症候。分類處方如下。

一　千金要方(二三)　計二十三例

補腎及補益　計十例

崩漏及滯下　計九例

此外(虛冷金瘡消渴多尿遺尿各一)　計四例

二　千金翼方(二四)　計十例

補益(內服)　計三例

崩中　計三例

多尿　計二例

此外(解散金瘡各一)　計二例

三　外臺祕要方(二五)　計二十二例

補益補精　計四例

崩中　計二例

腰痛　計五例

下血赤白痢　計二例

消渴多尿　計四例

遺尿　計三例

此外(小便赤積聚各一)　計二例

上記處方例。悉非以鹿茸爲主劑。以鹿茸爲主藥者。僅其中一少部分。而應治諸症。則爲必不可缺者。自然之趨勢也。古傳諸書。昔人頗爲重視。故今觀之。甚足窺鹿茸應用之大要也。亦即今世強精補益延年崩中滯下消渴多尿遺尿等症。時時應用之原。或者腰痛下血痢疾尿血金瘡等。亦應用之由也。至其用法。自種種處方例。依其藥形分類如下。

	散	丸	湯
千金部方	十二	八	三
千金翼方	五	三	二
外臺祕要方	十	八	四

自上表觀之。任何人皆以散劑爲最。丸劑次之。湯劑又次之。且以鹿茸爲主藥處方例言之。皆以散劑丸劑。而湯劑者。決不之見。蓋丸劑散劑。僅加以簡單之理學的工程易製作也。湯劑自與其本質相異。然中國古時。鹿茸專用以散劑。而不用以湯劑者。思必有相當可注目之點也。

(三)宋及其以降

宋時代鹿茸之應用大體無異於前時代。特以補益爲目的。虛弱症恒應用之。如食療本草曰。(二六)鹿茸主益氣。角主癰疽瘡腫。除惡血。若腰脊痛。折傷。多取鹿角。并截取尖。錯爲屑。以白蜜淹浸之。微火熬令小變色。曝乾持篩令細。以酒服之。輕身益力。強骨髓。補陽道。又小兒以煮小豆汁。和鹿角灰安重舌下。日三度。

又日華子本草曰(二七)鹿茸補虛羸。壯筋骨。破瘀血。殺鬼精。安胎下氣。酥炙之。角療惡瘡癰腫熱毒等。醋磨傅。脫精尿血夜夢鬼交並治之。水磨服。小兒重舌鵝口瘡。炙熨之。

其所記者。概與神農本草經一致。惟重舌(蝦蟆腫)及鵝口瘡有効。爲初次發見。於今宋代代表之醫方書爲三因方(二八)本事方(二九)和劑局方(三〇)等所收載之鹿茸配伍處方。依其要旨強爲分類如下。

一　三因方　計十例
　　補益　計六例
　　遺尿　計二例
　　消渴　計二例
二　本事方　計五例
　　補益　四例
　　治風　一例
三　和劑局方　計八例
　　補益　七例
　　治風　一例

上述於宋時代。鹿茸專爲補益之目的。然收載例數頗少。再閱政和年間。

勅修之聖濟總錄。(三二)鹿茸並鹿角鹿角膠等。配伍之處方有一五五種以上。其中以鹿茸或鹿角爲主藥之處方有五三種。依其主治分類如下。

補益補虛　計三十例
崩漏滯下　計五例
多尿　計六例
血尿　計一例
耳鳴　計二例
癰疽　計三例
小兒痢疾　計一例
乳腺炎水腫癲病痔疾鬼魅各一例

如斯則補益居數爲多。崩漏消渴等次之。但本書乃集天下之名醫。合古今之祕笈而成。雖不能盡爲昔時所實行者。而與前記諸書比較之。則可推知於宋代。以鹿茸特多用爲補益者也。

至用藥之方法。自前記四書中。處方例觀之如下。

	散	丸	湯	外用
三因方		七	三	
本事方		五		
和劑局方		六	六	
聖濟總錄	十	四十		三

如上表觀之。本時代主於丸方。而應用之湯方散方極少。唐時代。散方比丸方多。自此點思之。不無感與味也。至元明以降。其應用用法概與宋代同。既畏其說之冗長。又無特見。故割捨之。不復贅述。

四　鹿茸之藥理

前章所敍者。中國應用鹿茸。爲藥物。遠自先秦時代。晚自後漢以來。主供益精還老之目的。而持續存用者也。但本品物質之藥效。於歷代漢方醫家。具有何種藥理之見解。茲窺其大略之要如下。

凡一種物質。初供爲藥物時。必基一定哲理。或信仰。或者豫想有藥效。而應用之。或不以以上之原因而用者。時亦有之。但鹿茸自發現之初。卽認有藥效歟。抑係因與肉同供食用。於經驗中。始明其有藥效歟。此中情跡。雖未有詳述。然於文史中可以搜索而得其大概。如述異記(三二)曰。鹿一千年成蒼鹿。又百年化白鹿。又五百年化元鹿。漢成帝時。山中人得元鹿烹之。而視其骨皆黑色也。仙人以元鹿爲脯。如食此可壽二千歲云。又抱朴子亦云。鹿壽千歲。滿五百歲者則色白。此外鹿爲長壽之獸。或稱仙獸。或稱陽獸。散見於諸書。而鹿茸之形態。一見如陽根精氣之本。血液多量。具藏於此。以及寇宗奭之所云。其成長頗速之諸事實。可充分信古人用爲有補陽之效。是故如肯定其最初卽豫想有一定藥效。而後使用之者。亦不可厚非也。

神農本草曰（一六）鹿茸爲養命之藥。列於上經。玉房祕訣（三三）乃彭祖之所傳。以麋角用爲房中藥。陶弘景（三四）曰。如服麋角。大有補益。此亦述彭祖傳也。孟詵（三五）亦云麋茸乃仙家之珍重。

自鹿麋茸角方甚多收載之點觀之。想千金方。及此外方書。係出自道教也歟。而此等藥用。與方士之間。有甚深密接之關係可想見矣。關於此點。如非再考證之。則難斷也。

漢代神農本草經（四）記載諸藥之氣味。又周禮之鄭衆注（三四）亦載有狼膏聚。麋膏散。聚則溫。散則涼。以救時之苦也。

自此點觀之。關於當時藥理。已可推得有相當解釋。至關於鹿茸之藥效。加以何如見解。今雖不能詳。惟徵諸韓退之（四〇）云。王師授鹿峻丸方云。鹿稟純陽而峻者。天地初分之氣。牝牡相感之精也。醫書稱鹿茸角血髓大有補益。而此峻則入神矣。雖峻與茸有異。要之以陽補陽說爲比較單純之解釋則明矣。

至宋如前章所述沈括蘇軾等儒者。有鹿麋茸角之補陰補陽說外。本草衍義（三）記有凡麋鹿角自生至堅完。無兩月之久。大者二十餘斤。其堅如石。計一晝夜須生數兩。凡骨之類成長。無速於此。雖草木最易於生長者。亦無能及之。豈可與凡骨血爲比。如是原始之觀察。似更在以前之時代。卽既用之矣。惟宋代無何藥理之解說。而眞正藥理醫學的解說。以明之繆希雍爲嚆矢。卽於本草經疏（三七）關於鹿茸鹿角麋角白膠等。基於各神農本草經之本文。解說鹿茸之藥理如下。

鹿茸稟純陽之質。含生發之氣。故其味甘氣溫。別錄言酸微溫。氣薄味厚。陰中之陽也。入手厥陰足少陰厥陰經。婦人衝任脈虛則爲漏下惡血。或瘀血在腹。或爲石淋。男子肝腎不足。則爲寒熱驚癇。或虛勞洒洒如瘧。或羸瘦四肢酸疼。腰脊痛。或小便數利。洩精溺血。此藥走命門心包絡。及腎肝之陰分。補下元眞陽。故能主如上諸症。及益氣強志生齒不老也。癰腫疽皆榮氣不從所致。甘溫能通血脈。和腠理。故亦主之。

此說乃基於漢醫之學說。故以今日之醫學的常識。而欲了解之。匪易事也。如謂氣味陰陽所入經路等語。皆屬哲理之空說。因人而異。乃亦自然之事也。

故清之劉若金著本草述。(三九)引用繆希雍之說。而謂繆氏謂鹿爲純陽之質固然。但云茸亦純陽。並謂陰之陽則誤矣。鹿茸角皆爲陽中之陰也。斯爲因陰陽之見解。而異其說。再謂昔蜀一道人市斑龍丸。每醉高歌曰。尾閭不禁滄海竭。九轉靈丹都慢說。惟有斑龍頂上珠。能補玉堂闕下穴。其方用鹿茸鹿角膠鹿角霜也。夫玉堂闕下穴。卽膻中。膻中者。心主之宮城也。經曰。胞脈者。屬心而絡於胞中。胞中爲精血之所聚。而其脈固絡於心。心胞絡主血。會此所以謂其爲能療男子漏精尿血。女子崩漏也。至繆氏言其入四經而奏功是也。第謂純陽則大誤。若鹿茸則補命門眞陽。不可與鹿茸例論也。此皆爲一種空理空論也。

清季藥理說頗多。而悉據神農經之說。加以注疏。其見解雖不一致。然都基陰陽之哲理。而成爲空想空論。今僅摘其一二如下。

張璐（三九）曰。鹿茸效用。專主傷中勞絕腰痛羸瘦。取其補火助陽。生精益髓。強筋健骨。固精攝便。下元虛人。頭旋眼黑。皆宜用之。本經治漏下惡血。是陽虛不能統陰。卽寒熱驚癇。皆肝腎精血不足所致也。角乃督脈所發。督爲腎臟外垣。旣固腎氣。內充命門。相火不致妄動。氣血精滓得以凝聚。扶陽固陰。非他草木可比。

張隱菴曰。鹿性純陽。息通督脈。茸乃骨精之餘。從陰透頂。氣味甘溫。有火土相生之義。主治漏下惡血者。土氣虛寒。則惡血下漏。鹿茸稟火氣而溫土。從陰出陽。下者舉之。而惡血不漏矣。寒熱驚癇者。心爲陽中之太陽。虛則寒熱。心爲君主而藏神。神虛則驚癇。鹿茸陽剛漸長。心神充足。而寒熱驚癇自除矣。益氣強志者。益腎臟之氣。強腎臟之志也。生齒不老者。齒爲骨之餘。從其類而補之。則腎精日益。故不老。

葉天士曰（四二）鹿茸氣溫。稟天春升之木氣。入足厥陰肝經。味甘無毒。得地中正之土味。入足太陰脾經。氣味俱升陽也。肝臟血。脾統血。肝血不臟。脾血不統。漏下惡血矣。鹿茸氣溫可以達肝。味升可以扶脾。所以主之也。寒熱驚癇者。驚癇而發寒熱也。蓋肝爲將軍之官。肝血虛則肝氣亢。挾濁火上逆。或驚或癇矣。鹿茸味甘可以養血。氣溫可以導火。所以止驚癇之寒熱也。益氣者。氣溫則益陽氣。味甘則益陰氣也。甘溫益陰陽之氣。氣得剛大。而志強矣。鹿茸骨屬也。齒者骨之餘也。甘溫之味。主生長。所以生齒。眞氣充足。氣血滋盛。所以不老也。

陳修園(四三)曰。鹿爲仙獸而多壽。其臥則口鼻對尾間以通督脈。督脈爲通身骨節之主。腎主骨。故又能補腎。腎得其補。則志強而齒固。以志藏于腎。齒爲骨餘也。督得其補。則大氣升舉。惡血不漏。以督脈爲強氣之總督也。然角中皆血所貫。衝爲血海。其太補衝脈可知也。凡驚癇之病。皆挾衝脈而作。陰氣虛不能寧謐于內。則附陽而上升。故上熱而下寒。陽氣虛不能周衞于身。則隨陰而下陷。故下熱而上寒。鹿茸內衝脈而太補。其而所以能治寒熱驚癇也。至於長而爲角。別錄謂其主惡瘡。逐惡氣。以一點胚血發洩亡盡。只有拓毒消散之功也。

知上記於清朝時代。非但鹿茸。卽神農本草經中種種藥品。皆收載考證而加以詮釋。上記數例。亦可知其詮釋之梗槪。卽同爲讀本經本文者。亦有甲乙之別。至其藥理之解說。各主其說。未有一致者。蓋可謂哲理的醫學之通弊歟。

五　鹿茸之調製法

鹿茸自古卽主用丸劑與散劑。曾於前敍之矣。鹿茸採取後。以何種方法製成粉末乎。別錄(一七)曰。四月五月解角時。取陰乾。使時燥。

上記乃陰乾法。蘇敬(五)則以陰乾法。爲不可。主張火乾法。而謂鹿茸夏收。收陰乾百不收一。從得一乾臭不任用。破之。火乾大好。

自古茸以他物塗布而調製之。如雷斅（六）載有塗以天靈蓋與羊脂。或以黃精自然汁浸之之法。而謂凡使先以天靈蓋作末。然後鋸解鹿茸作片子。以好羊脂拌天靈蓋末。塗之於鹿茸上。慢火炙之。令內外黃脆。了用鹿皮一片。裹之安室上一宿。其藥鬼歸也。至明則以慢火焙之令脆。方擣作末用之。每五兩鹿茸。用羊脂三兩。炙盡爲度。又制法用黃精自然汁浸兩日夜。了漉出。焙令乾。細擣用。免渴人也。

然應用天靈蓋法。一般用否。尙屬疑問。但可知六朝時。藥品調製法。甚進步也。

於唐時代。行何種方法。詳細不明。千金方論合和第七載有凡用諸毛羽。齒牙。蹄甲。龜鼈。鮫鯉等甲皮肉骨角筋。鹿茸等。皆炙之。

又於翼方及外臺秘要處方中。於藥名之下。指定分量與特殊之調製法。對於鹿茸常記一炙字。似炙之使成脆弱。作爲粉末。而用之者。

又千金方論。合和第七亦載有凡湯中用麝香犀角鹿角。羚羊角。牛黃。須末如粉。臨服內湯中。攪令調和服之。依上記。可知雖湯劑亦須豫作粉末。然後攪拌湯中而用之。決非用以浸煎等法也。

再雖宋代。亦同樣主用炙法。在炙之先。要燎去毛。或豫以酥醋酒等塗後炙之。三因方（二八）處方中記鹿茸多云酥炙方燎去毛切。酥炙去毛切。炙去毛切。醋炙。酸塗炙去毛盡等。

又和劑局方。亦同樣記有燎去毛。劈開酒浸。炙乾燎去毛。酥炙去毛。淨絲三寸。截斷酒浸伏時。慢火炙脆。燎去毛。酒浸炙。醋炙。酒炙去毛。塗酥炙微黃等。蓋豫塗以酥醋者。欲防傷茸之實質也。

本草衍義曰。（三）茸上毛。先薄以酥塗勻。於烈燄中急灼之。若不先以酥塗。恐火焰傷耳。俟毛淨微炙。入藥。

明清時代。似亦行同樣方法。本草綱目曰。澹寮劑生諸方。有用酥炙。及酒蒸焙用者。當各本方。

本經逢源亦云。鹿茸酥炙。酒炙。各隨本方。但不可過焦。有傷氣血之性。炙後去頂骨用茸。

現今市中販賣者。厚多2m.m.--5m.m.薄片。至調製法之詳。製藥者。祕而不語。概踏襲明清之舊法也。

六　總括

總括上述所論如下。

一　鹿茸之定義。雖歷各代。仍無大差。爲未脫角皮之嫩角也。特以不甚嫩。而尙富血髓。且於生前剝取之者。似爲佳品。然鹿之種類非特定。

二　麋茸之藥效與鹿茸相反者。蓋基於馬融之禮記月令所記。因宋儒而成此論。鹿麋配陰陽。而論其得失者。屬於學者之機上論。實則六朝以來。麋鹿似已混淆應用之矣。

三　於中國。鹿茸。自何時始入藥用。雖屬不詳。然在先秦時代。既已開始使用麋鹿爲食品。由此推想至遲在後漢時。卽供藥品應用也。明矣。

四　鹿茸之應用。分唐以前。唐時代。及宋以降之時代。而考證之自後漢以來。主供益精還老之目的。且與鹿角皆供皮膚疾患之應用。特自宋以降。以補益之目的而應用之者爲最。至用於重舌。（蝦蟆瘇）及鵝口瘡爲有効者。以日華本草爲嚆矢。

五　在中國鹿茸於種種目的而應用之之藥形。雖歷各代仍無所異。唐以前主以粉末內服。或以粉末。或膏供於外用。唐時代。散劑中者最多。丸劑次之。湯劑以鹿茸爲主藥之處方例。則未之見。宋以後用于丸劑之處方中者最多。湯方散方亦極少。

六　鹿茸之藥理。因以鹿爲長壽之獸。或仙獸。或陽獸之思想。及鹿茸之形態。含血之兒。以及其長成頗速等之事實。故思必有一定藥效。始供藥物而應用之。至漢代以陽補陽之說。爲單純之解釋。卽宋亦無何藥理之解說。與以正眞藥理醫學的解說者。以明繆希雍爲嚆矢。然其所說。皆屬哲理的空說。此後入清季尙有許多學者解說。雖其各說皆異。但始終皆爲空理空論。無一足可首肯之者。

七　鹿茸之調製法。於別錄記有陰乾法。蘇敬主以火乾法。雷斆以後。則豫以酥醋酒等抹之。以防茸實質之損傷。此法歷明淸而至今日。仍沿用之。

參考書目

（一）抱朴子晉葛洪撰江西本本草綱目
（二）圖經本草大觀本草鹿茸之條
（三）本草衍義宋寇宗奭撰卷十六
（四）神農本草經森立之本
（五）新修本草唐蘇敬撰
（六）雷斅大觀本草鹿茸之條
（七）沈存中筆談大歡本草
（八）蘇東坡良方江西本本草綱目
（九）李時珍明本草綱目
（一〇）本草備要清汪昂撰
（一一）禮記月令漢馬融證類本草鹿茸之條
（一二）本草逢源清張璐撰
（一三）本草述劉雲密著
（一四）中尾博士大乘八・七號四二（昭和四年六月）
（一五）中尾博士本草一六・五六（昭和八年十一月）
（一六）神農本草經大觀本草中茸之條
（一七）名醫別錄梁陶弘景大觀本草鹿茸之條
（一八）肘後方晉葛洪撰
（一九）證類本草宋唐慎微撰
（二〇）百一方證類本草
（二一）深師方證類本草
（二二）藥性論隋甄權著大觀本草
（二三）千金方唐孫思邈撰影元大德本
（二四）千金翼方唐孫思邈撰喬代世定刻行本
（二五）外臺祕要方唐王燾撰
（二六）食療本草唐孟詵大觀本草
（二七）日華子本草宋日華子撰大觀本草
（二八）三因方宋陳言
（二九）本事方宋許叔微撰
（三〇）和劑局方宋朱葵著
（三一）聖濟總錄宋勅廷臣修纂
（三二）述異記太平御覽

(三三)玉房祕訣醫心方
(三四)陶弘景大觀本草麋脂之條
(三五)孟詵大觀本草麋脂之條
(三六)周禮鄭衆注孫詒讓之周禮正義
(三七)本草經疏明繆希雍著
(三八)本草述清劉若金著鹿茸之條
(三九)張璐本經逢源
(四〇)韓退之本草綱目鹿茸之條
(四一)張隱菴本草三家合註鹿茸之條
(四二)葉天士本草三家合註鹿茸之條
(四三)陳修園本草三家合註鹿茸之條

陳存仁編校

皇漢醫學叢書

犀黃之研究

杉本重利輯

犀黃之研究

提要

本篇爲漢藥研究中之牛黃文獻。日本杉本重利氏所輯。彙集古來功用。及近代胆汁生物學之新研究。發明牛黃爲牛之胆石。而胆汁有造血機能。與免疫作用。於是認爲漢藥中之牛黃。確具治病特效。考正牛黃定義。與藥用史績。辨其類別、異名、眞僞、性質、泡製、用法。以及藥理見解。莫不詳備。爲漢方醫學之關於藥用動物品類少於植物。而歷來研究藥用動物中之牛黃者。雖不乏卓識。但類多玄論。致使後學殊難明瞭。本篇參以科學原則。徵以化學分析。新舊合璧。誠爲改進漢藥之前驅者也。

犀黃之研究目次

犀黃之研究

杉本重利輯

第一章 緒論

漢藥牛黃卽牛之膽石。自古用爲止痙。鎭靜。治風。解熱。解毒。或長生不老之妙藥。近來膽汁之生物學的研究。日漸發達。因對於研究膽石。亦覺饒趣。自明瞭膽汁有造血之機能。不久卽有螺良氏研究牛黃之此種機能。而發見膽汁有免疫作用。繼而有小今井氏檢查牛黃亦有同樣之免疫作用。因此古今所讚賞之漢藥牛黃。在治病上効能之一部。已得解決。然其大部効能。尚在神祕不明中。須待多數學者之探索。余亦想研究一點供獻。已於去秋開始。茲將類集中日兩國之關於牛黃之文獻。作爲第一報告。

第二章 牛黃之名義及異同

一 牛黃之定義

名醫別錄曰。牛黃生隴西及晉地。特（特爲牡之誤）牛膽中得之。卽陰乾百日。使燥。無令見日月光。

吳普本草曰。牛死則黃入膽。如雞子黃也。

本經便讀曰。牛黃大抵皆因牛病而成黃。每結於肝膽之間。因殺病牛而得之膽中。

由此可知牛黃顯然爲牛之膽石，但名醫別錄所謂生於特牛膽中者非也。按本草綱目特牛卽牡牛，是謂牛黃單指爲牡牛之膽石。其實在他醫書，均未道及于此。故膽石之差別，與牛之牡牝無關。可均稱爲牛黃也。

二　牛黃之異名及其他

牛黃自古異名甚多。可約記如下。

土精、千金方，外臺祕要。人參亦有此異名。

丑寶、本草綱目時珍曰。牛屬丑。故隱其名。

丑玄、萬春回春，

牛棻、出所不明。

瞿盧折娜、金光明經。

在日本牛黃讀音爲高瓦屋。其和名爲宇之酉多末。然高瓦屋之音。由來甚久，已見於續日本紀中。有所謂文武二皇二年正月己巳土佐國獻牛黃，十一月己酉下總國獻牛黃之紀錄。

康賴本草獸部上品中，始記牛黃和名爲宇之乃知。至日本戰國時代前後，又名爲宇之酉多末。曲直瀨道三之『藥性能毒大成』古類禽部中記有牛黃和名爲宇之酉多末。

三　牛黃之種類及其分類法

種類及分類。因時代而異。

先就中國而言。雷斆曰、牛黃有四種。喝迫而得者名生神黃。殺死在角中得者名角中黃。牛病死後心中剝得者名心黃。初在心中如黃漿汁。取得使投水中。沾水乃硬如碎蒺藜及豆與㽵珠子者是也。膽肝中得者名膽黃或肝黃。大抵皆不及生神黃爲勝。

陶弘景曰。舊曰神牛出入鳴吼者有牛黃。伺其出以盆水承而吐之。卽墮落水中。今人皆在膽中得之。

其後新修本草載有牛有黃者必多鳴吼。喝迫而得。謂之生黃。最佳。黃有三種。散黃粒如麻豆。漫黃若雞卵中黃糝。在肝膽間。圓黃爲塊形大小。並在肝膽中。

由上可知在南北朝時。因採黃之部位不同。而分生神黃。角中黃。心黃。肝黃四種。其後因多係得於肝膽之間。故至唐朝。只按形狀大小而別爲散黃、漫黃、圓黃三種。唐後迄宋竇太師方之治鎖喉毒。其牛黃清心丸之處方中有「京牛黃」明朝之證治準繩中有「西牛黃」等字樣。清代之本經逢源。又載有產西戎者爲西黃。產廣東者名廣黃。清代之本草便讀內、載有牛黃有廣黃、西黃兩種。以所出之地而命名。

由上可知宋而後。漸因產地而命名分類。但圖經本草。本草綱目。本草述諸書中。亦會記述雷斆之所謂生神黃等四種。大觀本草。本草綱目中。又記載蘇敬之所謂散漫圓黃三種。然則此等分類法。是否在唐後仍被採用。實難推知。

現在則僅由產地而命名分類。據余在當地之調查如下。

（一）東牛黃　山海關以東。即關東所產者。按近世病理學上之分類多係 Bilirubin 結石。Bilirubin-Cholesterin 石及純 Cholesterin 石等概屬少見。是或由於氣候、風土、飲食、之關係而然。其最大者如雞卵。多為球形或不定形。黃綠乃至暗綠色。有乾燥粘土樣之硬度。割面皆呈輪狀層。

（二）西牛黃（西黃）　為西方如甘肅、陝西、山西、河北等地所產者。因其離京稍近。故亦名京黃。多為 Bilirubin-Cholesterin 結石。然均係 Bilirubin 之含量。多於 Cholesterin 之含量。呈球形或不定形。比東牛黃稍小。黃綠色乃至黃褐色。割面為球心性層狀。

（三）蘇尖黃　產於江浙及中國中部。多為 Bilirubin-Cholesterin 結石。但其 Bilirubin 之含量。較西黃內所含者為少。Cholesterin 之含量。較西黃所含者為多。往往多數生於膽囊中。形小而光滑。呈豌豆形或不定形。藥鋪內所藏者。多置於三角錐形之器中。故有蘇尖之名。色褐乃至暗褐。質甚硬。割面皆為重疊層。

（四）廣黃　產於兩廣。亦均為 Bilirubin-Cholesterin 結石。而 Bilirubin 之含量較蘇黃尤少。Cholesterin 含量甚大。形狀不定。較蘇黃稍大。表面平滑。或凹凸不平。呈灰色。割面為球心性層狀。質軟易碎。故亦有片黃之稱。（但他黃之破碎者。有時亦稱片黃。其未破碎者。又稱個黃。）

以上四種。皆因產地而得名。其外他地所產者。亦因性狀而類於四種之

一、但近時又有印度、南北美洲、澳洲、日本等之輸入品。由印度輸入者均重2 Ounce 左右，封入匣內。近藤龍雄著中國北部之物資藥物研究內。載中國稅關對於牛黃。分

Cow Bejoar: Native or 2nd Quality

Cow Bejoar: Indian or 1st Quality

二種。將中國牛黃一匁（日本兩）爲十八海關兩。印度牛黃一匁爲七十五海關兩之評價。均爲一斤之輸出稅爲 0.36 海關兩。輸入稅爲 1.50 海關兩。

總上可知古時因取黃之部位。有生神黃角中黃心黃肝黃四種。唐代以後。漸因形狀而分爲散漫圓黃二種。今則純以產地而別爲東牛黃西牛黃蘇尖黃廣黃四種。

就日本而言。德川初期之本朝食鑑。有黃者牛之黃病也。雖有神牛四種黃之說。俱不足用之。大抵有黃之牛。多病而易死。或疫癘之死牛。皆有黃在心及肝膽之間。往昔余據宗澤時珍之說。教播州郡守而取病死牛之黃。後豫州郡守亦取之。俱得其眞。外面黃赤黑色。重疊成片。內有眞黃如黃蘖色。是不減於自華來者。入藥亦佳。但恨世人泥神牛之說。不敢取病死之黃矣。

故知亦有生神黃等之分類。但始於何代。已無可考。由推測而言。則遠在德川時代以前。想亦係傳自中國。然散漫圓黃等之分類。似乎亦被介紹

而採用。如平安朝之輔仁本草。內有

牛黃　蘇敬注曰　乍生咀相而得者也

漫黃　如鷄子黃

散黃　粒如麻豆

圓黃　塊形有大小　以上蘇敬注

但他書如藥經太素康賴本草亦爲平安朝之醫書。皆未紀載牛黃之分類。故此等分類。是否當時施行。尚屬不明。

現代則衹有以下分類。

（一）玉牛黃　球形。橢圓形或純三角形。呈赤黃色。

（二）天竺牛黃　形稍大。往往成爲破碎。俗稱四六。

（三）眞牛黃（或眞正牛黃）　卽日本產。黑色稍大。

附言　在日本昔時醫療用之牛黃。多由中國輸入。輔仁本草所記諸藥。凡產於日本者。則附以和名。記其產地。否則注以唐字。以誌區別。如牛黃（唐）等是也。以後漸有和產。德川時代之千金方藥註。載有牛黃來自紅毛。和者出於近江。本草綱目啓蒙有牛黃爲舶來品。（中略）今有和產。亦可應用。藥鋪稱爲眞牛黃。自明治維新以後。漢醫勢力漸衰。牛黃遂以不用。而成一種輸出品矣。

四　眞假及其鑑別法

陶弘景曰。藥中之貴。莫過于牛黃。一子至二三分好者值五六千至一萬也。

現在奉天市價。一匁10至30圓不等。昂貴如此。贋品自多。如以鬱金蒲黃等。和於牛膠。（千金方藥注和漢藥物學）或以白泥和於牛膽汁。凝爲球形或片狀。（千金藥注）而詭爲牛黃。又或以犛牛、駱駝、豚等之膽石。僞稱爲牛黃。鑑別似非容易。茲將古人之二三法例舉如下。

本草衍義曰。牛黃輕鬆。自然微香。西式有犛牛黃。堅而不香。又有駱駝黃。極易得。亦易相亂。不可不審之。

圖經本草曰。然人多僞之。試法但揩磨手甲上。透甲黃者爲眞。

本草述曰。置舌上。先苦。然後甘涼透心者爲眞。

千金方藥註曰。入口後涼如食薄荷。冷徹心胸。氣如下降。後有香味者爲眞。

第三章　在中國之牛黃藥用史

該藥始用於何時。已不可考。然神農之本草經已載有之。又吳普本草亦記有牛黃無毒。牛出入鳴吼者有之。夜視有光走角中。死則黃入膽中。如鷄子黃也。

可知最晚已盛行漢末。漢末迄魏。應用於何病。如何用法。及其藥理。藥性如何解釋。及各時代之見解有何變遷。在以下各節稍加討論。

一　牛黃之藥性

（甲）牛黃之氣味　吳普本草言牛黃無毒。雷斅曰。牛黃味苦平。有小毒。宋之大觀本草言牛黃味苦氣平。有小毒。宋之日華子本草言牛黃甘涼。元之湯液本草言牛黃味苦平。有小毒。明之本草集要言牛黃味苦平涼。有小毒。清之本草匯言牛黃味苦甘涼。清之本草述言牛黃味苦平。有小毒。清之本草從新言牛黃甘涼。清之本草便讀言牛黃甘苦微涼。芳香無毒。由以上所述。其氣味見解。則因人而異。

（乙）牛黃之相使相惡　雷公藥對。載有牛黃人參爲使。得牡丹菖蒲利耳目。惡龍骨地黃龍膽常山蜚蠊。畏牛膝乾漆。其後千金方。外臺祕要。新修本草。大觀本草。湯液本草。本草集要。本草經疏。本草匯。本草從新諸書。皆有相同之記述。則相使相惡之說。恐爲徐之才等所定。而後人竟沿襲之。

旨從。且相使相惡亦非一定。如龍膽等常可與牛黃並用。本草綱目亦言別錄曰。牛黃惡龍膽。而錢乙治小兒急疳病驚丸麝香丸皆兩用之。何哉。龍膽治驚癇解熱殺蟲。與牛黃主治相近。亦肝經之藥也。不應相惡如此。按余在當地之漢藥藥舖調查。龍膽亦常可配合而用之。

二　牛黃之用法

名醫別錄謂牛黃得之卽陰乾。百日使燥。勿令見日月光。

雷斅炮炙論曰。凡用牛黃。搗細。研如塵。絹裹定。以黃嫩牛皮裹。懸井中一宿去水三四尺。明早取之。

卽古時採取牛黃。先於暗處陰乾多日。用時研爲細末。

其他各朝代之醫書。如新修本草大觀本草湯液本草集要證治準繩、本草述。本草匯等亦均述如此。只懸井水法在雷斅炮炙論以外。僅見於本草綱目。大抵南北朝以後。均爲研末而用。余之當地調查亦係如此。

三　牛黃之應用

牛黃在古時。應用於何樣疾病。可參考以下諸書。

神農本草經曰、牛黃治驚癇寒熱。熱盛狂痓。除邪逐鬼。

別錄云。牛黃治小兒百病。諸癇熱口不開。大人狂癲。又墮胎。久服輕身增年。令人不忘。

可知用於諸種痙攣性疾病。及小兒百病熱病等。或用爲除邪逐鬼墮胎及長生不老之藥。其後用爲漸廣。至唐朝之千金翼方新修本草內。亦記載治上述諸症。而藥性本草內有牛黃治小兒夜啼。安魂定魄。辟邪魅瘵卒中風。

千金方內牛黃益肝膽。定精神。除熱。止驚痢。辟惡氣。止百病。

茲將當時之處方。舉其二三如下。

千金方曰。初生三日去驚邪辟惡氣。牛黃一豆許。以赤蜜如酸棗。研勻綿蘸。令小兒吮之。一日令盡。又曰。牛黃丸。男子得鬼魅欲死。所見驚怖欲走。時有休止。皆邪氣所致。不能自絕。

牛黃　荆實　曾靑　玉屑　雄黃

空青　赤石脂　玄參　龍膽各一兩

右九味。篩蜜和服。如小豆先食吞一丸。日三服。稍加以知爲度。

外臺祕要曰。小兒七日口噤。牛黃研爲末。以淡竹瀝化一字灌之。更以猪乳滴之。

廣利方曰。牛黃一豆許。研和蜜水灌之。

此外千金方中。尚載有治小兒宿乳不消。腹痛驚啼之處方。及治卒中惡邪鬼、驚痢、大小便不通。小兒驚癇客忤等症之牛黃萬病丸之處方。此等處方。亦皆以牛黃爲主劑。可知唐代以牛黃多用於諸種痙攣性疾病。及小兒百病鬼魅等。

宋代則其應用尤廣。且可用於中風、失音、口噤。健忘虛乏及解毒之目的。茲錄當時之處方一二如下。

太平聖惠方內之小兒腹痛夜啼。牛黃一豆許。乳汁化服。仍書田字於臍下。

錢氏小兒方。初生兒胎熱。或身體黃者。牛黃一豆大許。蜜調膏乳化開。時時滴兒口。形色不實者勿多服。

小兒衞生總微論曰。小兒驚候。小兒驚熱。毛焦睡語欲發驚者。牛黃六分

硃砂五錢　同研以犀角磨汁調服一錢。

竇太師方內有牛黃清心丸治鎖喉毒。療寒熱往來。

京牛黃　輕粉各三分　膽星一兩　雄黃蓮末各二錢　茯神　玄參　天竹黃

五倍子　荆芥　防風　桔梗　犀角末　當歸各一錢　冰片　麝香
珍珠各五分

右研爲細末。公和一處。再研勻。甘草熬膏和丸如龍眼大。硃砂爲衣。日中曬乾。收入瓷瓶內。將瓶口緊塞。勿令出氣。每服一丸。薄荷湯磨服。

惠民和劑局方內有牛黃清心圓治諸風緩縱不隨。語言蹇澁。心怔健忘恍惚頭目眩。胃胸中煩鬱。痰涎壅塞。精神昏憒。又治心氣不足。神氣不定。驚恐怕怖。悲憂慘慼。虛煩少睡。喜怒無時。或發狂癲。精神昏亂。俄頓死舌張不能語。四肢拘急。心神恍惚不知人。

牛黃一兩二分研　麝香一兩研　犀角末二兩　雄黃一兩　龍腦一兩研　羚羊角一兩研
蒲黃二兩半　乾山藥七兩　人參三兩半去蘆　當歸去蘆　防風　黃芩
麥門冬去心　甘草各五錢　桔梗　白朮各一兩　白芍藥一兩　柴胡
白茯苓　杏仁　芎藭一兩二分　白斂七分半　乾姜七分半　大棗一百枚
大豆黃卷研炒　阿膠各一兩七分半　金箔一千二百箔（內四百枚爲衣）

右除棗杏仁金箔二角屑及牛黃麝香雄黃龍腦四味外爲細末，入餘藥勻。煉蜜與棗膏爲圓。每兩作十圓。用金箔爲衣。每服一圓。溫水化下。食後小兒驚癎。卽酌度多少。以竹葉湯溫化下。

此外又有

牛黃膏　治驚化涎。涼膈鎮心。祛邪熱。止痰嗽。　局方。

牛黃涼驚圓　治小兒驚疳。　小兒藥證直譯。

牛黃圓　治小兒大便不通。心中煩熱。　太平聖惠方。

牛黃散　治口瘡。　太平聖惠方。

元明時代牛黃之應用尤廣。

牛黃瀉心湯　治心經邪熱。狂語。精神不爽。　御藥院方。

牛黃膏　治熱入血室。發狂。　活活機要。

牛黃散　治一切熱毒黃疸。衄血。發斑。口咽瘡爛。吐血。便血。時氣發狂神昏不省。施圓端效。

牛黃　治痘瘡黑陷。　王氏痘疹方。

牛黃丸　治驚風。五癇。天鈞客忤。

牛黃丸　治乾痞。

牛黃散　治中風心臟。

牛黃散　治溫壯熱或寒熱往來。

牛黃解毒丸　治胎毒瘡癤及一切瘡瘍。

牛黃奪命散　治馬脾風　以上六例證治準繩。

牛黃散　治小兒口中百病。鵝口瘡。重顎不能吮乳。及咽喉頭腫塞一切熱毒。　萬病回春。

清朝之牛黃應用。大略由下諸例。可見梗概。

本草匯曰。牛黃清心主之煩熱狂邪氣俱瘳。攝肝臟之魂。驚癇健忘同療。利痰氣而無滯。入肋骨搜風。

本草從新曰。牛黃清心解熱利痰涼驚通竅辟邪。治中風入臟。驚癇口噤。本草便讀曰。牛黃清心肝之煩熱。達竅搜邪。假靈氣以生成。疏氣解毒。驚癇痰迷。須取用。喉痺痘後最相宜。

清代之處方書例如

牛黃承氣湯　化穢利竅保腎安心。治溫暑時邪。挾濕內閉。口噤神昏。飛尸卒厥。五癇中惡及驚厥之因於熱者。溫病條辨。

牛黃定志丸　壓驚鎮心化涎安神。治心臟中風昏冒。

牛黃瀉心湯　治火熱。

牛黃入寶丹　治痧症發斑發狂。渾身赤紫。痧後毒瘡毒瘍。以上三例。沈氏尊生書方。

牛黃搜風丸　治大麻風。　瘍醫大全方。

由清以迄現代。牛黃之爲用仍盛。與從前無異。統觀歷朝之文獻。可知牛黃在古時。已用於治諸種痙攣性疾病及熱病。小兒百病等症。漸用於墮胎長生。隋唐之際。更用於神經衰弱。宋後迄今。且可用爲中風健忘之虛弱或解毒之目的矣。

四　牛黃之藥理見解

金元以前。蓋未有論及其藥理者。及明代論者漸多。茲舉其一二三例如下。

本草綱目曰。牛有病。在肝膽之間。凝結成黃。故還以治心肝膽之病。

盧復曰。坤爲牛。黃爲土。則黃是牛之本命元辰矣。其入肝膽。以雲之從龍。

風之從虎。不期然而然者。

李東垣曰。牛黄入肝。治筋病。小兒驚癇口噤。大人中風口噤。及痓者。皆筋病也。

繆希雍曰。牛黄入足厥陰少陽。手少陰經。其主小兒驚癇。寒熱熱盛口不開。及大人癲狂癇痓者。皆心肝二經邪熱。膠痰爲病。心熱則火自生焰。肝熱則木自生風。風火相搏則發如上等證。此藥能入二經而除熱消痰。則風火息神魂消諸證自瘳矣。鬼邪侵着。心虛所致。小兒百病。多屬胎熱。入心養神。除熱解毒。故悉主之也。性善通竅能墮胎。善除熱益心。故能令人不忘。非久服多服之藥。其云輕身延年者。蓋指病去則身自輕安而得盡其天年也。

清朝之本草便讀。亦引用李時珍之説。其後又有所治之病。一切風癇寒熱安魂定魄諸症。皆屬肝膽之病。

本經逢源內有本經治驚癇寒熱。狂痓。邪鬼。皆痰熱所致。其効長於清心化熱。利痰涼驚。安心辟惡。故清心牛黄丸以爲君。

故知清時諸家。持論與元明時無異。按余現在之調查。漢醫仍作此見解。總之漢醫以爲驚癇寒熱。熱狂邪氣。小兒百病等皆爲心肝之病。故牛黄既爲凝結於肝膽之間者。亦必能逆而治之。在科學未發達之時。此等見解不爲無因也。

總　括

以上本篇第二第三章所述可總括如下

（一）牛黃卽今之膽石。

（二）牛黃之別名甚多。如土精、丑寶、丑玄、牛棻、瞿盧折娜等。日本讀音爲高瓦屋。和名宇之廼多末。

（三）牛黃之分類不一。在中國唐朝以前。因取黃之部位不同。而有生神黃、角中黃、心黃、肝黃。四種之別。唐代則專以形態大小而分爲散黃、漫黃、圓黃三種。宋後漸因產地而分類。以及近日仍沿用之。故有東黃、西黃、蘇尖黃、廣黃之別。在日本德川時代以前。亦似有生神黃等四種之分。然現在只有玉牛黃、天竺牛黃、眞牛黃之三種。且現代中日兩國均有印度。澳洲、南北美洲等地之輸入品。

（四）牛黃既爲高價之物。故僞品極多。如犛牛駱駝豚等之膽石。或鬱金蒲黃白泥及牛膠牛膽之凝和。均可詐爲牛黃。其鑑別則有眞牛黃若磨於手甲。黃色能深透入內。置舌上則先苦後甘涼入胸腑之說。

（五）牛黃已於漢以前供入藥品。

（六）牛黃之氣味。說亦不一。或言苦平。或言甘涼。或言小毒。或言無毒。其相使相惡則古今相同。卽人參牡丹菖蒲爲可使。龍骨常山地黃蜚蠊牛膝乾漆爲惡畏。

（七）牛黃採取後。先經過長期間之陰乾。用時研爲細末。

（八）牛黃在古時。只用於癲癇及他之痙攣性疾病小兒百病熱病邪鬼等症。其後爲用漸廣，更可用爲中風，神經衰弱，及解毒之藥。

（九）關於牛黄之藥理，昔時不明，金元以後之醫家，方爲牛黄既爲生於心肝膽間之凝結物，反而言之，必能治心肝膽之病，如癎病，狂癲，小兒百病、熱病、中風等諸症。

第四章　日本之牛黄藥用史

牛黄何時傳入日本，如第一報告，已於續日本紀元文武天皇之條內錄有二年正月己巳，土佐國獻牛黄，十一月己酉，下總國獻牛黄，可知奈良朝以前已有牛黄之紀載，惟確係何時輸入，則不可考。按漢藥學之東漸，由來甚久，其直接輸入，始於日本之欽明天皇23年（西紀562年）有吳人知聰，攜藥書明堂圖百十餘卷，東至日本，但在此事以前，已由朝鮮有間接之輸入，據歷史有允恭天皇3年1月（西紀414年）天皇篤疾，求良醫於新羅，同年八月，醫者金波鎭漢紀武來朝，使其療天皇之御疾，又欽明天皇14年（西紀553年）遣使百濟，令其醫博士曆博士易博士更迭來朝，且令其攜送各種藥品，先於允恭天皇之前，或已有韓醫學之輸入，亦爲一般史家所公認，此種韓醫學原非朝鮮之固有，乃受中國之漢醫影響而成者，故此亦可謂由朝鮮介紹而間接輸入日本，如仔細考究，允恭天皇之求醫於新羅，事在吳普本草成立後約200年，而在陶弘景之神農本草經成立前約100年，又欽明天皇之求醫藥於百濟，乃陶弘景神農本草經成立後之事。由允恭天皇至欽明天皇之時期。神農本草經所紀載之藥物。已盛行於韓土。故無論神農本草經及更早之吳普本草內所記有之牛黃諸藥。想當時已有韓土供爲藥品。按余之推想。彼時定有經韓土介紹而至日本之可能。欽明天皇 23 年已後已開直接輸入之道。其後又 50 年至推古天皇 16 年。命醫師惠日福因等留學唐土。苦心勵學。凡 15 年學成歸國。廣爲傳播。此後更有多數醫家。相繼留學。故此時日本之漢方醫學。非常盛行。且由唐供給多量之醫藥。然此時唐朝醫學。以巢元方之病源候論。孫思邈之千金方等爲中心。故千金方內多數之牛黃處方。早經留學生而傳入。故牛黃確實在奈良朝以前之推古天皇時期輸入日本。然更早於推古天皇之時期。是否已由韓氏介紹輸入。亦不無可疑也。關於牛黃在當時之應用。用法。藥理見解及其後有何變遷。於以下諸條詳加討論。

一　牛黃之藥性

牛黃之氣味。平安朝以前。並無記述。在平安朝之藥經太素及康賴本草均謂牛黃苦平有小毒。

日本戰國時代之藥性能毒大成。謂牛黃苦平有小毒。一日甘涼無毒。德川時代之和語本草。謂牛黃甘涼。

牛黃之相使相惡。奈良朝以前無論及之者。至平安朝醫心方內。始有牛黃惡龍骨、地黃、龍膽、常山、蜚蠊、牛膝、乾漆、人參爲之使。得牡丹菖蒲利耳目。

其後戰國時代（日本）之藥性能毒大成。德川時代之和語本草。皆作同樣之記載。要其持論亦不出乎醫心方之範圍。想係牛黃輸入之際。卽有此說傳自中華。至今仍沿用之。

二　牛黃之用法

平安朝之康賴本草曰。牛黃。勿見日月光用之。

醫心方之合藥料理法內牛黃。細末。加粉服之。

藥性能毒大成之牛黃之條。謂採取後勿見日光。百日陰乾之。又曰。用時盛乳鉢內研細用之。

德川時代之和語本草曰。牛黃研爲極細而用。故知用法。亦與中國古時所施行者相同。

三　牛黃之應用

牛黃雖如上所述。已於奈良朝前推古天皇之際。輸入日本。然當時應用於何病。已無記載。據今日之推測。彼時旣爲漢醫東漸之開始。而又以病源候論千金方等爲中心。當然以千金方等所記載之用法爲準繩。如驚癎寒熱。小兒百病。邪鬼狂癲等是。惟此時之牛黃。均仰供於中國之輸入。其應用尙少。至奈良朝時。方漸盛行。由下記錄。可以證之。

奈良東大寺正倉院御庫中收藏之藥物。及關於藥物之記錄。爲日本古代藥物記錄之至寶。但奈良朝代所用之藥物記錄已失。

據他記錄載有天平勝寶8年（西紀756年）孝謙天皇。在父皇聖武天皇77忌辰之時。賜種種寶物及60種之藥物。供於東大寺盧舍那佛。此60種之御藥。皆爲當時所作爲藥用者。其御供養之願文。

以前安置堂內供養盧舍那佛。若有緣病苦可用者。並知僧綱。後聽充用。伏願服此藥者。萬病悉除。千苦皆救。諸善成就。諸惡斷却。自非業道。長無夭折。遂使命終之後。往生花藏世界。面奉盧舍那佛。必欲證得遍法世界。

然則牛黃是否亦在60種藥物之內。雖未載明。查當時之御藥目錄。及奉盧舍那佛種種藥帖。均未載有牛黃。又另一記錄卽由天平勝寶4年。至文德天皇之齊衡3年。約100年之間。記載進納於正倉院之藥物及其他之雜物出入繼文內。

麝香一管　犀角一枚　雄黃一劑　犀角杯一口　玉杯一枚

天平勝寶四年四月八日

卽天寶8年孝謙天皇供養60種御藥之前4年。已有牛黃麝香犀角雄黃之收藏於正會院矣。麝香犀角雄黃等既爲當時供養之御藥。及醫療之用品。牛黃亦必於當時博同等之價值。惟其用於何病。獨無記載。想彼時既以千金方病源候論等爲本。則牛黃之應用。亦必循該書等所述無疑。

再平安朝時代醫心方第25卷癎病方曰。廣利方。孩子驚癎不知人。迷悶嚼目方。牛黃大豆許。和蜜水服立効。

再同書10卷。治大腹水腫方曰。千金治大腹水腫。氣息不通。命在旦夕者方。

牛黃二分　昆布十分　海藻十分　牽牛子八分
桂心八分　椒目三兩　葶藶六兩

右七味。別搗葶藶。熬如膏。合和丸。如梧子。飲服十丸。日再。稍加。小便利爲度。

想惠日福因等留學生所輸入之唐醫學。至奈良朝時始盛。至平安朝更廣。上記諸處方。定被當時所採用。且此數朝代內。牛黃所應用之疾病。亦略相同。

其後鎌倉時代。當時代表的處方書如萬安方內。亦有牛黃淸心圓。牛黃萬病圓（上回報告參照）等處方。其他更記載癲病狂痙邪鬼中風毒瘡等多數處方。想在此時期。宋朝醫學介於僧侶之手。而入日本。故萬安方內之處方。實與宋朝所載者相同。牛黃且可用於中風解毒矣。

其後足利時代應仁之亂前後。所謂關白一條兼良之尺素往來內載蘇合圓、至寶圓、腦麝圓、沈麝圓、牛黃圓、麝香圓、兔絲子圓、阿伽陀藥並臘藥等。當世人人燧袋之底。面面小藥器中。心齎持之。以不得貯爲恥辱候云云。當時寶貴牛黃。概可想見。然應用想亦與前代無異。

更後日本戰國時代之藥性能毒大成曰。牛黃入於肝。治筋病。安魂定魄。攘邪綏神。益肝膽。又淸心。除熱。利痰。治健忘及小兒百病狂癇寒熱並男女驚狂等。再同書之附方內。又載有用牛黃治中風。小兒驚風。腹痛。夜啼。痘瘡黑陷之處方。藥性能毒大成一書。原爲蒐集普通之藥品而論其藥性效能之本草。由此可想像牛黃在當時爲盛用之藥品。

再後德川時代初期之和語本草有牛黃治小兒百病。驚癇寒熱。熱盛口噤。大人狂癲痓。中風失音口噤。驚悸。小兒驚痢夜啼。邪魅。中惡。健忘墮胎。牛黃乃定精神安魂涼熱。利痰。搜肝風。清心逐鬼良藥也。

同朝末期出版之觀聚方要補內亦云。牛黃涼驚圓。治小兒胞熱。小兒驚疳。牛黃人參散。治小兒驚熱。牛黃圓。治小兒百病。牛黃瀉心湯。治小兒癲疾癇狂。牛黃清心圓。治中風失音健忘心氣不足神志不定等處方。

明治維新以後。漢藥漸廢。牛黃遂失其價值。只有少數人。尙用以治小兒百病。熱病。大人狂癲。在民間或用爲傷寒熱之特效藥。

以上本草可約而言之。牛黃在奈良前已傳入日本。當時僅用於痙攣性諸病及小兒百病熱病大人狂癲等。奈良平安以後其需要更多。至日本戰國時代。受宋醫學之影響。以迄德川時代。日增月益。且可用於中風或解毒等。至明治維新以後。遂與漢醫學同歸零替。

四　牛黃之藥理見解

此亦爲日本戰國時代以後、即金元醫方傳入之時、方有論及牛黃之藥性者。茲舉一二三例如下。

藥性能毒大成曰。牛黃入肝經、治筋病、安魂定魄。攘鬼邪之祟、正精神。益肝膽。

和語本草曰。牛黃治小兒百病驚癇熱盛口噤。因小兒諸病多爲胎熱毒疾。犯邪惡。乃心肝二經之病。牛黃涼熱利痰逐惡邪入肝心二經也。

治大人狂癲痙。此皆風火之相搏也。牛黃涼心火搜肝風也。

治驚悸。定魂魄。安精神。清心肝風熱也。

治中風失音口噤。此亦搜肝風涼心熱利痰也。

治健忘。利痰定魂魄精神也。

諸說均謂牛黃能入心肝。故能治心肝之病。如驚癇寒熱。小兒百病。中風口噤等症。與金元諸家之說。殆相一致。

總　括

本章可總括如下

(一)牛黃已於奈良朝前之推古天皇時代傳入日本。

(二)牛黃氣味苦平甘涼。有毒無毒。人各一說。其相使相惡。亦如中國所論者相同。卽人參牡丹菖蒲可使。龍骨地黃常山蜚蠊牛膝乾漆相惡。

(三)牛黃原爲由中國傳入。故其用法。亦如當時所教。卽經長期間之陰乾研末而用。

(四)牛黃之輸入日本適唐醫學以病源候論千金方盛時期。故其應用亦如千金方所載者相同。如痙攣性諸病小兒百病大人狂癲熱病等症。

其後牛黄在中國應用漸廣。遂亦影響及日本。故鎌倉時代更用於治中風。健忘虛乏瀉痢。大小便不通。及解毒之目的。迄乎明治維新。遂與多數之漢藥。廢而不用矣。

（五）其藥理之見解。古雖不明。至日本戰國時代以後。受金元醫方之影響。亦謂黄乃心肝間之凝結物。必從而治心肝之病如痙病狂癇癲病及小兒百病中風熱病等。

引用書籍

1 病源候論　巢元方撰
2 外臺秘要　重校唐王燾先生外臺秘要本
3 吳普本草　太平御覽　本草綱目牛黃之條
4 本草衍義　本草綱目牛黃之條
5 本草集要　明　王綸撰
6 本草綱目　江西版本草綱目　國譯本
7 本草經疏　明　繆希雍撰
8 本　草　述　清　劉雲密撰
9 本　草　匯　清　郭章宜纂撰
10 本草從新　清　吳儀洛撰
11 本草逢源　清　張璐撰
12 本草便讀　清　張秉成撰
13 活活機要　元　朱震亨撰
14 惠民和劑局方　又名太平惠民和劑局方或單稱局方中國醫學大字典牛黃之條本大學中國醫學研究室所藏之古寫萬安方惠民和劑局方及觀聚方要補等

15 金光明經　據本草綱目之牛黃條
16 廣利方千金方外臺秘要醫心方
17 萬病回春　明　龔廷賢撰
18 名醫別錄　大平御覽　本草　本草綱目
19 御藥院方　觀聚方要方
20 日華氏本草　據本草綱目之牛黃條
21 溫病條辨方　據中國醫學大字典之牛黃條
22 王氏痘疹方　據本草綱目牛黃條
23 雷斅　雷斅泡製藥性賦　據本草綱目
24 雷斅炮炙論　據本草綱目
25 雷公藥對　同上
26 盧復　本草述之牛黃條
27 李東垣　據本草綱目本草從新之牛黃條
28 繆希雍　本草經疏本草述之牛黃條
29 施圓端效方　據觀聚方要補
30 錢氏小兒方　據本草綱目及觀聚方要補中國醫學大字典

31 千金方　據喬氏世定刻本
32 千金翼方　據影元大德本
33 小兒衛生總微論　據本草綱目
34 神農本草經　據太平御覽本草綱目牛黃條
35 新條本草　據大觀本草
36 證治準繩　明　王肯堂撰
37 太平聖惠方　據本草綱目中國醫學大字典及日刻太平聖惠方觀聚方要補等
38 大觀本草　宋　唐慎微撰
39 沈氏尊生書方　據中國醫學大字典牛黃條
40 陶弘景　據新修本草大觀本草綱目
41 湯液本草　元　王好古
42 竇太師方　據中國醫學大字典
43 藥性論　一名藥性本草　據本草綱目
44 瘍醫大全方　據中國醫學大字典
45 圖經本草　據大觀本草
46 輔仁本草　一名和名本草　據續羣書類從
47 本草綱目啓蒙　小野蘭山著
48 本朝食鑑　古事類苑　獸部

49 奉盧舍那佛種種藥帳　中尾萬三著
50 醫心方　丹波康賴撰
51 觀聚方補要　丹波元簡撰
52 小今井　福岡醫科大學雜誌22卷1538頁昭和四年
53 萬安方　本大學中國醫學研究室所藏之古寫本
54 千金方藥註　據和漢藥物學之牛黃條
55 尺素往來　一條兼良著富士川游著日本醫學史
56 東大寺要錄　據續羣書類從
57 螺良　東京醫事新誌2749號4頁及2414頁昭和六年
58 和漢藥物學　日野五七郎一色直太郎共著
59 和漢藥考　小泉榮四郎著
60 和語本草　岡本一抱著
61 藥經太素　據續羣書類從
62 康賴本草　同上
63 藥性能毒大成　一名和解本草曲直瀨道三撰

64 雜物出入斷文 據東大寺要錄

65 續日本記 古事類苑 獸部牛黃之條

陳存仁編校

皇漢醫學叢書

中尾万三著

中國藥一百種之化學實驗

中國藥一百種之化學實驗

提　要

本篇乃日本中尾万三博士所研究漢藥結果之發表。而爲我國袁淑範先生所錄出者也。夫自神農本草經以至本草綱目中所載之藥品。爲數甚多。有穀類、肉類、蔬菜、香料、釀成品等諸種類。及有毒無毒之性。食用藥用之別。亦有治病而兼可常服者。治疾而不可連用者。又有純作醫療而無他用者。關於科學原理。殊有研究之必要。故譯是篇。以資參考。先以万三氏之一百種化學實驗。證明藥之成分內容。爲後之作化學試驗得一上好之參考資料也。

中國藥一百種之化學實驗

中尾万三著

試驗方法　各取其二百公分。以索克萊氏浸出器。先用醚。次用木精。（甲醇）然後更用水。各別抽出其可溶分。製爲浸膏。而檢查之。就中對於醚製浸膏。則以酸性水煉合之。取其酸性水以醚振之。後以炭酸鈉使其酸性。水變呈鹼性。再以醚振之。然後更以苛性鈉使其呈强鹼性。再以醚振之。取醚液各各蒸發後所得之物質。試以各種鹽類試藥時。則得如下之成績。

第一表

科名	藥名	藥級	醚抽出分收量%	甲醇抽出分收量%	水抽出分收量%	總收得量%	鹼性區分陽性反應數	酸性區分陽性反應數	陽性反應總數
菌科	雷丸	下	○·五三	○·二九	一·六八	二·五○	一○	九	一九
	劉寄奴		三·二○	二·六○	四·○○	九·八○	○	一二	一二
	款冬花	中	四·六○	二·五○	三二·○○	三九·一○	五	一二	一七
	菊花	上	二三·六○	二九·○○	一二·○○	六四·六○	五	一三	一八
	白术	上	三·三○	三·七○	五·八○	一二·八○	七	一○	一七

	青蒿	下	九·八〇	三·五〇	八·五〇	二一·八〇	七	一三	二〇
	蒼耳子	中	一九·四〇	四·〇〇	一一·〇〇	三四·四〇	二	七	九
	菴藺	上	三·五〇	二八·五〇	五·八〇	一二·一五	七	一三	二〇
	佛耳草		一·二〇	三·九〇	四·七〇	九·八〇	〇	一四	一四
	茵陳蒿	上	一·〇五	四·三五	二一·五〇	二六·九〇	〇	六	六
	旋覆花	下	九·九〇	八·八〇	九·三〇	二八·〇〇	七	一三	二〇
荳科	甘草	上	八·一〇	一四·五〇	八·五〇	三一·一〇	一	一一	一二
	白扁豆		二·五〇	〇·六〇	一六·五〇	一九·六〇	〇	一二	一二
	黄蓍	上	一·四〇	六·四〇	七·七〇	一五·五〇	〇	一〇	一〇
	葛根	中	一·〇五	七·六五	一六·六〇	二五·三〇	一	九	一〇
	大皂角	下	二·四〇	二四·三〇	八·六〇	三五·三〇	〇	一一	一一
	苦参	中	四·四五	一三·〇〇	一三·二〇	三〇·六五	六	一三	一九
	決明子	上	一一·〇〇	七·三〇	一四·四〇	三三·七〇	〇	八	八

	合歡花	中	二·九五	五·〇〇	二一·一五	二九·一〇	四	二	六
	合歡皮	中	二·六五	五·九〇	六·一〇	一四·六五	〇	一三	一三
繖形科	白芷	中	四·四〇	一一·三〇	一一·一〇	二六·八〇	五	一〇	一五
	柴胡	上	六·四〇	四·九〇	一〇·四〇	二一·七七	七	〇	七
	獨活	上	一·六〇	一四·四〇	一一·七〇	二七·七〇	六	五	二一
	川芎	上	九·一〇	一六·三〇	一五·〇〇	四〇·四〇	八	〇	八
	茜稙歸	中	二·〇〇	二八·五〇	一二·八〇	四三·三〇	一	九	一〇
脣形科	黄芩	中	三·七〇	八·五〇	一五·二〇	二七·五〇	〇	一四	一四
	紫蘇		四·四〇	二·六〇	七·四〇	一四·四〇	〇	一一	一一
	排草香		三·八〇	三·九〇	四·一〇	一一·八〇	一〇	〇	一〇
薔薇科	金英子		四·四〇	二六·三〇	一九·一五	四九·八五	〇	二一	二一
	地榆	中	一·九〇	一五·一五	三·四五	二〇·五〇	〇	九	九
	烏梅	中	二二·九四	二七·九〇	五·二五	五六·〇九	〇	一〇	一〇

百合科	藜蘆	下	三·四七	一六·四〇	一七·三七	六八·四四	二	四	六
	知母	中	一·三〇	八·五〇	一七·三〇	二七·一〇	一〇	一三	二三
	川貝	中	三·二〇	一二·〇〇	八·七〇	二三·九〇	七	一二	一九
	黃精子	上	六·六〇	一七·六〇	六·四五	三〇·六五	二	八	一〇
	草河車	下	一·一〇	一六·八〇	五·六〇	二三·五〇	六	一四	二〇
	韮菜子		一一·一〇	三·五〇	五·五〇	二〇·一〇	〇	〇	〇
大戟科	巴荳	下	三六·三五	二·六〇	六·九五	四五·九〇	〇	六	六
	狼毒	下	六·三〇	四·二〇	一三·五〇	二四·〇〇	〇	四	四
毛莨科	白頭翁	下	一·六〇	九·九〇	七·五〇	一九·〇〇	〇	〇	〇
	川烏	下	〇·九〇	一·二〇	一五·二〇	一七·三〇	九	〇	九
玄參科	巴戟天	上	一·七〇	二三·四〇	八·〇〇	三三·一〇	〇	一一	一一
	漏蘆	上	一·七〇	三·〇五	八·二〇	一二·九五	〇	一一	一一
葫蘆科	瓜蔞子	中	〇·七〇	一一·六四	一四·二〇	二六·五四	〇	〇	〇

	冬瓜子		二八·四〇	三·三〇	七·六〇	三九·三〇	〇	〇	〇
鼠李科	酸棗仁	上	二一·五五	六·五〇	八·二〇	三六·二五	〇	〇	〇
	大棗	上	一·九〇	五六·三三	四·八五	六三·〇八	八	八	一六
禾木科	淡竹葉		一·七〇	四·六〇	一四·〇〇	二〇·三〇	〇	一一	一一
	環粟子	中	三·三〇	六·〇〇	七·五〇	一六·八〇	〇	一〇	一〇
蘿藦科	白薇	中	三·八〇	一三·五〇	七·七〇	二五·〇〇	六	七	一三
	絡石藤	上	二·七〇	四·六〇	三·三〇	一〇·六〇	六	六	一二
睡蓮科	荷梗	上	一·二五	一·五五	三·九〇	六·七〇	〇	〇	〇
	蓮子	上	一·七五	二·五〇	一一·二四	一五·四九	〇	七	七
石楠科	石楠葉	下	一一·五五	八·〇〇	一一·〇〇	三〇·五五	五	一〇	一五
	石楠莖	下	七·七〇	四·五〇	二·九五	一五·一五	六	一二	一八
鳶尾科	射干	下	一六·七三	二四·二六	一一·〇三	五二·〇二	八	七	一五
	馬蘭花	中	二九·二〇	一六·二〇	一〇·八〇	五六·二〇	八	〇	八

	馬蘭子	中	一九.二〇	一.三〇	二.四〇	二二.九〇	六	一一	一七
防己科	防己	中	一.二五	一一.一〇	四.五〇	一六.八五	〇	一四	一四
茄科	不食		一六.二五	六.〇〇	六.六〇	二九.一〇	六	一四	二〇
檉柳科	西河柳		二.八〇	五.三〇	六.〇〇	一四.一〇	〇	〇	〇
楝科	椿根皮		三.三五	二.六〇	二.〇五	八.〇〇	一一	七	八
葡萄科	白蘞	下	二.三五	七.七〇	九.六〇	一九.六五	〇	八	八
水龍骨科	小石葦	中	六.二九	九.二三	六.七五	二二.二七	九	四	一三
	貫仲	下	一二.三二	九.九一	—	—	一	三	四
	鳳尾草		三.五〇	七.六〇	七.二五	一八.三五	〇	一五	一五
石松科	伸筋草		三.〇〇	一六.〇〇	五.五〇	二四.五〇	〇	一一	一一
蒺藜科	蒺藜子	上	六.一〇	三.〇〇	三.二〇	一二.三〇	〇	一	一
芸香科	常山片	下	一.四〇	二.〇〇	二.三〇	五.七〇	〇	九	九
胡麻科	小胡麻		七.三五	五.六〇	四.四〇	一七.三五	〇	一五	一五

藻類	海藻	中	〇·六〇	二·二〇	一五·四〇	一八·二〇	〇	〇	〇
桔梗科	桔梗梗	下	二·四五	五·八〇	一九·一五	二七·七五	〇	二	二
敗醬科	敗醬草	中	一〇·三五	一五·七五	七·七〇	三三·八〇	七	一三	二〇
茜草科	茜草	上	二·〇〇	二·〇〇	五·〇〇	九·〇〇	〇	一三	一三
木樨科	榛皮	中	四·七〇	四·三〇	五·三〇	一七·一一	一二	九	二一
漆樹科	乾漆	上	五·八五	二·九〇	〇·八〇	九·五五	〇	六	六
樟科	福桂皮	上	三·一五	二·七五	一·六五	七·五五	三	二	五
木通科	木通	中	四·二〇	一·九五	三·八〇	九·九五	〇	四	四
莧科	鷄冠花		一·九〇	七·三五	一·二一	二一·三五	〇	一一	一一
列當科	肉蓯蓉	上	一·七五	二三·三五	二一·〇〇	四六·一〇	二	四	六
莎草科	荊三稜	下	〇·八四	七·八二	七·二九	一五·九五	五	〇	五
天南星科	半夏	下	〇·三五	一·六〇	一·一〇	三·〇五	一	一〇	一一
浮萍科	浮萍	中	一·九三	七·二七	一〇·七三	一九·九三	五	六	一一

蘭科	白芨	下	一·六二	一五·七五	—	—	五	三	八
蓼科	萹蓄	下	二·〇七	七·一八	四·七九	一四·〇四	二	五	七
	蓼實	中	三·一〇	七·五三	四·七二	一五·三五	五	二	七
石竹科	瞿麥子	中	三·二八	一九·七〇	四·八六	二七·九一	四	二	六
商陸科	商陸	下	一·六九	一七·一二	一四·一三	三二·九四	四	五	九
小蘗科	淫羊藿	下	六·四五	一八·一〇	七·五〇	三二·五〇	一	一一	一二
	紫槿皮		五·六〇	三·二〇	七·四〇	一六·二〇	〇	六	六
	土槿皮		五·七五	四·三〇	七·三〇	一七·三五	〇	一四	一四
	白河車		〇·六五	二二·〇〇	二三·〇〇	四五·六五	〇	一一	一一
	七星草		二·六五	二·〇〇	二·〇〇	六·五六	〇	八	八
	小青草		一·五〇	三·七五	六·〇〇	一一·二五	〇	七	七
	追風草		一·四〇	二·八〇	五·〇〇	九·五〇	五	八	一三
	何旨草		一·四〇	二·三〇	七·二〇	一〇·九〇	四	一一	一五

	協枝草	老化草	功勞子	通天草
	三·五〇	八·四〇	六·九〇	一·四〇
	二·五五	三·七〇	二·三〇	三·三五
	三·五五	一〇·〇〇	五·二五	二·四〇
	九·六〇	二二·一〇	一四·四五	七·一五
	〇	二一	〇	〇
	一四	八	一〇	〇
	一四	一九	一〇	〇

第二表

酸性抽出液對贋鹼試藥反應表	雷丸	劉寄奴	款冬花	菊花	白朮	青蒿
濃硫酸	+	−	+	+	+	+
濃硝酸	+	−	−	−	−	+
愛曼示德氏藥	+	−	+	+	+	+
鹽化金	+	−	−	−	−	−
鹽化鉑	+	−	−	−	−	−
鞣酸	+	−	−	−	+	−
燐鎢酸	+	−	+	+	+	+
燐鉬酸	+	−	−	+	+	+
碘化碘鉀液	+	−	−	−	+	+
碘碘化汞鉀液	+	−	−	−	−	−
溴化溴鉀液	+	−	+	+	+	+
碘化鎘鉀液	+	−	−	−	−	−
鈾溶液	+	−	−	−	−	−
昇汞溶液	+	−	−	−	−	−
必苦酸	+	−	−	−	−	−
氯化高鐵溶液	+	−	−	−	−	−

藥名																
蒼耳子	－	－	－	－	－	－	＋	－	－	－	＋	－	－	－	－	－
蓭藺	＋	－	－	－	－	＋	＋	＋	卄	－	＋	－	－	－	－	＋
佛耳草	－	－	－	－	－	－	－	－	－	－	－	－	－	－	－	－
茵蔯蒿	－	－	－	－	－	－	－	－	－	－	－	－	－	－	－	－
旋覆花	＋	－	＋	－	－	＋	＋	＋	＋	－	＋	－	－	－	－	－
甘草	－	－	－	－	－	－	－	－	－	－	＋	－	－	－	－	－
白扁豆	－	－	－	－	－	－	－	－	－	－	－	－	－	－	－	－
黃蓍	－	－	－	－	－	－	－	－	－	－	－	－	－	－	－	－
葛根	－	－	－	－	－	－	－	＋	－	－	－	－	－	－	－	－
大皂角	－	－	－	－	－	－	－	－	－	－	－	－	－	－	－	－
苦參	－	－	－	＋	－	－	卄	卄	＋	卄	＋	－	－	－	－	－
決明子	－	－	－	－	－	－	－	－	－	－	－	－	－	－	－	－
合歡花	－	－	＋	－	－	－	＋	＋	－	－	＋	－	－	－	－	－

合歡皮	白芷	柴胡	獨活	川芎	茜葙歸	黃芩	紫蘇	排草香	金英子	地榆	烏梅	藜蘆
-	-	+	+	+	-	-	-	-	-	-	-	-
-	-	-	+	-	-	-	-	-	-	-	-	-
-	-	+	+	+	-	-	-	-	-	-	-	-
-	-	-	-	-	-	-	-	++	-	-	-	+
-	-	-	-	-	-	-	-	-	-	-	-	-
-	+	+	-	+	-	-	-	-	-	-	-	-
-	+	++	+	+	+	-	-	+	-	-	-	-
-	+	+	+	+	-	-	-	+	-	-	-	-
-	+	+	-	+	-	-	-	+	-	-	-	-
-	-	-	-	+	-	-	-	++	-	-	-	+
-	+	+	++	+	-	-	-	+	-	-	-	-
-	-	-	-	-	-	-	-	+	-	-	-	-
-	-	-	-	-	-	-	-	+	-	-	-	-
-	-	-	-	-	-	-	-	+	-	-	-	-
-	-	-	-	-	-	-	-	+	-	-	-	-
-	-	-	-	-	-	-	-	-	-	-	-	-

知母	川貝	黃精子	草河車	韭菜子	巴豆	狼毒	白頭翁	川烏	巴戟天	漏蘆	瓜蔞子	冬瓜子
－	－	－	＋	－	－	－	－	－	－	－	－	－
－	－	－	＋	－	－	－	－	－	－	－	－	－
－	－	－	－	－	－	－	－	－	－	－	－	－
＋	＋	－	＋	－	－	－	－	++	－	－	－	－
－	－	－	－	－	－	－	－	－	－	－	－	－
－	－	＋	－	－	－	－	－	－	－	－	－	－
＋	＋	＋	－	－	－	－	－	＋	－	－	－	－
－	＋	－	++	－	－	－	－	＋	－	－	－	－
＋	－	－	－	－	－	－	－	＋	－	－	－	－
＋	＋	－	－	－	－	－	－	＋	－	－	－	－
－	－	－	＋	－	－	－	－	＋	－	－	－	－
－	－	－	－	－	－	－	－	＋	－	－	－	－
－	－	－	－	－	－	－	－	－	－	－	－	－
－	－	－	－	－	－	－	－	＋	－	－	－	－
－	－	－	－	－	－	－	－	＋	－	－	－	－
－	－	－	－	－	－	－	－	－	－	－	－	－

酸棗仁	−	−	−	−	−	−	−	−	−	−	−	−	−	−	−	−
大棗	+	+	+	−	−	−	++	+	+	−	+	−	−	−	−	+
淡竹葉	−	−	−	−	−	−	−	−	−	−	−	−	−	−	−	−
環粟子	−	−	−	−	−	−	−	−	−	−	−	−	−	−	−	−
白薇	+	+	+	−	−	−	+	+	−	−	+	−	−	−	−	−
絡石藤	+	+	+	−	−	−	+	+	−	−	+	−	−	−	−	−
荷梗	−	−	−	−	−	−	−	−	−	−	−	−	−	−	−	−
蓮子	−	−	−	−	−	−	−	−	−	−	−	−	−	−	−	−
石楠葉	+	+	+	−	−	−	+	+	−	−	++	−	−	−	−	−
石楠莖	+	+	+	−	−	−	+	−	−	−	+	−	−	−	−	−
射干	−	−	−	+	+	+	+	+	−	+	+	−	−	−	−	−
馬蘭花	+	−	+	+	−	−	++	+	++	+	+	−	−	−	−	−
馬蘭子	+	+	+	+	−	−	−	+	+	−	++	−	−	−	−	−

藥名																
不食	+	-	+	-	-	-	+	+	+	-	+	-	-	-	-	-
防己	-	-	-	-	-	-	-	-	-	-	-	-	-	-	-	-
西河柳	-	-	-	-	-	-	-	-	-	-	-	-	-	-	-	-
椿根皮	+	+	-	+	-	-	+	+	+	+	+	+	-	+	+	-
白蘞	-	-	-	-	-	-	-	-	-	-	-	-	-	-	-	-
小石葦	-	-	-	+	+	+	+	+	-	+	+	+	-	-	-	-
貫仲	-	-	-	-	-	-	-	-	+	-	-	-	-	-	-	-
鳳尾草	-	-	-	-	-	-	-	-	-	-	-	-	-	-	-	-
伸筋草	-	-	-	-	-	-	-	-	-	-	-	-	-	-	-	-
蒺藜子	-	-	-	-	-	-	-	-	-	-	-	-	-	-	-	-
常山片	-	-	-	-	-	-	-	-	-	-	-	-	-	-	-	-
小胡麻	-	-	-	-	-	-	-	-	-	-	-	-	-	-	-	-
海藻	-	-	-	-	-	-	-	-	-	-	-	-	-	-	-	-

藥名	1	2	3	4	5	6	7	8	9	10	11	12	13	14	15	16
桔梗梗	−	−	−	−	−	−	−	−	−	−	−	−	−	−	−	−
敗醬草	+	+	+	−	−	−	+	+	−	+	+	−	−	−	−	−
茜草	−	−	−	−	−	−	−	−	−	−	−	−	−	−	−	−
榛皮	+	+	+	+	−	−	++	+	+	+	+	+	−	+	+	−
乾漆	−	−	−	−	−	−	−	−	−	−	−	−	−	−	−	−
福桂皮	+	+	+	−	−	−	−	−	−	−	−	−	−	−	−	−
木通	−	−	−	−	−	−	−	−	−	−	−	−	−	−	−	−
鷄冠花	−	−	−	−	−	−	−	−	−	−	−	−	−	−	−	−
肉蓯蓉	−	−	−	−	−	−	+	+	−	−	−	−	−	−	−	−
荆三稜	−	−	−	−	+	+	+	−	−	+	+	−	−	−	−	−
半夏	−	−	−	+	+	+	+	+	−	+	+	+	−	−	−	−
浮萍	−	−	−	+	+	−	−	+	+	+	−	−	−	−	−	−
白茇	−	−	−	+	+	−	−	+	−	+	−	+	−	−	−	−

萹蓄	－	－	－	－	－	－	－	＋	－	＋	－	－	－	－	－	－
蓼實	－	－	－	－	－	＋	＋	＋	＋	－	－	＋	－	－	－	－
瞿麥子	－	－	－	＋	＋	＋	＋	＋	－	＋	＋	＋	－	－	－	－
商陸	－	－	－	－	－	＋	＋	＋	－	＋	－	－	－	－	－	－
淫羊藿	－	－	－	＋	＋	＋	－	＋	＋	＋	＋	＋	＋	－	－	－
紫槿皮	－	－	－	－	－	－	－	－	－	－	－	－	－	－	－	－
土槿皮	－	－	－	－	－	－	－	－	－	－	－	－	－	－	－	－
白河車	－	－	－	－	－	－	－	－	－	－	－	－	－	－	－	－
七星草	－	－	－	－	－	－	－	－	－	－	－	－	－	－	－	－
小青草	－	－	－	－	－	－	－	－	－	－	－	－	－	－	－	－
追風草	＋	－	＋	－	－	－	＋	－	＋	－	－	－	－	－	－	－
何白草	＋	－	＋	－	－	－	＋	－	＋	－	－	－	－	－	－	－
協枝草	－	－	－	－	－	－	－	－	－	－	－	－	－	－	－	－

老化草	功勞子	通天草
+	−	−
−	−	−
+	−	−
+	−	−
+	−	−
+	−	−
+	−	−
+	−	−
+	−	−
+	−	−
+	−	−
−	−	−
−	−	−
−	−	−
−	−	−
−	−	−

第三表

鹼性抽出液對贋鹻試藥反應表	雷丸	劉寄奴	款冬花	菊花	白朮	青蒿	蒼耳子
濃硫酸	−	+	+	+	+	+	+
濃硝酸	−	+	+	+	+	+	+
愛德曼示藥	−	+	+	+	+	+	+
鹽化金	+	+	+	+	+	+	−
鹽化鉑	+	+	+	+	−	+	−
鞣酸	+	−	−	−	−	−	−
燐鎢酸	+	+	+	+	+	+	+
燐鉬酸	+	+	+	+	+	+	+
碘化碘鉀液	+	+	+	+	−	+	−
碘碘化汞鉀液	−	−	−	−	−	−	−
溴化溴鉀液	+	+	+	+	+	+	−
碘化鎘鉀液	+	+	−	+	+	+	+
鈾溶液	+	+	+	+	+	+	+
昇汞溶液	−	+	+	+	+	+	−
必苦酸	−	−	−	−	−	−	−
鹽化高鐵溶液	−	+	+	+	−	+	−

菴藺	佛耳草	茵蔯蒿	旋覆花	甘草	白扁豆	黃蓍	葛根	大皂角	苦參	決明子	合歡花	合歡皮
+	+	−	+	+	+	−	+	−	+	+	−	+
+	+	−	+	+	+	−	+	−	+	+	−	+
+	+	−	+	+	+	−	+	−	+	+	+	+
+	+	−	+	+	+	+	+	+	+	+	−	+
+	+	−	−	−	−	+	+	+	+	−	−	+
+	+	−	−	−	−	−	−	−	−	−	−	−
+	+	+	+	+	+	+	+	+	+	−	−	+
+	+	+	+	+	+	+	−	+	+	−	−	+
+	+	−	+	+	+	+	−	+	+	−	−	+
−	−	−	+	−	+	+	−	+	−	−	−	+
+	+	+	+	+	+	+	+	+	+	−	−	+
−	+	+	+	+	+	+	+	+	+	+	−	+
+	+	+	+	+	+	+	+	+	+	−	−	+
+	+	−	+	+	+	+	+	+	+	−	−	+
−	−	−	−	−	−	−	−	−	−	−	−	−
+	+	+	+	+	+	+	+	+	+	+	+	+

白芷	柴胡	獨活	川芎	茜葙歸	黃芩	紫蘇	排草香	金英子	地榆	烏梅	藜蘆	知母
+	+	+	−	−	+	+	−	+	−	+	−	−
+	−	−	−	−	+	+	−	+	−	+	−	−
+	+	+	−	−	+	+	−	+	−	+	−	−
−	−	+	−	+	+	−	−	−	+	−	+	−
+	−	−	−	+	+	+	−	+	+	+	−	−
−	−	−	−	+	+	−	−	+	−	−	−	−
+	−	−	−	+	+	+	−	+	+	+	−	+
+	−	−	−	+	+	+	−	+	+	+	−	+
+	−	−	−	−	+	−	−	−	−	−	+	−
−	−	−	−	−	−	+	−	−	−	+	−	−
+	−	+	−	+	+	+	−	+	+	−	−	−
+	−	−	−	+	+	+	−	+	+	+	−	−
+	−	−	−	+	+	+	−	+	+	+	−	−
−	−	−	−	−	+	+	−	+	+	−	−	−
−	−	−	−	−	−	−	−	−	−	−	−	−
−	−	+	−	+	+	+	−	−	+	+	−	−

川貝	黃精子	草河車	韮菜子	巴豆	狼毒	白頭翁	川烏	巴戟天	漏蘆	瓜蔞子	冬瓜子	酸棗仁
-	+	+	-	-	-	-	-	+	+	-	-	-
-	+	+	-	-	-	-	-	+	+	-	-	-
-	-	+	-	-	-	-	-	+	+	-	-	-
-	+	+	-	-	+	-	-	+	+	-	-	-
-	-	+	-	+	-	-	-	+	+	-	-	-
-	-	+	-	-	-	-	-	-	-	-	-	-
+	+	+	-	-	-	-	-	+	+	-	-	-
+	-	+	-	+	-	-	-	+	+	-	-	-
-	-	+	-	+	-	-	-	+	-	-	-	-
+	-	-	-	-	-	-	-	-	-	-	-	-
-	+	+	-	+	+	-	-	+	-	-	-	-
-	-	+	-	+	-	-	-	+	+	-	-	-
-	+	+	-	+	+	-	-	+	+	-	-	-
-	+	+	-	-	-	-	-	-	+	-	-	-
-	-	-	-	-	-	-	-	-	-	-	-	-
-	+	+	-	-	+	-	-	-	+	-	-	-

	1	2	3	4	5	6	7	8	9	10	11	12	13	14	15	16
大棗	−	−	+	+	+	+	+	+	−	−	+	+	+	+	−	+
淡竹葉	+	+	−	+	+	−	+	+	+	−	+	+	+	−	−	+
環粟子	−	−	−	+	+	+	+	+	+	+	+	+	+	−	−	−
白薇	+	+	+	+	−	−	−	−	−	−	+	−	−	−	−	+
絡石藤	−	−	+	−	−	+	+	−	−	+	−	+	+	−	−	−
荷梗	−	−	−	−	−	−	−	−	−	−	−	−	−	−	−	−
蓮子	−	−	−	+	+	−	−	+	−	−	−	+	+	+	−	+
石楠葉	+	+	+	+	+	+	−	+	+	+	−	+	−	+	+	−
石楠莖	+	−	+	+	+	−	+	+	+	−	+	−	+	−	−	+
射干	−	−	−	+	+	+	+	−	+	−	+	+	+	−	−	−
馬蘭花	−	−	−	−	−	−	−	−	−	−	−	−	−	−	−	−
馬蘭子	+	+	+	+	+	−	+	+	−	−	+	−	+	+	+	−
防己	+	+	+	+	−	+	+	+	+	+	+	+	+	+	−	+

不食	西河柳	椿根皮	白己	小石葦	貫仲	鳳尾草	伸筋草	蒺藜子	常山片	小胡麻	海藻	桔梗梗
+	—	—	—	—	—	+	+	—	+	+	—	—
+	—	—	+	—	—	+	+	—	+	+	—	—
+	—	—	—	—	—	+	+	—	—	+	—	—
+	—	+	+	+	—	+	+	—	+	+	—	—
+	—	+	+	+	—	+	—	—	—	+	—	—
—	—	—	—	+	—	+	+	—	—	+	—	+
+	—	—	+	+	—	+	+	—	+	+	—	—
+	—	+	+	+	—	+	+	—	+	+	—	—
+	—	—	—	+	+	+	—	—	—	+	—	—
+	—	—	—	—	—	—	—	—	—	+	—	+
+	—	+	+	+	—	+	+	+	+	+	—	—
+	—	+	—	+	—	+	+	—	—	+	—	—
+	—	+	+	—	—	+	+	—	+	+	—	—
+	—	—	—	+	—	+	—	—	—	—	—	—
—	—	—	—	+	—	+	—	—	+	+	—	—
+	—	—	+	—	—	+	+	—	+	+	—	—

敗醬草	茜草	榛皮	乾漆	福桂皮	木通	鷄冠花	肉蓯蓉	荊三稜	半夏	浮萍	白芨	萹蓄
+	+	+	+	－	+	+	－	－	－	－	－	－
+	+	+	－	－	+	+	－	－	－	－	－	－
+	+	+	－	－	+	+	－	－	－	－	－	－
+	+	+	+	+	+	－	+	－	－	+	+	－
+	+	－	－	－	－	+	－	+	－	+	+	－
－	－	－	+	－	－	－	－	+	－	－	－	－
+	+	+	+	－	－	+	－	－	－	+	+	+
+	+	+	－	－	－	+	－	－	－	+	－	－
+	+	－	－	－	－	+	－	+	－	+	+	+
－	－	－	+	－	－	－	－	+	－	－	－	－
+	+	+	－	－	－	+	－	－	－	－	+	－
+	+	+	+	－	+	+	+	－	－	－	－	－
+	+	+	－	－	－	+	－	+	－	－	－	－
+	+	－	－	－	－	－	+	－	－	－	－	－
－	+	－	－	－	－	－	－	－	－	－	－	－
+	－	－	－	+	－	+	+	－	－	－	－	－

蓼實	−	−	−	−	−	+	+	+	+	−	−	−	+	−	−	−
瞿麥子	−	−	−	+	+	+	+	−	+	+	+	−	+	−	−	−
商陸	−	−	−	−	−	+	+	−	+	−	−	−	+	−	−	−
淫羊藿	−	−	−	−	−	−	−	−	−	−	−	−	−	−	−	−
紫槿皮	−	−	−	−	+	−	+	+	−	−	+	+	+	−	−	−
土槿皮	+	+	+	+	+	+	+	+	+	−	+	+	+	+	−	+
白河車	−	−	−	+	+	+	+	+	+	−	+	+	+	+	−	+
七星草	−	−	−	+	+	−	+	+	−	+	+	−	+	−	−	+
小青草	−	−	−	−	−	+	+	+	−	−	+	+	+	−	−	+
追風草	−	−	−	+	+	+	+	+	−	−	+	+	+	+	−	−
何白草	+	+	+	+	−	−	+	+	−	−	+	+	+	+	−	+
協枝草	+	+	+	+	+	+	+	+	+	−	+	+	+	+	−	+
老化草	+	−	+	+	−	−	+	+	−	−	+	−	+	−	−	+

功勞子	一	一	一	十	十	十	十	十	一	十	十	十	十	一	一	十
通天草	一	一	卄	一	一	一	一	一	一	一	一	一	一	一	一	一

袁淑範按。神農本草經中所載藥品之總數爲三百六十五。至梁陶弘景則加名醫副品三百六十五爲七百三十種。其後代有增加。及至明李時珍之本草綱目。則已增至千八百九十餘種矣。如更加本草綱目拾遺中之藥品時。則可至二千種以上。如斯數目浩翰之藥品。吾人一啓研究之興趣。因其能使人咸感無從着手之煩難而中止。況且古來之所謂藥者。並非專指治病之純醫療用的物質。所以漢藥中有穀類肉類蔬菜香料釀成品等增進健康之滋養料。又有久服輕身延年益壽等以欲成仙之目的所用之強壯藥。更加如人參五加等因古來之傳說。民間的迷信。爲人所崇拜者。如黃耆黃蘗等因其色黃。以爲可治黃疸。紅花丹參等因其色紅。以爲可治血病者等時。更使人迷離無着矣。然本草中對於各藥。常註明其簡單之性質。如有毒無毒是也。以服用無毒無害。不但可治病。且久服又可延年益壽者。爲最上品。其次治病。即現今所稱謂藥者。以之爲中品之藥。雖能治病然連用則能害人。更次者。則爲下品。有毒。治病時不可或缺。爲純醫療用的藥品。如斯中藥常分爲上中下三品。然是等分類。是否亦與科學的研究相符合。實有一究之必要。著者爲研究整理中藥計。故先行如上記之預備的試驗。欲究明其某也者爲有毒。而可以研究。某也毫無特別成分。無試驗之價值。兼及欲證明其上中下三品之分類。有無價值也。如因此小試驗。能省略同志者研究中藥之時間時。則感無上之光榮矣。

以上一百種生藥中

劉寄奴 佛耳草 白扁豆 紫蘇 排草香 金英子 韮菜子 冬瓜子 淡竹葉 不食草

西河柳 椿根皮 鳳尾草 伸筋草 小胡麻 鷄冠花 紫槿皮 土槿皮 白河車 七星草

小青草　追風草　何白草　協枝草　老化草　功勞子　通天草

等二十七種。爲神農本草經中所未記載者。

次更取其一百種中神農本草經中有記載之七十三種。依上中下三品之分類法分類之。再以表示其對於所用十六種之贋鹻試藥之半數以上。呈陽性反應者時。則如次。

試驗藥品總數	本草經中有記載者		對於試藥呈陰性者	
一百種	七十三種	上　二三 中　二七 下　二三	九種	白頭翁　韮菜子　瓜蔞皮　冬瓜子　酸棗仁　荷梗　西河柳　海藻　通天草

之反應		
呈陽性者		
九十一種	二〇以上者	八
	一〇以上者	五二
	一以上者	三一

上中下三藥對試藥之反應率

藥級	總數	鹼性區分陽分反應數五以上者 %	酸性區分陽分反應九以上者 %
上	二七	三五·〇	三五·〇
中	二七	四八·一	五五·五
下	二三	四三·五	三九·〇

觀上表可知神農本草經中上中下三品之區別。雖不能如同書記載。在功效上。有嚴格的界限。但在大體。自成分上觀察時。可認爲其分類。並非全屬無稽也。

陳存仁編校

皇漢醫學叢書

漢藥良劣鑒別法

一色直太郎著

漢藥良劣鑑別法

提要

本書爲日本藥劑師一色直太郎氏所著。內列我國藥物二百餘種。皆取市廛通用之品。藥名亦取通用者爲主。辨別藥之優劣品之真僞。積其十餘年之經歷。頗有心得。故以分別彙述。極爲明晰。得能細玩熟覽於此。則一覩便知真僞優劣之逈異矣。

鑑別藥品。固屬要事。調製之道。尤關重要。設或收藏不密。調製失度。則不特消失藥之效用。而於病體。往往發生障礙。或至重大變化。昧者不察。鮮有不僨事者。此本書之所以每品先列鑑別法。次列調製法。藥物攸關病之前途。烏可疎忽。此又太郎氏之所以孜孜於研究。殷殷於撰述也。

自序

近時和漢藥之研究熱大盛。上之最高學府之諸大教授。下至一介業藥之夫。莫不孳孳焉從事於此。而對於余十餘年前所著之和漢藥良否鑑别法及調製法一書。再四促余再刊。因利用寸晷之暇。從事增訂。本年四月。漸次成稿。較諸前版。增加品目百七十。紙數百三十五。雖尚未脫小冊子之領域。而易於領會其要領。不無較龐大之書籍爲優。此則大堪注意之事。卽如其他三品、五味、相畏、相惡、相反、十劑等難解事項。亦一見便明。自信有裨於斯業者不鮮少云。

昭和四年六月一色直太郎誌。

凡例

一本書供日常業務繁劇者之瀏覽、使其對於藥物。一見即能鑑別其良否真贋。而得舉其特徵。且明瞭其調製之法。非所以供高雅明達者之参攷。故語言不避卑俗。行文不忌口語。

二本書大別爲總論各論二編。總論述鑑别調製等必要事項之心得。各論爲鑑别法。憑作者平日之實驗外。並引用許多書籍。參酌適宜而排比之。且注意適宜於現代之藥業界。至於調製方法。則除略略参酌成書外。以編者之實驗爲多。

三品目之排列。依日本字音排列之。

四藥品以現今市場一般通用之名稱爲限。

五卷末詳述和漢藥之調合法及三品、君臣佐使、五味、六陳、八新、禁忌、七情、十劑等皇漢藥學研究上必要之事項。以資参攷。

六本書初版中。曾列記指正諸公之台銜。爲小泉榮次郎氏。并和藥嘉兵衞氏。世良田龜次郎氏。中井德藏氏。前川武義氏。西村小兵衞氏。坂田嘉兵衞氏諸先生之芳名。茲再舉諸氏姓名。以示深深感謝之意。

七本書初版中所有遺漏及錯誤之處。今悉已攷正。惟仍難保其不無錯誤遺漏。當於攷版時再行訂正。

八本書不能附加處方式例。殊爲遺憾。然目下美歐藥報社因應時代之需要。連日登載漢洋比較處方。將每一次之服量、藥劑之作用、記述甚詳。讀者可以隨時參攷。無庸本書之贅述矣。

（陳存仁按。原書尚有日本藥如又度萬貞鹿山歸來等藥品。今因無關中國醫藥家之應用。故概行删去。）

漢藥良劣鑑別法目錄

漢藥良劣鑑別法 附調製法

藥劑師　一色直太郎　著

緒言

鑑別漢藥之良否。甚屬困難。非精通關於生藥上之智識後。不能正確區別其良劣。鑑定其眞僞。判斷其新陳。確定其價値昂廉。本書備日常從事於繁劇業務之人。得有具體之智識。僅就形狀、色澤、香氣等次。俾一經過目。即能區別其藥品之良與不良。而記述之大旨。亦祇以用如何之方法細剉。如何之形狀。係如何之調製。服用之後。對於患者生如何之快感爲度。至於化學的鑑別法。則應讓諸專門書籍。悉從省略也。

漢藥良否之鑑別。昔陶弘景於本草序例中曾言之矣。其大意謂。

衆醫都不識藥。惟聽市人。市人又不辨究。皆委諸採送之家。採送之家傳習造作。眞僞好惡。並皆莫測。所以細辛水漬使直。黃蓍蜜蒸爲甜。當歸酒灑取潤。螵蛸膠著於桑枝。皆非所宜。俗用既久。轉以成法。非復可改。末如之何。又泡製切片。盡量剝除。如遠志牡丹。僅取其半。地黃門冬。三分耗一。凡去皮除心之屬。分量皆不復相應。病家惟依此用。不知更秤取足。誠有慨乎言之也

至言鑑別之要點。則有四端。曰形狀、色澤、香味、乾濕度是也。

一、形狀　凡物各依其種類而具特有之形狀。吾人一見其特徵如何。即可判爲何物。且同一物也。因其肥瘠、大小、長短、及有無蟲蝕、形態之完全與不完全等。亦即能評定其品位之差等。爲總之觀察形狀。此爲鑑別漢藥良否之第一條件。

二、色澤　色澤之良否。有關於新陳之時效。成熟之程度。採集及貯藏方法之當與不當。此中有大相懸殊之點。不可忽視。

三、香味　香味之有無與夫香味之良與不良。亦可以斷定新陳之程度及貯藏方法之當不當。而爲確定其品位必要之事項。

四、乾濕度　乾燥不足。則減其貯藏之時效。因含有濕氣。則易生黴。或曾黴過者也。此層亦宜注意。

威靈仙

鑑別法　有草本威靈仙與鐵腳威靈仙二種。在宋時

採草本威靈仙爲藥用。元明以後。則採鐵脚威靈仙爲藥用矣。鐵脚威靈仙之生者。呈帶黃黑色。乾則呈深黑色。其根細而長。色相黑而不帶土氣者爲佳。王蓋臣羣芳譜云。有稜葉。似柳葉。作層。每層有七葉如車輪。有三層至七層者。

調製法　水中洗過。入於籠中。放置一小時許。使得水氣而軟。就木板切之。

伊豆縮砂

鑑別法　外面灰白色。內部呈白色。香氣強者爲新貨。佳。

調製法　不必成粉。兩次切之。

硫黃

鑑別法　硫黃有鷹眼(石硫黃)、鷓鴣(石硫赤)、火口(石硫青)三種。鷹眼者呈鮮黃色。鷓鴣呈黃色微帶紅。均係藥用上品。有光澤者爲佳。火口用以引點燭火。係屬下品。亦有青口與黃口二種。青口之價稍昂。

調製法　藥用者。以鷹眼硫黃研細。以水調之。

萎蕤

鑑別法　如竹節人參之形狀。淡黃色半透映之角質狀。味甘而潤者爲新貨。大者爲佳。如地黃狀之黃精。帶暗黑色或蟲蝕者不可用。

調製法　在火上爊軟。就木板切之。

猬皮

鑑別法　表面呈褐色。裏面呈白色之毛皮。從前僞品甚多。宜就毛端之分歧而選定之。

調製法　炒黑。就藥研中研爲粉末。

茵陳

鑑別法　葉極細如絲。故名綿茵陳。陰乾後。呈青色者爲貴。市中所賣之品。往往有結微小之子實或穗者。次貨也。

調製法　注意除去藁屑等之混入物。始可爲藥用。

淫羊藿

鑑別法　色青新。有葉者爲上。

調製法　用水儘量浸之。待其軟。就木板切之。

露蜂房

鑑別法　野蜂之窠。其形甚大。表面呈黃與黑色。有紋。多受雨露者爲佳。

調製法　碎後用之。或用兩手捋碎之。

鹿角

鑑別法　淡褐色而小者爲佳。

調製法　儘量剉爲細末。或用火燒後。濾爲粉。使用之。

鹿角膠

鑑別法　無色透映或半透映之薄片。表面現龍眼狀。而不帶不快之臭味者爲上。

調製法　與調製之法同。

鹿胎子

鑑別法　每匹約價十五六元。僞貨甚多。真正之物。脚長。蹄如牛蹄。細視便知。普通之僞物。大抵捕剝鼠皮。就日光中乾燥後。長貯於少蟲之處。或以豚。製僞物。惟其脚短。又有用山羊製爲僞物者。惟前脚短。骨粗大。亦易於看破。

調製法　燒爲黑灰用之。

鹿茸

鑑別法　小而輕。且鬆疎者爲良品。

調製法　燃火燒之。去其毛茸。就木板切之。棄其根元之堅者爲上。

爐甘石

鑑別法　色白而軟。且身分輕者爲上。如微有色素。或帶破碎。內部見紅色者。下品也。呈泡狀者。貨品最佳。此物有如浮石。色白而軟。故又稱爲羊腦爐甘。其次者如茶碗狀。稍稍堅硬。微白而帶紅。狀扁平若片。稱爲片子爐甘。劣品則如石狀。質極堅硬。色相呈淡白色。形狀亦不一。

調製法　將爐甘石燒之使赤。浸於童便中。再取出就火燒之使赤。再浸於童便中。如此反覆數次。就乳鉢中用水溶之。最後盛於平底之器內。上覆以紙。就日光中曬乾之。

綠礬

鑑別法　未經酸化而呈青綠色。形如紺者爲上品。呈黃綠色或黃赤色。如罐頭物品者下品也。入袋宜當心。紙袋易腐蝕。

以綠礬燒之使赤。便成絳礬。

調製法　不用醋。爆於日光中。曬乾後。入土製之器物中。火燒之。使赤。有頃取出。研粉用之。

綠青

鑑別法　藥用之綠青。係產自天然之石綠青。含有鹽基性炭酸銅。故單呼爲綠青。色淡而不碎。呈黑綠色。塊狀者爲佳。其中粗末爲最上。較細之末次之。極細微者又次之。又有人工之奈良綠青。一名銅綠。此係無鹽基性醋酸銅混用之物。

調製法　用乳鉢研細。水溶之。

蘆薈

鑑別法　色黑而有光澤。肌細質堅。澁而苦者。上品也。赤而重如鐵渣。成大塊者無用。

調製法　蘆薈之燒法。以碎蘆薈入於與蘆薈同樣大之炮烙二枚之中。不使氣洩。接合處。塗以薄土。乾後。於炭火之上。數以厚米糠。中埋炮烙。火從糠上徐徐燒之。待其米糠燒盡。取出冷之。揭開炮烙。取出蘆薈。碎而使用之。燒蘆薈之燃料。如不用米糠。必帶不快之臭味。此層須要注意。

蘆根

鑑別法　不甚大之蘆葦。取其土中白色之根。以不陳久者爲上。

調製法　以水潤之。就木板切之。

貝母

鑑別法　形似貝。外面色白。裏面呈黃褐色。小者爲上。如形大而帶賦臭及身輕者。無用。

調製法　浸於水中。使軟。用小刀切爲小三角塊。或就木板切之。

巴戟天

鑑別法　有肉巴戟天與括巴戟天二種。肉巴戟天。打碎去其木心。取出之肉厚而味甘。且帶潤者爲良。括巴戟天連絡如數珠。味澁。皮部厚而色黑者爲良。倘形狀如棒。而無連珠形態者。味雖澁。亦屬下品。

調製法　浸於酒中一夜。軟後去其木心。就木板切之。

馬鞭草

鑑別法　採於舊曆六月左右。就日光中曬乾之。有葉與穗而帶新之色澤者爲良。

調製法　儘量壓搾切之。

巴豆

鑑別法　有辛烈之味。油分多而身重。有新之色澤者爲上品。投入水中。毫不浮起。

調製法　除去殼（子殼）膜（子衣）心（芽胎。）包以兩三層之白紙。用棒擣之。使油分吸入於紙。更換以新紙再擣之。使油分巳少。入於炮烙中炒之。研爲粉末使用。

破故紙

鑑別法　色黑而香氣高者上品也。

調製法　浸於酒中一夜。就日光中乾燥後。炒用之。

防己

鑑別法　根之形狀似木通。皮粗。外部呈黑灰色。橫切面有菊花狀之紋理。內部呈黃褐色者。真品也。莖日木防己。外皮呈灰色。內部呈淡黃色。此爲其區別之點。惟其橫切面亦有菊花紋理。故欲辨識莖根。僅色素上之區別耳。

調製法　切斷用之。

防風

鑑別法　種類甚多。外面呈淡黃色。內部完善。根大如指。長一尺六七寸。味甘潤者良品也。日本江戶防風。或稱眞防風。其根少有屈曲之致。長約六七寸。呈黃褐色。稍帶苦味。此因產於砂石土地之故。又有名伊吹防風者。形如鼠尾。長五六寸。又因其類似廢筆。坊間亦有稱爲筆防風者。此外尚五島防風。肥胖如獨活。皮粗可削。故稱削防風。又有濱防風者。形狀類似普通防風。呈淡褐色。味淡。從前常用之。

調製法　浸於水中十五分鐘。取出入籠。暫時放置。切之。厚約二分。就日光乾燥之。水浸十五分鐘。待軟化後。再切之。

茅根

鑑別法　色白而長直者良品也。帶黃色者不良。

調製法　切之要不失其光澤。普通投入水中。立即取出。滴去水分。暫時放置後。切成二三分長之物。欲其不黴。宜就日光中充分曬乾之。

白扁豆

鑑別法　色白而實大且重者爲良。

調製法　浸於水中。去皮。乾於日中。少少炒而用之。

白頭翁

鑑別法　形狀似桔梗。在褐色之蘆頭上多白毛者爲上。惟內部腐朽者無用。

調製法　水中洗過。放置一小時。逹切之機會時。就木板或椹上切爲小角塊。又在未浸水以前。亦可以用火爊之。

白花蛇

鑑別法　脊部有白四角形之方勝紋。腹面有圓形之念珠紋。紋理鮮明。首尾俱完備者上品也。除其內臟。頭捲在中心圓座。成一圓卷而乾者。稱之曰平樣。不除內臟。亦不圓者曰圓樣。

調製法　酒浸二三日。軟後取出。去骨。陰乾之。

薄荷葉

鑑別法　葉色青青。香氣甚佳。大而多者爲佳。

調製法　在綺麗之蓆上。將薄荷葉一束一束敷置之。以噴霧器如露輕輕沾之。待其濕潤後。以木板切之。其中應慎防藁屑之混入。

麥芽

鑑別法　色澤新鮮。有微香者爲上。色古而覺有臭味。且有蟲蝕者無用。

調製法　炒後。芽粉碎者篩除之。而餘其不斷者。入於淺之袋中。飛散其皮膜而使用之。

蛤貝

鑑別法　蛤貝昔稱文蛤。大一二寸。外側面有斑紋者爲上。我漢法醫好用爲文蛤湯。倘斑紋不顯明或全無斑紋者。效力極劣。然用於藥用者亦不少焉。

調製法　石臼搗碎。供配伍之用。

蛤貝有大有小。大者一米袋中適容貝數一千。名曰千貝。小者一袋可容二千。稱二千貝。又有五錢貝者。卽每一蛤貝重量約計五錢之謂。此可以爲膏藥煉藥之用。

馬錢子 番木鼈

鑑別法　淡灰黃色之光澤。圓板狀之大粒者爲上。

調製法　埋於熱灰中。以粗皮研細爲粉。

斑蝥 斑貓

鑑別法　中國產者。形大。長一寸。闊三分。全身之黑翅鞘上。有茶褐色與黑色之斑點。原係毒物。日本產者形小似螢。長七八分。雌者大而雄者小。翅鞘有黃色與紅色之斑點。擇其大而新。且不碎者爲上。

調製法　研粉用之。

半夏

鑑別法　粒大而圓。色白。皮純淨者。佳品也。質硬。皮呈褐色者下品也。其帶赤色或黑色者。大抵係腐過者。

調製法　浸於水內。夏令三小時。冬令一夜。待其水氣已入內部。取出之置於籠中。俟其外面已乾。以右手執小刀。左手持半夏。以拇指之指尖爪爲加減。切爲薄薄之圓板狀。就日光中曬乾之。半夏係「六陳」一之一。以用陳品爲上。昔人非經三年。決不使用。半夏麯是用生半夏洗淨土氣。更在熱湯中洗滌六七次。去其粘滑之物。入於臼中加生薑十分之一。以去其土氣。搗合爲扁板狀。經過一二晝夜。然後就日光中曬乾貯之。

處方之藥味中尙有一種「半夏薑湯泡」者。卽以半夏入薑湯中泡之是也。

乳香

鑑別法　淡黃色透明體。圓之粒狀。似玉似乳頭者良品也。色褐而形如不整之塊狀者下品也。

調製法　用藥研細碎用之。

煎藥可用其碎者。練藥、散藥、丸藥等。可用其粉末。稍稍炒用之。

肉豆蔻

鑑別法　外面淡褐色。呈卵圓形。若橫斷之。其中可見大理石狀之褐色紋理。其實質白而大。且重。未經蟲食者爲上。又長形之物亦好。

調製法　火後切之。昔時調製之法。是用紙包裹。一度浸入水中。搾去其水氣。埋於熱灰中。炮碎用之。亦有用小麥粉和醋塗於肉豆蔻外面。入於炭火中爆之。頃之。取出去其所塗之小麥粉。乘溫碎粉用者。（亦有冷後碎之者。）

肉桂

鑑別法　皮厚重。裏多紫赤色之油分。味辛甘。稍稍有香氣者。佳品也。裏面帶黑味。或帶朽狀。無辛味者無用。皮雖薄而色相甚佳。辛味強者。亦可用。

肉蓯蓉

調製法　以火炙之。吹出其油分。然後就木板切之。

鑑別法　肥大而軟者爲上。舶來之物。會用鹽漬。如係白色或呈紅黃色者。上品也。黑色者。下品也。

忍冬

鑑別法　其色青青。而有新氣者爲上。其主以用莖爲正當。葉則亦可使用。然在今日。則大抵將葉與莖並用一處焉。

調製法　就原產地切碎用之。

人中白

鑑別法　小便所滴瀝而成之白塊。曬過二三年者爲上。

調製法　就瓦上燒煏爲灰。成粉。

人中黃

製法　將竹筒除去其皮。入甘草末於其中。塞其兩頭之口。冬令投入糞缸。立春取出。清水洗其外表。懸掛於通風日蔭之處。待其乾後。取出甘草末。曝於日光中。乾之。

人參

鑑別法　黃色而呈潤澤。形如紡錘。身份甚重者。上等品也。細而硬。或色白如新物者。劣品也。參鬚係參之鬚根。集於一處者。以嵩高而無粉屑者爲上。斷人參係小參之碎斷品。集於一處者。此宜視其大小而定其高下。又有高麗參者。分淡黃白色之白參與半透映飴褐色之紅參二種。其形如一株直立之桔梗。亦有紡錘形者。亦有中部肥胖者。其品質分上品、中品、下品、普通品四種。（日本人分爲元品、特天、甲乙、並甲乙四種）每一品中。更分爲上下二品。合爲八品。分兩重者價值昂。分量輕者價值廉。其分類法白參每六兩中。量重者二十枚。順次而下爲三十枚、四十枚、五十枚、六十枚、八十枚、一百枚、百二十枚。最細者百四十枚。計共十種。紅參每六兩中最重者二十枚。順次而下爲三十枚、四十枚、五十枚、六十枚、白參之原料。比紅參爲良。故若價廉之白參。必係變態物。廣東人參有芍藥狀、人形狀、圓狀三種。現今之參。大抵如芍藥狀。外部呈灰褐色。中部大。兩端細而長。日本御種人參。如桔梗狀者。分宇記、宙記、天記、鳳記、仁記、義記、禮記、智記、信記、順記十種。肥胖者分春記、夏記、秋記、冬記四種。均所以區別其品之高下。示其價之廉昂也。

善處人參者。必貯以錫罐。密封其口。則色相好而不失其潤。其貯於袋中者。往往因接觸大氣。變爲硬質。枯而不潤。且易爲蟲蝕。故貯袋之參。爲防蟲蝕計。不得不加樟腦。

調製法　火炙就木板切之。

本草綱目啓蒙圖譜云。

人參　分朝鮮、漢、和三品。而以朝鮮爲上。其形不拘大小。色如飴。肉透徹潤。實味甘。微帶苦。嘗後餘味甚真。參之分類爲

孩兒參　有雌雄之形態。面目俱備。

單參　形圓。中無碎小之根。細長可插入蘆頭。

單參鬚

㧊扒　根之末端。

白梢　皮白。肉潔白如粉。味甚甘。

㧊扒　尾部不屈之物。

肉段

頭段

梢段　斷參之末尾。下品人參也。

廣東人參　即芍藥狀或人形狀。根圓。

竹節人參　橫根如竹鞭。

圓根人參　白色有臊氣。味至苦。

竹節人參鬚

直根人參

御種人參

蒲黃

鑑別法　微有特異之臭。全質一體呈深黃色者。爲最佳。物若惡物則色相甚淡。或濃淡不均。令人望之而生嫌。

調製法　使用生者。宜篩去其塵垢。補血止血用者宜炒。

牡丹皮

鑑別法　從秋至冬之根。除其木心而乾之。外面呈赤褐色。內部呈淡紅色。香氣強。大而長者爲上。

調製法　水浸二三小時。取出後。切爲一二分厚。鋪於蓆上就日光中曬乾之。

牡蠣

鑑別法　粗大之殼碎之。其呈灰褐色者名鼠牡蠣。白色者名白牡蠣。以新者爲上。

調製法　再在石臼中搗之。使粗大之物粉碎。篩去其粉末。再除去其大塊。而用其直徑約二三分之不整形之碎片。用其粉末者。則可儘量搗舂。或用火燒後以水注之。

硼砂

鑑別法　白色透明之大結晶品。上品也。此白硼砂與透明硼砂。自昔本係藥用。今則藥局方面。大體不用。而用帶暗青色呈塊狀之物。此種硼砂。實係劣品。祗可用爲接合金屬。於藥無效也。

芒硝

鑑別法　其名稱依形狀及精粗而異。其未精練者。混有塵埃及土質。呈黃白色之粗朴塊。曰朴硝。一稱灰芒硝。朴硝一斤。加清水一升。煮後再行結晶。此係精品。大者如稜柱狀。名曰馬牙硝。或稱英硝。其細如芒鍼。而結晶者。曰芒硝。其凝結於器底之結晶塊謂之盆硝。置於風之流通所在。風化後而成白粉者曰風化硝。朴硝者芒硝馬牙硝之總稱也。

調製法　結晶之物。可以配劑。煎劑之處方中所用之芒硝。其初須先將他藥煎煮。就其濾液中再加芒硝。更行煎煮。沸騰後。服用之。

萹蓄

鑑別法　葉與莖而無土氣與根。且色澤新者爲佳。

調製法　就木板切之。

土鼈甲

鑑別法　大須有四寸許。甲黑而有光澤。內面白色。處處現有乾血之污點而色澤新者爲上。有種下等之品。甲面往往塗以黑墨。更塗以他種動物之血。此係無用之品。宜十分注意。

調製法　火炙角製之。

杜仲

鑑別法　外面呈淡褐色。內面呈紫褐色。從大木之上剝其木皮。厚而扁平。脂氣多而潤。横折之。兩手拉出去。見有無數銀色之絲。有如綿狀者。佳品也。其採自嫩木者。皮薄而絲少。故劣。

調製法　縱五分横切之。

童便

採取法　十二歲以下。健康之兒童。排洩之尿。棄去其始初與終了之部分。取其中間放出之品。爲上。

冬蟲

鑑別法　乾後形態尚大。且形態完全。有新之色澤者爲上。形態碎亂或已經蟲蝕者無用。

調製法　儘量煎之。煉藥用者用火乾之。研爲藥粉。

冬瓜子

鑑別法　邊緣肥厚。色白。有新氣者爲上。小而帶暗色。色相惡者無用。

調製法　依配劑之情形製之。

冬瓜皮

鑑別法　剝冬瓜之皮。乾之。冬瓜宜大。色宜帶青。且宜新鮮。若已變黃色或帶暗色者無用。

調製法　碎用之。或稍稍以水潤之。切爲二分左右之碎片亦可。

冬葵子

鑑別法　冬葵之實。有灰黑色之光澤。而微帶甘味。無藁屑等雜入其間。身份重者爲佳。此亦有僞造之品。係用大之錢葵子製成。

調製法　稍稍炒用之。

螳螂

鑑別法　淡褐色之大蟲而帶新氣者爲上。蟲已碎斷者無用。

調製法　去其頭與脚。火炙成粉用之。

燈心草

鑑別法　有生草熟草二種。藥用者宜生草。待其生乾之時。去心用之。若蒸過之後而去其心者謂之熟草。此宜用於燈火。不能爲藥用矣。

調製法　燒爲灰用之。

橙皮

鑑別法　將已熟之橙。四剖之。剝離其皮。其皮外面帶褐黃色。內白。且形甚大。有新氣象而無蟲蝕傷者爲佳。外皮帶暗黑色。或已切爲細片者。往往無用。

調製法　火後切之。其調製時。浸於水中十五分鐘。取出後。待水分滴去。而皮質覺軟。即用薄刃除去其內面之海綿組織。須細細挑括。乾後使用之。

獨活

鑑別法　本品與羌活同。近來中國產者甚少。大抵係日本產。形似鴆杖。其質輕虛。外皮呈暗褐色。密佈線狀之橫紋。橫斷面之直徑有七分至一寸者。謂馬皮羌活。其下部分歧之根。亦有橫紋。且成皺襵。

菟絲子

鑑別法　呈黃色。無軸。有新意者爲上。經過年月後。往往變爲褐色。此係無用品。

調製法　今已隨便使用。從前用法。必須酒浸三日。取出炒後方用。

地龍

鑑別法　陰乾後。長而未折。無土氣。形態嵩高者爲上。

調製法　就木板切之。

地黃

鑑別法　地黄有三種。生地黄形如小指。呈黄赤色。肥而多潤且長者爲上。瘠而小且乾燥者無用。此宜貯於日蔭之處。埋置於細砂地上。不宜注水。

乾地黄採集於冬期。就日光中曬乾之。一般人認此爲生地黄者誤也。其外皮呈灰色。內部爲紫褐色。味甘而稍苦。肥大者爲上。熱地黄係蒸乾之品。色如漆品有光澤。味甘。大者爲良品。

刀地黄集合許多乾地黄所切下之短而斷之品。係屬下等品。

地膚子

鑑別法　青白色而有新之色澤者爲上。

調製法　日光中乾燥後。稍稍炒用之。

處方之藥則用酒浸。

疝氣者研粉服用之。

地骨皮

鑑別法　黄褐色之大者。其根皮如卷狀者爲佳。

調製法　水浸一夜。就木板切之。

地榆

鑑別法　外皮暗褐色。內部呈白色。表面有皺溝。中部肥厚。兩端細長。根直而有新氣者爲上。形不整而多鬚根者無用。

調製法　火燻之減去其有效分。就木板切之。

猪苓

鑑別法　皮黑而有光澤。內部白者爲上。瘠而小。或內面帶淡紅色或淡黑色、或淡赭色者下品也。

調製法　水浸約四小時。切成五分左右之圓板狀。縱約橫薄之二成。切就後。就日光乾燥之。

竹葉

鑑別法　用淡竹或幹竹所生之葉爲上。

調製法　將生葉之尖即葉尖與葉脚。用剪刀剪爲五分長。就木板切後加入煎藥中。

竹瀝

鑑別法　味淡甘者爲上品。味苦而辛者。必採自苦竹。下品也。不宜用。

採取之法。將活之淡竹。去其節。縱四分之一。就火上燻之。其液汁從兩端滴出。以器物受貯之。

調製法　煎藥服用者。以少加爲是。

竹茹

鑑別法　活之淡竹。除去其節。削去其青之外皮。然後用小刀薄薄括其內青皮。

調製法　不妨多用。　又處方中往往有「右劑以生姜三片竹茹一團水煎服」云云。所謂一團。自古並無一定。惟大約在兩錢左右。

丁香

鑑別法　色赤褐。肥厚富油分。身分重。投水即沉下者。上品也。瘦而細。身分輕虛者無用。

調製法　水浸切之。

知母

鑑別法　似石菖蒲根。有黃色之毛。肥大潤澤。味覺苦甘者稱為真知母良品也。

調製法　用水洗後。暫時放置。用小刀切為二分左右之三角塊。或火炙切之。

沉香

鑑別法　色黑而潤。富脂肪。味辛。質硬而重。火燻之。有香氣者為上。夾新之木。或輕虛之物。或無香氣者。或味不甘者。或味酸者。或色白而全無香氣者。均無用之物也。從箱中輸來之品。有種種之區別。從沉香之中心。選出其佳良之部分。此種物品。稱為中木。上品

也。其次為節木。即木之有節者。香氣較薄。又有細長如竹葉者。更有扁平者。甚且有極細如爪者。市場中有削沉香者。此係削之於無花果樹。更有包裝就之舶來品。外標太泥或院尼者。香氣甚薄。非上品也。其色黑而有光澤者。尚可。

暹邏有名茶木者。木地與色相。如普通之木。而香氣極充足。製線香用之。

奇南香脂氣油氣均甚多。且黑而有光澤。比之普通沉香。勝萬萬云。

調製法　用火炙溫。在未冷時。切之。其兩方用手掌摩揉一二次。以去其微塵為是。

椿根皮

鑑別法　選其淡褐色之厚而大皮片。內面有布眼。無土氣者為佳。

調製法　火炙後切之。

陳倉米

鑑別法　選其色澤已失。未經蟲蝕。未曾黴臭者為佳。

調製法　稍稍炒用之。從前處方有「陳倉米黃土炒」者。即用赤土炒之之謂。

陳皮

鑑別法　古稱陳橘皮。現今大體用蜜柑之皮。其外皮

呈赤褐色。裏面白色。肌細而美者爲上。若係青黑者。係未熟之柑皮。暗黑色者。係腐爛之皮。均屬無用之物。故陳皮之原意。非古舊之謂。乃指成熟而言。此應注意。

調製法　選天晴之日。浸於水中一小時。使水分浸透。取出後。乘軟用兩手扯碎之。即以大眼篩篩去其大者。再用細眼篩篩去其砂。就日光曬乾之。雨天則宜蒸。使不生黴。若一經生黴。則色相變黑矣。若加香薷散將陳皮用水洗過。以防其黴白亦佳。

藜蘆

鑑別法　我國古有葱管藜蘆。其莖根形同葱株。外部有黑棕櫚之毛被之。下端叢生多數之細長根。此係上品。其後祇有蒜藜蘆。其根如葫蘆大之圓塊。而缺被覆之棕櫚毛。

調製法　去其鬚根。用米泔汁煮軟之。切薄搗碎。不可加水。將其白濁之液靜置之。待其沉澱物沉於器底。取出曝露於日光中。俟其乾後用之。

綠豆

鑑別法　粒大如眼。身分重而無砂氣者爲上。

調製法　用篩除去砂分。不去皮。兩手碎之。去皮則塞氣也。

良薑

鑑別法　有赤褐色之色相而肥者良品也。其兩端之斷面。切口肥厚者爲上。色帶黑或形細者下品也。

調製法　用火炙薄薄切之。從前之法。切薄後。將筷箸尖醮胡麻油炒之。

龍眼肉

鑑別法　皮殼褐色。形如圓球。粒大。皮殼不破。內部之果肉多潤者。如玉龍眼肉。上品也。倘果肉乾固。或有黴生而酸。或粒小者。無用也。又有肉龍眼肉。係無殼之果肉。其表面滑澤。有縱之條紋。此又另一種物矣。

調製法　將玉龍眼肉破其殼。取其果肉。加於煎藥中。或丸藥中。

龍膽

鑑別法　呈淡褐黃色。有無數長之鬚根者爲上。倘係暗褐色或鬚根少者。無用。

調製法　以水洗之。暫時放置。然後切之。

龍腦

鑑別法　此有梅花龍腦與純正之龍腦之分。其物恰似梅花之落瓣者。即名梅花龍腦。形大者價值昂。其中分一梅、二梅、三梅、四梅。一梅二梅可混稱爲大梅。直徑從二分至四五分。四梅最小。如海中之小砂。均用紙包包裹。每包約重二兩。

普通之龍腦又分白手龍腦與艾片龍腦二種。以結晶大者爲佳。我中國以大盛藥材號出售者爲最佳。稱大盛龍腦。目前有人用樟腦變製者。價值極廉。下等品矣。

調製法　用乳鉢研之。往昔調製之法。必先入蜜少許。然後加入龍腦研之。

龍骨

鑑別法　棲息於前世紀動物之骨骼。朽化如化石。其形狀與枯骨無甚差異。內部髓質走失。鬆疎而有多數之細孔。或者往往於空洞之內。包藏結晶。稱之曰龍骨。其他尙有如齒形者。名曰龍齒。藥用以色白質軟。以舌舐之。即粘着者爲佳。黃色或暗黑色者無用。

調製法　現今大抵細碎用之。往昔則將龍骨與鹽同入土器中炒後除鹽用之。又有用炭火燒後。暫時放置地上。冷後研碎用之者。

遠志

鑑別法　大遠志如鬼腕。肥而長大者爲上。細而帶暗色。且朽者無用。　肉遠志係拔自木心之肉質部。粗大者爲上。其他概係劣品。

調製法　細者切爲一分半長。大者切爲一分長。

黃柏

鑑別法　皮厚色深黃。味苦者爲良品。皮薄。或色淡黃。或形如老木。或皮脆者無用。粉末注以水。捏之。有粘性者良品也。少粘者稱二號黃柏末。無用。

調製法　火炙壓爲五分長之細線。

黃連

鑑別法　形狀似殭蠶。皮部呈淡綠色。內部呈深黃色。味極苦者上等品也。此稱爲殭蠶黃連。或稱加賀黃連。又有名丹波黃連者。形狀色相。均與前同。惟瘠而小耳。其質堅實。內部呈黃色。苦味極多者。亦爲上品。又有製黃連者。其細根上。混以黃粉與糊。更有毛黃連者。係黃連之細鬚。劣品也。

調製法　用水浸軟。壓薄切之。

黃芩

鑑別法　形狀大如柴胡。肉重。外皮茶褐色。其內部有黃綠色之朽。中不空而丸軸苦者爲上。形極肥大。而內部有黑朽。俗云餡氣。或成片者。下等品也。肥大之老根。及朽而中空虛者謂之枯芩。又名片芩。其有粗皮附着者。名附皮黃芩。去其粗皮。而留其內部鮮黃色之部分。謂之磨黃芩。

調製法　浸於水中。夏令一日。冬令二日。取出切爲二

分長。成爲大片。再切爲縱二三條之斷片。（水浸後色帶青味）

黃耆

鑑別法　大如棒而柔。外部呈淡褐色或黃褐色。內部呈黃白色。味甘而有香氣者名綿黃耆。上品也。內部之色淡。而質甚緻密者亦屬良品。質極硬。或分兩歧。或過柔者劣品也。

調製法　水浸後。用小刀切爲骰子大小之塊。火炙後壓之。

黃精

鑑別法　根莖似白芨。似老姜。節高肉肥大。不分歧者爲上。

調製法　火炙軟切之。

王不留行

鑑別法　黑色已成熟。身分重者爲上。

調製法　浸於水中三四小時。取出蒸之。其次用火焙乾之。

海金沙

鑑別法　用指頭捻之。覺砂砂有聲而不粘於指者爲上。粘着者僞品也。

調製法　忌火。

艾葉

鑑別法　無囊埃土氣。陳者爲上。

調製法　取其葉揉之。火炙之。或研粉。

海人草

鑑別法　色青而軟。有毛茸附着。蔓長。無砂石及貝殼者爲上。蔓短而砂氣多。毛茸粗。帶淡灰色。或帶黑色。或帶褐色者無用。故上等品有青柳印等圖章爲。

調製法　現今大多用火暖乾之。手揉而落其附着之砂氣。切二三分長。

海人草逢雨天則濕。故宜密貯於木箱內。

葛根

鑑別法　就原產地割爲片。日光中曬乾之。謂之生乾。或稱板葛根。其成小角塊者曰方剉。總之以色白而新者爲上。

調製法　小角者已可用。板葛根應在釜中蒸過。切爲四五條片。蒸之釜與水。宜避鐵器。

厚朴

鑑別法　外部呈紫黑色。內部有縱紋。皮極厚。質甚緻密。爪之不易。氣味強。微覺苦。有新意者爲上。陳久者。皮薄者。呈淡褐色者。均無用。

調製法　浸於水中。夏令一日。冬令三日。取出後。成二三分之小角塊。皮之厚者以平角塊爲主。姜製者削去粗皮。切爲細塊。每厚朴一斗。入生姜汁一升浸之。然後日乾或火乾之。炒黑之。

藁本

鑑別法　我中國產者。有無數之細根。香氣甚高。此爲眞品。鬚根似前胡。放川芎之香氣者。係川芎冒冲。無用。

調製法　火後切之。

合歡皮

鑑別法　大之皮片爲上。

調製法　削去粗皮。火後切之。

香附子

鑑別法　兩端尖而中央部肥厚。長五六分之塊根。去其赤褐色之皮。內部白。成大粒之物者爲上。然通例無純白色。必略帶微紅色。成粒者名粒香附子。碎者名砂利香附子。又香附子之內部。本係白色。掘取後。就日光中乾之。其呈紅色者。係充分乾之徵。

調製法　浸於水中。夏令一夜。冬令二三日。壓薄縱平切之。用兩手碎之亦佳。

香薷

鑑別法　十月霜後。採其長刀形者陳貯之。

調製法　穗用兩手碎之。

蛤粉

鑑別法　陳久者爲上。

調製法　在炭火上燒爲粉。此物不可爲煎藥用。

夏枯草

鑑別法　褐色之花。入袋覺蕎高者爲上。若係暗褐色或碎散者無用。

調製法　花用兩手扯碎之。

訶子

鑑別法　有六七條之稜線。似四君子。皮殼黑。內部之實多。味澁者爲上。

調製法　與四君子同。

何首烏

鑑別法　中國產。成連珠狀之根。剖切之。其橫斷面有淡紅色之花紋。表面有縱五條之深溝。大者爲上。非連珠狀者係日本產。無用。又其色相爲淡紅色者稱雄何首烏。灰白色者稱雌何首烏。

調製法　水浸一夜。軟後。削爲小角塊。或切方之。

莪蒁

鑑別法　略同蓬莪蒁。大而肥。內部佳良。有新意者爲良。小而瘠且陳久者無用。

調製法　火炙乘暖用小刀切爲小角塊。水浸而切者。須浸一星期。

橄欖

鑑別法　坊間之品。大抵用鹽汁過。其表面呈肝褐色。處處有皺溝以橢圓形之大者爲上。

調製法　切去其兩端之尖。切片用之。有時亦可炒用。

甘草

鑑別法　其大如鞭。其皮薄。帶赤味。其破折面有鮮黃色。質堅而長。正直。而味甘者爲良。俗稱南京甘草。根肥大。皮部粗。內部呈淡黃色者。爲福州甘草。應選其根無大小。味甘。內部黑而不朽。或茶褐色不變者。色相雖佳。而過細者無用。其直徑有一寸左右。形態緊札。橫斷面有鮮明之紋理者。李時珍稱爲粉草。以甘草一束。用左手握其株處。撳於台上。右手持刀向下將株斜切爲若干段。每段大約一尺六寸。自大至小。選分爲五六種。色相佳而大者。或內部之短者。或色相惡者。各自束爲一卷。兩端用紅絲紮之。下端包入紙袋。

調製法　火炙後。切爲三四分厚。或用小刀斜薄切之。煎藥之加味者以兩手碎之爲上。水浸者不甚穩妥。

甘松

鑑別法　鍜甘松恰如小鍜之形。頭多如葉之鬚。主藥用。其次名葉甘松。多香氣。故線香之香料。大抵用之。如蘆頭之苗者最劣名土甘松。因附着無數之土屑故名。又葉甘松者卽係集鍜甘松落下之葉者也。

調製法　浸於水中。兩手細剖之。然後就日光中曬乾之。

甘遂

鑑別法　似麥門冬而稍長。如指頭大。外面有赤斑。內部白色。緊接如連珠狀者爲佳。外面白色。或者黑色。或者有鬚者。無用。

調製法　火後壓而切之。

乾薑

鑑別法　肥而大。外面呈灰白色。極有辛味。火炙後。切斷之。則內部呈飴色。色相如鼈甲者爲上。

調製法　用火炙軟後。切之。

乾漆

鑑別法　漆在桶中自然乾枯。成爲深褐色之物。燒之有漆氣者爲佳。

調製法　打碎後。用無煙之火炒之。

薏苡仁

鑑別法　形似玉蜀黍而稍小。去其褐衣。現出白質。色白而粒大者上品也。無褐衣者。殼薄仁多。亦屬良品。

調製法　去砂使用之。

大黃

鑑別法　厚一二寸。如圓板狀或馬蹄狀。肥大而帶深黃色者。名紫地錦文。其質輕。以鋸割之。內面呈黃色者曰頭大黃。細長而瘠形如芋者。名小天大黃。次品也。色黑而極硬重者。最惡之品也。

我國自昔之大黃。必經長年月日。待其充分乾枯。稍帶澁氣。服用後。不起腹痛。此係珍品。其色相爲黃色。看去實質甚輕。大抵經過蟲蝕者也。又有新山大黃者。外觀極似土耳其大黃。極下等之品也。

新製劑記中云「大黃有二種。木片大黃。有斜線筋紋。而乾者。佳性也。一種純如連珠之相繫。色惡而輕虛不潤者。最下品也。日本品不將莖與葉合。與中國貨有同樣香氣者最良。壯人用之。以其藥性強故也。亦可合爲外貼膏藥。此外有牟蹄大黃、土大黃二種。牟蹄大黃多生於河原田野。葉莖花俱青。子如蕎麥而輕。又名野大黃。土大黃莖味酸。莖葉花實根皆似赤色。又名山大黃。

調製法　火炙後。切爲一分厚。又有浸水三四十分鐘而後切者。不穩妥。

大豆黃卷

鑑別法　黑豆浸於水中一夜。取出後。覆以草蓆。放置三四日發芽四五分取出曝於日光中。乾後有新氣者爲上。

調製法　用火將豆加減炒之。棄皮與芽用之。亦有僅用豆者。亦有單用芽者。

大茴香

鑑別法　呈淡褐色。形肥大。成整然之八角形。各房之腹縫少破裂。內部有淡褐色之種子。富油分。香氣高者爲上。倘係黑褐色。或各房片片離解。或腹縫不閉。小而瘠者。普通品也。

調製法　指尖將八角形之蓇果一一剝離之。

大楓子

鑑別法　褐色而有光澤。圓而粒大者爲上。帶暗色或粒小者無用。

調製法　去皮殼。而用其實之白之部分。

大戟

鑑別法　有綿大戟與紫大戟（一名紅芽大戟）二種。綿大戟質甚柔軟。以手觸之。無異於綿。外皮紫黑色。內部呈茶褐色。最大者。味極苦。良品也。紫大戟長七八寸。較之綿大戟爲小。外皮紫赤色。少苦味辛味。

爲一般應用之物。

調製法　水中浸軟。去其木心、蘆頭、根端等。壓切之。

大棗

鑑別法　外面呈赤色。皺紋少。內部有黃白色之小核。果肉多。試以指壓之。覺有彈力。粒大者。上品也。多堅硬之皺。果肉少者無用。其形狀有圓形長形之分。而以圓形者爲佳。

調製法　壓而不去其核。橫切爲二。或用兩手碎之亦佳。

代赭石

鑑別法　有光澤之紫赤色。質硬。外面有大瘤。破之。成片片之大塊者。上品也。稱丁頭代赭。形小而軟。易碎而如土塊者下品也。

調製法　火燒赤。浸於醋中。　又燒過三次。反復冷後。粉用之。

桃仁

鑑別法　褐色之皮膜。成橢圓形。肥而大。仁尖白者上品也。外面呈暗褐色。或形瘠者無用。此又有桃仁、梅仁、杏仁等之區別。桃仁扁平而長。有皺。梅仁圓而尖。杏仁較梅仁爲大圓而微皺。古昔用之。

調製法　普通用小刀橫切爲二。桃仁有皮。宜注以熱湯。暫時放置。將指尖除其褐衣。乾用之。

當藥

鑑別法　開無數之花。附着全草。經久不落。葉多。經過二年之品。一望而見其爲褐色而長大者爲良。短而如矮脚雞式者亦佳。長而色相黑者次品也。新貨帶青味。其值廉。故往往有投入沸湯。日光中乾之。製爲色相古雅之僞品者。然苦味已脫而味甚薄。以手觸之。硬軟之度判然。大者三枚爲一袋。形高嵩者爲上。

調製法　民間藥應用者極少。去其莖。採取其花與葉藥研粉細之。爲賣藥之原料用。

當歸

鑑別法　冬令掘其根。永貯於無蟲之所在。半乾後。入熱湯中。經少許時。取出就日光中乾之。此宜選其肥而大。鬚根叢生如馬尾。外皮褐色。內部黃白色。味始稍甘。後稍辛。香與潤者爲佳。所謂馬尾當歸是也。又野生之品。因培養品缺乏。故瘦而小。其味始辛後甘。辛味甚強。故效能甚多。從前專用此物。現在坊間所售者。有大深當歸與天上當歸二種。大深當歸產自大深。（屬日本紀州）鬚根直而多。當歸之上等者也。天上當歸。產於日本中部。鬚根彎曲不正。其附着亦極疎。質硬。此下等品也。又古醫書中有所謂歸尾者。卽馬尾當歸之尾。所謂鬚根是也。

調製法　火炙軟。去其蘆頭。縱間施以二三條之截痕。從根元至尾。薄薄切之。或切爲小角塊。本品極易蟲蝕。故宜常添樟腦。入木箱中密閉之。

澤蘭

鑑別法　小澤蘭莖爲方形。節之距離短。葉有毛茸而新者爲上。

調製法　莖與葉切之。

澤瀉

鑑別法　球圓形之肥而大。身分重。外部黃白色。內部白色。新而無蟲穴者爲上。內部淡黃色者無用。

調製法　壓後用小刀割之。其割裂面宜上向。將稍強之火熱炙。卽乘其時切之。

膽礬

鑑別法　有生礬熟礬二種。藥用者稱生礬。用其天然產物。火燒而不出汁。成不整之塊。大者如拳。小者如桃栗。有圓錐狀之結晶塊者爲佳。火燒後。汁已出。呈深藍色者名熟礬。俗呼煮膽礬。供外用。

調製法　用乳鉢研爲極細之末。目的如用爲吐劑。則內服者須與酒同下。在萬病回春之中風條中有「用膽礬一分。爲末。温黃酒調下」云云。黃酒者。米釀之酒也。

羚羊角

鑑別法　羚羊角之大。恰如竹之根節。其尖端一二寸之所在爲最上等。其次則爲節處外層之部分。內部髓質之處。色相以飴色者爲上。

調製法　用鮫皮磨爲粉。或用研磨細之。貯藏之法。應在不透風之處。用幾層紙包包裹之。或用瓷罐。或用桐箱密閉保存之。

連翹

鑑別法　兩片不離。新而大粒。呈褐色者爲佳。小者。暗色者無用。入袋時。有無數種子混入者不效。

調製法　置於平之板上。兩手用刃除去其子。或在石上輕敲。使種子離去。

蓮房

鑑別法　新而無蟲者爲上。

調製法　火後切之。或兩手碎之。

蓮實

鑑別法　熟後如石之硬。黑色而大者爲良。

調製法　以鐵槌破其皮殼。採其仁。爲配劑用。

蓮肉與蓮之調製法同。

蓮葉

鑑別法　淡褐色而有新氣者爲佳。暗褐色或破碎者無用。

調製法　兩手碎之。

蓮蕊

鑑別法　蓮花之蕊陰乾者。以新者爲上。

調製法　切爲二三分長。

蘇方木

鑑別法　外皮白色。內部之木心呈深紅色者爲上。呈黃赤色者嫩木也。無用。

調製法　除去粗皮。不用火。就木板切之。

蘇合香

鑑別法　呈灰褐色。以棒搗之。有粘氣而無澤者爲上。

調製法　重湯煎熱加香附子末攪拌之。加以煉蜜。成爲適當之稠度。貯藏之。又以蘇合香、沉香、白檀等及揮發性之物。配合爲丸藥。附以蠟殼。其調製法。大約四格蘭姆之大丸一粒。外包紙包。投入熔烊之蠟殼內。使用時。將蠟殼剝開。同時剝開包紙。其丸藥加入煎藥中服用之。蘇合香丸用法云「每丸重一錢。用蠟包裹。每用大人一丸。小兒半丸。去蠟皮」云云。

象牙

鑑別法　印度象之門齒。形長大。色淡黃灰白。

調製法　磨粉。不用水調。

象牙爲拔除鐵屑或竹木刺之特效藥。故昔時無內服者。

側柏葉

鑑別法　味苦而香氣高。色青青有新氣者爲上。失香氣者。已經陳久者也。無用。

調製法　取其軸之葉。兩手碎之。

側柏子

鑑別法　較胡麻稍大之淡黃色之種子。味苦而放微香者爲上。

調製法　稍稍炒用之。

續斷

鑑別法　真者細而味甘。見心中有粉塵飛散者爲上。近來市場中所售之續斷。皆係南續斷。即大薊之根。味苦而有長大之分歧根。其大而堅之宿根。尚可用。新根而軟者無用。

調製法　暫浸於水。取出放置二十分鐘。軟後。切之。

續隨子

鑑別法　粒大而無囊屑。身分重者爲上。

調製法　鋪於板上。壓而磨之。去皮。得白之實。與巴豆同法用紙包去油用之。

獺肝

鑑別法　新者帶藍黑色。分裂爲七葉。乾後。變爲暗黑色。其分裂數亦不分明。惟分裂數必須認明。若係八葉。必係肺臟。故宜選其七葉者。

調製法　炮烙炒黑。成粉用之。

雷丸

鑑別法　外皮黑褐色或栗褐色。處處有凹窩。成顆粒狀之塊。枯後肌細而硬者爲上。又內部呈白色者名白雷丸。極上品也。內部黑色或質軟者無用。

調製法　除皮火後切之。

絡石

鑑別法　採其纏於石上蔓生之莖與葉。日光中曬乾之。根白者爲上。

調製法　火後切之。

蘿蔔子

鑑別法　實重者爲上。

調製法　稍稍炒用之。

無患皮

鑑別法　黃褐色大而新者爲上。暗褐色或形小者無用。本品爲庭園中驅除蚯蚓之劑。若散佈其煎液。則蚯蚓一一現出地面。可一一捕取而除之。

無名異

鑑別法　有光澤。色黑褐而形圓者爲上。形如栗粒或砂之小物無用。

調製法　細細搗碎。調水用之。

烏梅

鑑別法　極深黑色。味酸者爲上。燻黑之物無用。

調製法　去其內部之核。取其肉質之部分。火炙後。壓而薄切之。

烏頭

鑑別法　形如薤白之大。皮黑而內部白者上品也。此品產自川蜀。故又稱川烏頭。產自日本者。形如榧實之大。蘿蔔狀。下部漸次細小。色白如角質狀。此係次品。

調製法　浸於水中二三小時。然後以小刀切爲小角塊。又如火炙後切之亦佳。

烏藥

鑑別法　兩端尖。中部膨隆。外部呈赤褐色。內部呈白色者爲上等品。因其恰如八月中之芋奶。故又名芋烏藥。其他暗褐色或形大者。或如棒之細長者。均屬劣品。

調製法　浸於水中。夏令一晝夜。冬令四五日。取出去其水氣。以稍強之火炙之。然後壓而薄切之。

烏蛇

鑑別法　頭圓。體漆色而放光澤。背面有三稜。尾端甚細而長。此爲真品。頭在中心圓座。成一圓形者。亦屬上等品。雖未碎而形如木枝。或如串形者次品也。暗色而碎。或無鱗者無用。

調製法　與白蛇同。

禹餘糧

鑑別法　禹餘糧係帶黃黑褐色之卵形。或橢圓形之圓塊。內部空洞。其中殘留之粉塊。呈白色或青色者。係藥用真品。黃色或褐色者。名太一餘糧。其外殼有石片及砂礫膠著。內部有灰白色或黃褐色之粉塊。此亦可以爲藥用代用品。此外尚有卵白黃者。爲灰白色之卵形。質軟。碎其外殼。則內部包藏紫色之土塊。此下品也。

調製法　細碎後調水用之。

雲母

鑑別法　白如銀色。質潤者爲佳。淡黃色或無光澤者無用。

調製法　水濕後。日光中曬乾之。用火炒至變色用之。

瞿麥子

鑑別法　色黑而有光澤。實重者爲佳。入袋後。覺不萬而低者亦佳。

調製法　除其囊屑土砂。然後使用。

瓜呂仁

鑑別法　皮殼褐色。成橢圓形而扁大者爲佳。此名附皮瓜呂仁。其除去皮殼者。名瓜呂實。價值稍高。

調製法　壓於臺之邊緣。以左手之食指與拇指挾住附皮瓜呂仁。右手以木製之小槌。輕輕在瓜呂仁長徑之側邊。敲打之。敲打適當。則皮殼脫去。扁圓形之仁現出矣。此即可以爲配劑之用。大抵附皮瓜呂仁一斤。僅可得瓜呂實七兩。（即十六分之七）

瓜呂根

鑑別法　形狀及大如香砂芋。剝皮後。肉面少凹凸。重而滑。色白。中心有花紋者爲真品。其色不白。且瘠而小。亦不滑澤。筋多。中空者無用。

調製法　削去粗皮。水浸四日。壓切爲小角塊。或切爲四分平方形之薄塊。

瓜蒂

鑑別法　採於未熟之時。苦味多而新者爲佳。其熟後採者。苦味少者。經年而失氣味者。均無用。

瓜蒂在昔盛用爲吐劑。內服之可嘔吐。如服後無嘔吐之象時。飲冷水或冷粥少許。

調製法　應用於瓜蒂散者。研爲粉末用之。

滑石

鑑別法　色白而有真珠之光澤。微甘。滑而軟者爲上。帶土臭之味。無光澤。呈硬而淡紅色或淡綠色者無用。

調製法　其初用石臼舂碎。其次用乳鉢磨研爲細粉。再加入水。充分乾後用之。

蝸牛

鑑別法　小者效力微弱。故宜選其大者。

調製法　焙爲灰用之。

藿香

鑑別法　根元有力。莖大。其附生之葉大而帶青者爲上。此有一番二番之別。一番者刈取新莖之葉也。葉莖均柔而不縮。上品也。二番者。從一番之株上所發之新芽之莖。刈取之。葉扁大而硬。莖不大者。次品也。又有不採自莖。而僅集其落葉者。苟其葉帶青色。不沾泥。香氣佳者。亦佳。

調製法　入於籠中。其上加如露之水。暫時放置。軟化後。切爲三分長。

又嘔吐時服用者。往往即用其枝。保中湯之君藥。即以藿香梗爲主者也。若無梗。即用其枝或葉亦佳。因其藥性相同故也。

鶴虱

鑑別法　此係繖形科之植物。以其形狀如虱故名。色黑而大者爲良。然無驅除寄生蟲之效。日本市場所售之物。屬於菊科。十月間採其子實。名和鶴虱。以黑褐色者爲上。

調製法　除蒂稍炒用之。

款冬花

鑑別法　半開之花蕾。無土氣而新者爲上。

調製法　兩手扯碎之。

款冬根

鑑別法　呈紫黑色。長而大者。上品也。

調製法　水洗後。暫放置。壓而切之。

苦楝皮

鑑別法　從前根皮不供藥用。現今則市場上皆用樹皮矣。以少褐色之外皮。而有黃色之內皮。平而大者爲上。

調製法　火後壓之。縱斷之。約五分長。

苦辛

鑑別法　外皮黃褐色。內部黃白色。有強苦味。節不長者爲上。肥大或過細。或色相濃者無用。
調製法　火後壓之。切之。

射干

鑑別法　外部黃褐色。內部白色。上面有無數之葉痕。新而大者爲良。
調製法　火後切之。

陽起石

鑑別法　有光澤。色白而軟。有東絨狀之紋理者爲上。淡綠色或質硬者無用。
調製法　火燒後。浸於酒醋中。反復七次。細碎爲粉。水調之。

益智

鑑別法　實大而粒色新。香氣高者爲上。色帶黑。或香氣少或帶稠。或粒小者無用。
調製法　兩手碎之。從前調製之法。去殼入於布袋中。以手揉碎之。棄其隔層之物。稍稍炒用之。

益母草

鑑別法　益母草屬唇形科植物。採其全草陰乾之。帶青味而新者爲上。
調製法　莖、葉、花、根有同一效能。一起用手握壓於台上。用刀切之。

夜明砂

鑑別法　比鼠糞稍小。兩端尖。色黑褐者爲上。多土氣者無用。
調製法　就水中淘去其砂與蚊眼之物。日光中曬乾後。炒用之。

玫瑰花

鑑別法　色新而帶淡黃褐色者爲上。已變爲濃褐色或有蟲蝕氣象者無用。
調製法　去其蔓切之。

麻黃

鑑別法　淡綠色。味澀。就口中咀嚼之。舌上覺麻痺。色澤青青而新者爲上。此名立麻黃。其切爲長約五分左右之物者。名切麻黃。其色已變黃。或香氣已失。或貯入袋中。袋底有砂粒氣象者無用。
調製法　現今往往用兩手拍去微塵用之。

蔓荊子

鑑別法　粗大而新者爲上。
調製法　用手剝落其上之白皮。稍稍炒用之。

荊芥

鑑別法　用花穗而不帶莖者爲上。
調製法　稍炒就藥研粉碎用之。

鷄冠石

鑑別法　有光澤。呈赤色。不帶臭氣。硬而重。成大塊者爲上。色黃赤。臭氣甚者。次品也。青黑色者。屬劣等。

調製法　天然之物。不含毒性。供內用者。宜撮去其夾雜之石。研細一度。水調用之。

從前調製之法。將粗碎之物。絞爲汁。加酥煮後。乾之。研細。調水用之。

輕粉

鑑別法　色白而有真珠狀之光澤。結晶粗而身輕者爲上。

調製法　水調用之。

桂枝

鑑別法　皮薄而有三四分之廣者。或皮嫩者。祗須色相爲紫黑色。辛而甘。香氣高者。均屬良品。

調製法　暫浸水中。取出後。待其水分滲入。以左手握之。切爲三分長之物。

決明子

鑑別法　有光澤。大而色黑者爲佳。此爲民間消毒之妙藥。可以爲外用。

近來有以蘘蒿稱決明子者。蘘蒿者青葙子之異名也。故稱草決明。而決明之決明子。當以稱馬蹄決明爲當。二者有甚大之區別焉。李時珍本草綱目解釋云。

此馬蹄決明也。以明目之功而名。又有草決明石決明。皆同功者。草決明即青葙子。陶氏所謂蘘蒿是也。

卷柏

調製法　兩手碎之。

鑑別法　帶青味而新者爲良。

調製法　水洗去其土氣。火後切之。

芫花

鑑別法　從開花前之蕾。直至開花。花形不亂。苦味強。香氣高者爲佳。普通有用鼠麴草以亂真者。因其無香氣。故極易分別。宜十分注意。

調製法　有劇烈之毒。一度醋煮後。浸入水中一夜。以減其毒力。然後就日光中曬乾用之。

芫菁

鑑別法　係荷蘭人運來之物。較之斑猫狹而且小。大抵長六七分。闊一分餘。似螢而頭不赤。全體及翅鞘皆呈綠色而放金光。日本產者名青斑猫。較小。呈紺青色。亦放光輝。

此物以臭氣強而新者爲佳。

調製法　去頭與脚粉用之。

牽牛子

鑑別法　本品有白與黑二種。白色價高。而效能則黑色爲峻速。粒大而乾。有新氣。入水卽沉者爲上。

調製法　兩手拍去其微塵。篩除其粉用之。

玄參

鑑別法　外皮淡褐色。內部黑色。潤而肥大者爲上。根短而集爲塊狀或形小者無用。

調製法　火軟後。劉爲二縱片。更橫切之。

浮萍

鑑別法　葉大而裏面呈紫色者爲上。此物採於舊曆七月左右。入籠乾之。

調製法　隨取用之。

浮石

鑑別法　色淡而輕者爲上。

調製法　搗碎爲粉。調水用之。

伏龍肝

鑑別法　採自灶底中央之燒土。以陳舊者爲貴。此物可治妊娠之嘔吐。與半夏並用之有效。屢用屢驗。

調製法　打碎用之。前人用水化之。

茯苓

鑑別法　皮黑色。內部白色。質緻密。硬而重者。良品也。內部帶暗色。或過於脆軟。或過於硬者無用。

調製法　角製之物。普通稱山製。採時乘軟切爲骰子形。調劑時用之。　山出有皮之茯苓。待其充分乾燥後。剝去其粗皮。在其實質緻密之部。用小刀削之。此名削茯苓。削成之物。如過粗雜。再行切之。

附子

鑑別法　國產附子。大者如鷄卵。小者類薤白。而以大者爲貴。十六枚一斤者最上等。其肥而無角者稱天雄。小者苟內部色白者亦佳。日本產者稱白川附子。其形狀與國產同。但氣味峻烈。內部之白。稍帶暗色。

調製法　生用者甚少。大抵用紙包包後。埋於熱灰中煨後去其皮。切之。又有先四剖之。水浸一日。取出後。待其稍乾。然後火燻而切之者。附子入熱水、童便、火熱等。能減毒性。昔者往往大量用之。

胡蘆巴

鑑別法　色相紫色而重者爲上。

調製法　稍稍炒用之。

琥珀

鑑別法　深紅色透明之物。曰血透。或曰金珀。良品也。

其次曰銀珀。色稍淡。下品者曰蠟珀。色淡黃。最下等者呈黑色焉。

調製法　粉碎用之。

胡黃連

鑑別法　似楊之枯枝。心黑。外部爲黃色。試折之。則見有如煙之粉飛出者爲佳。

調製法　剉之。或火後切之。

胡桃仁

鑑別法　有光澤。且有褐色之子皮。內部之仁。色白而肥厚。且有新意者爲佳。瘦瘠者。或呈暗黑者。以及破碎者劣品也。已經蟲蝕者無用。

調製法　本品爲染白髮使黑之用。火上焦後。成炭用之。

胡麻油

鑑別法　本品有麻油、清油、兩種。而其白胡麻之油稱白麻油。黑胡麻之油稱烏麻油。

不熬而生搾之。色相極淡成金黃色。有香氣者名生油。熬後搾之香油。色呈褐黃。放香味。無二膏等之藥膏。卽用此香油者也。

胡椒

鑑別法　粒大而辛味強。有新氣者爲上。

調製法　暫浸於水後。取出滴去其水分。兩手切之。

牛蒡子

鑑別法　採牛蒡之種子。爲治咽喉痛之效藥。本品以成熟而新者爲佳。越年者無用。

調製法　水洗後。暫時放置水中待充分濕後。以兩手碎之。

牛黃

鑑別法　牛黃色如鬱黃。呈深黃色。破之。內部亦爲深黃色。有小白點。從外部至內部。有重疊之片。將少許入口中碎之。唾液潤軟後嚥下。覺催嘔之力甚強者爲上。又其重量輕者良品也。重者下品也。奧國牛黃。色甚濃。價值最高。其次爲玉牛黃。形圓或純三角。色稍帶赤。其次爲天竺牛黃。比較的形大而成碎片之物。極劣者俗稱四六牛黃。細而碎。十分中有六分混入贋品。日本牛黃。名真牛黃。成暗色之球形。

調製法　在乳鉢中研用之。

虎骨

鑑別法　有頭骨、頸骨、脛骨等之稱。以色黃者爲上。

調製法　細細打碎。除其內部之髓質。酒或醋浸之。火炙之。研粉用。

虎杖根

鑑別法　似褐色之柳根而輕者爲上。
調製法　火後切之。

牛膝

鑑別法　淡黃色。長大而肥。實質軟者爲上。帶暗色之物。或短而堅者無用。
調製法　先去莖。次火其根元。壓後。切爲長二分之物。浸於水中者。色相惡。

紅花

鑑別法　本品古名紅藍花。藥用以鮮紅色極新之物爲佳。越年貨而變爲暗紅色者無用。
調製法　兩手扯碎用之。

五倍子

鑑別法　帶黃褐色之光澤。形大者爲佳。小者碎者無用。
調製法　打碎後。除去其中蟲糞。研粉用之。

五靈脂

鑑別法　五靈脂有二種。良品者狀如糞。呈漆黑色。長二寸。成粒似鼠糞。有光澤。兩端尖而圓者也下品者如鐵糞。成鐵黑色之粘塊。
調製法　研粉用之。

五味子

鑑別法　表面有皺紋。呈紫黑色之大粒。有甘味者。良品也。又有朝鮮五味子者。表面呈紅色。以濕與白之粉。一吹之。即見白色。市中稱爲白五味子。然蒸後其紅故故云。
調製法　兩手細剉。皮核均堪應用。

穀精草

鑑別法　常生於水溜之處。及山麓始終有水之場所。以青而有新氣者爲佳。
調製法　棄根。切之。

蜈蚣

鑑別法　足肥而足數少者良品也。日本產者。足細而數多。劣品也。
調製法　去頭足。剉之。

巨勝子

鑑別法　黑胡麻之實。有光澤而重者爲佳。
調製法　水洗。乾後。稍加小豆炒之。小豆可以加減。頓飯時。從火取下。去小豆貯之。

古文錢

鑑別法　經過有年之古者爲佳。
調製法　先浸於醋中。次在炭火上燒後。碎用之。

吳茱萸

鑑別法　粒小呈黑色。有辛味苦味者爲佳。經年而辛味已脫者無用。日本產者。粒大倍於華產。氣味烈。經年者爲佳。稱爲眞吳茱萸。

調製法　從前水洗後。就日光中乾後用之。或用兩手扯碎之亦可。

鉛丹

鑑別法　鉛丹俗稱也。眞正之丹。即辰砂與粉也。丹之帶黃色者稱黃丹。其品類有乘久丹、長吉丹、光明丹、勝吉丹、市兵衛丹等。以其製造方法與製造人而異其名稱。其中以乘久丹爲最上。用於膏藥。粘性強而色相良。雖長年貯之。亦不變脆。貴眞膏萬金膏等均用此物。若放置一日。乾燥後。其膏藥面折合時。決不固附。引離時。亦特備離之特性。以嵩高度少而身分重者爲佳。

調製法　從昔用水調用。今則隨便用之。然煮膏藥者。必預將黃丹曝於日光中。乾後用之。

延胡索

鑑別法　其形類似半夏。粒圓而大。色黃者爲佳。粒小而身分輕虛。色相不良。或帶白味者無用。而對蟲蝕之物。亦不可不檢去。

調製法　浸於水中五六小時。取出待其表面水分已乾。用小刀削爲小塊。或以兩手碎之。

鳶尾根

鑑別法　外部爲黃褐色。肥而新者爲上。陳而變暗色者。有青芽者。均無用。

調製法　火後切之。

葶藶子

鑑別法　有苦葶藶甜葶藶二種。苦葶藶苦而辛辣。其種已絕。目下祇有甜葶藶。形小而呈黃赤色。

調製法　入焙爐焙之。從前則隔紙炒之。

鐵粉

鑑別法　放金屬狀之光輝。爲灰白色之粉。細者研爲粉末。若大如指頭。或呈黑灰色者無用。又如已經酸化。帶有褐色而現古意者亦佳。

鈎籐鈎

鑑別法　攀繞植物之鈎刺。其籐細而帶紫色。多嫩鈎者爲上。用其鈎者。效力加倍。

調製法　用剪刀剪爲二三分長。或以兩手細切之。此時最宜注意者。即鈎之蔓生者務須除去。尖頭亦須除去。

天竹黃

鑑別法　如象牙色或淺黃白色之細之物。粉狀如灰塊之形狀。又半透映如白蠟者爲上。呈黑色或黑褐色而不透映者無用。

調製法　用其粉。

天南星

鑑別法　圓而肥。內部白者爲上。

調製法　浸於水中二三日。壓之切爲小角。其切法始初切爲三分厚之圓板狀。其次縱橫切爲小角或平角。

牛膽南星即係用天南星之粉。以牛膽包裹乾之。使用之際。除皮炒之。

天瓜粉

鑑別法　天瓜粉係從瓜呂根上採取之澱粉。滑澤而微細。純白色者爲上。將匙插入。見其粘着者無用。本品市場中假者極多。大抵用浮粉或片栗製之。

天麻

鑑別法　大者如瓜如足。黃白色透明而如瓜者良品也。似羊角而不透映者無用。藥用須知書云。其根乾色黃白者曰羊角天麻。以其色如羊角故名。非形如羊角也。

調製法　火炙暖後見柔。二片縱斷之。或薄切之。

阿剌伯橡皮

鑑別法　白色透明之粒狀者爲良品。呈淡黃色者爲次品。褐色之塊片及碎片者劣品也。

調製法　以應用粉末爲主。其調製之法。選晴天在日光下充分乾燥之。使用水車或發動機之動力。在石臼中粉碎。而成有光澤純白色之粉末。如日光不充分乾燥。則其粉末必微帶赤色。

罌粟殼

鑑別法　淡褐色而未破者爲良。

調製法　去其蘆頭與其內部之白之部分及隔壁。蜜製者。浸於蜜與水之等分液中。亦有以火焙之者。

亞麻仁

鑑別法　有光澤。色褐形大者爲佳。呈暗色者。或有土氣者。或有藁屑混入者。均無用。

阿魏

鑑別法　淡黃而色褐者爲上。暗色或帶黑味者無用。

調製法　入丸藥者。以藥研研爲粉。浸置於酒中。軟後取出乘濕與他藥煉合爲丸藥。

阿膠

鑑別法　牛皮或驢皮所製之膠。長三寸餘。闊一寸餘。厚一分左右。透明者爲佳品。呈黃黑色。長三寸。至五分之棒狀者爲次品。總之凡黃色琥珀色者。透明者。

暗赤色而透明者。夏不軟化者。均屬良品。黑而無光澤者無用。

調製法　切小入炮烙。用極弱之緩火炒之而用其粉。惟其數宜少。多則相互固結焉。

阿仙藥

鑑別法　市場所賣者。以骰子形者爲多。色呈淡褐。質輕而脆。少澁味。有甘味者爲佳。呈暗紫褐色。質軟而重。澁味強者。不良品也。有形長如棒者。有薄而呈圓板之狀者。

阿仙藥有古舊狀態。枯而輕。色相淡。少有澁味者爲良。澁味強而帶紫黑者。或爲不整形之塊片者。係屬極下等品。多用作染料。不能作藥用。

安息香

鑑別法　松脂者呈褐黃色者良品也。褐色中帶黑。或白而有光澤者。係次品。色黑如茶者下品也。

調製法　在暖酒中入安息香。經二三次之煮沸。沉於底。取出之。入水中。見其堅且脆者爲合。取出乾後若仍有粘氣者。再續煮之。

犀角

鑑別法　黑而有光澤。微見彎曲。長七八寸乃至一尺餘之角。株扁大。基底之直徑。有五六寸。周邊灰白色。中心及上部呈黑色者。稱烏犀角。尖端良好而基底白者劣品也。劈之其縱筋粗。在手中覺滑者眞品也。高二三寸。如黑之盆山者。亦佳。長一尺五六寸。株之直徑三四寸。縱之筋緻密者名水犀角。可以爲烏犀角之代用品。

剉後有犀角之氣。切爲薄片向日光中照之。其透明之點狀粗大者。有光澤而色黑者烏犀角也。透明之點狀細。無光澤而色暗者水犀角也。

調製法　將犀角倒豎。從其基底十字切之。其時將其一片。置於金網之火燄所奔出之劇烈炭火上。此時急以小刀（新之小刀無用）就熱之根元切之。火弱者或熱之時間過長。必損其光澤。但如烈火後急切剉之。其色相與光澤亦不能良。　從前犀角在配伍處方時。預先將鮫皮磨爲粉。於服煎藥時吞下之。本草序例云。

凡湯中用麝香、犀角、羚羊角、牛黃、蒲黃、丹砂、須熟末如粉。臨服內湯中。攪令調和服之。

西瓜皮

鑑別法　薄剝之皮。有光澤。不碎而帶青味者爲佳。暗色之物。或蟲蝕者無用。

調製法　兩手切之。

西國米

鑑別法　白色無砂、有新意者爲上、

調製法　隨意用之。

柴胡

鑑別法　形狀如鼠尾、有細長之根。皮爲赭褐色。內部呈淡褐色。味苦而微有良之香氣者爲佳。其他直根而不分歧者。內部之色不朽而淡者。大者不選爲是。有油者。瘠而小者。無用。

調製法　浸於水中。用石壓之。經三四小時。取出切之。

細辛

鑑別法　根極細。長四五寸。外部淡褐色。內部白色。辛味恰如山椒。氣味烈而新者爲佳。經年後。辛味已失者無用。又有名土細辛者。杜衡也。

調製法　浸於水中。取出後。切爲一分長之物。

葱白

鑑別法　白根多而肥者爲佳。

調製法　洗去其土氣。切而棄其青之部分。着根之處。切爲一寸長。生入煎藥中。

桑白皮

鑑別法　楮之皮。外皮呈黃赤色。內面呈白色。有柔韌之薄皮者爲上。此名附皮桑白。以其白曬過者。名曬桑白。以色白者價昂。堪爲藥用。近來常有用柳之皮曬粉爲白者。宜注意。

調製法　火炙軟。壓之切爲二分長。或用手剉去微塵亦佳。

桑寄生

鑑別法　莖圓而有分岐之叉枝。葉二枚。採其所生於叉狀上者。有黃色之葉而似長質厚而堅者爲真品。

調製法　切之。

桑螵蛸

鑑別法　黃褐色之舟狀鬆疎之物者爲上。黃褐色而不似舟狀者及小者皆無用。

調製法　火後切之。

皂角刺

鑑別法　採之已久。貯藏法良。色青青而新者爲有效。

調製法　切去尖端。火後細切之。

皂角子

鑑別法　扁平而呈褐色。其邊緣有破眼。形大者爲佳。無破眼者色青者。大而不扁平者。非良物也、

調製法　碎後炒爲粉用之。

皂莢

鑑別法　有猪牙皂角與肥皂莢二種、猪牙皂角長二一

三寸。闊三分左右。向一旁彎曲。肥皂莢長四五寸。闊五分左右。子實黑。約計三四粒。以實少者爲上品。日本皂莢呈赤褐色。長一尺餘。闊一寸左右。少彎曲。莢中多厚肉而有粘性者爲上。

調製法　棄其外面之黑皮。而以內面之白皮火焙之。用藥研之爲粉。

又萬病回春中風條中。有通關散者。其藥味中有「牙皂去皮弦」云云。此即指除去皂莢上之黑皮與筋而言。

草果

鑑別法　鈍三稜之果殼。形大。內部之實亦大。而帶茶褐色。香氣強。味辛烈者爲上。小而呈汚黑色者無用。

又草果有草豆蔻、肉豆蔻、白豆蔻之區別。用藥須知書云。

草果皮大仁大。草豆蔻之仁。比草果之仁爲小。藥之下品也。肉豆蔻之仁如檳榔子。香氣佳。味苦。白豆蔻者。去草豆蔻之皮之物也。此四種。藥皆似良姜。故不易辨云。

調製法　去皮將實火後兩手碎之。

草豆蔻

鑑別法　大抵除其果殼。色淡而有光澤。形大者爲佳。暗褐色者。破碎者。不良之物也。

調製法　破子殼爲二。棄其殼而取其中之仁。入於布袋。用手強揉去其皮膜。稍稍炒後。兩手碎之。

蒼耳草

鑑別法　陰干其莖與葉。色青青而新者爲佳。

調製法　刀切之。或兩手碎之。

蒼朮

鑑別法　外皮呈茶褐色。橫斷面呈黃白色。處處有赤褐色之油點。氣味苦辛芳烈。肥而重。多膏者名曰古蒼。上品也。無膏者名新蒼。又名新山蒼朮。下品也。切後放置。有白衣者無用。

調製法　火炙後切之。新蒼又名焚蒼。梅雨之時。燃此薰之。可除室內濕氣。

相思子

鑑別法　形狀似赤小豆。質堅。色一半黑。一半赤。黑赤判然有光澤而鮮明者爲上。黑赤不能判然分明者。或變爲鮮紅色者紅紫色者劣品也。

三稜

鑑別法　色帶淡灰。質重。下端有鉛筆之削口。其稜全體恰如鮒者。形小者爲佳。色呈暗色者無用。本品生於隨處水澤中。其名稱因草莖起三稜故。

調製法　浸於水中。夏令五日。冬令七日。壓而切之。

山奈

鑑別法　色白肥厚而新者爲良。

調製法　水浸三四小時。取出入籠。滴其水分。兩手碎之。

山藥

鑑別法　除其粗皮。色白而滑。質重而形大者爲上。帶青黑色者。或蟲蝕者無用。

調製法　火後壓切爲小角。或硏爲粉末。供配伍散藥用。

山查子

鑑別法　粒大而呈赤色者爲上。暗黑色者。碎而小者無用。

調製法　浸於水中數小時。取出置籠中。滴下其水分後。以兩手碎之。在急要之時間。不浸水中。即用兩手碎之亦可。

山椒

鑑別法　成熟之果。破其殼爲兩片。呈赤褐色。形大。味辛。香氣高而新者爲上。經過年月。變爲暗紫黑色。而氣味已脫者。果殼之閉者。品之種子多者無用。

調製法　以前之法。除其果梗及黑皮。用其分爲二片之果殼。今則用兩手碎之。

山茱萸

鑑別法　色相爲紫黑色。有酸味與澁味。色澤潤者爲上。陳久者。肉少者無用。

調製法　從前除核用之。今則兩手碎之。

山梔子

鑑別法　皮薄。有七條乃至九條之稜線。圓而呈赤黄色者上品也。此名圓梔子。其較大者。形細長。呈黄色者。名黄梔子。次品也。其採取於久雨連綿之際。色黑或腐朽者。或陳久者均無用。

調製法　兩手碎之。或水浸後切之。

酸棗仁

鑑別法　扁圓形而赤色之仁。粒大者爲上。陳久者。已變暗赤色者劣品也。又其初色相甚佳。因沾吸濕氣。日光中曬乾後。亦要變爲暗赤色。宜十分注意。

調製法　兩手剔去其微塵用之。

蠶沙

鑑別法　蒼黑色呈顆粒狀之乾燥蠶屎。表面有六條之深縱溝。其聲砂砂者爲上。

調製法　即用或硏粉用之。

龜甲

鑑別法　以活龜之甲背爲上。死後所取者無用。又有腹甲者。俗稱龜板云。

調製法　火後切之。從前用酒醋塗後。就焙乾。再塗以酒醋。再行焙乾。如此五六回。然後研粉用之。

杏仁

鑑別法　上端尖。尾端圓。如心臟形。扁平而肥厚。仁白粒大者爲上。

調製法　與桃仁同法用小刀橫切爲二。

薑黃

鑑別法　肥而圓。內面帶黃赤色者爲良。細長者。薄而如竹刀者非良品也。

調製法　火炙暖。壓而薄切之。

羌活

鑑別法　自古以來。羌活卽係獨活之論。爲數甚多。就今日攷之。未可卽爲定論。近頃市場之羌活。色帶光澤。外皮呈紫黑色。縱有皺紋。彎曲如蛇形狀。隔一二寸有節。橫斷面之中心。有白色之木心。其周圍皮部呈暗褐色。此其一種也。又有並無光澤。呈黑褐色。外皮處處有點狀之隆起物。無節。橫斷面之皮部。白色上有褐色之油腺者。此又一種也。要之種類雖繁。總以有光澤而外皮呈紫黑色有節者爲上。近來出數甚少。日本產者。外部微帶青色。內部呈白色。大者如小指。形如棒。此爲最上等。其大者苟質地緻密。亦佳。

調製法　火暖後。大者從縱間切斷之爲二條或四條。再以小刀切爲二分長。製劑用者。以兩手剔去其微塵。

菊花

鑑別法　秋間開花之際。採集甘菊之花而陰乾之。以黃色多瓣色極新。莖高者爲上。野菊花或苦薏等苦味之花。或陳久之花。均不佳。

調製法　去蒂離瓣用之。

桔梗

鑑別法　形狀似沙參。少分歧之枝根。外皮褐色。內部白色。有滋味。大而一棵直立者爲上。此名帶皮桔梗。其曬後呈純白色者稱曬桔梗。

調製法　浸於水中十五六分時間。壓而切之。或火炙後切之。

枳殼

鑑別法　形不過大。呈黑青色者爲上。

調製法　水洗入籠。滴去其水分。乘其質軟時切之。

枳實

鑑別法　大如新式碁子。肉外泛。皮部厚。帶青黑色。有苦味辛味。火炙切後。其切口呈淡小豆色。有鼈甲狀之光澤者爲上。如切口呈暗黑色。或呈青色。或呈黃色。形小如無患子者。次品也。價值以陳者爲昂。極新之品。切口現青色。稍稍經過月日者。切口呈黃色。價亦不昂。若經過年月而切口呈暗黑色者劣品也。

調製法　皮面向上。肉質面向下。火炙之。在其香氣出時。試切之。切時覺甚便當者。即全部一一薄切之。

橘皮

鑑別法　黃橘之皮。呈黃色。肌細。有苦味。形狀良者。上品也。陳久者劣品也。

調製法　以兩手剔其微塵用之。

金銀花

鑑別法　花瓣之上端呈黃褐色。基部呈赤褐色。乾者爲上。成粉者。有虀屑者無用。

調製法　隨意用之。

榆白皮

鑑別法　去粗糙之外皮。而用其內皮爲佳。

調製法　遇濕氣則損品質。宜火後切之。

熊膽

鑑別法　選色黑而有光澤。有焦臭性。感濃苦味。試以白色之茶盌。盛清水一杯。以半粒胡麻大之熊膽。置入盌中。見其浮於水面。旋轉迅速而不休止。在迴旋之際。漸漸溶小。終於忽然消失者。真品也。旋轉之時。迴旋遲緩。或暫時停止。或雖旋轉迅速而不悉溶。或浮於水面而不旋轉。或浮在水面時。水底下有一道之黃線者。均劣品也。因除熊膽外。其他之獸膽。亦能旋轉。但不及真正熊膽之旋轉之速耳。又可以清水盛於他器中。在其水面上撒以微塵。而以米粒大之熊膽滴下。見微塵在其左右如絲如線下於水底。其線不散者。亦真品也。

其味純苦而無雜味者。良品也。初入口甘而後覺苦。或初不苦而後苦。或苦而淡者。或帶甘味者。或其味覺不快者皆係劣品。惟初甘後苦之物。雖屬劣品。但無良品可選時。亦可以用。現今市場中價格之高下。即視味之良否而定。

其色係漆黑色。而放光澤者爲佳品。否則劣品也。

其氣味有焦臭氣者良品也。有血腥之氣味或帶腐敗之臭氣者下等品也。

又坊間有琥珀狀熊膽者。呈透明之黃赤色。有光澤。極苦而無雜味。在水面上迴轉迅速。入口即溶而不粘。此亦良品也。

熊膽之真僞。凡富於經驗之人。雖置無數之物品於前。一見卽能辨明。總之贋物之外皮。必帶煤色之黑色。內面黑色。枯而無光。其質堅硬。或味雖苦而覺淡。或帶不快之味。此以黃連黃柏當藥等煉成之者也。又有雖苦而其中雜有細小之碎片者亦贋品也。

調製法　水溶解。溫湯煎服之。丸藥以水溶化。去其皮與滓用之。不能入煎劑中煎服。

密陀僧

鑑別法　以淡黃色之銀密陀僧爲良品。帶赤黃色之金密陀僧爲下品。均可供藥用。鉛色銅色之密陀僧無用。

調製法　紙包以鐵槌細碎後。入鍋注水煮之。然後就日光中曬乾貯之。

密蒙花

鑑別法　淡褐黃色。花序不碎。味甘者爲良。

調製法　兩手碎之。

明礬

鑑別法　不帶白色之粉霜。成透明而大之結晶者爲上。此名透明明礬。其重疊如塔狀者。名塔狀明礬。礬石卽燒明礬之物。結晶後。除其水。而成枯礬、巴石、燒明礬等名稱者也。取其色白而蓋高。分量輕者爲上。帶暗色者。或碎而已吸引濕氣者無用。

雌黃

鑑別法　石雌黃有如金之黃色。有光而軟者爲上。帶黑色者無用。

調製法　臼中搗粉用之。

蒺藜子

鑑別法　黃褐色之菱形。質重者爲上。

調製法　刺之焦者。炒後。在藥研邊緣研去其刺頭。壓切之。如藥用之目的。爲恢復盲者視力。則宜研粉用之。（食後服用一方寸）

鐘乳石

鑑別法　形狀如指。色相如飴。稍帶赤味。中央有孔通者爲上等。過長者。或質粗者。或內部無孔者無用。又其物恰如鳥之羽莖。透明而中空虛。質輕者。稱鵞毛管石。亦上品也。

調製法　現今用石臼搗碎。使用於煎劑中。從前據本草序例云。

凡用鐘乳石等諸石。以玉槌水研。三日三夜漂練。務令極細。

常山

鑑別法　小者採小木之根。呈黃色者爲上。其葉稱蜀漆。又名土常山。另有一種。其葉稱甘茶。可爲甘味之劑。從前往往附加於醬油中。凡呈暗黑色之收縮乾葉而無屑片。味甘而多新氣者爲上。

調製法　火後切之。

紫菀

鑑別法　外部紫色。內部白色。有無數之細長根附着。軟而能彎曲者爲上。

調製法　火後切之。

紫根

鑑別法　外部紫黑色。內部有白色之肉。即皮部厚者爲良。皮部薄者。僅可作染料之用。

紫蘇葉

鑑別法　俗稱縮緬紫蘇。或稱花紫蘇者。其表裏均呈紫色。在未開花前。採集其葉之大者陰乾之。以香氣高。軸大或無屑片混合者爲良。陳久者。採集時。片面青而他面紫者。兩面均青者。無用。

調製法　水洗入籠。滴去水分。軟化後。壓而切爲二三分長。

紫石英

鑑別法　呈紫色。成透映之結晶形。形正而大者爲良。

調製法　火燒赤。取出浸於醋中水溶之。

使君子

鑑別法　兩端尖。有五條稜線。色黑褐。形大。內部呈白色。有油氣而色新者爲上。

調製法　壓爲二三分之厚切之。

麝香

鑑別法　全形者稱臍麝香。其直徑大約一寸。亦有稍長而大者。其外面有多多之毛之皮包之。色帶淡褐。此上等也。毛白者下品也。形正圓者扁平者。壓其外面。覺內容充實。不硬不軟。有抵抗力。取出其內容。覺有乾燥之細末。香氣強烈。比之普通麝香。香氣之刺戟強者爲良。　麝香以香氣之強弱爲證。香氣少者。不良品也。內容軟而潤者不良品也。取出其內容有皮者。名皮麝香。

調製法　切開其皮。取出內容。乳鉢細研後。入小瓶中儲之。

商陸

鑑別法　山牛蒡之根。切二三寸長。薄如板狀。乾燥之。以灰白色而幅廣大者爲佳。帶暗色者無用。

調製法　火炙縱切其幅爲五分。如浸於水中而切之者。其色大變。變爲不良。

松蘿

鑑別法　生時色青白。乾後成白色。形長者爲佳。

調製法　切之。

松脂

鑑別法　黃色或淡黃褐色。塊大者爲上。成粉而帶暗色者無用。

調製法　研粉用之。

升麻

鑑別法　外皮紫黑色。內部有淡褐色之羅紋。肥大者爲上。從此根所生之莖。其附着之葉如秋海棠而有鋸齒。一如鬼臉者名鬼臉升麻。形瘠而小。外皮呈黑色。內部爲青白色者名鷄骨升麻。次品也。

調製法　水浸一日半。待其充分軟後。壓而薄切之。其大者先縱切爲二條或四條。更橫切之。

菖蒲根

鑑別法　從前用石菖蒲之根。現今市場中悉用端午日白菖蒲之根。形大。外皮青色。內部白色。香氣強而新者爲上。

調製法　壓而薄切之。

生薑

鑑別法　發育肥大。內部有白味。味辛而香氣好。色新之母薑爲上。帶暗色者。細而瘠者。根者。均無用。

調製法　火炙暖。壓而用小刀平平薄切之。或兩手碎之。

在處方之慾。往往有生薑幾片云云每片以若干重若干大。古來均無一定。從奇效醫術載一片之重。爲二分五釐以來。世間亦未有人提出異議者。

青皮

鑑別法　表面呈暗青色青色強。裏面海綿組織之部分呈白色者。氣味新者爲上。

調製法　浸於水中。取出入籠暫時放置後。切爲一二分。

芍藥

鑑別法　冬令掘其根。不去其皮。就日光中乾燥之者名生乾。所謂赤芍者。即其大如指。肥而硬。外皮帶淡紅色。內部呈白色之物也。以形長如棒。味苦而澁者爲良。形細者。短折者。內部變褐色者。蟲蝕者均無用。所謂白芍者。在冬令採掘其根時。即除去其粗皮。投入沸湯中煮沸之。其湯呈黑色。取出後曬乾之物也。其效力比之赤芍較弱。

調製法　置在鐵網之上。下用火暖之。軟後壓切爲一分左右之薄。

赤小豆

鑑別法　藥用者須貨品極新。粒小。呈暗黑色。有光澤者爲上。陳久者。蟲蝕者。無去腫病之水氣之力者也。

調製法　儘煎用之。不能剉入。

赤石脂

鑑別法　有角性之不整塊。易碎。以爪磨之。能放光澤。以舌砥之。無土臭之味。內部呈淡紅色者爲良。外部淡紅色。內部白色者無用。白石脂則宜色白者爲是。

調製法　現今細碎水溶之。從前碎後浸於醋中。火燒後水溶之。

蛇退皮

鑑別法　銀白色之光澤。有圓筒狀菲薄之皮膜。曝於雨露者爲上。

調製法　炒爲粉。或煏爲灰用之。

蛇骨

鑑別法　所謂蛇骨者。係古代之大樹。埋沒於地中。木心殘剩爲化石者也。形狀如大蛇。叩之發鏞音者爲上。

調製法　研爲粉。用爲撒佈於損傷之部。

車前葉

鑑別法　帶青味之大葉。莖高者爲上。

調製法　輕輕注以如露之水。軟後除其葉柄。疊而切之。

車前子

鑑別法　黑褐色而有光澤之長橢圓形之種子。質重而能沉於水中者爲上。帶褐色而無光澤者無用。

調製法　稍稍炒。粉用之。

蛇牀子

鑑別法　似小茴而較短小。味辛類荆芥。有香氣者名真蛇牀子。良品也。然一般之蛇牀子。形如米粒。有毛茸。此竊衣子也。

調製法　真蛇牀子。稍稍炒用之。有毛茸者。日光中乾燥後。置臼中搗去其毛。炒後用之。

沙參

鑑別法　長圓錐形。外部淡黃色。內部呈白色。上部肥大之部分。直徑有六七分者爲上。帶暗色之老朽根。或形細者無用。

調製法　水洗後。取出置籠中。軟後切之。

戎鹽

鑑別法　從前在青州產。淡青色骰子形之青鹽。堪供藥用。其後以荷蘭人輸入無色透映之光明鹽代之。亦有用夾雜酸化鐵之淡紅色之桃花者。

調製法　隨意用之。

縮砂

鑑別法　除其果殼。呈暗褐色。形橢圓而大者爲上。色暗黑而易碎者次品也。現今市場中之物品。大部分無色相。表面往往塗以白粉者。又有附皮縮砂者。以形大內部有果實之集團者爲良。

調製法　兩手細剖之。

辰砂

鑑別法　形大質重。鮮硃色者。名大辰砂。上品也。細者劣品也。

調製法　研磨磨爲粉末。水溶之。

辰砂不加入煎劑中。俟他藥煎煮後。將漉濾濾其液。冲入煎藥汁中服用之。

辛夷

鑑別法　正月間開花前之花蕾。內部充實。形大者爲良。

調製法　除其外部之苞及毛茸用之。

秦艽

鑑別法　有羅紋交相糾繞。狀如細絲。色黑味苦者爲良。日本產者係另一種之植物。羅紋直上。並不交糾。大而長者爲良。

調製法　洗淨後。浸於水中十分鐘。切爲小角塊。

眞珠

鑑別法　藥鋪中販賣者有左列諸種。（惟日本人能辨之）

伊勢眞珠　藥用亦可爲裝飾用。形正圓而粒大。發銀色之光輝者爲上。金色者次之。

水戶眞珠　藥用者屬於上等之部。形極圓。白如銀色。有光澤者爲上。

志摩眞珠　供普通藥用。色白粒小。以極圓者爲上。粒大而色帶黑味者。不正圓者價廉。

此外尚有小芥子、琉球、北海湖水等名稱云。

調製法　絹包入豆腐之中。煮後搗碎爲粉。

蓽撥

鑑別法　黑褐色粒狀之果實。集團無數。有一寸左右長之複果。香氣與辛味均烈。色新者爲良。細小者無用。

調製法　湯中充分洗過。切後陰乾之。

萆薢

鑑別法　質軟者爲上。又原植物之莖無刺者。則其根軟。刺之根色白而硬者無用。

調製法　去皮火後切之。

枇杷葉

鑑別法　採取枇杷樹上極大之葉。陰乾後。以帶色青而新者爲上。

調製法　生葉切爲直二分左右。如葉已乾燥者。宜注以如露如霧之水。暫時放置。然後切之。在盛夏暑氣時用之。

華澄茄

鑑別法　暗黑色形大而新者爲良、

調製法　浸於酒中。蒸後用之。

白豆蔻

鑑別法　此有除殼與不除殼二種。市場所售。大抵爲帶殼者。以圓而肥。色淡者爲良。帶暗色之果殼殼已破者無用。

調製法　去果殼與粉、稍稍炒用之。

白檀

鑑別法　白檀有三種。頂上者名老山檀。木大而直。兩端之切面以黑紙貼之。表面有塗以朱者。質脆而香氣強者。爲老山之特徵。最劣者名新記。亦稱普通白檀。香氣弱而感甘味。質有粘氣。與老山之香氣。完全不同。又有一種不屬新記。亦非老山。品位介於兩者之中者。名地門。亦名間山。

又有印白檀者。俗稱和檀。係日本人取茂木而假造之者也。

調製法　用刀劈之。

白檀劈出後。凡黃褐色而多油氣。香氣強者爲上品、淡黃色而油氣少者。易碎而香氣弱者。且容易燒過者劣品也。

白歛

鑑別法　如烏梅而圓。大如鷄卵、外皮紫黑色。內部白色味苦者爲良。

調製法　火後切之。

白芨

鑑別法　肥而色白者爲良。

調製法　水洗後。壓而切之。

白殭蠶

鑑別法　色白而形直。質硬者爲良。

調製法　水洗後。暫置之。待軟。將其腹內之絲狀物。就口尾抽出之。又有水洗後卽炒而用之者。

白芷

鑑別法　有細長之枝。富芳烈之氣味。呈純白色而新者爲良。過大者有蟲穴者無用。

調製法　暫浸於水。將細者壓切之。大者視其程度、斷切爲縱二段或四段。再行薄切之。其極大者。橫爲三四分長。再從縱間薄切之。急要之時。火後切之。

本品非常易遭蟲蝕。在梅雨季節前卽宜用箱密閉儲藏。卽入樟腦直至秋令爲度。

白朮

鑑別法　根白而柔者。稱三好白朮。良品也。筋多而堅者。名嫩根白朮。下品也。總之以新者爲上。凡有蟲穴者。陳久而變褐色者均無用。又古昔有雲頭朮、鷄腿朮、狗頭朮諸名稱。視其形態而異其命名者也。

調製法　水洗後。取出入籠。滴去其水分。火炙之。稍壓而切之。又其始卽火炙而切之者亦佳。處方中有「雪白朮」一者。此並非經雪之謂。乃甚言其雪白之意也。

蓖麻子

鑑別法　有銀白色之斑點。呈黑褐色橢圓形之種子。富有油分質重者爲佳。

調製法　去殼稍稍炒用之。

檳榔子

鑑別法　形如扁平球。有澁味。質堅硬者。名大腹檳榔子。上品也。稍長如卵圓之形。頭尖者名山高檳榔子。次品也。總之要外部呈淡褐色。內部有白之紋理。未經蟲蝕。脚部無凹凸之穴者爲上。

調製法　火燻暖。切之。又或削爲纏卷。若用浸於水中之方法。則其色相必損。

沒藥

鑑別法　沒藥有二種。供藥用之煉沒藥。大抵無琥珀之色。現今多用似乳香之黃黑色或汚褐色之不整塊物。微放香氣。味苦。無砂石木片等夾雜者爲上。花沒藥無香氣。破折面呈顆粒狀。成脆而半管狀之堅塊。新鮮者呈淡赤色或赤褐色。經過月日。從暗褐色變爲黑色。以新而不碎者爲上。

調製法　與乳香同。

木香

鑑別法　形態如久曝於雨露之枯骨。外面淡褐色。內部灰白色。硬如角質。實質中味苦者爲上。若內部黑而朽。且空虛者。多砂利與片者無用。

調製法　浸於水中。夏令五六小時。冬令一夜。取出滴去其水分。細細薄切之。大者從縱間切爲二條或四條。更橫切之。然後就日光中充分乾燥之。用爲賣藥之製劑原料者。先粗雜切之。然後兩手碎之。

木鼈子

鑑別法　扁平鈍三角形或橢圓形之種子。邊緣呈小半圓形之深深之缺刻。形似鼈。帶綠色。其中仁大者爲上。

調製法　除殼稍稍炒後。去其油分用之。

木賊

鑑別法　淡黃色大而長之物。成一束者爲上。經月陳久。或置於日光。直射之處。變爲帶赤色者。均不適用。

調製法　切其節火後切爲二分長短。

木通

鑑別法　皮厚。外部黃褐色。似黃蓍形棒狀之物。橫折面黃白色上。有直徑三四分乃至一寸左右車軸狀之紋理。縱間有細孔。一端吹之。他端出氣。味苦者爲上。日本產者形如防己。外部有灰色之皮。內部有褐色菊花狀之紋理。此名帶皮木通。去其皮而全有其白者。名晒木通。已切者名丸木通。粗雜之物。再以兩手碎之者名押木通。大抵直徑有六七分者爲佳。

調製法　切後儘配劑用。

木瓜

鑑別法　外面赤褐色。內面淡褐色。形大而無蟲穴者爲良。暗黑色者無用。

調製法　浸於水中。冬令一晝夜半。夏令一夜。取出放置籠中。俟其水分滴去。火燻之。縱斷爲二片。更薄切之。

青黛

鑑別法　身分輕。色呈紫黑者良品也。身重而呈黑色者。有土砂者無用。

調製法　碎後水溶之。去其渣與土砂而後用之。

青礞石

鑑別法　礞石有二種。色呈青黑。打破之。其中有白色之銀點。火燒之。則其中之白點變黃者曰銀礞石。此爲供藥用之良品。色黑而有金星者名金礞石。下品也。

調製法　細碎之物。加同量之硝石。入於炮烙之鍋中。且以其他同樣大之鍋覆之。其接合處塗以土。火燒後。放置於冷處。冷後以乳鉢研粉水溶之。

椒目

鑑別法　色黑而身分重者爲良。

調製法　炒爲粉用之。

小豆蔻

鑑別法　長圓形。色純白。肥厚。皮殼之表面。有淺之縱筋。香氣高者爲上。尖端與下端純稜線之部分。縱筋尤多。又呈暗黃色者。皮殼表面之縱筋極深。香氣與前大異者劣品也。

小茴香

鑑別法　粒大而呈黃褐色。有香氣者爲是。帶暗色之陳久物者無用。日本信州產者。粒較小而帶青味。香氣亦强。較諸國產勝矣。

石膏

鑑別法　有蠟狀之光澤。有白色透明之層之塊片。一節之間約二三寸。縱間有束鍼狀之紋理。質軟者爲上。硬者無用。

調製法　石臼中搗碎。在篩中篩除其粗大者用之。從前調製之法。以同樣大之炮烙鍋二只相合之。中入石膏。置於火上。上置炭火。約一時候。(今二小時)除火。冷後。敷於紙上。在土上放置一夜。全冷後供藥用。

全蝎

鑑別法　小而緊。形態完全者爲上。足已脫離者。形亂者下品也。乾燥品呈藍青色。鹽浸者變淡灰色。全蝎以蟲之身體全部完全而名。而效力多集於尾部。名蝎梢。

調製法　鹽浸之物。宜用水充分洗去其鹽分。乾燥後火炙剖之。

硝石

鑑別法　色白結晶。大而不濕者爲上。帶暗色者。細者無用。

調製法　盛於土器中火上熱而溶融之。冷後凝結。碎用之。

石葦

鑑別法　人跡斷絕之山中生於岩石上者爲上。

調製法　去其葉背之毛。火後切之。

石決明

鑑別法　有九穴者名九孔。上等品也。非九孔者不能供藥用。

調製法　與米泔汁同煮。約二小時。除去貝外黑之部分。碎用之。又以水小麥粉捏石決明。於其中埋於熱灰中煨後。除去小麥粉與外部之黑者。粉用之。

石斛

鑑別法　用其生於石上之莖。質硬根白者爲上。根黑者生於木上者無用。

調製法　去根火後切之。

川芎

鑑別法　球形或長圓形之塊狀根。外皮黑褐色。內部黃白色。形大。氣味辛烈者爲上。

調製法　火炙軟。試切之。內部呈黃色。如鼈甲之狀。半透明者。合度矣。其大者縱二切或十字切。更細切之。

穿山甲

鑑別法　褐黑色而有光澤。無蟲蝕者爲上。以剪刀剪開者。祗須形大。亦可。

市中有剝甲後長埋地中。使皮部腐朽。而鱗不變化。後日掘出。洗去其土氣。乾晒之。其土帶爲淡灰色者。

調製法　火炙暖而軟之。細切之。用藥研充分研爲細粉。以一小匙沖於開水中服之。可以促乳之分泌。

蟬退

鑑別法　蟬之脫殼。故又稱蟬蛻。民間之中耳炎者服用之。集其附着於上者。色呈茶褐。有光澤。具備全形者爲良品。帶土氣者下品也。

調製法　浸於湯中洗去其土氣。去其頭、足、翅等。火後粉用之。

旋覆花

鑑別法　黃褐色而有新意者爲良。

調製法　用其花瓣。

前胡

鑑別法　外部黑色。內部黃白色。緊札而身長者良品也。極肥大者。過細者無用。

調製法　洗去土氣。壓而切之。

皇漢醫學叢書

陳存仁編校

中國醫藥論文集

富士川游等著

中國醫藥論文集

提要

日本漢醫。雖一度被抑。而其治病之成績。深入人心。歷久而不稍磨滅。近時各有名之醫藥博士。咸加研究證之實驗始知有勝於西洋醫學之處。於是羣起鑽研。以發揮其眞理。而皇漢醫藥之於日本其勢亦日漸浸盛。關於漢醫學之論文。不特時見於報章雜誌。且發行專門雜誌多種。所載文字。於漢醫一道。皆有深切之見解。不故爲阿諛亦不作無謂之攻擊評論。如木山囦彥之皇漢醫學復興之急務云「漢方醫學決非離現代之醫學。亦非輕視科學之醫術。其於醫學之進步發達。實足以補今日醫學之所短」一雲外居士之漢方醫與西洋醫云「在外表觀之。無論何人以爲漢法粗漫。而西洋法精微。然治療上之效果。則反是」皆足以糾正反對或懷疑我國醫學之謬見。苟非有精密之研究。與夫彰著之實効。決不能貿然下此肯定語。

本集共收入醫學論文二十一篇。藥學論文十三篇。執筆者大多爲日本醫藥界名流。而於漢醫藥有深切之研究者。譯之以介紹於國人。以見日本人對於皇漢醫藥之信仰。及其對於皇漢醫藥忠實之態度。

中國醫藥論文集目次

中國醫藥論文集

皇漢醫學變遷史

文學博士 醫學博士 富士川游

不論何國。醫學之源。與人類同時而起。在日本亦自太古已有醫學矣。然醫學之史料。除「古事記」與「日本書紀」之外。其餘祇據史學之遺物而考之。以外别無他法。據此等之記錄遺物考之。日本太古之醫學。在藝術上大概屬於『民間醫學』之部類。古事記日本書紀所載之醫學內容。其程度雖屬民間醫學。然較之原始醫學則頗進步。可見日本古代之文化頗新。及文化旣進而後。有製鐵爲針。或用織絹機。此事在日本神代之歷史已有之。卽由此推想醫學。亦必頗有可觀者。然其爲日本固有者。抑或由外國傳來者。在今日甚難闡明。遡自神代與朝鮮往來極盛。或者以朝鮮爲介。由大陸傳來也。然傳來何物。仍屬不明。觀夫中國古書載有日本之事。謂日本無治病之藥。唯以水浴瘉之云云。或爲中國之觀察不詳歟。日本古代確實有藥。且爲數不少。據諸家之研究。人參、附子、厚朴、甘草、胡椒、丹砂、吧吉、大黄之類。確爲神代已有之藥。其曾應用於治療也。自不待言。在古事記神代卷所舉之動植物之名稱頗多。其應用之於治療上者。諒亦有之。唯鍼術則無。或由中國傳來者。然考諸中國諸書。則鍼術似由日本傳去云。按中國有『素問』之書。主載岐伯黄帝之醫事問答。今日流傳之素問。恐爲秦漢時代所出。蓋後人所出。託名於岐黄者也。此屬日本紀元前二百餘年之事。卽三千年前之書也。可謂古矣。素問之中。記載鍼由東方傳來。蓋東方之民食魚而病。故以鍼刺之出血而治之云云。所謂東方者。諒指日本也。然日本往古不用此療法。治療主用內服與貼敷。考之日語タスリ（藥）卽ツケル（貼之）之意。可以想見。蓋ツケル者。乃貼膏藥之意也。例如大穴牟遲神受火傷而貼附蛤汁之類。如此諸問題。概屬專門問題。姑且略之。然日本固有醫術之外。以朝鮮爲介而傳來之中國醫術。亦混在內者。諒有相當之理由。而國史上始載中國醫書之傳來。又屬更後之事。傳曰允恭天皇三年（西紀四一四年）帝病。由朝鮮聘醫者命其治療。是爲外國醫師來朝之嚆矢。爾後朝鮮及中國之醫師。屢見聘來朝。由中國直接而來者名曰知聰。吳人也。欽明天皇二十三年（西紀五六二年）攜醫書而來。其所攜爲藥書明堂圖等百六十卷云。大概爲隋唐以前之方書。又欽明天皇之季。佛教東來。漢譯之藏經盛傳。不得不讀之。然皆爲漢文。故讀時非常困難。乃悟非逕往中國學習。不能得其眞傳。及推古帝十六年（西紀六〇八年）乃使藥師惠日等留學於中國。此時爲隋之末季。推古天皇三年。惠日等歸自中國。建論於朝廷曰。中國之文物非常開化。足可爲範者甚多。不可不派留學生往。以專究文物云云。於是與中國之往來愈甚。當惠日等之往中國也。爲隋之大業四年。及大業六年（西紀六一〇）有『病原候論』之書出世。計三十卷。在西歷紀元六一〇年。即第七世紀之初。醫學界有此大宗成書。爲世所稱。按此書乃巢元方奉勅所撰。分別症狀極爲詳細。又一一記載原因。（遞示實物）一視此書（病原候論）之目次即知。然以今日之目光言之。此中所謂獨立之病不甚多。疾病與症候。往往牽連不分。在西歷第七世紀之初。西洋之醫學哇然墜地。希臘之醫學滅。羅馬之醫學亦衰。惟亞拉比亞之醫學尚見行於時。而在中國已有如此貴重之醫書。直可欽佩。且其中所載之癩病。與今日吾人所知之癩病之症候概相同。脚氣亦然。中國此時已有脚氣。南方尤多。北方則少。又細考此書。載有疥癬蟲之事。在西洋知疥癬蟲者更屬此後之事。即明知其爲蟲者。在十六世紀以後也。此書觀察之充足有至某程度。故其症候之記載。亦非常綿密者多。當『病原候論』出世之時。適惠日等在中國之季。故該書諒爲惠日等所攜歸者也。自奈良朝以至平安朝之時代。中國之學問漸見日本化。是爲日本醫術行世之時。然其根據亦不外乎此『病源候論』及平安朝時代之季。即西歷九百年。距今約千年之前。有『醫心方』之書出。此乃摘錄中國醫書之要點。集成三十卷。自藥方以至鍼灸。凡內科、外科、小兒科、婦人科、本草、養生、服石、房內等。無不網羅之醫學全書也。當隋唐時代。房內一科在中國頗盛行。是爲生殖衛生之道。『醫心方』所載乃拔隋唐醫書之精萃而成。『醫心方』爲丹波康賴所載選。其當時乃據現在日本所有者。然該書後竟亡失無傳。中國亦無之。今日所傳者不過引用『醫心方』之記事而已耳。若將引用於『醫心方』者而集之。則其原書之內容。大略可窺也。『醫心方』出自圓融天皇時代（九七五年前後。）即將近中國唐之末季。然『病源候論』以及其他之醫書一切在宋之時代曾經惠民醫局校正。若夫以前之醫書內容。即非據日本之『醫心方』莫知其正確也。當時撰者丹波康賴將此書『醫心方』獻之朝廷。歷代祕藏於御庫。及室町時代（一五二一至一五三六年）之末。正親町天皇時（一五六五年前後。）賜之醫官半井氏。一面仁和寺宮之文庫亦有『醫心方』然不過二十卷。半井氏則全部三十卷皆有之。及德川幕府之末。東京神田佐久間町之醫學館告成。董事多紀氏上書幕府。請梓行半井氏家所傳之『醫心方』而半井氏家不知何故。謂其書已失而不肯獻出。其後歷四十星霜至安政之季（一八五七年前後。）半井家換人。忽稟幕府曰。先年所詢之『醫心方』向謂一時不見。今已發見。似爲謄寫者云。及索而觀之。乃原書也。於是幕府乃不惜重資。仿其字體。照樣印刻木版以公於世。後明治政府繼承幕府之醫學館。該版藏在今之東京帝國大學圖書館。前年（大正十二年）之大震災。諒已歸烏有矣。『醫心方』之可貴也如此。其本雖據『病源候論』然『病源候論』竟無治療之記述。於是唐之中季有孫思邈者。作治療書名曰『千金方』記述治療之事。而治療之法以明。及鎌倉時代所出之『萬安方』六十二卷『頓醫抄』五十卷。皆混有日本之實驗方。迨足利時代（一五二一至一五三六年）而日本式愈著。當時之有學問者。概爲禪宗之僧侶。禪僧留中國修佛教。同時兼修醫學。歸來以之傳於國內者多。其曾留學者及不留學。無不取中國之書本而研究之。此時不但直譯中國醫書。即日本固有之醫學。亦漸漸發現。遂有眼科婦人科等之專門科。以前雖有專門之科目。然非名實兩全也。其時稱內科爲體療。乃用唐代之名稱。及室町時代（一五二一至一五三六年）乃呼本稱。內科之外。復有外科。蓋外科在唐代謂之『創腫』及宋初乃有外科之稱。室町時代。日本效之。而於其後有稱外療者。蓋俗名也。中國自宋代醫學受性理學（今世所謂自然哲學）一派之影響至大。故隋唐之醫學。爲之一變。蓋隋唐之醫學以寒爲本，謂傷寒爲病。與希臘羅馬之所見略同。及宋則以天地爲大宇宙。以人體爲小宇宙。配之以陰陽五行。以考察疾病之本質。不論疾病症狀皆分陰陽。發於外者曰陽。發於內者曰陰。配此陰陽二理及金木水火土五行於疾病。治療亦據此以行。元來陰陽五行之說。自古有之。然以之應用於醫藥而喋喋不休者。實自宋之醫學始。印度有四大之說。卽以地水風火之四元素爲本。以說病理而立療法。希臘亦有四元素之說。似由印度所傳者。中國之醫學則不然。以陰陽五行之說爲本。在隋唐時代以傷寒爲病因。以排毒素於外爲主。故行吐、瀉、汗之法。宋醫則極力營養身體而培補之。所用主爲人參之類。在醫史上名之曰『後世醫學派。』此醫學於安土桃山時代（一五九〇年前後。）頗盛行於日本。曲直瀨道三者。其泰斗也。由中國言之。盛唱金元時代之醫學。及德川時代之中季（一七四〇年前後。）古學復興。有伊藤仁齋者出而唱復古之說。醫學亦唱古學。謂宜返本還元而歸於隋唐之醫學。其所根據者。乃以後漢張仲景所著之傷寒論及金匱。傷寒論以治熱病。熱病以外。則皆載在張仲景之金匱要略。故特取此二書以爲根據也。是故德川時代（一八七〇年前後）之漢方有二潮流。一以宋金元時代之中國醫家所作之醫書爲本。一則以傷寒論爲據。惟日本之醫學。雖傳自中國。然不論其何方面。內容皆與本來面目不同。譬如中國之產科不用手術。日本則用種種手術。中國之外科手術極少。日本則用麻醉藥。或行足之切斷術。或摘出癌腫。卽西洋未有志會羅本以前。已有麻醉藥以行手術者。關於此點。中國學者如硏究日本醫學之歷史時。還祈注意。中國之陳邦賢氏近著『中國醫學史。』雖述西洋醫學傳入日本之事。然中國醫學傳入日本以至發達之歷史。亦還祈詳考爲。在日本始先傳入中國之醫學。以之變爲日本之醫學。行至德川時代末季（一八七〇年前後）有此根基而後見西洋醫學之傳來也。

中國醫學來日本永年。支配日本醫家之思想。且比本地尤有進步。及西洋醫學乘機而入。轉瞬間遂見繁盛。西洋人初來日本爲天文十二年（一五四三年）之季。葡萄牙商船來種子島（九洲之南端。）通辦爲中國人。名曰五峯。當時以其毛色有異。故稱爲南蠻人。其南蠻人俄卽北上至九洲北部。在豐後內府（今之大分縣）

設立救濟院。收容患者而治療之。乃宣傳耶蘇爲主，兼營救濟事業。未幾而有劉巴氏東來。先是有安次郎者，因犯罪逃之厦門。師事劉巴氏。導之入九洲鹿兒島。漸進北方。頗得勢力。此安次郎受名（普羅。）後在山口院設病院以教育醫生云。其後葡萄牙人有亞爾脈陀亦會來日行醫。適織田信長在安土城與佛教徒作對。長年與僧侶（蓮宗、真宗）戰而不能勝之。故非常壓迫佛教而歡迎耶蘇教。不但招葡萄牙於安土優遇之。且有葡萄牙取藥種而植之於伊吹山。其間足利氏滅。永祿初年。信長出至京都。乃建南蠻寺於京都。使葡萄牙人居之。以宣傳耶蘇教。時爲永祿十二年。故擬號爲永祿氏。而叡出僧徒反對之。謂以年號稱寺須請勅許。全國雖廣。以年號爲寺者。唯我延歷寺耳云云。於是改名南蠻寺。在京都市四條坊門建大會堂。聘雷、俱列古里二醫於此。以治貧民之病。兼教授醫道。降及豐臣秀吉時代（一五九〇年）始征伐耶蘇教。廢南蠻寺。遣散寺內之葡萄牙人。嗣後不復再來日本。一面日人之信耶蘇教者。處之以死刑。當時學於南蠻寺之日人醫師有三人。一名梅庵。不知去向。一名告須蒙。一名壽門。皆隱於堺市（大阪附近。）一從外科。一從內科。未幾事顯見捕。受處死刑。此時所傳醫學皆爲西洋牙連之醫學。乃盛行至十六世紀者也。又有克里斯篤菲羅者（葡萄牙人）久住日本。後歸化易名爲南蠻忠庵。由基督教改信禪宗。此人頗精日語。善讀日本稗史。又能醫。在長崎曾有出名弟子二三人。以外科構成一派。及德川時代之初（一六〇〇年前後）英人來日。以其毛色特異。故稱爲紅毛。未幾荷蘭人來。揚言至今所來者皆託名宣教。其實爲奪取日本計。於是德川政府大驚。遽下令禁與西洋交通。唯荷蘭人有忠告之功。特許其往來。然亦非常制限。入港只許一處。每年來舟一回。不得越二艘。亦不許濫與國內日人應接。然往來雖久。惟聞其口傳醫學及視其治療而已。德川時代中季。第八代將軍吉宗（一七二〇年前後）好西洋文學。爲計測星辰。覺中國譯書有隔靴搔痒之感。不如直讀原書。乃命儒官青木昆陽及習官野呂元丈學習荷蘭書籍。未幾吉宗將軍去世。此事遂亦中絕。然青木昆陽未死之二年前。豐前侯中津處有醫者前野良澤氏。其叔宮田全澤氏常誨之曰。凡人若附驥尾以行。必無出頭之日。宜爲人所不能爲之事。於是良澤受此感化。

平生頗自負。一日有士人坂江鷗者出一蘭書曰。能讀乎。良澤固不能讀。然自負心太深。誓必讀之。幸而聞青木昆陽受幕府命學習蘭書。乃往請教焉。昆陽喜而授以單語五百。尚猶不足。更往長崎就通辨（翻譯者）學得單語二百餘而歸。是爲明和七年（西紀一七七〇年）之事。翌年即明和八年（西紀一七七一年）三月四日。恰逢東京千住小塚刑場解剖女屍。良澤與杉田玄白。桂川甫周。中村淳庵連袂往觀焉。其時前野良澤曾由長崎買得荷蘭之人身内景圖。杉田玄白亦由酒井侯而得解剖書。互相對照之。同版同圖。蓋德人九輪博士所著之解剖圖也。將圖與解剖現場對照之。若合符節。分毫不爽。乃知中國醫家所載之不實。同受大感動。歸途共議翻譯之。翌日即三月五日共集於京橋鐵砲洲之前野良澤之宅而翻譯之。今日之翻譯有辭典可參考。當時則缺此種工具。頗非易也。四年之後。始告成功。而每日之翻譯皆由杉田玄白隨時改爲漢文。以爲此書第一不可不先往中國。蓋往時雖以中國醫書而知解剖。不料皆錯誤不符。日本人固宜讀。然中國人亦不可不使之讀也。及安永三年。初版始出。所謂『解剖新書』四卷是也。解剖新書之著者署杉田玄白者。蓋欲使杉田翻譯蘭書之功早名於世也。其實翻譯大業。半出前野良澤之手。其他諸氏亦與焉。距今百七十年。既無蘭語先生及字典。而翻譯竟一字不錯。可見諸氏如何忠實盡心於學問。此事陳邦賢氏所著『中國醫學史』亦有記載。且附言曰。在日本對此種努力從事學之人。後人皆表敬意。若中國則如風馬牛。毫不以爲意也云云。夫如是對西洋醫書全莫可如何之時代。而竟能讀之。何幸如之。然革新之事常帶種種困難。元來欲讀蘭書必介長崎之通事。與之無關之江湖醫生爲之故。頗惹其反感。其後刊行解剖新書約十年前。有本草學者後藤梨春。著有『紅毛談』一書。因其羅列歐文二十六文字。竟遭禁止出版之厄。其後不過十年。且全屬翻譯。故出版後果得無事與否。一時非常疑懼。於是杉田氏竊獻之於德川内府及京都禁裏。竟獲無事通過見許。乃得安心以公於世。蓋政治家有用沼玄蕃頭者。頗私淑荷蘭人。因此日本橋東京有賣蘭物之店。得此人居間周旋。得以刊行。亦一幸也。然當時動輒以外國爲夷狄。翻譯外書。物議騷然。著名儒家山本北山氏評解剖新書之題曰。『解體』者乃國家瓦解之義。非解剖身體之意。若爲解剖身體。宜稱『體解』云云。此可見當時刊行之不易。阻礙者之心計百出也。總之『解體新書』既出世矣。因此國人始知蘭書可讀。有志者互集於前野良澤及杉田玄白之處。講究蘭語。昔與今異。能讀者雖無幾。然讀法則確實。『解體新書』梓行之翌年。丹麥有名學者統巴俄氏來日。其紀行文（德文）中記有在日本曾逢桂川中川兩氏。善蘭語富於書籍。常以書籍內之事見問。困於應酬云云。蓋統巴俄氏爲植物學者。而質以內科外科之事。宜乎其無滿意之答復也。此乃以獨學始讀蘭書第六年之事。其後事隔二十六年。有大槻玄澤者向曾受業於前野杉田之門。而後荷蘭之學。此人之手記曾載寬政六年（西紀一四六五年）德醫列啓氏來日。叩其種種之事。列啓氏當時不過二十九歲。所叩如『先哲菲普克拉的斯聞爲希臘人。』距今幾百年前乎。又保爾南爲何。列啓氏暫思之後答以不能記憶。其實菲普克拉的斯有十二人。爲希臘學之祖。乃有名之第二世菲普克的斯也。若保爾南則不詳。又問廈斯嗜氏爲幾年前之人。列啓氏皆不能答。其實廈斯嗜氏爲德國外科之元祖。德人畢業德國大學而竟不知。亦奇也。又問『膈噎翻胃之病症』之荷蘭名稱。蓋膈噎者食物膈於喉之意。翻胃者乃食則吐之意。似爲胃癌病。列啓氏答爲荷蘭稱爲普拉穀詩德。拉丁所謂嗎拉武斯況面色斯。大槻歸家考之。蓋嗎拉武斯爲嗎武斯之誤。況面色斯爲望麪抽斯之訛。而嗎武斯爲病。望麪抽斯爲吐。即以蘭語變爲拉丁語。同爲吐病也。大槻氏自記曰。彼固不知。因被強問乃胡亂以答。且綴字有誤。其才學可知矣云云。夫如是有此真摯學者爲中堅。以事翻譯。故無錯誤。其後理學、化學、生理以及其他各科學漸見翻譯。於是蘭學一門以成。日本之西洋醫學。遂得發達。今者皇漢醫學。採取西洋醫學之長處。以補其不足。則皇漢醫學之前途無限。而史跡上又起一大變化矣。

皇漢醫學沿革之展望

松尾東洋

一　緒言

皇漢醫學之沿革。言之甚長。茲摘擇其簡略而主要者言之。如乘飛機而觀望。雖不甚詳盡。然足以覘視全部景物。中國醫祖爲神農皇帝。日本醫祖爲大己貴、少彥名。蓋世之人人皆有慾。縱慾而生疾病。疾病有治術。欲問其醫術之巧拙如何。可就原始人之時代而想像定之。欲問何國有相當醫術。我敢一言以答之曰「只有中國醫術及日本醫術。有口碑。有文獻。流傳後世。此足當神聖而可尊崇之爲醫祖云。」中國醫學。受外來文化之影響。於中道混和印度醫學。更混合朝鮮醫學（卽殷之醫學）日本古醫學。則混同朝鮮醫學。此可於種種文獻上稽考而得之。上古人類。移動無限制。正如植物種子之風吹飛散。隨在結實。文化不分國境。拾長補短。因以發達。所謂何國醫學者。不過指其主流而已。

文明之早開。非中國及印度莫屬。試以皇紀與中國之時代對照。而可知矣。

堯舜時代　紀元前千五六百年前。

夏之時代　紀元前千四百二十年時正。約四百年。

殷之時代　紀元前千〇二十年時正。約六百年。

周之時代　紀元前四百二十年時正。約八百六十年。

秦之時代　紀元後四百五十五年迄。約十五年。

前漢與後漢時代　紀元後四百五十九年。約四百年。

三國、西晉、東晉、南北朝　紀元後八百八十年。

隋之時代　紀元後千二百四十八年。約二十九年間。

唐之時代　紀元後千二百七十八年。約二百九十年間。

梁、唐、晉、漢、周、之五代時代　約五十年間。

宋之時代　約三百二十年。

元之時代　約百年。

明之時代　約二百八十年。

清之時代　約二百七十年。

二　日本上古之醫學

日本上古之醫學。由天皇率先奬勵。爲民圖幸福。此爲眞正政治之要諦。其現實努力者。如大己貴。少彥名二人之事蹟。人人所知也。往古於醫學一事。執政者提倡甚力。在神武天皇時代。治術頗有進步。國內產黃金。作金鍼以傳敎鍼術。鍼術爲之流傳。又有按腹術。使盲啞者習之。以藥草之味。使猿猴試之。剖解觀之。其普及之方法。命醫官巡迴諸國。採查藥草。敎授其治法於各村之村長等。故當時百姓之年壽。有達百歲者。細考其原因。乃知爲食事房事之有規律。於是曉諭其食事房事之宜適量。簡便而得其要。當時之藥物。有左列之三十七種草藥。

當歸　黃耆　芍藥　桔梗　苦參　地黃　半夏　蜀椒　茯苓　黃蘗　白朮　白薇　獨活　黃芩　細辛　黃連　商陸　人參　芎藭　石菖蒲　枳殼　白芷　連翹　茵蔯　蛇牀子　石斛　猪蹄　射干　夏枯草　藺　菟絲子　蛭　藻草　百部根　車前子　薑　韮　五味子

其他禽獸爬蟲類及煨煆而用者數百種。煨煆者用金石燒之或加熱。使爲種種之藥用化。其後種類日多。隨年代而增加。

三　朝鮮醫學之流入

允恭天皇時代。爲治天皇之疾。遣使新羅國。召彼國之名醫來治。是爲朝鮮醫學流入之始。其後彼此交涉頻繁。遂有和韓醫學之折衷醫學。爾後益有朝鮮之良醫。採藥師醫書等陸續輸入。至雄略天皇時代。遂壓倒日本固有之醫學。日本醫學有廢絕之勢。其後又輸入朝鮮之佛像書等。時大臣蘇我馬子信之。每病輒行祈禱。甚至天皇不豫。亦必延僧爲之祈禱者。流風所被。上自朝廷。下迄庶人。有疾病則必延僧侶祈禱焉。此爲醫者與僧侶之混同時期。

四　中國隋唐醫學之流入

推古天皇時代。遣留學生小野妹子入隋。學成後得四海類聚三百卷以歸。是爲中國醫學流入之始。又遣醫師惠日、福因、僧惠齊、惠光等入唐。學彼邦之文化。留學十五年。求道朝鮮而歸。當時之交通。可見其困難之一般。舒明天皇二年。又遣醫惠日入唐研究。如此唐之醫術陸續流入唐之諸醫學制度及其他文化書籍。乃多量輸入爲。而唐之醫學益加盛行。

文武天皇大寶元年。布醫制。立大學。置國學。設典藥寮。各科置博士藥園師。定各科專門教授法及學生試驗之法則。修學之主要書籍。爲新修本草經。黃帝明堂經。脈經。甲乙經等。所修學期。體療科七年。耳口目科各四年。此外則獎勵專門家之繼續研究。學生方面。每月一回受博士之試驗。每年受一回典藥頭之試驗。最後受宮內卿之試驗。其法極形嚴密。一方面伸保護與獎勵之法。英才畢集。達養成人才之目的。經年高明之士輩出。遂高出朝鮮及中國大名之士。進步發達。急速可驚。又諸國有疾。朝廷例賜醫以救之。因醫之皇道而爲政以德。亦所以發揮其德云。

五　日本固有醫學之復活

及平城天皇卽位。天皇欲振興日本固有之醫學。詔典藥頭安部真貞。侍醫上出雲連廣貞等。宣告諸國之神社。國造縣主稻置別首。及各族古家等。各獻家傳之醫方。類聚其方。編大同類聚一百卷。又改醫制。本日本之古醫方。以漢方爲補翼。醫師遵奉之。此爲日本固有醫方重行於世時代。

六　古醫學之衰退及唐醫學之再興

嵯峨天皇之時。天皇對於禮樂文物悉好唐制。一一効之。醫制亦採用唐制而改舊則。此爲古醫學之衰退時代。唐醫學又勃然擡頭矣。其先僧侶中以醫術鳴於時。因而人多歸化之。於奈良其他各處。擴教其術。爲一度之醫制改正。唐醫之復興。如春潮之勃興。後乃至完全爲唐醫之世。

七　丹波和氣之二家

圓融天皇天元五年。鍼博士丹波康賴得敕命。廣爲蒐集隋唐之醫書。撰折衷之醫心方。此書從素問難經等而出。而隋之巢元方之病原候論之說。亦大行於世。康賴又撰神遺方云。

丹波康賴之家。其祖爲後漢靈帝之歸化人。世之領主丹波之矢田郡。代出醫哲。對於醫道上。素有貢獻之門閥也。又有與丹波氏共司醫藥之權之和氣氏者。爲和氣清麻呂之子孫。亦代出醫哲。爲朝廷醫官權威之門閥也。此二家之子孫世襲祖業。司醫藥之權。

白川天皇時代。高麗王妃爲治疾病。求良醫於我國。其書中有失禮之所。不之許。先時我習彼之醫方。今彼轉求之於我。足徵我國醫學之有進步矣。

八　時代之壓迫醫學入衰退期

日本之醫學。正入進步向上之路。其勢方盛。乃逢白河天皇保元平治之戰亂。一轉而入衰退期。自保元以來。朝廷之綱紀廢弛。爭亂不止。一切之文化進步上皆生障礙。醫制亦爲之紊亂。而無發展。漸次入衰敗時期。當此時代。急於練武。無暇顧文化。其後入和平之治世。政權歸武人之手。與當局執政之時。一變其旨趣。丹波和氣二家雖家學淵源。仍襲世業。但亦隨時勢之變化而衰微。醫學之實權歸於僧侶之手矣。

從醫學全體觀之。此爲衰退時期。至豐臣秀吉統一天下方止。其間顯著之變化。爲足利時代之末期。此時吾唐醫學稍有衰退。宋之醫學流行。當時醫官屢與明朝交通。以圖復興。故有外科金創之治法。

九　衰退期有名醫書及醫哲

衰退期雖經源平時代。鎌倉時代。北條時代。南北朝時代。足利時代數百年。然其間醫書之刊行。及有名之醫哲極多。壽永三年。丹波氏之一族。有僧連基。撰長生療養法。獻於朝廷。北條時代之末。僧性全著頓醫抄五十卷。萬安方六十二卷。推薦中國宋代之方書方劑。此書頗得重用。又北朝光嚴帝時、有僧有憐著稻田方悲田方二書。後小松帝之世。僧壽阿彌允能者。以醫仕於足利氏。允能輯錄家傳醫方七十二方。名琉璃壺。公開於世。後土御門帝之世。有良心僧得自山義統之命。入朝鮮。曾將丹波和氣二家所用之癰疽八穴傳於朝鮮。日本反湮滅無存。然亦習得其神應經而歸。享祿年中。僧一笠著典藥統坑書。永祿年中僧景贇著鑑効秘要方。觀以上事蹟。此時代之醫道。歸僧侶之手。足知其一般矣。

武將細川勝元博學而嗜醫術。從歷代之方書。拔其萃著一書。名靈蘭集行於世、足利義珍之時。出醫哲坂慧勇。朝廷賜稱上池院。慧勇之孫淨秀。著鴻寶秘抄傳世。又淨秀之孫淨運。於柏原帝之明應年曆間。入中國（時明朝）研究醫學。歸著遇仙方與新椅方。努力於醫學之復興。

足利時代。授和氣丹波二家以法官。是爲醫者授法官之始。當時之典藥爲坂氏、竹田氏、吉田氏、竹田氏之祖。始於竹田昌慶。昌慶入明脩醫術。其術因之大進。曾醫治明太祖之后難產。以是邀功明主嘉之。封安國公。永和四年得醫家秘書及銅人圖歸。朝廷任爲典藥。其子孫繼業之。

吉田典藥之家。以宗桂爲最有名。善辨藥性。天文中與僧彥策同入明。治明世宗之疾病。及歸世宗贈以顏輝扁鵲圖。聖濟總錄及藥笥以表謝意云。

其他各科有名之人甚多。復光嚴帝之延文年間。安藝手足長于女科。爲一代之名醫。又天文年間之金持重弘以鍼灸著。浮田家之臣岡家重以啞科著名、永正大永年間。阿佐井宗瑞以女科名。著醫書大全公於世。爲日本刊行醫書之始。

衰退期中。亦有以上之英傑。努力於學問之向上。因時代之關係。未能得伸其志。復至湯成帝時代。天下漸統一。昇平之景象。遍輝大地。醫哲乃乘運而出。曲直瀨正慶父子。數百年沈滯之醫道。於是復興。正慶乃得稱皇國醫學復興之始祖。

十　醫道之復興與金元之醫學

自保元平治之爭亂發其端。應仁以來。騷亂不堪。後至陽成帝之世豐臣德川二氏出。天下平靜。有國泰民安之樂。此時代中武藏川越產田代三喜。於足利末期渡明，學金之東垣、元之丹溪之醫學。十二年而歸。住總古河。行其術，曲直瀨正學田代三喜之術歸京都。以其豪邁之資。講醫經。以發揮其真傳。朝廷幕府共致力於醫道之復興。訪其門而乞其術者。四方陸續而集。正慶又能循循教導，於是俊秀之門人輩出。當時幕府及列藩之醫官。出其門下甚多。

曲直瀨正慶號一溪。通稱道三。著啓迪集。納獻於朝廷。又因療正親町帝之病。賜翠竹院之號。正慶所著之啓迪集。盛行於天下。天正二年。朝廷特詔以啓迪集頒布天下。以傳永久。可證正慶之術如何之受朝廷激賞矣。其門下之英秀爲秦宗巴、岡本、諸品、僧全宗。皆有著述行於世，

豐臣秀吉奏朝廷。復興古昔施藥院之制度。以全宗司其院。全宗大開藥局。集天下之病者。普遍施藥。有施藥院之實際成績。

正慶之義子正紹又善醫，教導門人。其門下有野間玄琢。山脇道作。井上玄徹。長澤長壽等俊秀之士。日本中世以後。醫學荒廢。乃列程授課。殷殷指導。正紹門下之道壽。道壽學朱子之小大學之意。設七科爲小學。七科爲大學。以定修醫學之序。當時稱爲有卓見焉。

十一　小學七科

（一）辨藥之陰陽氣味功能。凡三百種。

（二）辨古方之本旨及其製法。凡三百方。

（三）識治療之大法。凡五十門。

（四）參古醫案以意處方。凡五百餘條。

（五）辨脈。
（六）辨鍼灸經穴之所在。凡百餘個所。
（七）講習醫書經方十餘部。

十二　大學七科

準據倉公之黄帝扁鵲脈書上下經。五色瘮奇恆揆度。藥論陰陽變化而設左之七科。
（一）審經絡經血之始終而識病之所在。
（二）審營衛循行之度數而識病之所在。
（三）識藏腑之形象統屬。
（四）審氣運之常變而察病機。
（五）審四診法。
（六）決死生。
（七）審八風虛邪之乘而成勞倦飲色慾諸傷。以定鍼灸藥治方。

當時有著名之醫名古林正温者。通稱曰桂庵。又有堀田正意者。好正温祖父祐村之醫。渡明學之。數年業大進。歸國之際。明主贈以蜀錦。正温夙承家方。又從曲直瀨正慶之壻正純學丹溪之術。兼究張仲景劉守真李明之等醫說。正温與堀田正意乃建嵯峨之學舍。集生徒。於是醫生雲集。又更設大阪教場。生徒三千人。門戶之盛莫與倫比。日本攻究仲景之術。實以正温爲嚆矢云。

十三　名醫長田德本

先是武田家之臣名長田德本者。於武田亡後。周游四方。蒙承出羽人之醫術。又從月湖之徒玉鼎及田代春江脩丹溪之術。然不拘泥師說。自得其所。能隨機應變。能學他人之所爲。故名醫之譽鵲起。

德本施斷然之治術。得意外之効。惜平門人承其業者。未能得其玄妙之真傳。故其術不傳於後世。其遺著有梅花無盡藏醫辨。救急十九方等。治法多從心理方面着手。對於患神經病者。不主治藥。必遡其原因。施轉氣療法。例如旱天農夫怨天不雨。必云天將降雨矣。望夫不歸之婦人。妬火燃燒者。則曰爾夫將歸矣。此外如急議婚娶。或由於怨。或由於恐懼者。必觸其情機。以轉其氣。而投以藥。其技峻拔。非人所能學也。於寬永年間逝世。年一百八十歲云。

十四　德川時代之醫學變遷之一

後西天皇之明曆萬治年間。出林市之進饗庭東庵等。提倡崇奉金之劉完素五氣六運之說。又基日本古制之醫式。講說素問靈樞難經等。東庵之門人味岡三伯又奉師說。而盛唱之。其說乃廣行於世。三伯之門人井原道閱。淺井周伯小川朔庵。岡本一抱等。因之主張劉氏之學。起運氣五行之說。臟腑經絡配當之論。岡本一抱爲一儒者而能醫學之人。作諸書之俗解。專以開發淺學者。其著書有下列多種。

難經彥解

和俗本草綱目

醫學大成論

和語臟腑經絡詳解

阿是要譯

十五　醫療指南

儒者兼醫。始於京都之巨儒並川天民。天民爲伊藤仁齊之門人。仁齊排難儒者兼醫。與天民所見有別。公然張醫業之門戶。天民之門下。儒醫輩出。其秀出者。有松原慶輔。清水敬長。渡邊新藏藤田左太夫等。講儒之醫學。往往拘泥於文章之末。失其本旨。後進者如彷徨五里霧中。但其一面則有大益於醫道也。

十六 學派

伊藤仁齋唱復古學。繼之而唱醫道之復古者。爲並川天民。其後靈元天皇之延寶天和年間。名護屋玄醫出。覺妄唱東垣丹溪之醫術。補血發氣之說之弊。從明喻嘉言之傷寒尙論篇。醫門法律等。自立一門。並主張張仲景之方法。以誘導後進。此人爲京都人。號丹水。然非難之者甚多。出北山道長後藤艮山。破運氣臟腑經路之說。專家張仲景之醫則。其門人有香川太仲。山脇東洋等。能紹述其說。名振一世。別派有並川天民松原閑齋等。覺當時醫風之弊害。以傷寒金匱爲法則。一變其治療法。以上三流之勢力合爲一流。而成古方脈。與後世派之名稱對峙。後藤艮山常爲百病生於一氣之留滯之說。著病因考。以諭弟子。又指摘當時醫家之薙髮著僧衣之非。乃蓄髮改服裝。以矯時弊。終身仕官云。

艮山之門下。香太仲識見拔羣。探研古經之底蘊。著藥撰及行餘醫言。常奬勵温泉治方及温灸術。世稱其術非他人所及。又著灸點圖解。教示灸之祕訣。

艮山門下之英秀。與香川太仲並稱者。爲山脇東洋。解剖人體驗察臟腑經絡之實情。一新其硏究。且認剖解爲醫人必要之事。但解剖人體。干從來之國禁。故不能卽達其志。至寶曆初由官之懇請。得國家之允許。乃得行剖解。於是宿志乃遂。因據其所見。載錄而著一書。是爲日本人體剖解之始。後天明三年。伊勢人橘南谿又行之。享和二年。中建岩村二氏乞刑屍於官而剖解之。其後漸次行於各地。

十七 吉益東洞

因交通之不發達。行旅不便者。不能得温泉浴之惠。於是艮山門下山村高重。創始人工温泉法。山村者伊勢松坂人也。其法用潮水五斗。硫黃六百錢。糠一料。先以糠入袋中。以潮水煎之。至糠呈赤色爲度。去其滓。入以硫黃爲浴。而漸次入以潮水。冬季十日。夏季四五日。加入上水。傾流之。新流又加硫黃與糠本量之半。得潮水不便之地。以鹽五升和水代用之。

桃園天皇之寶曆年間，出吉益東洞，自為一家之言，洶已往之害弊，誘導後進。此時代以古方家自任者頗多，多慨因循姑息之術，乃斷然一掃積弊，而猶受宋元以來之所惑，迷信運氣五行之說者。其跡遂絕。吉益東洞志在採扁鵲之法，求仲景之治方。為一家言，倡萬病一毒。藥毒物也。以毒攻毒。毒去則體健之說。遂著醫事或問、醫斷藥徵，以述其主張。四方之患宿痾及慕名者。爭相羣集其門。而門庭若市。為國內之奉此學者，所至者稱道之。其高足有上國之中西深齋。江戶之岑少翁。肥後村井椿庵。肥前之鶴元逸。播磨之田中愿仲、中津之山近更伯、東奥之桃井桃庵。皆能宣傳師說。世目此派曰一毒家。或曰東洞派。

東洞之治術屢屢能奏絕世之奇功，而救當時之醫弊，但亦有流弊。故非難之聲甚多。其子南涯訂正之。不據萬病一毒說。示氣血水之說，以教導其子弟。其主張為人身以營養而保其健康。故氣血之循環不止。是以毒雖一。而毒之來因有三。因本仲景之證候，而為氣血水之分類。推病候以辨主客。審病位以辨其順逆虛實，以明萬病歸於氣血水道。奉此學者有上國之中川脩亭。長洲之賀人恭庵。江戶之小川雄齋等。世稱南涯家。亦稱氣血派。至此古方派之理想稍告完成。翻然脩劉張李朱之學。而不奉姑息之術。合一毒與氣血水派於一流。於是國內之醫風一變。古方派之全盛時代出現矣。

周代醫學概況

烏栖刀伊亮

（一）制度

中國醫學之制度。從古即非常進步。於周代初期，已臻於健全之域。

周禮天官，醫學中分疾醫、瘍醫、食醫、獸醫四科。醫官中分上士、中士、下士三階級。

四科之中。其職權皆有限制。疾醫治療體內疾患，即普通之疾病。瘍醫治療體外疾患，即施行創傷、挫骨、腫瘍等的手術。食醫在留意於君王之飲食物。獸醫即醫治畜類者也。

各醫局最高級之人員。實行監督醫師之責。有上士二人。以統率之。上士以下諸醫師。從事於處理局內關於醫藥上一切事件。設立倉庫。蒐集貯藏藥草。凡遇冒疾病。蒙創傷者。統由高級人員命令各本局勤務醫士前往施治。一年期滿。由高級人員考查各醫士成績。以規定其待遇之高下。

醫局之高級人員爲政府雇傭之官吏。對於醫士成績之考查。列有定章。大概治療病人。十人十愈。無一死亡者。拔爲上選。誤一人。成績次之。待遇亦次之。誤二人。成績更次。待遇亦更次。誤三人。成績最下。待遇亦最低。若誤四人。屬於劣等。至於醫士從事職務。對於病者生死。亦有一定紀錄。隨時報告監督官。當時民間別無開業之醫士。亦無取締醫士之方法。

食醫。專司帝王飲食之物。調查六食、六飲、六膳、百羞、百醬以及八珍等調味。配合是否正確。大要以米飯宜溫。吸汁宜熱。醬宜涼。飲料宜冷爲旨。對於香味之選擇。春主酸。夏主苦。秋主辛。冬主鹹。更附加甘味之糖與麴。以攻善食味。

疾醫。所以處置一般人民之內科疾患者。對於疾病。以天時而異。蓋四季疾病。各現其特異之點。如春天多頭痛與神經病。夏天多皮膚病。秋天多熱病和瘧病。冬天多氣管枝病以及肺病。而特別注意於流行病。適用五味、五穀、五藥以治療。同時豫示五氣、五聲、五色之結果。此外若九竅之變化。五臟六腑之不適。亦爲特別注意。病者由疾醫規定治療後須將治療結果。詳細報告於監督官。

瘍醫。瘍醫局。治療創傷、腫物、骨折、打撲傷等病。施治之法。乃用膏藥。搔爬針法。燒灼（灸點）等。對於腫物。在乎攻其病毒。用五毒以攻毒。用五氣以養銳氣。用五藥以治局所。而將五味以補肉體。酸味主骨格。辛味主腠理。鹹味主血液。苦味主呼吸。甘味主筋肉。更用粘着性物質以養各部。冀得療治腫物。

各醫局之組織。甚爲妥當。茲將各醫士之職位。人員之分配。表列之如左。

醫師（上級監督醫局）

上士（上級醫官） 二人

下士（下級醫官） 四人

府（倉庫員） 二人

史（書記） 二人

徒（使丁） 二十人

食醫

中士（中級醫官） 二人

疾醫

中士（中級醫官） 八人

瘍醫

下士（下級醫官） 八人

獸醫

下士（下級醫官） 四人

此外地方上更設下級醫局。和瘍醫局同一組織。置下級醫官等。

上所舉述之制度。其中對於食醫一職。地位特高。其組織大堪注意。宋代以後之官立醫學校。有宮廷等屬醫官。爲養成御醫之機關。其性質實濫觴於此。又醫局之創立早者。則特與以優先權。

（二）病院

病院之創設。明載於文獻。『管子於首都造屋。收容聾、盲、啞、跛、瘋、癲、畸形等之不具者。』此「不具者」即患胃病之人。造屋以收容之。給與醫藥。希望早日健全。恢復原狀。實爲看護上之有趣之事。亦即病院之創始。其後慈善院之施藥、施療。對於貧困者給與食物。准許留宿之慈善行爲。實濫觴於此。惟關於此種制度。以及詳細方法和手段。雖散見於後代書籍。可惜多略而不詳。不能詳爲說述。祇能於片言隻字間。想像當時病院情形。至於內容的設備和組織。據鄙意推想。必不十分完善。若與近代醫院相較。相去必遠甚。

（三）教坊

管子又從當時社會政策上着手行賣淫娼婦等之集團法。據書所載。管子爲便利當時之商賈。在全國主要都市中所設之『閭』爲數達三百以上。這種『閭』實即今日所謂之繁華區。未必指柳暗花明之魔窟街。但彼指定娼婦羣集於一廓。凡諸國商人出入於繁盛之商賣場所。必有一廓爲娼婦羣集區域。此區域爲政府所指定者。此雖爲經濟政策之一。惟對於社會之保健。社會之風敎。關於道德方面。關於醫學方面。是否能注意及之。因書籍缺乏詳明記載。不能推而知之矣。

漢時娼婦配與軍陣士兵。此種娼妓。皆爲私娼。嗣後唐宋兩代。娼樓妓家。爲政府所許。名曰「教坊」娼妓由私而入於公開時代。

（四）文獻

巫醫的職責。周代已有顯然之區別。但當時人士。對於醫藥有懷疑者。亦有信賴者。我們若翻檢古書。將疑信之言。筆而錄之。真可積爲巨帙。茲約略舉例一二。如論語有『人而無恆。不可以作巫醫』漢書有『有病不治。恆得中醫』之說。意謂有病而不服藥。亦可稱爲中醫。設有病而遇庸醫。危險實甚。

禮記有「醫不三世。不服其藥」之警告。依淮南子有「醫不能治自己之病」之嘲笑。即孔老夫子對於醫藥。亦不無懷疑之態。季康子贈藥。雖然認爲厚禮。仍然拜受。且曰。

『丘未達。不敢嘗。』

蓋孔子不通藥性。不敢妄服。對於藥醫根本抱疑惑態度。不敢信賴。

禮記有『進藥於君侯。宰相先味之。進藥於兩親。其子先嘗之。』此足以見當時之風習。要慎防醫藥毒味。不敢完全信賴藥醫。亦可見其一斑。而其另一方面。前者又爲盡其臣之「忠」。後者是盡爲子之「孝」。關於醫藥之價值意見亦有不同。說苑有「良藥苦口利於病」之通俗俚諺。孔子家語有「毒藥苦口」之說。書經有「若藥勿瞑眩。厥疾勿瘳」之警示。以上爲稱述醫藥有價值者。惟管子不信醫藥。云「止服醫藥。尙亦有死。」莊子云。「醫藥惟增病者之痛苦而已。」亦爲反對派。此外之折衷派。如

墨子云。「知原因而後可除病之痛苦。」

文仲子云。「有能之醫。要在醫藥之前。留意於睡眠、飲食。」

申鑒云。「醫藥用得其當則効。不可視爲玩品。」

皇漢醫學復興之急務

木山圀彦

近今西洋醫術雖日見發展。而求治療有卓議之成績。且爲一般民衆所關心者。實爲漢醫。漢醫雖中經衰落。而近已復興。所謂窮則通。通則變者。其斯之謂歟。

余等於昭和六年。以全國有三千餘名之連署。請願於帝國會議。在帝大新設皇漢醫學講座。提出復興漢醫案件之後。蒙貴衆兩院滿場一致通過。於以見吾人提倡漢方醫術之復興。能得識者多數之贊成。

漢法醫術。並非中國古代骨董之醫學也。有對於漢醫學之概念。漠然而冷嘲熱諷。認提倡復興論者爲時代落伍者。此等人蓋無漢醫之真知識。且更未經驗漢醫上之價值者也。

漢方醫學。決非離現代之醫學。亦非輕視科學之醫術。其於醫學上之進步發達。實足以補今日醫學之所短。原來醫學一科。非可以與其他學術等量並觀。以經驗爲重。理論云云。不過向其結果上與以說明而已。若以機械工業化學實驗之法。專以理論類推之。則極微妙不可思議之人體問題。不將視爲與物理化學同一性質乎。天

下庸有是理。漢方醫學。爲歷史之古醫學。治療無量之病。其技術亦有所特長。在過去數千年間。以東洋豐富藥物原料之地。採其藥物以施於無量數之人體。得其實驗之結晶。完成治療法之大記錄。從中國傳至本邦。（指日本。）更千數百易之星霜。成爲本邦獨特之醫學。雖名曰漢方。實則早已爲日本之醫術。猶之漢字輸入後。成爲日本之文字也。

吾人今日試一翻檢先哲之遺書。即能窺知彼等之偉業。不幸維新以前。職業自由之醫者。橫行一世。諸大家研究自己之結果。箝束而不能發表。蓋其時西洋文物奔流萬丈。舉國謳歌。日本舊有事物。一時潛形潛影。甚至如劍道柔道可誇於世界之武術。日本畫之藝術。皆闇然不彰。而漢方醫當然亦受其厄難矣。有名之漢洋醫學大爭鬥相持於議會席上。明治大帝素所篤信之漢方大家淺田宗伯。改行他業。以致漢方失其總帥。醫師法遂於明治十七年制定。而漢方醫再起之望絕矣。

漢方醫學之亡。相續垂半世紀。當時大家耆宿與夫人人所信仰之醫家。相繼謝世。使今日之人。末由親接其妙技。於是對於漢方見解正者有之。左袒者亦有之。亦有因近來雜誌上盛載藥草。與夫民療法。引起注意。而認識不足者亦有之。今欲說明醫術之大體。則在此篇幅有限之紙上。示其鱗片。恐有所不能。一言以蔽之。數十世鑽研之結果。廣義上要究其病毒之所在症候。與夫必要之藥劑。及其間之關係法規等。研究愈進。愈感其學之深。於是從無數之參攷書。深思熟讀。不吝時間與勞苦。乃能得其若干之智識。此智識之價值。不第能應用於實際治療。即理論上亦可與現代醫學對照。以期得有正鵠。於當否之鑑別上。實有大助也。

余等亦曾時時將漢療之成績發表於世上。以促醫界之覺醒。不幸遭遇一笑置之者爲多。彼等以爲如此難症。着手可愈。從常識推測之。殊難確信。但彼等之常識。迺西洋醫之常識。非漢方之常識也。柔道劍道。西洋人所不知者也。西洋鬪手指點按可取人命。一人之劍。可斬多數之敵人。引爲決無其事之狂言。蓋彼等所有之常識。迺拳鬥角力。與夫西洋劍術之常識。決不能推測我國之武道也。醫學何以異是。

洋方家亦曾屢屢發爲非難。云漢方之效果究何所承認乎。何故奏效乎。理由可明乎。但洋方醫未將藥劑之效用。或施治之理由。有若干程度之説明也。而在漢方醫則早將藥性及配合之關係説明之矣。雖科學之説明。要俟之將來之研究。但我等以治病。與健康爲先決問題。臨牀的成功爲上。理論徐徐考之不遲。此則無論何人。所不能異議者也。

自日本退出國聯以來。國民意識。益見强調。不與外人協妥。則舉凡軍事、工業、學術、商業之模倣於人者。必將立於列强之下風。而嘗其糟粕。此時我醫學宜翻然改計。棄洋醫如敝屣。復興漢醫。此不失智者之態度。聞德法美諸國。已從中國聘請漢醫。埋頭鋭意研究。吾知不久必將一變從來之學説。續續有心得發表。其時我刀圭界又將嘗彼等之糟粕。而甘拜其下塵也。此則余最後促督我醫界之注意者也。

東洋醫道會醫祖祭典記

皇漢醫界社編輯部

籌備已久之東洋醫道會之創立式并醫祖祭典。於昭和三年一月二十九日午後一時舉行於東京芝公園之明照會館。由理事長南拜山致開會詞。副理事長原田稔肅朗讀宣言文。後由南理事長主席。討議各項提案。

一　請求廢止明治十七年一月十四日發佈第三十五號之佈告。

二　請求以國庫補助東洋醫術講習所。

三　請求採用以皇漢醫鍼灸醫藥爲侍醫。

右三件經滿場一致之起立議決通過。於是代讀文部大臣之祝辭。其辭云。

漢法醫術之傳於本邦。遠在上古。與本邦之醫道融合以鍼灸治病根草根木皮以回春。皇漢醫學之發達宜也。

自泰西醫學東漸。基科學以行療法。本邦刀圭界爲之一新。世上之説皇漢醫者漸稀。然輓近醫治之進步發達。溯流探源，古醫道亦有研究復活之傾向，如德國開始本草之研究。美國之聘請漢醫，其明徵也，東洋醫道會盡力於此方面。本日舉行醫祖祭與創立式。既飲水思源，不忘其本，且能遵循溫故知新之旨，可謂極得時宜。深冀能精思研究。以其結果貢獻於醫學界。爰述數之。以爲祝辭。

昭和三年一月二十九日　文部大臣　水野鍊太郎

其次交互行講演與祝辭茲一一記之如左

講演　文學博士井上哲次郎

井上博士略謂中國古代醫道之發達。與道教之心身鍛鍊。同爲養生長壽之研究。同有非常之進步。傳至歐洲。更發揚光大。使醫術衞生等日漸發達。即今所逆輸於我東洋者也。博士更詳述其徑路，并爲東洋醫道會祝福。

祝辭　理學博士白井光太郎

博士從西洋藥法與我漢藥法，就本草字上研究，作詳細之比較，諄諄演述漢藥法在本草學堪稱獨步。會員凝神傾聽。

演講　藥學博士朝比奈泰彥

藥學博士不慊於西洋藥之研究。因移其精神研究漢藥。認爲有偉大之效果。因詳論漢法藥由來。關於秘藥一子相傳之說。痛述其弊。且謂有整頓研究之必要。可謂一針見血。同時贊賞本會設立講習所。今後有公開研究之機關。

祝辭　中國駐日公使汪榮寶

汪公使適有微恙。派秘書吳洋民到會，代公使用流暢之日語以讀祝辭。兼述漢法醫學之由來，漢醫學西漸，而始有現代西洋醫術之發達云云。

演講　醫學博士佐多芳久

博士等攻德國醫學。而留意注目於針灸之效能。丁寧率直。演述針灸之學術化。

此外祝辭甚多。謹記台銜如左。

祝辭　　頭山滿翁

祝辭　　內田良平氏

祝辭　東洋醫術研究會大權代表者　渡邊熙氏

祝辭　本草學會代表　岡不崩氏

祝辭　皇漢醫　木真博昭氏

祝辭　皇漢醫　湯本求真氏

祝辭　社團法人食養會代表　櫻澤如一氏

當日寄到之祝電有奈良縣吉野郡大淀村岸田楢造氏。大阪有志團　朝鮮黃海道信川李鳳瑞氏　熊本市九州日日新聞社長山田珠一氏　熊本市森田伊七氏　鹿光島市池田盛耕氏　神奈川縣林晴世氏　京都新妻氏　神戶市西磨町鹿島氏　又小山日幹郎氏　長崎縣宇和川義瑞氏　大阪針灸會支部長食井文隆氏　台北市高嶺湯茂柿氏　熊本市野添雙氏　埼至縣熊谷飯塚文作氏　神奈川縣逗子西瑞學氏　靜岡市山本鋅太郎氏　神戶市中島氏　東京大聖寺豐田久喜氏　和歌山縣玉木員一氏　朝鮮黃海道方合位氏　上此伊勢畸町矢嶋克己氏。此外尚有祝詩祝歌午後五時行醫祖祭典。其祭文云。

茲謹建齋場。奉祭我大皇國醫道神大己貴神。少彥名神。及漢國醫道祖神神農黃帝四大神曰。維爾四神。國異道同。普救天下。醫藥始創。生命是賴。其道遂廣。自有歐醫。由西而東。東洋醫術。銷聲滅踪。於今卅年。物窮將通。

皇漢醫道。効驗卓著。欲計隆盛。乃集同志。創爲道會。冀揚斯旨。幸乞西神。冥冥鑒諸。

祭典於莊嚴中結束。於是一同舉杯相祝。其餘與爲薩摩琵琶。

附岡不崩之祝詞

物有長短巧拙。取其長而補其短。以其巧而濟其拙。必其大成可得而期也。本邦醫術。遠起於太古。中古取漢方而補其短。所以完成焉。所謂東洋醫術是也。

西洋醫術爲人賞用。然非無短所。東洋醫術爲人廢棄。然非無長所。血清雅片能奏奇効。草根木皮亦現靈驗。是故比較研究東西醫術及藥方。而取舍其長短。相濟其巧拙。則所謂起死回生之神秘。誰能保其不實現哉。聊述一之。以祝本會創立。

附木真博昭祝辭

維新以來。百廢並舉。而皇漢醫道獨頹廢焉。曩之當局者。不知五方之學術。因民情而各異。濫取西洋。舍東洋。宜其衰滅至此也。嘗思東西之風土飲食不同。則疾病之輕重差異。亦固宜也。近世醫者。不知此理。以彼藥療此疾。宜乎其不愈矣。自古生者不能無病。健者不能無患。故聖王之於治道。於湯液針灸按摩導引溫泉祈禱禁厭之類。未嘗禁焉。且皇漢醫道之行於我邦。已千五百餘年。一朝廢之。果何故哉。竊思東西醫道。各有長短。彼精窮理而粗治術。我長治術而短窮理。窮理短則治術不審。治術粗則病患不治。治術與窮理。猶車之兩輪。不可缺其一。夫醫雖小道。然非學貫天人。術通幽明。則不得普救蒼生之病。而躋諸壽域。諸君糾合同志。組設東醫道會。以坦白之胸懷。靈敏之頭腦。研究學術。有大成斯道之壯舉。其必能使病者愈。苦者安。羸者健。夭者壽無疑也。爰與諸君舉觴。聊表祝意云爾。

臺灣漢方醫生存續陳情文

東洋醫道會

吾人希望融合東西醫學於一爐。完其理想之大成。建立一科學化之現代醫學。並使其健全發達。溯自畏允恭天皇以來。中國印度之醫學。輸入我國。與皇國固有之醫學。渾然融和。賴過去無數之賢醫。積其偉大之治効。成爲整然之醫方。褒然之實證。以成立日本之古醫學。而自明治維新。崇拜西說。屏棄舊學。禍遂及於醫界。至以法令禁止古醫。迨夫今日。此淵深之醫道。行將絕滅其傳統。有心人能不齊聲痛惜者乎。今我等爲挽回計。已集有專志復興古醫之同志三萬餘人。即就臺灣全島言之。與吾人理想相同而研究斯道者。亦有同志一萬餘名。我臺灣住民。自來篤信漢醫方。故生藥商甚盛。自臺灣總督府領臺以來。曾一次實施醫生之檢驗。爾來三十有餘年。對於島民之康健。毫不加以注意。使島民切望之有經驗與專門之漢醫師。與年俱減。今日島民健康維持問題。直感重大之不安。故復興漢醫。實覺片刻難緩。余爲應援內地同志之哀訴。實地視察。二三年於茲。已深知其弊。因要求同志東洋醫道會理事長東洋醫學者南拜山翁來島設診。得其允諾。以來此視察本島事情爲由。於昭和五年四月間。僕僕道途。不自覺其衰老。費六足月之時日。就其結果所述。舉島之民。無不熱望漢醫之存續。其理由不止信賴漢方醫術之治効而已。尤認漢方醫爲適於彼等之生活。而對於總督府之撲滅漢醫政策。深爲不滿。而因總督府多年來。對於個人的或團體的漢方存續之請願。迄無何等之肯定表白。遂使領臺時所有千有餘名之漢方醫。年益減少。至於今日。僅殘三百餘名。今日臺灣漢方醫之衰亡。直旦夕間耳。對於三百八十萬住民之保健問題。將何以應付。我輩皆爲日本國民。對於新領民保健上之醫藥一事。尚不得自由。不能不起同情之感。用是聯名具呈。陳情閣下。請求速令臺灣總督准許臺灣漢方醫之存續。則新領民將歡喜無量。歌頌皇恩之隆盛矣。不勝迫切待望之至。謹此陳情。

附臺灣漢方醫存續理由書

一　宇宙之間。並無萬能之物。西醫自詡爲萬能。而排斥漢醫、此實大謬、考東西醫學醫術、各皆有其短長、自有兩兩存在之價值。故吾人常希望東西之融合。

二　東西醫學。如能獨立而存在。自有其原理醫方。各遂專門之研究。各立於專門之立場。以發揮其技能。拯救疾苦。如斯則國民之康健問題。可以有確實而美滿之結果。國民旣健全。國家之隆盛。可立而待矣。

三　東西醫術。正如車之兩輪。鳥之兩翼。以其心得。視其長所。爲保健之保障。在臺灣三百萬住民中。殆無一人不具此理想者。此種理想。希冀其早日成爲事實。故要求漢醫存續之運動。我等立於强大之真理上。取穩健着實之運動方法。誰人得而非難之。

四　從漢方醫法之巧妙及治療費等之關係觀之。漢方醫實有存續之必要。尤於臺灣住民之生活上有重大之意義。今臺灣島民因漢醫將達湮滅之時期。故無不抱戰兢恐懼。有不勝其同情之感。

五　朝鮮總督府年年實施漢方醫簡易之試驗。所以應鮮民之要求。實行漢醫存續之政策。實可謂爲賢明之政策。故吾人亦熱望當局之效尤。應臺灣島民之要求。速速確立漢方醫試驗制度。置新領民之康健於安住之境地。

六　臺灣全島有三千以上大小漢法藥商。闔單從中國輸入之藥價。年達數百萬元以上。此爲臺灣住民屬於漢醫方及漢藥上之重要事項之實證。

七　昭和五年八月二十五日。臺灣島民代表者約一萬七千人。具書請願於前石塚總督。請願之人。上下階級均有。均爲真島民代表而係有資格之人。臺灣島民對於漢方醫存續之熱望。可以知其概要矣。

皇漢醫學之種種研究

南拜山

（一）醫科目

東洋古醫道之醫科目。爲大方脈、小方脈、婦女科、瘡疾、鍼灸、眼、口齒、接骨、傷寒、咽喉、金鏃、按摩、祝由各科中現今有不傳者凡有再興之價值者。宜加新研究。以供國民保健之用。尤以祝由科屬於現代語之精神醫學。可加意研究。

（二）異法宜方

岐伯提倡異法宜方論。主張醫法依地方而異。東方用砭石。西方用毒藥。北方用灸焫。南方用微針。中央用導引。不歡迎世界無差別主義流行之醫法。從國民保健上安全着想。不得不佩服岐伯之論。

（三）治病知本源

欲治病收效。不可不知天地之道。萬物之綱紀。變化之父母。生殺之本始。神明之府。現今流行之醫學界。類無斯說。蓋所謂動物醫學。未敢云其近於完備也。至於人間醫學。則今後要加幾多之新研究。同時須採究東洋古醫道之要義焉。

（四）小宇宙觀

人爲小宇宙。即一大宇宙之縮圖。此爲醫學上之要諦。岐伯聖醫在二千年前於陰陽應象大論中論人爲小宇宙。苟醫士亦立於如斯見地以診人。必能瘉人。否則徒從事於醫之枝葉末節。術雖工。而不能達治人之妙道。其卓見有如此者。

（五）現代病之妙藥

現代之人。慾望（物體慾）無窮。欲求有限之物體界以充足之。殊感焦慮。因此同感不滿足。而形成一種病症。予診此種病。斷爲現代病。其治療方法。時時實行向靈物轉地療法。同時常諷誦左列之詩。以作妙藥。

慾望無窮。宜加限制。不嫌細微。貴能積儲。一點一滴。亦能成池。

（六）人間觀法

予懷斯人間觀。常提倡人間醫道。予常力說靈體界物體界二界併存之醫道。玆爲列系統如左表。

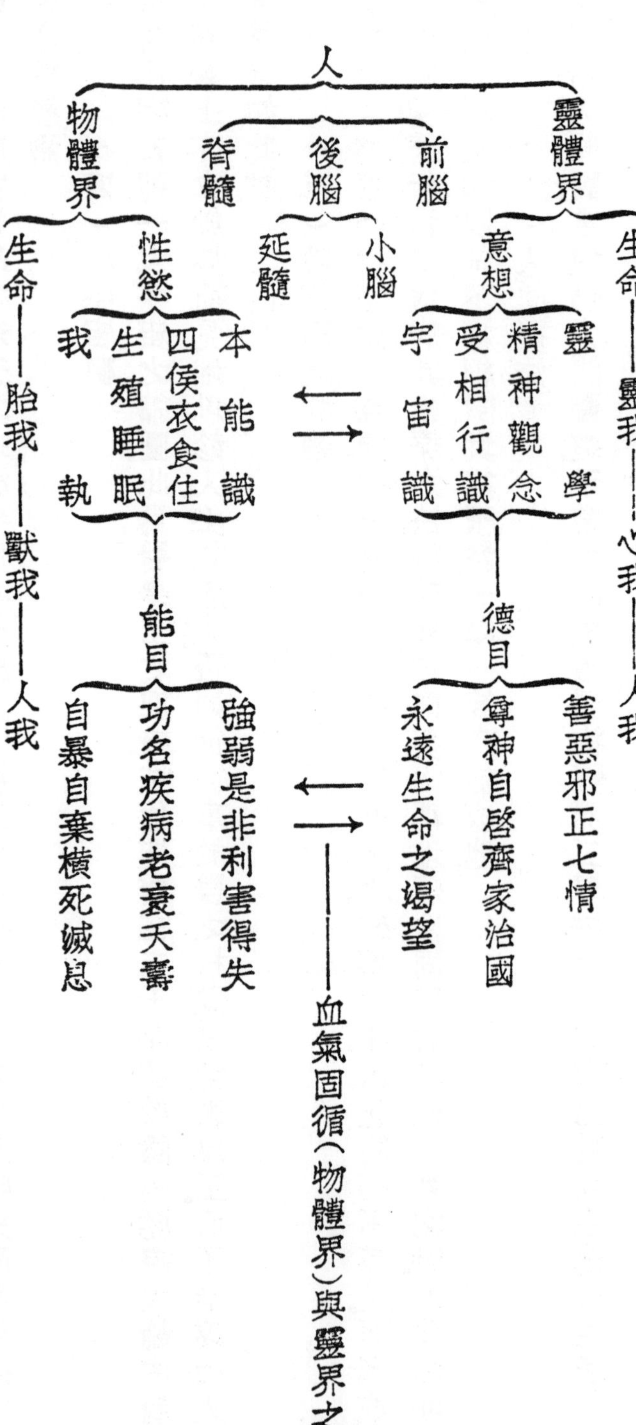

漢方醫與西洋醫

雲外居士

我國（日本）自少彥名以來。相傳而存固有之醫道。中途傳入韓國之韓法。中國之漢法。晉唐法。金元法。更混入印度法。其中以漢法最爲有力。故凡外來之法概以漢法稱之。其時專以草木根皮。資爲治療。其他醫術之學問未開。故醫術之進步遲鈍。而不易成一名醫。積多年之經驗與修養精神。不得「以心傳心」之妙機。決不能成名醫。離邪欲。主仁心。潛心思鍊。悟天理。從自然之道。始得肯綮洞中。故名醫極少。一時代略出非常之名醫。則必大唱其寸關尺之切脈法。別爲十二脈。二十四脈。二十七脈。說理玄妙。常人固茫然不知。即普通醫生。亦大多含糊不能分別之也。佐久間象山原學漢醫。因嫌此脈候之麻煩。遂至棄醫不學。其難解之問題爲切脈。非靜至心無我狀態。不能辨焉。其從直覺而至得靈覺之妙味。恰如禪學與不合理解之公案焉。漢法之切脈即禪也。故必積多數之經驗。而復運用其智慧察病之起因而斷其豫後之狀況。如自知冷暖然。故其人者。凡治百病如探囊取物。學解剖生理之學。調病理與診斷之學。研究藥物。不必擇先人之處方。治病直中其肯綮。在漢方之名醫。常把持此確信。常以同情心臨病者。以仁術自任。即云術有高下。亦不傷神聖。此種仁心神術。確能使人感服。然從另一方面觀察之。又似無何等可佩之學識。亦無何等可驚之名藥。漫然切脈按腹。此外更無精密之診察法。檢查法。大有荒唐無稽之感。

反之習西洋醫術者。於既得普通教育常識之後。更須修習其他科目。尤宜注意於解剖、生理、病理、診斷、藥物等項。以多數之年月。投莫大之學資。學日新醫學之全科。實定鍛鍊。始登醫籍。受醫術開業之許可。而又自虞資格不足。遠出西洋留學。孜孜汲汲。極斯學之蘊奧。然後捐其頭等博士之招牌以歸。構高大之邸宅。出入車馬。戴博士之高帽。容態莊嚴。胸懸燦爛之金鎖。鼻架光輝之眼鏡。射人眼目。朦朧之雪茄烟。充滿室內。窒息病患之人。鼻下短髭簇然。時以左手捻撫。秀麗之眉目。徐送於病狀。浮輕侮之色。充滿自負之心。羅馬鼻中時時放其強鼻息。以吹散其雪茄烟之灰。切脈有時計。測熱有體溫器。問診最詳。觸診亦極細密。檢尿、檢便、檢血液、有精工之器械插入子宮與肛門。有電氣燈映出食道與胃中之內景。治療有內服藥、外用藥、注射藥、吸入藥、水治法、溫熱療法、光綫療法、鐳定療法、種種療法。不遑枚舉。設備至佳。取費至鉅。一度診察。則索診察費十元二十元。一費手術。則索手術費一百元二百元。又有所謂入院費也、車馬費也。名目繁夥。患者汗血辛苦。所儲之金錢。往往傾之於一旦。如拾瓜翻萁。無一點之惜憐心。此種醫家。果能治癒病症乎。其自身亦往往難於置信。或詢以何病。往往不得其詳。或且有意不言。以維持其西洋派之態度。致使患者無從知其病之現象與將來。祇有心理的作用。以爲盛名之醫師必能藥到病除。此何異於愚夫愚婦。集木偶之前而洒其隨喜之淚乎。結果與事實完全相反。得治者誠不少。而死者復極多。如斯猶爲高明先生。醫之上乘者也。其次者更無論矣。西洋醫與漢法醫之比較如此。此果何種理由歟。

西洋物質文明。翕然壓倒全世界。其結果凡百舊習。均爲之一變。破壞宗教。排毀佛釋。教育亦亡精神而重物質。道德衰敗。權利與義務之觀念甚深。醫術亦受其弊。廢棄漢法。專許西洋醫術。漢法醫術之與西洋醫術。何啻雲泥之差。在外表觀之。無論何人。均當謂漢法粗漫。而西洋法精微。然治療上之効果則反是。恰亦如古之法律雖粗漫而屬精神的。故罪人少。今之法律雖精密而爲形式的。故罪人反多。西洋醫術法固備矣。然多從法而墨守。無法以外之活動。徒嘗先人之糟粕而已。彼等以爲今日之醫術。不外從法。法之外凡無據者。均不可行。即令死亡。亦屬法之罪。非我之罪。法之恥。非我之恥也。又假令實際知其危險也。然苟有法可據。不憚果敢斷行。施行手術。受手術而死者。則曰非我殺之。法殺之也。仁何在哉。仁何有哉。西洋醫術之弊。實在於此。西洋醫術果否有精神。西洋醫術之真意究竟有無遺憾。姑不具論。要之不能從真理而活用。徒襲其具體的形式。正如畫工之作密圖。生缺點。現馬脚然。漢法醫形式粗漫。愚者爲難。而傑才者有活動之餘地。苟加以精形之鍛鍊。所謂神而明之者。不難成爲名醫。漢法之修業。主集注精神於一點。得伸展於實用方面。西洋醫術學科多而技術紛歧。雖畢生修習其業。亦難充分得之。然已腦力分散。故其所得。亦不過找尋先人之遺跡。依樣畫葫蘆而已。故卓識者乃專門分科。此不啻示以捷徑也。在此生存競爭場中。維持相當之地位。欲無遺憾。須發揮我真術。苟無經濟上及其他種種之困難。不妨集中其意主。從事於精神之修養。如漢醫之恃直覺以體會一切。若徒襲人之皮毛。詡然以爲博士。於治療方面。毫無進步。則生存競爭之路。將變爲絕地。而損自家之權威。妨害醫術之神聖也。

漢洋治療法之比較　　TK生

不論東西洋與古今。其治療疾病之際。必先診斷疾病。就其診斷。以定用藥之法。此在漢洋醫學。其處方用藥。根本無異也。惟二者相馳於不同之道。一見而可知根本之差異焉。

西洋醫學之於診斷。其意味爲病名診斷。從病人所述之自覺的症候。醫者之觀察檢查。而得他覺的症候。此病名之診斷也。病名之診斷。其藥容易決定。故西洋醫學醫技之巧拙。以其診斷病名之確不確爲斷。藥劑之實用。以病名爲決定。內科書所記載殊易選擇。博士（猶言名望之高者）之處方。與町醫（猶言無名之醫）者之處方。苟其病名相同。結果亦無大異。證以病院之請大先生往診者。亦往往由不明瞭之病症。而診斷其病名。以處方與之。此例可以見矣。是故西洋醫。不重於處方。而重於診斷病名之正確。所以重類症鑑別。類症鑑別者。因有不少病症。其名相異。其症候則類似者。而施以精細之鑑別也。如腸窒扶斯、肺炎、急性喇叭炎、蟲樣突起炎等。反復審察。不厭其詳。行正確之鑑別也。

在醫學校所習得者。祇有病名診斷。而無處方之方法。診斷不錯。即爲大先生矣。從患者之立場考之。所謂大先生者。亦不過知其自己疾病之正確與否耳。苟其病名診斷確實。認爲必能治療疾病。

以上云云。爲述西洋醫學之先重病名診斷。然後處方。倘病名相同。則無論何人。其所處之方。大抵大同小異焉。

漢方醫學之診斷。開口必曰診斷其爲何湯之證。詳言之。即所謂從自覺的及他覺的症候。而非診斷其別名。乃診斷其處方也。探察其症候。而施以對症療法。以視西洋醫覺之病名診斷。則省略焉。西洋醫學於類症鑑別。重視之。漢方醫學則不然。重視類方鑑別。其處方基因於複雜之組織。例如傷寒論中說明。太陽病爲頭痛發熱。惡風（惡寒之輕微者）者。處方用桂枝湯。但太陽病之說明。雖以頭痛發熱出汗。惡風爲據。然猶須辨其脈浮而緩症候具備。迺稱之爲桂枝湯證。以桂枝湯處方焉。此在西洋醫學。則不知其爲何病也。

太陽病之項背強。無汗而惡風者。用葛根湯。桂枝湯與葛根湯均爲發汗之劑。相類方也。然有鑑別之點。蓋桂枝湯出汗。葛根湯則無汗。即出汗者用桂枝湯。無汗者始用葛根湯。且同一有汗也。更鑑別爲桂枝湯與麻黃湯之症焉。此視其汗之有無。脈之緩緊與筋骨之有無疼痛而區別焉。

漢方醫學於類方鑑別。至如何方重視乎。曰。同一發汗劑也。應用麻黃湯者。與桂枝湯則不利。此俗名病不受藥也。反之桂枝湯之症與麻黃湯。則發汗過多。身體違和。用藥反增其新病。是爲誤治。傷寒論中。特於此點。嚴重戒之。傷寒論一卷中。說及誤治之處治。卽漢方之類方鑑別也。

西洋醫爲對於病名之療治。漢方醫爲對於病症之療治。西洋醫學重視病名診斷。對於病症療治。則忽略焉。漢方醫於病名診斷甚省手續。而直接在選擇處方。處方選擇之於病症。與西洋醫學異途而同歸。例如同爲子宮癌也。西洋醫學必從其癌之進行程度(病症)而決定手術與否。同一肺炎也。要講究其病症。而後求處置。所謂對症療法也。而於行手術之前。更不可不知正確之病師。故西洋醫術不重在病症之決定。而重在病名診斷。譬如窒扶的里之血清注射。爲窒扶的里之特効藥。對於其他疾病有害無益也。因其有害無益。故必須病名診斷正確。

漢方醫學亦有病名。然不重病名診斷。漢方醫學對病名無特殊療法。卽知其病名。亦不影響於處方。蓋漢醫之病名。乃指症候而言。有某種證候而包括許多不同之點者。則冠以某某病名。以示區別。然亦無大關係。譬如西洋醫學之對症療法與漢方醫學之治療方法。同一問題之病症也。前者之於病症。乃單一之病症。(例如疼痛不眠咳嗽)後者之於病症。乃指諸症候而言。故漢方之療治方法。曰對症療法。與西洋醫學之內容大異者也。漢方之於特殊療法。不甚攷究。故對於流行性感冒。腸窒扶斯、黴毒、中耳炎等。往往用同一之處方。西洋醫目爲重視者。漢醫往往放任之。西洋醫學之放任者。漢醫學又往往視爲適用之方法焉。而實際上往往同能得所期之效果。又西洋醫學對於同一病名應用其症狀之變化。病勢之如何。(特所謂虛症實症)此則漢方亦然。總之漢方之處方爲非特殊的。

以上拉雜記述。恐讀者不甚清楚。茲更約述其大要。漢洋二醫學治療上所根據者。均從病症。西洋於諸症候診斷其病名。對於病名有特殊療法。對單一之病症有對症療法。漢方從諸症候上診斷處方。病名診斷並重要。不攷究特殊療法（僅鍼灸方面有之）對於病之態度。兩者殊多異點。西洋醫學注意之點。往往爲漢醫學所不問者。漢方醫學之重要症候。西洋醫學不免省略之。蓋處方之性質不同使然也。

兩醫學於治療方法。非根本相異。迺趨向之不同也。最後一述漢方處方中有興味之體會法。漢方醫學之寶典。無論何人。莫不知爲傷寒金匱。傷寒金匱之公式。即爲處方問題。苟能熟讀而深味之。庶可以解對於患者之處方應用法。蓋處方之性能爲經驗。經驗次第深廣。應用自然巧妙。奇想天外。神而明之。即能體會矣。故體會者。漢方之先決問題也。無論西醫漢醫。多崇經驗。西洋醫有經驗。則診斷確實。漢方醫有經驗。則治療巧妙。漢醫技倆之進步者。則所用之處方數減少。苟得運用之妙。則僅數十方。可以治萬病。西洋醫者。爭病名之診斷。漢方醫者。爭如何以處方。

西洋醫間有運用處方之巧妙者。但不及漢方處方之自然而有獨到之處也。

漢方醫學上之中風結論

松尾東陽

漢方治中風。從原因區別爲祛風、祛痰、祛濕之藥。有腑臟經脈之分。氣血陰陽表裏之異。又因各經之風不一。於是爲確立完全之治法。其各經之主要風藥如左。

手太陽經　藁本
足太陽經　羌活
手陽明經　白芷
足陽明經　葛根
手少陽經　黄耆

足少陽經　柴胡
手太陰經　防風
足太陰經　升麻
手少陰經　細辛
足少陰經　獨活
手足厥陰經　芎藭

其他隨病症而用之藥品亦甚多。總之究其爲屬於風之疾病及屬神經之疾病。爲漢方之領域。

類中風

由於普通之中風。久而不去。漸次內犯。及經過相當之時間。遂於表面現中風病是症之根柢甚深。欲治療與回復原狀。則須時日。此以外因爲主。非盡屬內傷而其症狀。則與真中風之狀態無異。故曰類中風，外因爲操勞過度勞傷精神。氣血水火失均衡。迺卒然昏倒。又因激怒傷肝。肝火上激而起者。或有因操勞過度。元氣損耗而起者。或有因房事過度。腎臟之精竭。失其循環而起者。其非因內傷內損。漸次而來者。則其抵抗力未衰。有自然向愈之機能。回復甚早。但須注意預後之攝養。以防其再發。現今有一種病曰動脈硬化者。罹之類似中風。且與罹中風者。同一態度。患中風者。往往自懼回復之後。與廢人同。而預後無氣血調節之良藥。爲其完全攝養。是爲現代之缺點。然不必引爲悲觀。可就其原因。而加以適當之休養。如起因於劇務操勞者。可減少或停止其操作。因怒而起者。可以和緩其心。病原既杜絕。症情自能消滅。病後又復注意養生。則自能保其天壽焉。古來中風預後之劑。最和平之良劑。爲大補湯。其方爲人參、白朮、白茯苓、當歸、芎藭、白芍、熟地黃、黃耆、肉桂、麥門冬、五味子、甘草。以上十二味。平時常可服之。

軟風

軟風爲今日普通中風中不常見之風病。病狀爲下半身瘦弱。步行困難。手足疲憊不舉。或戰摇不能握物者、現困難之病症。其原因起於血虚。血虚生內熱。熱則筋肉弛緩。手足之運動困難矣。其血虚之原因。則爲濕、氣虚、瘀血三者。有一種鶴膝風。使其下肢狀如雞脛而細小。足腰萎而不能起立。蓋因體質之攝養失調也。欲回復之。其法大抵見於漢方醫學之中風中。至於治療之實際。必俟諸專家矣。此疾病之治療。不必有宏壯之大醫院。宜應各人之身分。或就體內所缺養料之出產處。或赴山水明麗之所。以愉快其身心。自能療治。而以農村爲尤適。是故農村救濟。實爲目下之急務。而亦爲漢醫治療之目的地。西洋醫師。高擡診金。不能普及農村。使農村不被德澤。坐視其貧病。良足悲也。

卒中症漢方之預防與處置

南拜山

一　緒言

肺結核與腦溢血。爲現代襲人之兩大惡魔。肺結核。已數述過。茲請言對於腦溢血。高壓血動脈硬化等。漢法用如何手段與方法。

元來腦溢血。中風之人。生來本持有其素質。此點與肺結核同。其無此素質者。雖無論如何不養生。亦不罹此病。而凡有此素質之人。試以血壓計附其首而行注射。即可證之。烟酒與血壓有關。凡屬行禁酒禁烟者。容易脫此危險狀態。而中風卒中之危險。亦能免絕。

古來無論東洋西洋。人人費非常之苦心與努力。以設法使已硬化之動脈。漸復爲軟化。行下其血壓。而僅發現左列之神藥。且恐此後永遠以此爲主方。作治療中風入手之機會。可羞亦復可悲矣。

二　貪口腹之慾者之食毒

醫學上之所見。貪口腹之慾。爲中風發生之最大原因。欲杜其弊。除防食毒酒毒。徹底的勵行養生而外。別無他道。因此種疾病。大抵富裕階級或美食家居者多。貧乏之人甚少見也。但從醫學立場觀之。(不論東洋西洋)其原因不止食毒酒毒。更有瘀血水毒風毒。有時參加梅毒。以下對於是等諸毒。加以簡單之說明。所謂食毒。非急性中毒之謂。乃食物在腹中因分解醱酵等。致自家慢性中毒。是以蔬食者菜食者。罹此中毒者極稀。而以美食家過量攝取蛋白質動物性而罹其患者居多。此則泰西醫學者之所共認也。

三　酒毒與水毒

酒毒即慢性酒精中毒。其惡影響不必另行說明。水毒者。泌尿器發生疾患。因障礙尿量之排出。滯留其液狀老廢物於體而生者也。在腎臟萎縮等顯著排水障礙時。即起水腫或尿毒症。漢法因不檢查小便。不能顯然明其症狀。故亦不甚重視。實則從眼疾頭痛眩暈不眠動悸神經痛胃病等原因。亦可預想而知。

梅毒　風毒　瘀血毒

梅毒在泰西醫學家。認爲動脈硬化之原因。一般罹梅毒者。對於卒中體質。不問其爲先天後天。多少蒙其影響。又從實際言。卒中體質者。比較的易罹梅毒。

風毒爲漢法獨特之名稱。風之疾病。分類甚多。舉其要者。如中風、破傷風、風眼、麻痺氣、厲風、(癩)白癜風。此外如感冒、丹毒、中耳炎、神經病等。亦風也。西洋醫學之概念。對於漢法風之定義。極難了解。

瘀血毒者。即月經閉止。生產打撲鬱血傳染病、熱病、遺傳病。所起之血液停滯也。女子中風之屬於腦溢血者。以此爲重大原因。

四　卒中體質

以上言食毒、酒毒、梅毒、風毒、瘀血毒等。爲漢醫學說中動脈硬化。腦溢血之主要原因。有是等諸毒(瘀血毒引論)者。必有其體質之特徵。舉其代表言之。凡少年期、青春期。而至壯年期之四十歲前後。身體非常頑健。毫不知疾病之苦痛者。性質快活。如顏色白者。飲酒之人。顏赤而他部極白者。骨骼不逞。筋肉發達者。脂肪太多者。食慾盛而健啖者。腹部膨滿。按之柔而不堅者。此人內部充滿前述諸毒。脈弦洪實。力強大。身體常起障礙。服藥排毒。則皷腹諸症。次第漸減。又在腎臟病糖尿病之前後。罹痔疾喘息。又或頭重頭痛。眩暈逆上耳鳴。診察而見其血壓高者。此等人大抵占有社會之相當地位。爲家庭之大柱石。思想特多。以引起此證狀者也。

五　預防之可能

以上所舉。爲男子卒中體質中之最普通者也。此等人果能犧牲其在社會上之種種活動。改變其榮養法。一生食蕎麥一味。所謂仙人食者。則可免除卒中之發作。而旨食飲酒。實爲卒中之因。最宜戒除。果能篤守其戒。可以避此危險。

前不云乎。腦溢血無根治之神藥。今茲又云可以預防。何前後矛盾乃爾。其實決非矛盾也。蓋腦溢血與肺結核有異。中年以後患之者。實有宿根存乎其中。因腦溢血之原因。與諸毒之鬱滯深者有關係。服諸毒一掃之藥。則頭痛眩暈耳鳴。高壓血等諸現象可以完全鏟除。而生活不改。則以上諸毒素難於澈底消滅。留戀不去。宿根不淨。有感卽發。故在身體有違和之感時。苟能持續服藥。則腦溢血之發作。自能免也。

六　掃除諸毒之漢法處方

用於如上目的之處方。曰防風通聖散。此方以前爲散藥。後用爲煎藥。倘有兼症。則須加減用之。較爲複雜。但諸毒中之瘀血一項。此方無效。又當另行處方驅除之。

當歸　川芎　芍藥　防風　荆芥　薄荷葉　連翹　麻黃　山梔子　白朮　生薑各三分五釐　滑石一錢三分　石膏　黃芩　桔梗各七分　甘草六分　大黃　芒硝各三分。以如此分量爲始。逐漸增加。

（以上爲一劑之量）

右用水三合至一合五。煎爲汁。分三次空腹時服之。

右之處方。詳細分解之。一、防風、麻黃。爲開表之劑。使風熱藉汗而排洩出於皮膚。二、薄荷葉、荆芥。爲清涼之劑。除風熱之上竄頭部者。三、大黃、芒硝。使入腸胃之風熱。從肛門而出。四、滑石、山梔子。爲利尿之劑。使毒從小便排除。五、桔梗、黃芩、石膏。使除入於胸部之風熱。使不成肺病胃病。六、黃芩、連翹。入諸經絡。清遊移之熱。七、當歸、川芎、芍藥。因風邪之病。關係於肝木時。以之和肝補血。八、甘草、白朮。補胃。

以上爲漢法之術語。在平常人殊難於分解。則亦可以一言解之曰防風通聖散者。從皮膚、肛門、腎臟、三部。驅逐三焦之實熱。如食毒、酒毒、水毒、風毒者也。又用此劑爲緩和驅黴藥。亦屢屢能奏効云。

七　用時必要之心得

一、防風通聖散。使用於痔出血之時。却能益增其出血。此種出血。薄荷葉所促成之也。去之即愈。

二、用於慢性腎臟炎之脾臟衰弱之人。却能增其浮腫。因防風通聖散。爲攻脾之藥也。

三、防風通聖散。對於皮膚病。有攻其裏毒發表於外（深部之毒。逐出於表面）之藥能。有瘡時服用本方。則能托出。

四、不可用於姙娠者虛弱之病者。

五、對於結核患者爲忌。誤用本方時。反見增惡其病勢。

女子中風之療法

防風通聖散爲男子專用之中風藥。對於女子。全部宜用驅除瘀血之通導散。其處方如左。

枳實　厚朴　當歸　陳皮　木通　紅花　蘇木各七分。　甘草三分五厘　大黃　芒硝各三分。以此分量爲始。漸次增加其量。（以上爲一日之量）煎法用法。與防風通聖同。

女子雖有食毒水毒等等。與男子同樣兼備。但往往兼有瘀血毒。投藥時。宜視其狀況。將防風通聖散或四六分或三七分混合使用。但大體上主要毒素之分佈。男女有異。苟依前述之標準用之。決無大謬。但通導散對於瘀血有強烈之分解作用。同時對於生理的血液。比較的有破壞作用。故虛弱者以不用爲宜。大凡本方之患者。多發生下列種種之情狀。赫然顏面肥滿。瘀血滯滿。不姙娠。醫者診斷爲脂肪過多症，或卵巢機能障礙症者。其中因瘀血阻礙新血之製成機關。而呈貧血症狀。顏色蒼白。如服用通導散。則瘀血驅除。同時新血亦生。

前述二處方。如有慮中風發作之人。可於高壓期間服用之。見効甚速。昔年千葉縣立某女學校校長患此病。服防風通聖散一劑。得痛快之便通。翌晨血壓從二百二十急轉直下降至一百七十。此爲余主治之一例。

預防中風之灸法

醫藥博士 佐多芳久

中風預防之灸　日本自古行灸治法。至今民間尙持相當信用。垂千餘年而不衰。雖醫學發達如今日。民衆仍信其有相當之効果。

灸之由來　日本之灸治法。從中國輸來。於欽命天皇時代設典醫寮。設鍼科灸科之專門科。其後於正親町天皇永祿年間（距今三百六十五年以前。）有吉田意休出。水尾天皇元和年間（距今三百五十年前。）有於山和彥市檢授出。東山帝元祿年間（距今二百三十九年前。）有岡本抱一出。抱一爲有名之近松門左衞門之弟。其後於享和年間。距今百九十五年前。有後藤艮山。寶曆年間。（距今百七十四年前）有賀川收庵等出。極力鼓吹灸術。以後上下階級。對於以灸治病。皆極信任。灸用之艾。相傳其始從葡萄牙輸入。天正四年。（紀元二二三六年。距今三百五十三年前。）織田信長築城於安土之際。招葡萄牙人派得林。與以江州伊吹山五十町步之地。種植藥草。艾亦爲其中傳入之一種。傳說如此。其實考之實際。確從中國傳來。傳來之後。因日本製法之發達。成爲今日切艾。而切艾之製。始於元祿初年之神田區治町之箱屋莊兵衞。當時箱根晒切艾。享名甚盛。按中國早有灸治之法。載於素問與其他古醫書中。渡入日本後。在平安時代。已有蓬勃之勢。至德川時代。遂達於極隆盛之域。慶長二年。公議勵行灸治之文誥。中有「春秋必灸。則病患自無。而作業精勤。婦女孩穉同。」一此可以相見灸之重視於當時矣。

中風預防灸之故事　預防中風之灸治。自古以來。多歡迎之。曾記有一逸事。在元龜天皇之戰國時代。豐臣秀吉大破敵人。虜得敵將。一一親自審訊。其中有一敵將。白髮年老。向秀吉使者云。

「某有中風病。乞稍假時日以待灸治。」

「使者似不審。何謂灸治。」

武士曰。「近日正欲行施灸治。請足下寬延時刻。待灸治完畢而後就死。可乎。」老武士言時。振其白髮。不勝待命之情畢現。續有言曰。「某非卑怯。實以正思灸治而未履行。萬一就戮之時。而起中風。人不將視某爲懼死而昏厥。以損一代之令命乎。不將引爲武士之恥辱乎。故就戮則可。中風預防之灸。則不可不行也。」此老武士在就死以前。猶侃侃而談。求假一刻之功夫。施行灸治。千古傳爲佳話。亦可以見當時對於中風預防灸治之流佈與信仰矣。

源平盛衰記中宇治川合戰條中。筒井淨明云。武士身受矢傷六十三處。重傷者五處。迺施行灸治。燒其創口。以止出血。

近年來民間雖一棄其野蠻未開之治療法。但對於灸治之法。則與西洋渡來之西洋醫學。同一心醉。咸認爲灸治法之真實力不亞於顯微鏡。或某燈某燈云。

灸之血壓及其影響　近年來一般陶醉西洋醫者。已漸漸覺悟。頗欲從和漢醫學上改造己國之醫術。對於灸治之法。研究討檢者。不乏其人。但對灸治之一般法。與夫效果及生理的作用之書。則甚缺如。茲爲略述其對於血管及血壓上所發生影響如次。血管之運動神經上加熱與痛之刺戟。則起反射作用。而來血管之收縮。在皮膚上施灸術時。亦同樣先起血管收小。而後漸漸擴張。血行漸次旺盛。又在血行極緩慢之血管上加灸。則緩慢之血行。活躍旺盛。此在動物之實驗足資證明者也。

兔耳之血管。顯然外露。故其血液之循環。亦顯然可見。若在兔耳之根元切灸之。則見耳之血管。其初次第縮小。血氣少而暫呈蒼白。逾時則血管膨脹而大。血液盛而現潮紅色矣。人體與此無異。最初在施灸之附近見貧血。其後即來充血。因灸後其部分同火傷者同一狀態。見赤爛血充也。灸時因血管受強烈之刺戟。故起血液循環之變化作用。對於血壓與以影響。理所當然者也。

因灸感熱。一時該部分之血管收縮。血液之流行不暢。血壓增高。逾時血管擴張。血液暢流。血壓又漸漸下降。此則無論何人。均能知其理矣。

灸時。血壓之上下。從動物試驗所得之實驗。其甚者。壓血爲一百密里密達。其變化有十密里密達。在血壓上時。心臟之搏動緩慢。脈減呼吸深而減少。

更從人體上調查。其灸點之血壓及影響。最著時不到三二一密里密達以上。而有五密里密達以上之亢進。從上云云。可以確定凡施於適當部位之灸術。則血液循環或血壓來相當之變化。而促血管之收縮。或擴張運動。中風預防法即所以防止動脈之硬化。果應用適當。確乎有効。可無疑也。但在西洋醫學萬能之世中。皮膚殘留燒痕。殊非病者之樂意。則合於科學灸法之發明。於今殊感必要云。

所謂癆蟲之本態

大塚敬節

此文係節錄余所著癆病漢方療法之一節

結核乃傳染病。非遺傳病也。遺傳之體質。易罹結核。此爲現今西洋醫學之定論。但古昔有認結核爲遺傳病之風。而同時亦認爲傳染病。如第一章所述內科祕錄中說明傳尸病爲傳染病者。是可以想像而得病之有傳染性矣。時還讀我書中有「藍溪君曰。（中略）癆瘵者。先天之遺傳也。故尤難治云云。」遊相醫話中亦有「中風、骨蒸、梅毒、癩瘡四病。爲古今難治之症。考此四病。皆爲父母先天之遺毒。父子相承。病在血脈。故發病云云。」

以上云云。卽言本病有遺傳性之證據也。

次言癆蟲之蟲。此蟲古昔卽有認爲癆瘵之原因之風。如三因方中所舉癆瘵之處方。取癆蟲之法。則曰取下之癆蟲。其色紅者可救。靑者不治。

此所謂蟲非眞蟲也。乃瘀血也。（此瘀血之積。容後詳之）有此瘀血之人。易罹結核。又以其所下之瘀血。其形似蟲。因名之曰癆蟲。而視爲癆瘵之原因。其實自前人之處方觀之。其所構成之藥物。大抵有下瘀血之作用。苟稍一研究。自能曉然大白。

又中神琴溪氏生生堂醫譚中。對於癆蟲有記述云。「余作一方劑。與上京常福寺旁患癆瘵者某服之。此藥之中。有刺腹之性者居多。服后下痢。所下之痢。一團一團。全似鯰魚。有尾有鰭。長四寸許。有黑光。以爪押之。堅如革。又有靑色如飯蛸者。體有七足。同時瀉下。此後諸症減退而全愈」云云。

此外醫宗必讀傳尸癆條論癆蟲云「虛勞。熱毒永蓄。則生惡蟲。此蟲食人之臟腑。（中略）常人接近此種之病時。其蟲往往侵入而攝取滋養物。身體弱者。宜服用補藥。或佩安息香麝香等物於身上。則惡蟲自不能來」云云。預防癆蟲。而用安息香麝香佩帶於身。卽謂可以殺菌。豈不令人噴飯。卽此而言。所謂癆蟲者。實爲瘀血無疑矣。

又千金要方中有「肺病南行。若食馬肉及牛肉者得免」云云。此種妄論。殊不可信。

以上均舉關於肺病原因之種種臆說。其實癆蟲之名稱。直可改呼之爲瘀血。謂與病者密接而有關係者意識的作用也。此瘀血爲核結原因之一。實大堪注目。亦爲緊要之興味問題也。

〔附記〕今日爲漢方醫學復興時代。若妄信古書。殊足爲復興前途之障礙。故目前之急務。宜改用新目光以檢討批判此醫學。尤以陰陽五行支配之說。最爲含糊。宜徹頭徹尾。從科學上研究以解釋而批判之。

肺病之漢醫療法

今井豐雲

肺之作用。是攝取酸素排泄炭酸之一種淨血機關。此漢醫與西醫之說同也。玆簡單述漢醫極普通之說明。以供參攷。

肺有四重。附著於脊髓之第二椎。腔內空虛如蜂巢。有二十四穴。穴之下部有底。其一呼一吸之消息。司自然之清淨作用。吸氣則滿。呼氣則虛。肺臟在人體中爲五臟之長。氣多血寡。一如心臟。

肺之經脈。爲手太陰。肺經之脈。起於中焦之部。起於任脈中之臟穴。其下絡縱走於大腸。再逆來而至胃口。皇漢醫學本經之絡云。絡在胃口上。但屬於脈之直經。故手太陰之脈。必來自足厥陰之經。支綫從期門穴循行於中臟穴。其上膈屬於脈。與手太陰肺經交叉。肺經橫出於腋下。自中府而至雲門穴。循腰內。自天府而下於俠白。從俠白前行。爲少陰心之主經肺。下行於肘中之尺澤穴。從尺澤循臂上骨之下廉。行於孔最穴。從孔最穴通列缺。經入於渠汰潤穴。亦從太淵上行。入於魚際穴。從魚際出於大指端小竅炎而終。其支線從臟後循行直出。出於次指之內廉。其端與手陽明大腸經交叉。

肺與大腸之經脈病。其特徵爲胸脹。小便頻數。惡寒發熱。咳嗽而且氣短。皮膚及肩背缺盆之部。覺痲痺而且疼痛。

肺司聲音之源。又爲吸納養氣之所。氣者除口鼻吸入而外。又從人體之毛穴而吸入。若肺氣有餘。則呼而出之。因之鼻口吹出之氣大。氣爲養命之源。全身皮膚。若爲火傷三分之一。必至於死。因皮膚侵入之空氣不足故也。從前女子因髮結裝飾。過於週到。易罹肺病。此又因患肺病者頭腦吸入熱氣故也。罹肺病者之證狀。第一必爲惡寒。其時頭面潮紅。尤以右腮之皮膚爲甚。目之白色部發青。男子右手之第一脈。與女子左手之第三脈。所謂肺經之脈。必軟而細。或則細數。此爲冒肺病之重要證據。此時如重罹感冒者。病狀往往忽然惡化云。漢醫脈學云「數中如弦。不急不緊。若流而滑。或數中止而不促者。是肺之疾病也。發熱惡寒等烈者。非從外部溫肺不可。寸脈多數。咽喉舌等覺痛。吐紅色之痰。咳嗽則肺痛者。此時胃熱乘肺。或肝火爍肺也。又數脈有力者有熱。無力者非常疲勞。浮脈者熱在表面。其呼息氣中與口中有異臭者。肺中有不潔之分泌物。（卽肺癰也）脈數中無力者。虛之象徵。卽爲肺痿。」

肺病之感染。最早在十六七歲。中老之人。年老之人。感染者甚鮮。壯年之人。罹者最多。以其身體合於肺勞菌之繁殖也。中老之人。身體抵抗之力強。故病菌傳染之力弱。老人中殆無繁殖之原因。未婚之男女。遇患肺病時。若其人尚未有性的關係者。其服藥治療之結果。較之既婚者爲佳。壯年患肺病者。若其曾受中等教育。而於潛病時代。早知服藥者。其病可以早癒。既婚男女因伴以性的生活。故其治癒日數。較之未婚者爲長。患者之中。往往在便所行便而起腦震。不能再復元氣者。甚多甚多。故在恢復期間。宜特別注意。患肺病者。遇盛夏隆冬。氣候速變。尤覺危險。故在此兩期中。宜嚴禁性慾。否則調治結果。往往事倍而功半云。

中國未婚之女子。不承認月經不來爲肺病。遇有醫生用療肺之藥品者。父兄往往存懷疑之心。其月經與肺病。確有重大之關係。大抵罹肺病者。月水無不閉止。月水赤如紅花者。非肺病也。

亦有平人認吐血爲肺病者。一遇吐血。往往恐怖不已。其實所吐之血。亦有種種類別。簡而言之。從肺所出之血曰衄血。入水則浮。從心臟所出之血曰吐血。入水半浮半沉。從肝臟所出之血曰咯血。入水全沉。最可怕者。既有肺病之血。又出心臟之血。更出肝臟之血。成爲大咯血。則死期不過數小時或數日耳。其次而從心臟而出之吐血。此三種血名爲「揔角」。用米湯煎木之實與白芨。心血在早朝。肝血在正午。肺血在晚間服之。半個月以後。大抵可以告癒。又心臟病之人禁鹹味。肝臟病之人避辛味。恐增加病勢也。肺病之人。多食苦味。往往傷氣。亦宜愼之。

肺病之初期。必發微熱。此熱起初肺尖。治當先去其肺尖之熱。若計其體溫。大概在三十八度以上。常保持其常度而不增減。自覺咽喉部乾燥而發咳。繼而吐白而如泡之痰。此名咳痰。夜間寢後。汗出如雨。沾濕衣服。此名盜汗。大便秘結。以砂糖煮梨食之。最能見癒。

余在中國十二年。研究漢藥主治肺病之製法與祕傳。實地投藥於中國人及內地人。得其確實効驗。左舉方法。其効果確遠勝西藥云。

衄血用髮燒灰。製成髮灰散。吹於鼻中。然後犀角地黄湯服之可止。蓋衄血關係於肺。肺從鼻取息者也。漢醫書有云「毒熱上冲。肺氣載血而妄行即作衄血。衄中有發散之義。以毒從衄而解。但不可過多。過則脫血亡陰」云。

杏仁飲、人參消隔散、清肺湯、人參瀉肺湯、人參養肺湯等。爲治療肺病最優秀之藥。此外如蘇葉、枳殼、桔梗、葛根、前胡、陳皮、甘草、半夏、杏仁、茯苓、柴胡、紫菀、地骨皮、桑皮、麥門冬、天門冬、川貝、旋覆花等。多爲使用於肺病之基本藥草。加減配合之。自能收奇效。

「萬病從積聚而來。而皆始於虛。百病從虛而生。積者五臟之積處。聚者六腑之聚處。損虛之人曰勞。古時醫者主審其體性。投藥貴在得時。早則知其病勢未成。晚則又恐其勢過甚。若不審其氣節早晚。不知其冷熱消息者。不可以爲醫。」治法有虛象而頭痛有熱者用枸杞。患肺病而嘔吐者用人參。虛而無大熱者用黄芩、天冬。紛紛多夢者用龍骨。肺病如覺冷者者用當歸、川芎、乾薑。口乾者用麥門冬、知母。氣元退者用五味子、大棗。多驚愕者用龍齒、沙參、石英。多冷者用桂心、吳茱萸、附子。客熱者用地骨皮、白朮、黄芪。痰滯氣鬱者用生薑、半夏、枳殼。小腸不利者。用茯苓、澤瀉。多熱者用地黄、牡蠣、地膚子、甘草。腎虛者用鐘乳、肉蓯蓉、巴戟天。多忘者用茯神、遠志。吸吸者用胡麻、覆盆子、柏子仁。腰中酸痛者用磁石杜仲。勞而小便赤者用黄芩。但冷者用黄芪。損中（小便）白者用厚朴。肺氣不足者用天門冬、麥門冬、五味子。世間往往以肺病藥與肋膜藥同一視之。事實上漢藥之主藥。兩者偏異。但肺病之藥。多取胸膈之熱。故對於肋膜亦有効果。至於肋膜炎之効藥。以利尿爲目的。肋膜之治療狀態。以二小時排除小便一次爲主。故若肋膜所誤用肺病之藥。往往能見治癒。反之若肺病而誤用肋膜之藥。反有害焉。

胃腸病之皇漢療法

南拜山

胃腸病之病源。其範圍非常之廣。暴飮暴食。中毒、寄生蟲、先天性之胃弱、運動不足。皆爲致病之源。此外小兒之疫痢。因食物之不消化。變敗醱酵而成毒物。亦足致病。其病或由於血行中吸收後。起自家之中毒。或因他病起反射的痙攣。此中理論。當讓之西醫。茲僅就慢性胃腸病漢醫處置之法述之。

漢醫以腹爲生命之本。故百病咸根於此。其消化器猶之身體之大本營。凡身體諸機關有障礙或有病時。十之八九能影響及於腹部。患者自身之是否感覺不快。則不定也。

病人病重。生死難斷。無可診斷時。診其腹與脈而可知之。腹部有力者有望。先哲云。胃氣盛者有神。胃氣衰者可危。是故診察病人。必從腹診。所以探其腹狀之體力也。

消化器與呼吸器同在身體內部。以司接觸外來之物質。所異者呼吸器僅司呼吸空氣。其障礙之來。比較爲單純。消化器則因各人之嗜好。貧富之差別。與夫所取之食物而各異。故其所受之病狀與影響。亦甚複雜。欲一一詳爲適當之類別。恐非易事。

漢醫與西醫相異之點。並非診察結果後所擧之病名不同。而在詳審病者之體質。及從各種病狀而成之病型。如何之病。必當投如何之湯。務使體質與病狀。俱爲顧到。茲擧方名與腹狀之見象。列數則如次。

左揭處方。示一日之分量。用水二合半。分三次煎汁。空腹服用。其量以格蘭姆爲單位。

（一）葛根黃連黃芩湯

葛根一九・甘草五・黃芩七・黃連七・

此方於熱性下痢有効。尤以發熱吐瀉痙攣。一時發昏睡者。病狀劇烈者爲甚。適用於急性胃腸加答兒。從背牽引於骨筋或肩之邊。心窩阻礙。伴以心悸亢進之病。

小兒疫痢。如用救急下劑。可先頓服紫圓後。再服此方。其量占大人三分之一乃至四分之一。

（三）厚朴三物湯

厚朴六·枳實三·大黃二·

腹部突然飽滿外觀尙屬健康。但覺便祕腹痛或其他種種之障礙者。用右處方。則腹漸可小。症狀亦無。大黃爲下劑之要藥。其始量宜多。凡初起腹痛者。從一格蘭姆漸次增加。最多可用一〇格蘭姆。

（三）人參湯（服用之目的在温）

人參　甘草　白朮　乾姜各九·

此與前之處方適相反對。用於身體虛弱。手足厥冷之人。凡腹上按之無力。顏色蒼白。而見下痢性者。服之有速効。此藥主止下痢。若血氣盛而下痢者。可加黃連九·。

（四）半夏瀉心湯

半夏一·　甘草　人參　黃芩　乾姜　大棗各五·　黃連二·

心窩阻礙。時常嘔氣。顏色蒼白之人。無論其爲胃癌之初期與非胃癌初期。此方能治之。余對於此種重病。用本方治之。九日之間。完全治愈。

（五）當歸芍藥散料（加適宜之酒煎而温服之）

當歸　川芎各三·　茯苓　白朮各五·　澤瀉七·　芍藥一·

用手平按患者左右直腹筋（臍之兩側竪之筋肉）見右面不痛或稍痛。在面較爲筋張而痛。臍之周圍或臍下。有塊而不堅者。不問何病。均可用本方。此爲慢性胃腸病之適藥。本方大多使用於婦人之病。凡婦人之胃腸病貧血性病均甚有效。

（六）桂枝茯苓丸料

本方之腹證。與前述當歸芍藥料同。惟本方用於非貧血性病。凡多血質之強壯身體。可加大黃一格蘭姆。其量并可漸次增加。

以上六方。不論醫家與普通之人。均可使用。讀者之中。如見有是等病狀者。儘可見機應用。如有見問。願公開答覆。

成爲疫癘之暴瀉症

栗園淺田宗伯

頻年流行之暴瀉。實明人所謂雜疫。（雜疫之說。見於說疫及瘟疫彙編。）係急速而可恐之病。俗云卒倒。（虎狼痢也。與萬病回春條完全霍亂之俗稱有異。）

故其治法亦多急卒難救。其病因有二道。其初頭重或痛。惡風。手足與筋。或強或痺。水瀉二三行。此唯從表解。可和緩其症情。早服葛根湯與五苓散之類。則發汗。發汗而表解。則下痢亦漸止。症之重者。則忽發嘔吐厥冷脈絕。或則腹中雷鳴。如傾盆之下瀉。中氣下陷。肉脫目陷。鼻尖諸現像。瞬時可見。瀉下終時。胸膈忽突然脹悶而發嘔吐。此種急症。遷延失治。變生頃刻。即無生命。治法頻服黃連湯生姜瀉心湯之類。溫覆自汗。（某人在橫濱得法蘭西人傳以治病之方。於生薑瀉心湯中加桂枝芍藥吳茱萸。據云此爲香港專用之漢方。）若忽發嘔吐而煩悶者。可先以丁子枯礬等分細末。用水呑服約五分。（此方爲治小兒之方。今活用之。有效。）後用消暑飲（半夏、茯苓、石膏、甘草、生薑五味。）藥汁煎納之。宜稍稍冷服。若吐利不納而發煩渴者。用竹葉石膏湯白虎湯等。若吐利已止。經二三日而渴不已。舌苔厚。或見黑胎者。熱毒內鬱也。大柴胡湯（專治胸病之物）調胃承氣湯（專治腹病之藥）下之。顏色赤。或週身發赤斑。或如醉人之在夢中者死症也。又用消暑飲後吐利一二日不止者。可用橘皮藿香二味。浸於已煎之冷水中。服之。或選用虎翼飲（半夏、茯苓、橘皮、生薑四味。以伏龍肝水煎之。）吳茱萸湯。有一老醫傳一方云。下利煩燥甚者。用梔子、白朮、茯苓三味。淡煎用之有驗。梔子之分量。可以隨意用之。又吐瀉後。心中苦煩悶亂者。用黃連解毒湯（黃連、黃芩、梔子、黃柏四味。）淡煎服之。有速效。但在一瞬間吐利煩躁。迨吐利止而煩悶更甚者。此無特效藥劑。實有絕命之虞。又有一種並不吐利。而胸中煩悶欲絕者。此爲霍亂中之乾霍亂。如疫毒劇者。可早早用走馬湯。杏仁二十粒。巴豆五粒。包於絹中。打碎。後取出用之。此藥下後。吐瀉隨之。爾後可以從證投藥。又轉筋甚者。俗云七轉八倒。可內服木茱湯。木瓜、吳茱萸、加鹽少許。水煎之。此方元係脚氣之効藥。衞生家寶名四片金。今活用於霍亂轉筋。外用布浸鹽湯。以其蒸氣温揉手足。又手足須直而甚苦痛者。桃核承氣湯加附子有効。以上三種。均於急切不得醫生時。先用之以揉肩腕脚等以活其血。再延良醫以謀治法。蓋此證爲一種熱惡之疫氣而成霍亂者也。所以禁用參附。阿片等劑更萬萬不可亂服。（崎嶴之醫笠戶窗節云。壬戌年麻疹後。此證流行。多爲熱瀉。冷瀉者甚少。凡用西洋傳習之雅片者。無不敗北。此地流行之簡便療法。遇渴則強飲冷水。或行冷水浴。全治者爲多。則熱厥之徵皆明矣。）世醫遇冷脈絕而眩者。總謂非石膏之證。而不知其爲熱厥也。又越前漫遊雜記中有云。暴瀉與痧病異。不可混治。其於暴瀉之用藥爲

葛根湯　五苓散　黃連湯

生姜瀉心湯　竹葉石膏湯

白虎湯　大柴胡湯　調胃承氣湯　桃核承氣湯

以上九方。出於傷寒論中。爲世人所共知。故不另錄其藥味。臨急時。可以速至藥舖調合服之。

民間對於此病預防之藥有種種。然其所用者。平時服香竄丸燥之劑。臨病實無對症之藥。外則常用芥子泥發泡等劑。內則誤服人參附子雅片等藥。其愚可笑之至。欲行預防。唯有常服辟惡之蘇合香丸。暑熱甚時。可服五苓散。此外專事攝養之道。亦有種種。茲舉一二如左。

節醉飽。不忍饑耐渴。不舟行輿走。屢冒暑熱。不自恃強健。頻作勞動。致損胃力。深夜昧爽。不衝風冒露。忌徹夜遠行。不勤近於閨房。致損下元。不服用雨水。不浸淋霧雨。不在醉餘浴後。裸體臥於風處。不食菓實及各種冷物。與人交接。和氣爲貴。忍耐爲要。切勿頻頻傷肝動氣。

以上不過述其大者耳。其餘若訪問病者。或過有病之家人來訪時。必佩帶壯胃氣而香竄之藥。以壓邪惡之氣。此病為天地間一種乖厲之氣。若招感之。則其病室尤宜流通風氣。且薰辟惡之物。淸淨靜養。不然。則邪氣傳染旁人。流行甚速。是以貧困之人。偶感染之。因屋舍湫隘。風氣不通。穢濁漫室。往往傳染於連舍同房之人。而致一時不可遏止。以致蔓延成為瘟疫。死亡枕籍。實堪浩嘆。余嘗欲營一病院以救濟是般之人。財短力微。迄未達志。世有君子。愍此生靈。倘能造病院而施醫藥。以救此可憐之蟲。貧民之大幸也。

婦人病之漢醫療法

今井豐雲

婦人諸病與男子無異。其治療法亦略同。惟婦人有特有之病症三十六種。（經閉、帶濁、崩漏、癥瘕、妊娠、分娩、產前、產後之諸病及乳疾等）普通女子於十四歲則月華開。十六歲則腎氣盛大。所謂春情發動期也。此時有妊娠之可能性。生殖器官完全發育。二十七歲以後為最理想的時期。

此時代肝臟脈（關脈）起沈鬱之象者。必為月經不調。因經血之遲緩。多成氣鬱之症狀。體內之經血不化。乃起子宮出血。下白帶或下赤帶。或不出血亦不下帶。止於體內。瘀積為患。是為婦人諸病之一大原因。若瘀血早下可以治療。夫女性屬陰。以血為主。其血上應太陰。下應海潮。月有滿缺。潮有朝夕。潮至有期。月經亦猶潮之有信也。與月之滿缺亦有密切之關係。從缺月而迄滿月。月經亦轉一次。

分娩時與潮之漲落有關。大約滿潮之時則臨產。人體之出血。亦以滿潮時為多。落潮時少。受傷時以出血多少為標準。

健康女子之青春時代。其身體溫暖如春。皮膚之色。充滿血液。美麗而有光澤。其肌柔滑如脂。反之老年者以血枯之故。皮膚呈黃色。手爪失其光澤。感老衰之悲哀矣。由此觀之。婦人之與血液。實有密切之關係。故婦人之病。第一為血之變化。月水遲後或停止。其色呈紫黑色者。確為婦人病之一種也。子宮出血（崩血）亦婦人病也。

有臭氣者。腰痠者。病症徐徐進行之徵也。

婦人病之現於脈象者。爲右手第二脈。（肝臟脈）凡沈而細脈。氣短煩悶者。爲氣鬱症。脾臟病則氣荒。傷肝臟者爲歇斯的里。如斯之病狀。其體內必蓄血。故必見子宮出血。藥草中以當歸爲最適用。蓋婦人藥中當歸爲其主藥。當歸爲有生新血而清淨蓄血之作用。若欲破惡血。下瘀血。則以當歸尾爲有効也。

當歸分莖、身、尾三類使用。莖則有效於止血。中身有造新血之作用。尾有破血之力。各自有其本性。若以莖身尾混合調劑。則其効力相制。雖多飲之亦無效果。當歸爲日本之特產藥。（其產地在伊吹山附近）多輸出於中國。然日本有將此婦人病之主藥。不分頭尾。製造爲粉末而使用。此實誤矣。故我絕對不使用粉末。即買入之原料。已是粉末者。亦必區分粉末之爲莖身尾三種。標記明確。以防誤用。

婦人之舌有極尖銳之神經。曰妊娠筋。從舌而經乳房。繫於生殖器官。與子宮有密切之關係。故見婦人之舌。即可想像其性的疾患矣。古時中國婦人以舌被他人所見。認爲非常之恥辱者。即此理由也。

見婦人之舌面。即能斷定其爲能妊娠之女。或不妊娠之女。子宮之前屈後屈。不感症等。婦人之性的疾患原因多起於冷。其變化必見於舌面。舌苔帶白色現龜甲形者。或舌面如極細之粟粒而凸凹不平且無光澤者。必爲前述之生殖疾患。或性器缺陷之婦人。是必經血不調。其色且呈暗赤色者也。舌面常滑。而呈美麗之紅色有光澤者。爲婦人生殖器完全發育之證據。是必經血極調順。色呈鮮麗之紅色者也。故在結婚之際。欲判斷其健與不健。驗舌爲重要條件之一。此則有惹起世人相當注意之價值者也。

婦人之血充滿者孕子。血寡而氣不強者不孕子。子宮冷者不孕子。子宮萎縮。或前後下向。或子宮孔不在正面。而偏於一方。或通於胞中之孔口小而縮者。絕對缺受孕之基礎者也。經水之色紫或帶黑者。其治療藥爲鹿茸、沈香、紫石英、陽起石、肉蓯蓉、鎖陽、艾葉等之配合藥。服之大抵四個月可以全治。俗稱種子方者。蓋即以上藥草配合之劑也。

月經期之出血。生殖器全體有著明之變化。或起全身變化。月經時外陰部之膣、子宮、及其他生殖器之全體起變化而充血。膣呈紫黑色。胞（喇叭管）卵巢等悉充血。乳房亦稍腫脹而感疼痛。顏色多蒼白。眼之周圍有暗黑之輪焉。（在健康婦人。月經來時與平常無大異。不過感覺多少違和。或起疲勞倦怠之感。）下腹部感覺苦重。或感緊張。或覺腰痛。尿意頻數。或膀胱起壓重之感。憂鬱神經過敏之人。普通多頭痛頭重。（尤在婦人之犯罪行爲之時間爲多）又食慾不振。口內惡臭。唾液之分泌增加。甲狀腺腫大。心悸亢進。發汗、眩暈。四肢之末端感冷。關節疼痛等。亦爲月經來時所常見之症狀。

血液爲飲食物之精氣所化。男女無異。血液之變化。男子食水穀主精。女子化血。其血上部爲乳汁。下爲月水。故婦人至成熟期。尙未結婚。則經水不調。其血枯。爲萎黃病。是故女子至相當之年齡必結婚。獨身則違反生理。易起種種之疾病。

婦人之月經停止。在受胎時爲必然之現象。因欲使產兒安全發育。必節其支出以供胎兒之營養。迨分娩以後。月經又來矣。月經每月來一回者。常經也。（正常經）若月經來時。吐血衄血者。逆經也。（代月經）凡受胎之婦人。普通皆閉經。但亦有受胎而仍每月見月經者。此胎垢也。又受孕數月之後。突然出血。胎兒無何等之異常者。漏胎也。

從卵巢排出卵子。受胎姙娠。則月經止。其卵由受胎後。因體黃而萎縮。次而月經乃起。此乃普遍之事實。然漢名曰暗經。因其無月經。例須姙娠也。

婦人病之原因多起於冷。冷必月經不調。從而血寒滯積。名曰胞門傷寒。起子宮內部之病。或凝固月經之通路而嘔吐。或吐唾。久之移行於肺而成肺癰。又下腹部繞臍起堅凝之感。兩脇及腹部覺痛。血壓顯著亢進。亦有受肝臟病。膽囊病。心臟病之影響而月經停止者。下腹部出蟲樣突起物。此外亦有以恐怖、驚愕、悲哀等。而停止月經者。

月經遲早不勻。爲愆期病。月經移前屬血熱病。熱高則下血多。其色深紅而稍濁。月經一個月後來者爲血滯。月經期發熱。熱勢起伏如潮。在經前者爲瘀血之熱。在經後者爲血虛之熱。午後潮者曰裏熱。陰虛熱也。惡寒發熱身體痛者。由風傷衞而起。發熱惡寒。目暈無汗之病者。寒傷營之病也。月經前腹痛者。氣虛病也。月經後腹痛者。血虛病也。氣與血滯者。俗稱脹滿起腹痛下痢者。爲脾虛病。冷痛者。曰寒濕病。月經時嘔吐者。曰胃弱病。起留飲者。爲傷飲病。吐食者曰傷食病。

月經停止。行適當之運動。不能治之。其最安全之治療法。用生血藥與破血藥配合。溫和飲之。可以治癒。如大黃、蘆薈。完全不可用。今日比較稍完全之藥。西醫注射。以鐵劑混合砒素使用之。家庭用則以當歸、茯苓、延胡索、何首烏配合服之。可得優良之結果。

以上對於婦人之病。爲其最効果之藥品。爲便各家庭應用起見。茲更詳述之。

當歸。面色黃。舌血枯。白色或如粟粒者。破一切之氣滯。一切之勞損。惡血。養新血。即生血養血藥也。

何首烏。益氣血。黑髭髮。美顏色。壯筋骨。五十歲以上服之。可以產子。何、乃人之姓。首烏、乃頭髮由白而轉黑之謂。於黃帝之時。何氏取其蔓生之根煎用。而有返老還童之事實。何氏於六十歲生子。白頭返黑如烏。據云。服此藥之原因也。（中國產）

茯苓。白色。健脾胃。強筋骨。去風利關節。止泄瀉。活拘攣。赤色者下惡瘀。癰腫。能空腹。（日本特產品）

牛膝。引藥即以筋骨藥之使藥自任。入於他藥中。可爲先導而至手或足指之指尖。冷者可使溫。數時後。腰膝均溫。此其特長也。

延胡索。此爲婦人血症之導藥。最宜使用之。治婦人月經不調有效。腹中結塊（限女子）崩中淋露。產後諸血病。因損傷下血者。此其良藥也。

兔絲子。白濁遺精。小便淋瀝。腰膝疼痛。能益精堅筋骨。腰脊不利者。能屈伸。

以上七種藥。茯苓有赤白二種。成爲八品。任何藥店均有。無論煎飲或服用粉末。不變其効果。依各人之嗜好而定。配方服之。必能奏効。然漢藥品質之佳否。與炮製上技術之優劣。均足影響其効果。通常之家傳秘藥。各有其獨特之製法。中國名醫劉發雲先生。將自己八百年之家傳秘方。以十二年之研究。成此婦人病藥。最近有人以以上漢藥。依君臣佐使之法創製之。爲健肝丹。同病者服之。確奏奇効云

小兒疫痢之民間漢方療法

西端學

一近來每年於七八月盛暑之候。小兒疫痢流行。十歲以下之小兒罹疫痢者。十死其七八。罹而不死者。僅一二三而已。其中甚有一家兩口（小兒）相繼而死亡者。

一現今科學者絕端偏信科學。執一以衡九。固執非常。所謂營養之法。亦不甚可靠。往將熱帶產未熟變質之甘蕉（極易腐敗變質）與冷帶產（南北兩極圈自二十三度半至二十一度半。以南「北」之地方。）實櫻（有人以西洋櫻桃卽稱實櫻者非也。）同時並食。致引起胃腸病。

一往古交通不便。運搬困難時代。在山間僻地。方圓五里或十里。鷄犬相聞之社會。其氣候風土。互相一致。且穀類野菜果實禽獸魚介等之氣味性質。亦甚相近。人類累代衣於是。食於是。正如佛教哲學上之所謂身土不二之生活。人類之氣味性質。亦能與飲食物之氣味性質一致吻合。不相戾。亦不相病。

一近來在海岸河口之大都會。人口衆多。交通運搬。至爲便利。人類常常混食氣候風土相異之遠土物產。身土不二之生活原則爲之破壞。於是大人苦赤便。（亦稱赤痢。抵抗之力最弱。）小兒患白便。（白痢。今稱疫痢。與赤痢同一病源。）急性者因以致命。

一交通至便。財力豐富。則氣候風土相異之遠土物產。自能集赴其地。破壞身土不二之原則。不但自身遭殃。且其惡疫可以傳播他人。

一小兒疫痢時。可用梅酢（浸梅之鹽水滷加紫蘇者更佳）一匙。一二歲者加熱湯三四匙。三四歲者加熱湯一二匙。稍加白糖頻頻連服。且用温水加西洋芥子粉一握。蘸以手巾。頻頻在腰間揉之。

一又一法用醬一握。雜以純質之米糠等分。置於鐵鍋中炒熱。取出用布包裹。温於腹部。漸次下痢可止。食慾亦然。其時可飲炒玄米粉湯稍加醬油。或用糯粳兩米（各半）雜炊。中加韭或葱與生姜稍許。取其汁而稍稍食之。或雜食半熟程度所產於山地中之自然茜亦可。

一民間自療中對於疫痢之用梅酢。或對於湯火傷之用胡麻。祇可一回。若用兩三回。則効力反減。

以中醫藥方治療法國公使病案

淺田宗伯

慶應元年乙丑。秋八月二十日。閣老山形侯命惟常及鍼醫和田春徵云「有法蘭西國公使姓希烏雷名雷遲洛叟斯者。病困甚。慕皇漢醫藥。汝等速往療之。」於是即日治裝。翌日未牌到橫濱港税館。由山口駿河守。栗本瀨兵衛二君接伴。傳老閣之命。於公使寓館診察。通譯官名加希雲者。在余等審雷遲洛叟斯病狀之時語余曰。公使今茲年四十九歲。患脊腰疼痛有年。然從不害於行居。自行役日本以來。其痛益劇。動靜爲之不自由。神色爲之不樂。飲食爲之無味。殆將廢公使之職守。西醫始斷爲風濕。外施蒸藥。內用舍利別。不愈。一醫云。風濕漸浸淫。將變中風。非温泉不效。因浴於熱海之温泉。痛覺稍緩。但歸來後。痛反益甚。且終夜脊腰冷如帶水。不能安眠。神氣益見委頓云。

惟常診曰。公使之病非風濕。亦非中風。蓋風主發熱而脈浮。濕流於關節。今脈遲緩。更無熱候。脊腰之痛。痛於定處。非游走之痛。其非濕邪也明甚。又如爲中風。則脈必左右偏勝。手足必麻痺或癱瘓。而言語蹇澁。今脈左右相同。且無痲痺癱瘓之證。言語爽利。又非中風也可知。但腹中耎弱。四肢倦惰。動摇不自由。左足跌傷。少陰濇脈。此必左脈邊脊之際。筋絡損傷。氣血不能順利。既過盛年。氣血益衰。元陽不能振。故至腰冷而疼痛甚也。請問壯年時。曾受打撲折傷。或患金瘡癰疽大亡血症否。公使答曰。余於去歲爲止，凡任過陸軍大將二十年。戰鬥數度。就中爲十八年前之大戰爭。一晝夜中三度落馬。大砲砲彈。貫過馬首。余瞬息墜於地上。偃臥馬背而死。其時勇氣勃勃。更不自知其痛楚。後經一月許。發如今之痛。醫以爲在霧瘴之地。晝夜必戰。感風濕之所致。療之稍差。惟常曰。爾後寒暑之交。或霖雨急冷之時。發疼痛否。答曰有之。而於急冷之時尤甚。日本氣候。較本國爲冷。故覺疼痛難堪。惟常曰。是非風濕。乃死血也。請得詳視其痛處。乃入寢室。裸體視之。見脊髓大骨從第十四至第十五之骨碎陷沒。左邊十四之脇。從章門之穴直到左臀肉。如刀削之羸瘦。惟常曰。此恐爲馬足或肩所壓。致大骨陷沒。左邊之督脈因損傷不能營作用。故疼痛固冷。然十數年之痛。非一朝一夕所能恢復。宜服温療順利之藥。徐徐圖治云。公使唯唯而諾。乞余用藥。因與桂枝加朮苓附湯。書其醫按。送達本國。服藥及鍼療一週。腰中漸温。痛亦漸減。後服虎脛骨丸。痛益安。未幾即上軍艦度每云。

當時投藥之方如左。

桂枝　運氣。強壯筋骨。

芍藥　和血止痛。

蒼朮　去身體之濁濕。分利關節。

茯苓　通利小便。順氣血。

附子　扶身內之陽氣。去腰脊之痛。

甘草　和腹。導諸藥。

大棗　生姜　此二品混和以上六品之藥性。使胃中容易容受。分佈藥力於身體。　以上各藥味調和煎服。

希望前件病症。漸漸可愈。

以上方案書畢。交與粟本瀨兵衛。瀨兵衛渡與通譯官加希雲。譯爲法文。以示公使。後贈本國皇帝云。

二十二日加希雲通譯友宴余於公使之别館。其值平均每人十五金。此日風雨甚烈。加希雲備馬車接余去診察公使。

二十四日公使之疾大瘳。余入政府告别公使。公使握余手謝曰。宿患已愈過半。喜忭不堪。綏日本國首座當有以謝君也。余謝恩而出。因將治驗載於新聞中。後經各國新聞紙譯登。聲譽宏佈五大洲。又將前方託和田氏帶歸京師。其後如言由法國轉本國國皇贈余時鳴鐘二個。哆囉呢三卷。官賞白銀二十錠。然法國所贈二品。始終爲幕府中扣以去。未能到手留爲紀念。此足以推知當時幕府之權勢也。

湯本求眞醫話

湯本一雄

痛風用附子者少。亦不可全用。凡慢性而病輕者。與桂枝加苓朮附湯。葛根加朮附湯。屢屢收效。病極激烈。但尚未至多發性之時機者。與麻黄杏仁薏苡甘草湯爲最佳。病狀急激進化有一種不堪名狀之疼痛。而影響於起居動作者。以麻黄加朮湯爲良。患此症者。多豫知天氣惡劣易感濕氣。其主藥爲朮麻黄杏仁薏苡甘草湯。以薏苡仁爲主藥。大體可推察得疼痛之性狀。數年前有一六十歲之男子。業雜貨商。飲食及其他無異常人。惟左臂部左大腿部執拗而疼痛。起居感困難。不得從事於職業。項背筋腰攣急及遲緩脈狀軟弱此頑固之痛風也。與葛根加朮附湯（附子五〇）得速效。更從腹症。合用大柴胡湯桃核承氣湯（大黄四〇芒硝四〇）不久而癒。以後遇寒濕及季節之變化等。病自能豫知而發作。於是服用該藥至今。

尚有急性腸加答兒使用黄芩湯白頭翁湯等。當以黄芩湯較爲易飲。而白頭翁湯實難飲也。服本方之前。要好向患者懇切導諭。不可因難服而中輟。十七八年前余居神戶。時第二女與第三女罹赤痢樣大腸答兒與本方。蓋漢藥除此而外。别無他方也。於是親自嚴督使飲。反之服用黄芩湯則甚易。任何人能用之。嘗有四十餘歲之患此病者。受他醫之治。無寸效。余往診之。與黄芩加大黄而分三日處之。次日來院。前疾已一掃無存。吐下蛔蟲。

又有以黃芩湯加海人草大黃者。則其後究屬如何。未得其報告。

黃芩湯之使用法。東洞翁言「心下痞結。腹拘急下痢者。」常現心下痞。爲必然之目標。腹拘及直腹筋攣急者。此時若左側之攣急強。則用小柴胡湯。比本方可稍振食慾。

又小兒之疾病。使用麻黃湯葛根湯之時。余則始終慣用小柴胡湯或其加減方。

嘔烈之時。增五成或倍量之半夏生姜。熱發煩渴強烈之時加石膏。腹部停滯時加大黃。腹痛時加芍藥。嘔吐煩渴水瀉尿利減少時。用小柴胡湯加石膏茯苓等。以小柴胡湯半夏生姜而能治嘔吐猶不止者。此時多爲左直腹筋攣急。動悸強。突上於心下。此時於前方中加用桂枝茯苓丸。

十數年前有二歲未滿之男兒。兼有亞急性氣管枝加答兒與消化不食。骨瘦如柴。知名之小兒科某君已宣告不治。余與小胡柴湯加桔梗加石膏或加大黃。竟能全治。但此兒每至夏季。常發高熱。煩渴嘔氣。或食思不振。乃以小柴胡湯加石膏（特別增量五六歲時七〇〇）而收效。現已達十五十六歲。爲無病健全之常兒。常感念不置。

平常人之單單喘急者。屢有誤認爲慢性氣管枝加答兒。肺氣腫。或其他之發作。其實真正之重症。氣管枝喘息非極容易之小青龍湯麻黃杏仁石膏甘草湯之類所能治。依余之經驗。平常多項背甚強急。或於發作前項背強急。增加喘息發作急烈。如現今之窒息樣之呼吸困難。與葛根湯、大柴胡湯、桃核承氣湯。或加石膏合方。則發汗或瀉下。遂能使呼吸不困難。而覺非常輕快。於不發汗之中在其間歇時間。倘連連服之。可達全治之域。其不能全治者。中途中止服藥之故也。其與表證毫無關係者甚稀。故以大柴胡湯、桃核承氣湯、大黃牡丹皮湯合方。可以全治。原來氣管枝喘息多實證。大抵與前方及本方可奏効云。又此等之處方。並不限用於別種喘息。如癲癇。半身不遂。或脚氣、腹膜炎、痔疾、盲腸炎等。苟其證合者。能持續連服本方。無論如何。必可全治。此乃從證而治其病。即古方之妙處也。

小柴胡湯及大柴胡湯。應用時機。非常之多。亦如西醫之多用重曹苦味丁幾也。此證爲顯著而定型的。用於極輕微之潛伏症。其變型的而可認清者。用此方甚少。認清病症之法。不外腹脈、舌診、問聽。（此聽爲依聽診器所聽診患者之自問自答不聞雜語）視診。但許多之時機。爲直覺的。往往甚難決定。非有深長之研究者。不得次第之解決焉。

以診定之脈、腹、舌、視診、聽問診之如何。而行平等且精密之診察。所得各診法之總合成績。於腦中整理之。然後方可斷定。此其大要之方法也。其中脈診。尤宜特重。既已證得表證。再注意於腹診。以擇其爲半表半裏之證。抑爲裏證。若違反此原則。而偏行一方之診斷法。必招意外之失敗。此層更宜嚴加注意焉。

初診者最好避免夜間。而以日中行之爲是。蓋夜間完全行診視。則將有意外之誤診。而對膚黑貧血之人。尤易看誤也。此爲余之失敗談云。余弟今開業於朝鮮大邱。其前在甘蒲兼公醫時。其妻患盲腸炎。其勢既定。乃攜閨家上京。請求一調理方。其時弟與大柴胡湯去大黄桂枝茯苓丸合方。乃起下痢。漸次衰弱。再診之。爲桂枝茯苓丸症及當歸芍藥散證。用此方與大柴胡湯去大黄合方。下痢即止。元氣恢復。經此一度後。彼乃能於此點注意焉。

便秘與當歸芍藥散時。必加大黄。又如黄連解毒丸。可兼用緩下劑。若忘之。則起大腹痛與水腫。與患者以痛苦矣。此方加大黄。有惡影響。煎劑加大黄。以調節通便。甚有流弊。不若丸藥之自由自在也。余不論何時。兼用丸藥。蓋以黄連解毒丸與此方兼用。大有效也。後世方之清温飲（此方以四物湯與皇漢醫學之第二黄連解毒湯合方）極近。似此方之意得用於同湯之適應症。其應用範圍亦甚廣大。

診察患者之際遇。其病症大似傷寒論金匱要略之所載。因而直接投用其方。往往招意外之失敗。此尤以初學者易陷此弊。蓋輕率拘其文義。殊有方證不相對之危險也。故必於組成其方之際。考藥物之能力。對照文義。同時深究適用之病症與否。然後使用乃可。

今舉其二三實例。以供參攷。

小建中湯條曰

虛勞裏急悸衂。腹中痛。夢遺。四肢痠痛。手足煩熱。咽乾口燥者。應用小建中湯。

乍視之恰如肺結核。但如肺結核用此方。則爲逆治。蓋肺結核爲熱性病。當用冷藥。若與本方之溫藥。則大誤矣。又有肺結核之盜汗。誤認爲黃汗病者。因遂處以黃芪劑。是亦誤也。蓋黃汗病中所用之黃芪劑。爲皮膚營養的止汗劑。但對於結核菌毒素之汗。倘阻礙其排泄。必至增惡其病狀。惟投石膏劑則庶乎其可。

桂枝加龍骨牡蠣湯條曰

失精者。小腹弦急。陰頭寒。目眩。髮落。脈極虛芤遲。清穀。亡血。是爲失精。脈因諸動而微緊。男子失精。與女子夢交者。桂枝加龍骨牡蠣湯主之。

從其文觀之。可知其藥適於生殖器性神經衰弱症無疑矣。余近三十年經驗中遭遇之者甚稀。然近有一非醫者。盛宣傳本方。云治神經衰弱有特效。此真如盲人不畏蛇而行暴舉者也。蓋本方中之龍骨牡蠣。其藥徵治胸腹之動。卽其他本草書所載。亦祇有鎭心斂神之作用。而無治神經衰弱之特效也。且龍骨牡蠣。本爲收斂止澁之作用。本方爲桂枝湯證之胸腹動者。倘遇驚狂煩燥失精等之神經症或可。以用收斂止澁。若濫用本方。則神經衰弱者。反助長其惡耳。

傷寒脈結代。心動悸。主炙甘草湯。

此可見炙甘草湯爲脈結代症之特效藥。此方爲桂枝去芍藥之加味方。其加味藥爲人參、阿膠、生地黃、麥門冬、麻子仁。適用陽虛證。而藥物中無一含陽實證者。故此本方有桂枝去芍藥湯之腹狀。屬陽虛證之脈結代心動悸者。始奏功。於陽實證卻有害也。依余經驗所得。陽實證以大柴胡湯、桃核承氣湯合方。及大柴胡湯、桃核承氣湯、大黃牡丹皮湯合方之證。甚多用之。且得速效。何故有效。茲更明述之。桃核承氣湯原方爲桂枝甘草湯。査桂枝甘草湯條云。「其人手心冒心下悸欲按不得者。」由是推想。有治脈結代之作用也。

又甘草湯條云

少陰病二三日後。咽痛者。與甘草湯。不瘥者、與桔梗湯。

可知咽痛而即用桔梗湯者。此亦認識不足也。此方於東洞翁之類聚方中有云。「甘草湯證治腫膿或吐粘痰者。」從而知其不可用也。就余之經驗。意外應用之機會甚少。大多咽痛者。可與半夏或石膏。或半夏石膏之場合甚多。

初學之遇不眠者。即用酸棗仁湯。(歸脾湯)然亦必須知酸棗仁湯限用何證。金匱云。「虛勞虛煩而不得安眠者。酸棗仁湯主之。」如此言之。酸棗仁湯。只可限用於虛證。虛證而不眠者。用之爲善。更簡單決定之。同一虛證也。而有用黃連阿膠湯。有用梔子豉湯之機會。在無經驗者。日常盛用含山梔子之黃連解毒湯及丸。若與本方比較。則以用本方爲佳。又「少陰病下痢六七日。咳而嘔咳。心煩不得眠者。」用猪苓湯。原來不眠之原因甚多。簡言之。因經濟困而夜不能眠者。與黃金丸爲善。如爲酒徒。則以飲酒爲善。又虛證除前方之外。以應用半夏厚朴湯之機會較多。實證用大柴胡湯(或加石膏)桃核承氣湯合方。或大柴胡湯(或加石膏)桃核承氣湯大黃牡丹皮湯合方。兼用黃解丸。一天中有五六次乃至七八次之快利。即效。

診黃疸之症。可即用茵陳蒿湯。但亦有錯覺者。蓋此症反用小柴胡湯或小柴胡湯枳實梔子大黃豉湯合方。大柴胡湯加山梔子茵陳蒿者甚多也。

類聚方廣義天雄散條云

陰萎病。腰下動。或小便兼白濁者。嚴禁房事。服此方不過一月必有效。

此恰如不老長生之好藥。但若誤於證之鑑別而誤用之。有致死之恐。曾有某有名之醫學博士。服本方而死云。植物專家言天雄毒藥也。而醫師不知陰陽之別。而招此不幸之結果。亦可悲矣。故用烏附劑。雖確有愈病之功績。但不可輕於嘗用耳。

病名異同辨

皇漢醫界社編輯部

腸填塞　漢名吐糞病。彙解曰。口中轉屎者。小兒從口中出屎也。大人亦有發之者。有人以關格與吐糞病對照者。然不甚穩當。關者塞也。格者閉也。即壅塞之義也。就靈樞素問及八十一難經等書考其症狀。亦與吐糞病不合云。

腸結核漢名脾腎瀉。亦稱五更瀉。鷄鳴下痢。皆在曉曙催便。夜夜下痢之謂也。

腸出血　漢名有下血、便血、腸風、腸風便血、腸風下血、臟毒下血等名稱。回春曰。腸風之下血。必在糞前。名曰近血。臟毒之下血。必在糞後。名曰遠血。丹溪曰。近血從大腸。遠血從小腸。

腸神經痛漢名疝氣。出自素問內經。馬玄臺註曰。積土之高大者曰山。疝者漸積之義也。說文疝者腹痛也。丹臺玉案曰。疝。俗名小腸氣。病源中類別爲石疝、血疝、陰疝、妬疝、氣疝五種。又分爲厥疝、癥疝、寒疝、氣疝、盤疝、胕疝、狼疝七種。爾後名稱百出。不遑枚舉矣。金匱載寒疝之痛達臍。方書云此症因多食冷物。或冒雨露。或以涉水。致腰下厥冷而後發痛者也。此即西醫之所謂僂麻質斯性疝痛。或風氣疝云。又一說謂此即西醫之所謂腹膜炎。究屬是否。姑誌之以備考證云。

大便秘結　漢名大便閉。或單稱秘結。大成論鈔曰。秘者經數日不通也。結者便雖通而結澁難於暢達也。漢醫別秘結爲三。即燥屎、脾弱、虛秘是也。

寄生蟲病　漢名蟲證。神農本草始稱三蟲。曰蛲蟲、寸白蟲、蛲蟲。至巢元方始有九蟲。爾後其說漸濫。甚有八萬尸蟲之說。亦妄誕之甚矣。

條蟲漢名寸白蟲。其形寸寸有節。顏色白。故稱寸白蟲。

蟯蟲漢名除蟯蟲之外。亦名短蟲。蟯蟲之名。出自史記倉公傳。又穀道蟲、大孔蟲。皆蟯蟲之別名也。婦人陰中生細蟲。搔痒難忍。爲醫家屢屢所見之病。是卽蟯蟲出肛門匍匐入膣內之所致。俗醫往往認爲陰痒者誤也。

腹膜炎　漢名衝疝。又稱卒疝。骨空論曰。從小腹而上衝於心之痛爲衝疝。日人今村亮曰。此病發時。疼痛之劇烈。如切如刺。手不可近。有寒戰者。有便秘者。有腹脹者。前輩有認爲卽西醫之腹膜者。是否正確。姑待證實。

腹內癥積　漢名積聚。名出靈樞。論詳難經。按積聚者。卽所謂癥瘕、癖積、疝塊、癥結、痃癖、塊癖之類也。癥卽是積。積卽是癥。義固同也。瘕卽是聚。聚卽是瘕。義亦同也。但癥瘕雖均爲積聚。究屬不可混同。癥之義。謂積聚於腹裏之物。以手按之。顯然有塊可徵者也。瘕者假聚之義。雖有聚積之象。其形或現或隱。不能確定之謂也。疝者有腹痛之謂也。後世稱小兒之腹中有物如塊者曰癖。其在婦人者曰癥。

黃疸　本係漢名。出自素靈、難經、金匱等書。一名黃癉。景岳全書所載之膽黃。亦黃疸也。俗醫說其原因謂食鼠糞。或生黃瓜而發此病。亦極無稽之臆說也。

嬰兒黃疸　漢名胎黃。醫通云。胎黃者。母體受熱。傳於胎兒。兒生遍體面目皆黃。其狀如黃金之色。身上壯熱。大便不通。小便如梔子之汁。不思食乳。

急性肝臟黃色萎小　漢名急黃。病源云。脾胃有熱。穀氣鬱蒸。因熱毒卒然發黃。心滿氣喘。命在頃刻。故名急黃。

泌尿器病　漢名可概括爲五淋。氣淋、血淋、石淋、膏淋、勞淋是也。

腎臟出血　漢名尿血。大成論鈔曰。尿血者。小便出血也。玄珠云。尿血不痛。痛者血淋也。醫言尿血。血淋二症。因痔瘡而出血者。蓋臆說也。

蛋白尿病　漢名腎消與消。此名出於袖珍方。腎消者三消之一。下焦消渴之謂也。此係日人淺田栗翁之說。

膀胱加多兒　漢名白濁。彙解曰。白濁者。男子之小便排泄如米泔汁之謂也。

膀胱麻痺　漢名小便不通。亦名小便閉。利尿閉澁。溺閉等。

夜尿症　漢名有遺溺、尿牀等名稱。玄珠曰。遺尿者。小便自出而不自知也。素問曰。膀胱不約。則爲遺溺。

遺精　漢名失精。醫言云。失精者。睡夢中遺失精汁之謂也。又引用張介賓之說曰。不因夢而精自出謂之滑精。回春云。不因夢而精自出者。精遺也。不因夢而自遺者。精滑也。

夢精　漢名夢洩精。或夢遺失精、或夢遺、或夢洩、或夢失精、或夢交、或鬼交、或夜夢鬼交。皆同病異名也。

陰萎　漢名亦稱陰萎。和名腎虛。此症陰莖萎弱。致不能房事。猶之草木之萎縮不榮也。

男子淫慾亢進症　漢名強中病。一名腎漏。病源曰強中病者。玉莖勃興不痿。精液自出之謂也。本草從新云。莖盛不交而與精液自出者。名曰強中云。大成論鈔曰。玉莖不痿者。名曰腎漏。

卒中風　此名古今之通稱也。一名真中風。漢醫別立其名。名目繁多。不遑一一枚舉。

類中風　此名亦古今之通稱也。一名輕中風。病家須知中名此病曰緩痱。漢紀光武帝條及仲景云。中風者傷風之謂也。本事方曰。今之傷風。即古之中風云云。

腦膜炎　漢名真頭痛。保元云。脈中無神。腦中劈劈作痛。心神煩亂者。名真頭痛。玉璣云。痛引腦巔。陷至泥丸宮者名真頭痛。此非藥之所能癒。往往朝發夕死。夕發朝死。因根氣先絕故也。

腦焮衝與劇頭痛與熱痛譫妄　泰西方鑑腦焮衝註云。此病從來醫家徒認爲劇頭痛或熱病譫妄證而不知其實。致處治不中。誤人性命者甚多。今按其病狀。蓋腦焮衝者。或即腦膜炎歟。

讝語　按醫通云。讝。多言也。心熱則多言云云。按讝語是熱性諸病現症之一。以病名者非也。

腦水腫　漢名解顱。入門云。解顱者。小兒之頭縫開解不合也。腎主於髓。腦髓缺少。猶之木之無根。不過千日。遂成廢人矣。按解顱者。天窗（一曰頗會。又曰顖門。或稱伏鼓泉。）張開之義。頭蓋中有液潴留之謂也。前輩有以驚風與腦水腫對照云。但漢醫之驚風。特指小兒之搐搦而言之耳。與腦水衝對照。甚不穩當。

日射病　漢病中暍。又單稱暍。或中暑、中熱、熱暍、大暍。說文稱傷暑。玉篇稱中熱。醫言云。暍者當夏令烈炎酷熱時。或旅途之行。人身勞於奔走。致咽喉如炙。或勞力耕耘。汗血如漿。而淸風不來。地熱似爐。寒泉難覓。精神疲憊欲絕。筋力困倦不堪。忽然爲暑氣所壓。重者眩暈悶倒。人事不知。按東垣中暑之論。蓋指感冒而言也。

半身不遂　漢名偏枯。又稱風痱。病源云。四肢不收。神智不亂。一臂不隨者風痱也。其時能言者可治。不能言者不可治云云。按岐伯之說。偏枯與風痱。自有區別。

兩脚麻痺　漢名痿躄。素問之所謂痿厥、痿躄是也。後世認爲脚氣之別名者。誤也。

頭痛　漢醫各從其部位而異其名。前頭痛者。謂之陽明經頭痛。顚頂痛者。謂之太陽經頭痛。耳廓近傍之痛。謂之少陽經頭痛。漢醫之所謂眉稜骨痛者。蓋眼窩神經痛之謂也。

肋間神經痛　漢名脅肋痛。其痛專在左面者名左肋痃癖。或稱汗血痛。（以上係日人淺田栗翁之說）又內秘載胸痺一名。此殆卽肋筋僂麻質斯歟。日人本間玄調云胸痺者。胸肋之間隱隱疼痛也。或痛脊膂。或牽引胸下。或走痛而無定處。或因呼吸俯仰而疼痛云云。

急癎　漢名有搐搦、瘈瘲、發搐、驚搐、風搐等之別名。方考癎門中云。搐者四肢屈曲之名。搦者十指開握之義也。入門云。瘈瘲者。手足牽引也。大成論鈔云。瘈瘲者搐搦之輕者也。又方書所載掣引、踡攣、拘急等之名。亦屬於搐搦云。

小兒急癎　漢名小兒搐搦症。此因麻疹、痘瘡、解顱及其餘熱性病而發者也。此症有緩急之分。急性者謂之急驚風。慢性者謂之慢驚風。本事方中以急驚風稱陽癎。慢驚風稱陰癎。方書中有驚癎之名。蓋小兒或遭鬼忤夢魘。或爲外物驚嚇。以致發搐搦之謂也。

書痙　漢名指痺。又稱筋痺。此據日人淺田栗翁對照之說。俗醫謂其癎起因於指端之痙攣。

局發筋肉痙攣　漢名轉筋。原病式云轉筋者反戾也。又曰痃癖。一名脊強。俗呼拘肩。發於婦人者呼血肩病。

橫隔筋痙攣　漢名呃逆。此係後世之稱呼。古昔單稱爲噦。卽素問、傷寒論、金匱等書中。亦皆載噦。說文噦氣語也。又玄珠中所載之呃忒。入門中所載之逆。其義亦同。醫學綱目景岳類註云。呃逆即古之噦。咳逆即咳嗽。

吃音　漢名吃。說文云言蹇難也。

麻痺　漢名麻木。其命名之意。言如麻之亂。如木之厚也。有人以麻木作麻痹者濫也。蓋麻爲痹之一症。痹、中風也。靈樞熱病篇云。痱之爲病。身上無痛。四肢不收。智亂不甚者可治。甚者不能治也。又不仁有癩痺、頑麻、蓄痺、死肌等之名。皆麻木之謂也。癩者重則不知寒熱疼也。

失語症　漢名喜忘。日人淺田栗翁云。西醫之所謂失語。即漢醫之喜忘云。一說喜忘即屬健忘。但兩者雖相似。其實不同也。

癲狂病　漢名單稱狂。古書中稱狂人或稱風癲。漢。或稱風子。類聚鈔云。狂者或欲自走。或自高聖賢之謂也。後世以癲狂並稱者非也。因癲與狂。病自有別云。

憂鬱症　漢名鬱症。西醫方選中稱黑液病。內科撰要中稱敗黑病。此屬病症。非病名也。彙解云。七情之氣鬱滯而生病也。鬱者滯之義也。又抑屈也。世醫稱此曰心虛鬱疾云。

癲癇　千金方中區別爲大人曰癲。小兒曰癇。其實一也。巢氏云。癇者小兒之病也。十歲以上曰癲。十歲以下曰癇。夫以癲與癇而別大人小兒。正與西醫之以希撲孔的里與歇斯的里而別男女。其意略似。癲癇又名風癲。漢醫之癇病。爲卒時顛倒。不省人事。口吐涎沫。肢體搐搦。食頃乃醒者是也。醫言云。此病發時。則現種種症候。休則恬如平人。乃病間也。故在疒字中書以間字云。

健忘　健者強也。強者強記之強也。明言之。即強忘也。玄珠中引戴元禮之說曰。健忘云者。作事有始無終。言語不知首尾。即以病狀而命病名也。非天性之癡鈍者可比。

舞蹈病　漢名顫振。準繩云。顫振者。手足播動之病。其狀如蚪。脈不來任也。按蚪者舉手足以探索物料之貌。醫通云。顫振與瘈瘲相類。但瘈瘲則手足牽引。或伸或屈。顫振唯振動不屈耳。日本俗醫不呼顫振之名。統稱痙病。

或稱癇症。一誠云。此病發作中間。或發一異聲。恰如鳥鳴獸吼。古醫書中所載五癇。即鷄癇、馬癇、牛癇、羊癇、猪癇之類屬之。

此外癇之别名甚多。玆姑從略。

強直痙攣　漢名痙病。傷寒論、金匱、入門等書中書痙爲痓者誤也。先賢辨之明矣。入門云。痓病發則身強不醒。醫言云。痙者勁急彊直。不能柔和者是也。片玉本草天南星條稱小兒驚搐。身強如尸云云。亦強直痙攣之謂也。

初生兒強直痙攣　漢名臍風。此症之原因。由於臍帶脫離後。受風之刺戟所致。故名臍風云。

咀嚼筋攣急　漢名撮口。又稱牙關緊急。此症景狀。依方書中舉臍風與撮口爲各别之論者。亦屬不少。然丹臺玉案中則以臍風撮口總爲一病。又臍風中無撮口。撮口中無臍風。患此病者。往往九死一生。蓋臍者命之根也。

麻疹　漢名亦稱麻疹。醫通云。麻疹者。手足太陰陽明二經蘊熱之所發。是亦時氣傳染之類也云云。别名有麻子、赤疹、赤斑瘡、赤瘡、正疹子、膚疹、騷疹、糠疹、糠瘡、麩瘡、瘄子、沙子等等名稱。或單呼疹。單呼麻。準繩曰。北人謂之糠瘡。南人謂之麩瘡。吳人謂之痧。越人謂之瘄。醫通云。麻即疹也。疹者軫也。方書中麻疹之有治方。始於趙宋。然往古非無麻疹也。傷寒論之癮疹。金匱之陽毒。恐爲此病之混同。亦未可知耳。

猩紅熱　漢名癮疹。千金中作隱軫。玉機中作疹。由見症而命名。故除痘瘡麻疹之外。總稱癮疹。日人折衷其說曰風疹或風瘡。

天然痘　漢名痘瘡。痘者疱瘡也。一名虜瘡。蓋虜所得也。或曰聖瘡。以其變化無測也。或曰天瘡。爲天行疫癘也。或曰百歲瘡。言自少至老。必遭過一番也。或曰豌豆瘡。以其形相似也。此病之起源雖未明確。但咸云後漢馬援征武陵蠻士卒皆患瘡。實爲此病之濫觴。然細按後漢之書。則未載此事。惟外臺秘要中引肘後方云。比歲有病。發天行斑瘡。頭面及身。須臾發周匝狀如火瘡。皆戴白漿。劇者數日必死。此惡毒之氣也。

種痘　漢名牛痘。往時採天然痘之痂。塞於鼻中。或破其外皮。採痘漿而沾接之。此之謂痘苗云。

熱病　漢名傷寒。傷寒與瘟疫同視者誤也。東垣十書中論傷寒爲熱病之總稱。明吳又可瘟疫論云。傷寒不傳染。瘟疫則傳染。傷寒感天地之正氣。疫則感嶺南之厲氣。觀此則傷寒與瘟疫之別。彰彰明矣。但仲景之時。其論以瘟疫混同於傷寒。傷寒論中。重者爲傷寒。輕者爲中風。

間歇熱　漢名瘧疾。或稱痁病、寒熱病、（癆瘵亦稱寒熱病）皮寒病、痎瘧。說文痎者二日一發之瘧也。玉案云。瘧者殘虐之意。故字從疒從虐云。大同類聚方稱此爲越智病。又名寒瘧。素問曰。先寒後熱者名曰寒瘧。此症隔日一發者曰間日瘧。西醫之所謂隔日熱是也。入門所載之老瘧。其意謂頑固經久而難治云。

弛張熱　漢名戰汗症。此名爲後世之通稱。有人以戰汗爲弛張熱、充血熱、回歸熱。皆屬少陽之一症。此說實非。按戰汗之說。以瘟疫論爲是。戰而有汗者。爲少陽之一變症。戰而無汗者。少陽之脫症也。故若概以少陽括之。殊屬未妥。

黃疸　漢名瘟黃。此名初出於明醫雜著。日人本間玄調云。瘟黃者。天行之黃疸也。（日本在安政元年之春。江戶流行極盛）庸醫多誤爲大食傷。或稱黃疸之一種。久之始知確係天行病。因之俗有稱爲黃疸風云。

發疹窒扶斯　腸窒扶斯　虎力拉等。概稱瘟疫。此症詳於瘟疫論中。英人合信稱瘟疫爲中國毒。吳孫權兵圍合肥城。時疫疾流行。士卒多斃。即此症也。

赤痢　漢名痢病。此病昔時云滯下。又作𤺋。凡二便之通下者稱利。後世於利上冠疒。對於六便下泄者稱痢。傷寒論之便膿血。金匱要略之下痢。難經之大瘕泄。素問之腸澼。蓋皆痢證之謂也。通評虛實論之類註曰。腸澼者。滯下也。利而不利之謂也。仲景以痢疾與泄瀉混稱爲下利。但古來對於此症別立名目者甚多。如赤痢、白痢、疫痢、噤口痢、（無食慾爲痢症中之最可恐者）休息痢、寒痢（冬時患痢）是也。

脚氣　漢名亦稱脚氣。自隋唐以後。區爲二種。腫者稱濕脚氣。不腫者稱乾脚氣。玄珠云。昔時無脚氣之說。內經中名厥。兩漢之間名緩風。宋齊之後始稱脚氣。千金方云。脚氣者。黃帝之緩風。濕痺是也。又曰頑弱名緩風。疼痛名濕痺。醫學綱目云。脚氣之頑痲腫痛者爲痺厥。足痿軟不收者爲痿厥。脚氣衝心爲厥逆。千金方中載脚弱一名詞。殆亦脚氣之謂歟。醫言曰。意者脚氣之起。蓋肇始於晉時。漸經南北朝。至唐而盛。乃行療治云。

蓮尼　漢名壁虱。五雜俎云。壁虱入夜。則緣牀入幕。噆人遍體成瘡。縱在廣庭。懸牀空中。亦能自空飛至。南人至其地。呼號不能耐。欲用策除之。本草綱目云。壁虱卽臭蟲也。形狀如酸棗仁。咂人血。同蚤。皆爲牀榻之害。五雜俎曰。壁虱在閩中稱木虱。因大多生於杉木中故云。

白癬　漢名白禿風。一名白禿。或曰白禿瘡。又曰鷄糞禿。醫林集要小兒門云。頭上之白禿瘡。俗呼鷄糞禿。

頭癬　漢名癬瘡。瘍科瑣言云。小者稱錢瘡。大者曰田蟲。醫言中稱癬。

禿頭病　漢名禿瘡。此名始出於入門。禿又作瘌。字書禿無髮也。病源所載之鬼舐頭。亦屬禿髮匐行疹。

陰囊癬　漢名腎囊風。或曰腎臟風。癩風。繡球風。三因方云。癩風世稱腎臟風。證治準繩云。癩風者。精未調而外爲風濕所襲。從陰囊之濕汗以起痒瘙。流注於四肢。手肢白色。悉生瘡瘍。俗稱此爲腎臟風云。

脫髮症　漢名油風。正宗云。油風乃血虛氣隨。肌膚不能營養。故毛髮之根脫落成片。皮膚光亮。痒如蟲行也。

白斑　漢名有白癜風。白駁風。白點風。白斑風等名稱。和名白鯰。

漆瘡　漢名漆瘡。或稱木生。正宗云。漆瘡俗名木生。入門云。漆瘡因近生漆而中其毒。面痒而腫。搔着痒處。隨起痦瘰。重者遍身如豆如杏。爲膿焮痛云。

汗疹　漢名有沸子。熱沸瘡等。正宗中稱痤痱瘡。入門中稱痱痤瘡。

嬰兒紅疹　漢名胎刺。彙解云。疹形宛似針刺痕。形赤小之點。恐指嬰兒之薔薇疹而言歟。

丹毒　漢名有丹毒、大丹、赤丹等名稱。總稱曰丹。病源中分三十餘症。

頭部丹毒　漢名有頭瘟、大頭腫、雷頭風、大頭天行、猪頭風等之名稱。

面部丹毒　漢名蝦蟇瘟。一名浪子瘟。古今醫鑑名浪子啞病。據字義似爲耳下腺炎。然據日人淺田栗翁之說。

則此病決非耳下腺炎。殆指顏面羅斯。蓋耳下腺炎者。漢家之所謂痄腮也。痄腮與蝦蟇則不同云。玄珠云。蝦蟇瘟俗名所謂顏面痛也。醫療手引草中以此爲大頭瘟。蓋世醫以耳下腺炎爲蝦蟇瘟者多矣。

頭部水皰瘡　漢名頭瘡。膿水出而不止者用一掃光。（見醫通）又有一種頭瘡由皮下醸膿者。漢醫稱之爲鱔拱頭。或稱腦猪。日人稱波須禰。

顏面水皰疹　漢名黃水瘡。正宗云。黃水瘡者。於頭面耳項。忽生黃粟。破則流脂水。頃刻沿開。多生痛痒。瘍科瑣言云。黃水瘡俗名水瘡。瘍醫大全中名此曰滴膿瘡。普救類方云。顏面及耳廓上發細小之瘡。不痛不痒而出汁。其附着之處成瘡云云。

乳房水皰瘡　漢名妬乳病。準繩曰。集驗論云。婦人女子。乳頭生小而淺之熱瘡。搔之出黃汁。浸淫成長。百種治療。不差不動。經年經月而不愈者。曰妬乳病云。

陰部水皰疹　漢名濕陰瘡。百効云。由於腎虛風濕相搏。邪氣承之而成。生痒瘡後。浸淫出汁。狀如疹瘡者名濕陰瘡云。

肢節水皰疹　漢名風疽。準繩云。脚端曲脷起痒瘡。搔之則出黃汁者。其名曰風疽云。

口唇匐行疹　漢名緊脣。又有燕口吻瘡、瀋脣、吻瘡、肥瘡、燕瘡、燕口瘡等之別名。

帶狀匐行疹　漢名火帶瘡。準繩云。遶腰生瘡。累累如珠者。其名火帶瘡。亦名纏腰火丹。正宗中名此爲纏腰丹。又名帶腰瘡。

水泡瘡　漢名天泡瘡。準繩云。此卽丹毒之類而有泡者。由於天行少陽相火病而致。故名天泡。火熱客於皮膚之間。不得外泄。沸然血液結成泡。狀如豌豆瘡。根赤頭白。或頭亦赤。隨處而起云。

嬰兒水皰疹　漢名生泡。入門云。初生遍身如魚泡。又如水晶。破之則成水流滲者。乃胎受寒濕也。

膿皰疹　漢名膿瘡。此外別名甚多。如鴈瘡、鴈來瘡、燕瘋、骬瘍、裨口風、裙口瘡、裙邊瘡、裙風、脚灶瘡、脛瘡等。膁瘡因發於膁。膁者脛也。雁瘡因發於雁來之時。故名焉。

貝殼瘆　漢名瘖癗。金鑑云。此稱俗名鬼飯疙瘩。初起皮膚作癢。其次遍發疙瘩。形如豆瓣。堆累成片。且癢云云。

按此殆指厚痂瘆歟。

頭上膿皰瘆　漢名胎癥。入門云。小兒之胎癥者。頭上生紅餅瘡也。

顏面膿皰瘆　漢名香瓣瘡。聖惠方曰。生於面上耳邊。浸淫出水。久久不愈也。

糠粃瘡　漢名蛇皮。又稱蛇體皮、蛇身、蛇體。彙解云。蛇皮者。皮膚起片之病也。病源云。蛇體皮者。膚上如蛇皮。有鱗甲。世稱蛇身也。瘡醫大全載有白疕症。註曰。白疕俗名蛇虱。生於皮膚。形如瘆疥。色白而痒。搔之則起白皮。按此瘆亦屬於糠粃瘆焉。

白癬　漢名白頂瘡。又有白屑風、屑風、白屑、頭垢、頭花、頭灰、梅花疙瘩等之名稱。皆同病異名也。

鱗屑癬　漢名乾癬。病源云。乾癬者。但有匡廓。皮枯索而痒。搔之出白屑也。又一名燥癬云。又乾疥一症。蓋亦乾癬之屬也。入門云。乾疥者。搔搓則皮起枯屑云云。

掌內鱗屑癬　漢名有鵝傷瘡、鵝掌風、鵝掌癬等名稱。大多生於手掌足底。輕者掌中見小白星。微痒。用爪搔破之則皮去云云。

赤皰鼻　漢名酒皶鼻。東垣十書稱酒皶風。按冠以酒字者。言大多發於酒徒之意也。一名赤鼻。

本草學一斑

前帝大教授 理學博士 白井光太郎

厚朴

〔釋品〕和名保字之岐。本草所謂浮爛羅勒也。莖紫色。立夏開花。似辛夷。而帶水紅。謝後結青實。皮外皺而裏厚。紫黑色。味苦辛烈者。稍可用。然不若漢產之肉厚。色紫。油潤。味辛苦。其肉薄色淺者。市人稱爲和厚朴。不堪用。

〔釋性〕　味苦温。主消痰。下氣。去結水。破宿血。消化水穀。大温胃氣。療腹痛。脹滿。喘欬。

議曰厚朴味苦温。能降氣逆。散膨脹。故表邪壅遏。氣逆致喘者。桂枝湯加厚朴杏仁以散之。桂枝加厚朴杏仁湯是也。發熱而腹滿者。桂枝加厚朴大黄以泄之。厚朴七物湯是也。汗後胃氣不佈。寒飲作脹者。與半夏、生姜、甘草、人參相配以和之。是厚朴生姜甘草半夏人參湯是也。下後餘熱不除。致腹滿者。以乾姜、梔子相合以解之。梔子厚朴湯是也。又與枳實、大黄伍。則除胃實、腹滿、燥屎者。伍芒硝以去之。此與大小承氣湯之配合。稍有不同。蓋厚朴大黄湯治痛而閉。其意專在散滯氣。故用厚朴八兩爲君。與小承氣湯以大黄爲君者大異其趣。又以此三物治支飲胸滿。其意與厚朴大黄湯同。又與薤白、枳實並驅。治胸痺胸滿。與半夏、蘇葉相伍。治氣咳在咽中。枳實薤白桂枝湯。與半夏厚朴湯之用意亦不同。蓋厚朴味苦。惟因其苦。故能破氣。去實滿而消腹脹。厚朴者。氣温之物也。惟其温。故能和氣。除虚滿而散結滯。寒温相配。虚實並行。乃能治胸腹間氣逆作脹。後世不知此義。漫認平胃散方中有此品。視爲温脾調中藥。可謂麁漏矣。

䗪蟲

〔釋品〕　凡用䗪蟲。取漢舶來貨。形扁如鼈。背有横紋蹙起如蓁子者爲真。市肆以蜚蠊去翅者爲和䗪蟲。或以龍蝨僞充之。龍蝨多生止水中。形似金龜子而長大。有甲翅。播州人呼爲卝牟加女无之。均不可入藥。

〔釋性〕　味鹹寒。主心腹寒熱。洗血積癥瘕。破堅下血閉經。

議曰䗪蟲味鹹寒。能破堅積。下血。其効果與水蛭蝱蟲相近。故三物每相配以奏效。蓋二物尚長於挫蓄血。而䗪蟲則更擅破堅之力。是以鱉甲煎特用此品。假蝱蛭之威也。又按䗪蟲雖善走血分。其主治尚在乾血。大黄䗪蟲丸云。內有乾血者下之。瘀血湯云。腹中有乾血著臍下者。土瓜根散之。經水不利。少腹滿痛。亦不過於乾血之候。不然。則與抵當諸劑何別乎。或曰。乾血與瘀血何以別之。曰肌膚甲錯。或身體羸瘦。無血色。不能飲食者。便是乾血

之候也。其人發狂。或善忘。或消穀善飢。少腹鞕滿。小便自利。或大便色必黑者。瘀血之候也。雖然。乾血與瘀血。皆

以破血之品爲主。似耑爲婦人而設。惟下瘀血湯中有曰「陰癩腫」三字。觀此則亦不專主婦人。雖男子亦可用也。

葶藶

〔釋品〕 葶藶有甜苦二種。日本有伊奴奈都奈充之苦葶藶。有伊奴奈都奈充之甜葶藶。乃薺與菥蓂也。不能破氣下水。別錄云。味苦。雷斆云。苦入頂。寇宗奭曰。經既言味辛苦。即甜者不復更入藥也。是說可從。仙源藥鑑。「苦者行水迅速。甘者行水遲緩」之說。要在看病症輕重而用之也。

〔釋性〕 味辛寒。主癥瘕。積聚。結氣。飲食寒熱。破堅逐邪。通利水道。止喘息。

議曰。葶藶味辛苦。治體大概以行水走瀉爲用。故金匱云。與葶藶丸下水瀉肺腸。以此物爲主。蓋肺爲水源。瀉肺之功。即在瀉水。豈啻一咳喘、癥瘕、積聚、結氣、寒熱而已。凡從水氣來者。皆能治之。本經所說。可以徵焉。本草十劑云。洩可去閉。葶藶大黃之屬。夫二味雖均苦寒洩。然其位不同。大黃之洩在中焦。葶藶之洩在上焦。是以承氣湯用大黃。而陷胸丸用葶藶也。若夫巴椒藶黃丸。治腸間有水腹滿。淮南子云。「大戟去水。葶藶愈脹。」可徵葶藶之有特效矣。

白蜜

〔釋品〕 蜜即蜂蜜。白是上等稱。以色白甘美者爲良。日本處處有之。以州紀州出者爲最。用時稍稍熳煉。掠去浮沫。至滴水成珠。不散乃止。謂之煉蜜。按蜜本經作石蜜。蓋以取巖石者爲良。故有此稱。而寇氏喋喋致疑辨。概屬無用。仲景唯稱白蜜。陶氏別錄稱石蜜。生武都山谷、河源山谷及諸山石間。色白如膏者良。備要云。西京有梨花蜜。色白如脂。自是別品。不可混也。

〔釋性〕 味甘平。止痛解毒。除衆病。和百藥。止咳。治利。能清腸。

識曰。蜜之爲物。鍾草木之精英。合露氣釀成之。故其味甘美。其質柔潤。和痛、潤燥、解急。今徵之於仲師所用。如大烏頭煎。烏頭湯。烏頭桂枝湯。則和痛解急者也。如蜜煎則潤燥通便者也。如大陷胸丸。甘遂半夏湯。則籌和峻藥。寬猛得宜。以適病者也。蓋蜜與甘草。其功相似。而安胃之力則長。是以大半夏湯用白蜜入水揚之。使甘味散於水中。水得甘味而和緩。蜜得水而滲淡。便使胃反平。而嘔吐立止。誠千古妙策也。若夫甘草粉蜜湯之與蚘蟲。則毒藥緩和中氣。以歸其所喜者也。其他如理中丸、八味丸、括蔞瞿麥丸、半夏麻黃丸、赤丸、桂枝茯苓丸、麻子仁丸、礬石丸、皂莢丸、當歸母苦參丸、烏頭赤脂丸。皆和以蜜者。取其能固氣不走也。茶餘客話云。鼎俎家蒸出面狸。共烹黃雀。必先以蜜塗之。雖沸㶒而其膏不走。即此義耳。李東垣云。煉蜜爲丸者。取遲化而氣循經路也。可謂確鑿矣。要之蜜性爲和潤。故能和諸藥。又能固氣以奏功。豈非臭腐生神奇者哉。

甘遂

〔釋品〕　和名奈多止宇。多委生諸州山中。孟春生紅芽。高七八寸。苗葉似大戟。晚春發細綠花。其根瘦小。色黑。破之則有白汁。然其功不著。漢產皮赤肉白。作連株狀。但須擇新近者。年久者。蛀孔縱橫者。因氣味既脫。故不堪用。

〔釋性〕　味苦寒。主大腹疝瘕。腹滿。面目浮腫。留餘飲宿食。癥堅積聚。利水穀道。

識曰。甘遂味苦寒。能破結通水。故以遂名。遂有通水道之意。凡人身體無水而起者。用甘遂則其停滯之處。有疏通游水之作用。除病患。順血氣。千夫云。過度之體中。排除過剩之水。用大陷胸湯、十棗湯、甘遂半夏湯、大黃甘遂湯。因藥有猛烈性者。用甘和之品調合之。則不刺激腦。故以大棗、甘草、蜜、阿膠配合爲大陷胸湯。甚有速效。保命集云。凡治水腫。內服藥無充分之効果時。用甘遂末塗於臍之週圍。一面內用甘草水。則其腫自退。凡衰弱病人。不勝劇藥時。可以用此方法。

赤石脂

〔釋品〕 和名伊志之氣。卽石上所涌之脂也。其狀絳滑如脂。舐之粘。以爪微研之。見光澤者眞也。生於佐州、羽州、能州、攝州者皆良。西洋船來者。其質枯白微帶紅。無絳滑之狀。疑是山土也。不堪用。

〔釋品〕 味甘平。主洩痢。腸澼膿血。腹痛。利小便。崩中漏下。

議曰。赤石脂。味甘平。能入於血分而止痛。爲石中溫藥。仲景治下痢便膿血。用桃花湯。取赤石脂之重澀。乾姜之辛溫。相依牢固下焦虛脫之氣。粳米佐二味而潤胃腸。所以能奏全效也。赤石脂與禹餘糧同義。但鎮固之力稍爲優耳。蓋此品不徒牢固下焦。又能鎮墜上焦。除寒飲。故風引湯寒溫相依。赤白並用。以治熱癱癇。烏頭赤色脂丸。溫澀相兼。以治心痛徹背。千金翼以赤石脂一味治痰飲。吐水無時節者。亦可見溫藥除飲之功也。

按石脂有五種性味。主療大抵相同。但赤白爲通用耳。如桃花石亦其類也。桃花石在唐本草云。主治大腸中冷膿血痢。久服之令人肥悅能食。時珍曰。此卽赤石脂之不粘舌。堅而有花點者。非別物也。故其氣味功用。皆同石脂。昔張仲景治痢用赤石脂。名桃花湯。日本藥局方治冷痢有桃花丸。卽此物耳。

澤瀉

〔釋品〕 澤瀉生於淺水。春發苗葉。短如匕頭。俗呼曰佐之於毛多迦。近於道路者。葉長根小。卽本草原始所謂水澤瀉是也。以奧州出者爲上。丹州薩州次之。其色白而肥大者爲好。勿用則經久朽蠹。

〔釋性〕 味甘寒。除痞滿。消渴。淋瀝。頭旋。利膀胱熱。尤長於行水。

議曰。澤瀉味甘平。能滲泄。效用與猪苓相近。而耑長於行水。其力猶澤水之傾瀉。所以有此名。夫水一去。則渴可除。胃可開。眩可止。足腫可消。澤瀉非治消渴。胃反。眩冒也。以利其水故也。五苓散、猪苓散、猪苓湯、茯苓澤瀉湯、當歸芍藥散之所以用此者。皆不過此意。唯分量每超於他品。則知其効尤在多用矣。又茯苓澤瀉湯。宜先煮諸藥。後用澤瀉再煎。因此物氣味淡薄。煮之太過。恐損其力。亦猶諸承氣湯之於芒硝。可見其效與二苓相近。而又有自異者矣。若夫八味丸。則桂附之温陽。地冄之滋血。薯茱之收濇。澤苓之滲泄。一闔一闢。相和相濟。以成其功。乃平淡中之神奇。所以爲古今不易之良方也。

梔子

〔釋品〕　和名久之奈之。入藥取山谷生者。謂之家生梔子。以七稜至九稜。圓小皮薄。色赤者爲良。家園栽者。形大皮厚而長。雷斆炮炙論謂之伏梔子。只可爲染料用。入藥無力。

〔釋性〕　味苦寒。療胸心。大小腸。大熱。心中煩悶。通小便。解五種黃病。治大病。起勞傷。

議曰。梔子味苦寒。能解熱除煩。蓋其性輕飄。非大黃質苦寒之比。是以其所主治。多在汗吐下。若勞乏之後。梔子豉諸湯可以治之。雖然。其人素冷而便溏者。不可與以此種寒藥也。暴瀉大吐之後少氣者。加甘草以緩中氣。丸藥則徒傷其中。而不能蕩滌其邪。且宜佐以乾姜。温中散之。其稍實者。合枳實厚朴而用之。如梔子甘草豉湯、梔乾姜湯、梔子厚朴湯是也。又配以茵蔯大黃硝石。可以除瘀熱發黃。利小便。茵蔯蒿湯云。小便當利尿。如皂莢汁色正赤。一宿服之。黃從小便減去。梔子非能利小便。所謂開上焦通下竅者也。若瘀熱未實發黃者。合蘗皮清之。其意耑在解鬱熱。卽梔子蘗皮湯是也。其他梔子諸方。可觸類而知矣。按本草不言梔子瓜蒂爲吐藥。仲師時用之。以爲吐劑。是以諸家多疑梔子豉湯。服後現象錯見。夫梔子雖非吐藥。以其味苦。用之以漏。汗吐下後。虛邪留連於胸腹之間。其勢向上者。卽所謂高者因而越之之意也。且服後與瓜蒂散自有輕重之差。而文之措詞意義。亦不同也。何可一概抹殺之歟。準繩曰。梔子吐虛煩客。瓜蒂吐痰實宿寒。可謂得仲師之旨矣。

香豉

〔釋品〕　和名加良奈都止宇。豉有淡鹹之分。入藥取淡豉。氣香也。鹹豉但充食品耳。今藥鋪所貯。其製不精。故壞瀾惡臭。不可相近。猫狗且不食。而况於人乎。故用者當自家親製爲是。李時珍曰。造豉法用黑大豆二三斗。六月淘淸。水浸一宿。瀝乾蒸熟。取出。攤於蓆上。候其微温。以蒿覆之。每三日一看。候黃衣遍上。不可太過。曬而簸滓之。以水拌之。乾濕得所。以汁出指爲準。安置甑中。甑中先置桑葉。厚三寸。上更覆以桑葉。泥封其口。於日中曬七日。取出曝一時。又以水拌之。入甕。如此數次。再蒸過。攤出之以去火氣。然後貯於甕中封之。即可用矣。此法蓋本於外臺秘要云。

〔釋性〕 味苦寒。主煩躁。滿悶。下氣。調中。治中毒。並治犬咬。

識曰。香豉即香淡豉也。氣味香美而濃。能滯戀胸中。以除煩懣懊憹。故梔子諸湯。每配此物。以奏掃胸之積。又與赤小豆配。則同氣相求。兄弟併力。以排胸中寒飲。是以瓜蒂散佐此二品。能逞涌泄之力。蓋豆性平。爲中和之品。雖蒸罨(遏合切庵入聲)亦能資胃氣。故得葱則發汗。如外臺葱豉湯是也。古人曰。吐劑寓發汗之意。即此品有升散之力。殆此故耳。此外外臺脚氣。痛痺方中多使用之。而仲師之經無所稽。故闕而不論。按金匱治中毒方。亦用此品。本草云。味苦寒無毒。又云殺六畜胎子諸毒。即此義。並足以見清涼除違之功矣。

枳實

〔釋品〕 枳乃木名。實乃其子。故曰枳實。張思聰曰。實乃結實之通稱。無分大小是也。宋開寶本草。以小者爲實。大者爲殼。始爲二品。按說文。殼苦角切。廣韻。皮甲也。增韻。或作殼。枳實皮固非昧狀。用字恐失當。岩大洲曰。殼梲欋古字通用。枳殼者。枳之一名。而非併稱子實之謂也。故唐詞有云。「處處春風枳殼花」一句。又草花之書直稱枳殼花。則枳殼之爲全名。不俟辨而自明矣。凡擇舶來者。以色黑皮厚而有穰十二三分爲真。其皮至厚穰少者。朱欒也。其皮綠色有細毛者。枸橘也。日本俗稱加良太知者是也。皆不堪用。又市肆有稱漢枳殼者。皮厚穰少。即本草所謂臭橘也。又有呼圓枳實者。出於于薩州。幾逼真。其他有以柚青橘之類。僞充之者。不可不擇。

〔釋性〕 味苦寒。除寒熱結。止痢。除胸痰癖。逐停水。破結實。消脹滿。主心下急痞痛。逆氣。喘咳。

識曰。枳實味苦寒。能利氣滯結實。正有衝牆倒壁之力。能消心下痞塞之痰水。泄胸中痺滯之氣。推胸中隔宿之食。削腹中遞年之積。夫枳實爲湯。凡心下堅大如盤者。枳實芍藥散之。腹痛煩滿者。桂枝枳實生姜湯散之。懸痛者。枳實薤白桂枝湯散之。胸滿者。梔子厚朴湯散之。胸痞。則小承氣湯散之。腹大滿。則大承氣湯散之。腹滿痛及心下痛。胸滿者。厚朴三物湯散之。痛而閉者。厚朴七物湯散之。腹滿者。梔子大黃湯散之。熱痛者。大柴胡湯散之。心下滿痛及痞鞕者。四逆湯散之。脾約而大便難者。孰非氣滯乎。蓋邪氣內陷爲實者。本於元氣留滯則滯。滯則邪氣併滓濁以成盤結。故雖投蕩實滌邪之品。非疏氣以通其滯。則不能達其力。仲師所以配枳實配諸湯。取十全之效也。寇宗奭曰。張仲景治傷寒倉卒之病。承氣湯中用枳實。皆取其疏通決洩破結實之義是也。若夫排膿散用枳實十六枚。則取之於長肉也。本經云。止痢長肌肉。此殆屬枳實之妙用矣。

柴胡

〔釋品〕　和名波万阿加奈。日本所在有之。秋生新苗。葉似瞿麥。青紫色。至春漸長如竹葉。秋歧數枝。發小黃花。結細子。至冬莖葉枯。市肆以西州產者呼鎌倉柴胡。以關東產者呼三嶋柴胡。並宜擇用。根實如鼠尾。味苦芳烈無油臭。間有舶來者。形味如鎌倉柴胡而肥大。

〔釋性〕　味苦平。主心腹去寒熱邪氣。除煩。止驚。消痰止嗽。治婦人產前後諸熱及熱入血室。經水不調。宣揚血氣。下氣消食。

識曰。柴胡味苦平。驅表裏之熱。逐胸脇之邪。故能除煩止驚。消痰止嗽。治眩暈目昏。耳聾鳴。宜矣。仲師用爲少陽之主藥。蘇頌曰。張仲景治傷寒。有大小柴胡。及柴胡加龍骨牡蠣。柴胡加芒硝等湯。故後人治寒熱。此爲最要藥。大邪氣在表裏之間。則爲少陽所主之界。故其證主心腹。其熱爲往來方此之時。非發汗吐下之所宜。惟柴胡能驅逐以達于外也。後人第知柴胡和解外。而不知柴胡最能和裏。今夷攷仲師方。如小柴胡湯、柴胡桂枝湯、柴胡桂薑湯、柴胡去半夏加括蔞湯。則耑于少陽者也。故其奏功蒸蒸。或微煩發熱。汗出而解矣。如大柴胡湯、柴胡加芒硝湯、柴胡加龍骨牡蠣湯。則併制陽明者也。故曰下之則愈。曰先宜小柴胡湯以解外。後以柴胡加芒硝湯主之。可見裏亦柴胡之所關係也。柴胡不徒驅逐表裏之邪氣。亦能走於血分。而退血熱。是以小柴胡湯。又治熱入血室。及產後血厥、蓐風諸症。後世勞藥血藥。亦往往用之。故張潔古以爲婦人產後血熱必用之藥。蓋產後血熱。亦有虛實。若固執以投之。不能無害。要之本經主心腹之語。實爲柴胡之標準。又如四逆散治少陰裏熱。柴胡飲子退五臟虛熱。雖有陰狀虛候。係邪本壅正氣。其主柴胡者。乃苦以發之也。按仲師治瘧毋用鼈甲煎丸。治勞瘧用柴胡去半夏加括蔞湯。皆用柴胡。而註家未有明晰之伸說。獨龐元英談藪張如閣久病瘧。熱時如火。年餘骨立。醫用茸附諸藥。熱益甚。乞召醫官孫琳診之。琳投小柴胡湯一帖。熱減十之九。三服脫然。琳曰。此名勞瘧。熱從髓出。加以剛劑。氣血愈虧。安得不瘦。蓋熱有在皮膚。在臟腑。在骨髓。非柴胡不可。若得銀柴胡。只須一服。南方之柴胡。其力較遜。故三服乃效也。孫琳可謂善得仲師之旨矣。

前胡

〔釋品〕　和名无万世利肥。後州武州產爲上品。

〔釋性〕　味平甘。治傷寒寒熱痰滿。胸脇中痞。心腹結氣。風頭痛。去痰下氣。開胃下食。

議曰。外臺祕要。引崔氏載大前胡小前胡湯。卽是傷寒論大小柴胡湯。惟前胡代柴胡耳。其他晉唐諸方用前胡。大抵與柴胡療體相近。陶弘景云。與柴胡同效。今之所謂前胡者。芳香微苦。絕不似柴胡之苦燥。然古之所用。果是耶非耶。或曰。柴前音通。卽一物耳。余未知其可否也。書之以俟來哲徵驗。

膠飴

〔釋品〕　和名美都阿女。用糯米飯。麥蘖熬煎而成。濕軟如厚蜜。作琥珀色是也。其色白而堅硬成塊者。謂之餳。又曰硬糖。和名加多阿女。陶隱居曰。方家用飴糖。乃膠飴。皆是濕糖如厚蜜者。建中湯多用之。其凝強及牽白者。不入藥。

〔釋性〕　味甘温。補虛乏。益氣力。消痰止咳。潤五臟。

議曰。膠飴味甘温。其藥能略類甘草蜜。而和潤之力則優。故仲師大小建中湯。及黃芪建中湯、當歸建中湯等用之，以和胃氣，緩者急也，具證曰，腹中急痛者，曰上下痛，不可觸近者曰裏急。曰疞痛，是皆中氣不振，腹裏拘急之所致也。非膠飴之甘以和潤其中。則安能奏其効乎。蓋仲師治中焦之方。有建中，有理中，而一和一溫，一潤一燥，相對以立溫養之法。後世補益之方雖千萬，皆不能出此範圍矣。

附錫

〔釋品〕　和名詳前。傷寒蘊要云。膠飴即錫糖也。誤矣。釋名曰。餹之清者曰飴。形怡怡然也。稠者曰餹，強硬如錫而濁者曰餔，方言謂之餦餭。是說適當可從。

議曰。金匱治蛟龍病。用寒食錫。蓋蛟龍係蚘之變動。其用錫糖者。與甘草粉蜜湯同旨。不過安蚘之策耳

桃仁

〔釋品〕　和名毛毛。桃品甚多。惟山中毛桃。小而多毛。其仁充滿多脂。用之佳。蓋外不足者。內有餘也。然此品難得。宜用尋常單葉者。今藥鋪所賣。多是油桃仁及諸桃仁混雜。不可分。而亦非不可用。

〔釋性〕　味苦平。主瘀血。血閉瘕。止欬逆。上氣疼痛。通潤大便。

議曰。桃仁味苦平。能破血潤燥。本經云。主瘀血。別錄曰。破癥瘕。仲師用桃仁。不過此義。桃核承氣湯曰。少腹急結。血自下。抵當湯曰。少腹硬滿。經水不利。下瘀血湯曰。腹滿經水不利。大黃蟅蟲丸曰。內有乾血。鼈甲煎曰。癥瘕。桂枝茯苓丸曰。癥痼。大黃牡丹湯曰。少腹腫痞。爲已敗之血。非生氣不能流通。夫桃爲五木之精。花仁枝葉。並能破邪。而其生氣皆在於仁。故能開洩以去瘀滯也。雖然。其性緩慢。不假駃駿之品。則不能入其血窠而拔其兇魁。於是欲下瘀血之新凝結者。佐大黃芒硝。欲下其舊凝結者。佐水蛭蝱蟲，至於癥瘕癖腫。則鱉甲瓜瓣牡丹。亦各助其力以奏効焉。汪昂曰。行血者。連皮尖生用。潤燥者。去皮尖炒用。桃仁雖緩慢。有配合之妙。豈以皮尖與生炒異其効者哉。

皇漢藥之科學研究

T K 生

漢藥之藥理。今尚全部不明。有何種作用。得治何種疾病。所謂藥治作用。亦不明瞭。從昔學者雖有以個人之經驗。各自記載各藥物之作用者。然其表現方法。都屬舊世紀之物。時至今日。此種記載。並不能表彰藥物之真實功能。徒爲無聊之史料而已。

板倉博士對於漢藥作用之種類。從七箇立脚點區分之。

第一、主作用與副作用　漢藥之主作用。爲比較的不顯著者。至於副作用。則漢藥直可云無。故用時少特別顧慮。然漢藥煎汁之苦味。在助消化。增食慾時。若鞣酸較多。反來食慾不振。或有在某種藥劑中。和不必要之下劑。反來嘔吐者。此等副作用雖時或見之。然其程度多甚輕微焉。

第二、關於作用之本態。分物理的作用。化學的作用。物理化學作用　漢藥之成分不純粹。合多數之品煎用之。故其作用。無單純物理的。亦無單純化學的。大都同時並起。與西洋藥相同。單爲物理的或單爲化學的者。極少極少。然間有如止血劑之用雅片。胃疾患之用牡蠣。一爲單純的物理作用。一則單純的化學作用也。

第三、作用之可逆的。不可逆的　皇漢治療。都不用腐蝕劑。故多爲可逆的作用。其從器質的變化而來不可逆的作用者。殆不多見。然可逆的如早晚大腦之作用。其藥物之分解排洩。則全不還於元通也。此因藥物中之九分子（例如榮養素）增進細胞增殖機轉之再生機能。故不可不知此時爲純粹不可逆的意味也。

第四、直接作用與間接作用　下劑之治療中用利尿劑。此欲變化腸內外之滲透壓。冀其吸收水分。固其糞塊也。此屬於間接作用。元來漢藥之作用。大都不明。故疾病究由直接作用而治愈。抑間接作用而治愈。甚難判定焉。

第五、局所作用與一般作用　丸藥、散藥。目的在局所作用。煎藥吸收於全部血液中。殆爲達於身體各部之作用。然而如腫瘍、皮膚病、外傷等之治療。亦主內服藥較外用藥爲多。從可知漢藥之使用。不限於局所。而目的用於一般者多也。

第六、適用之原藥物。有自己生作用（等毒性作用）者。與原藥物在體內變化而生物質之作用（錯毒性作用）之區分。關於此點。在漢藥上全不明瞭。無論前者或後者。欲舉例證。甚爲困難。

第七、特異作用與非特異作用　漢藥無所謂特異作用。今日流行之蛋白質。爲非特殊性刺戟療法。漢藥中有無含之。殊屬不知。故藥物之作用。殆全部不明。漢藥處方之最低限度。單獨用者甚少。往往以二味以上之品。形成爲一方劑。此間消息。可於藥物配合條述之。

就漢藥之指示與禁忌言。漢藥中一體少峻烈之藥品。故其指示禁忌。不必要如西洋藥之嚴重。漢藥之禁忌。所謂存於治療法則者甚多。就各藥品以研究之。除大黃、巴豆、石膏、烏頭、附子等數品禁忌者外。其他多無問題。即調劑時。誤混入別種藥品。亦無害者居多。所以指示亦無明確之規定。然治療之法則則甚嚴。如發汗之時。禁忌下劑。用附子之時機。發汗不下之時機。吐之時機。應下何藥。應忌何藥。傷寒論等書中。言之甚詳焉。

漢醫使用之藥品。各藥中往往各有不同之多種貨品。各有其價格。同一藥品也。因產地、精粗、製法等之不同。而價格亦有高下。價高者。品質純良。効力宏偉。西洋藥中有昂貴者。而漢藥中有更昂於西洋藥者焉。麝香犀角。其一例也。

廣東人參與羚羊角。高價之品物也。醫者往往顧慮病家經濟狀態。不使用者居多。是故犀角往往用升麻代之。廣東人參往往用劣品代之。一般人以西洋藥與漢藥比較之。一日之中。漢藥藥價。比之西洋藥價爲高。

西洋藥處方中。有相當之藥品。以調和藥之苦味或臭味。如矯味矯臭劑是也。漢藥處方。加入調和劑者殆甚少。甘草一物。一見而可知爲矯味劑也。但此物爲漢藥處方中具有藥治作用之重要藥品。是以古人對於漢藥處方。有一味亦不除去之原則。大概漢方以煎藥爲重。故關於矯味劑之顧慮。比較的輕。

對於大人與小兒。以及體重之大者與小者。其藥量不可不攷慮。此在西洋藥方面。對於藥物之體重者以及過於濃厚者往往發生危險。故在注射之際。對於各個人之身體與藥量。有加減之必要。而在漢藥方面。雖過於濃厚。其件有危險者則極少。即四五歲之小兒。用大人之藥量。亦並無何等危險。不過因小兒一次飲服大人之量。不免為難。故為量自少耳。是以用漢藥者。對於各個之時機與藥量。並不要精密注意。大概漢藥所用之分量多。則効果宏。以一日三貼為通則。即多至四貼五貼。亦不見何等有害。反增加効果。但亦有因過量而反減効果者。用西洋藥時。對於某種藥品。其感覺性。隨大人小兒而有異。如小兒對於莫爾希未、可洛、霍爾麻等。則敏感非常。而對於阿篤洛並斯篤里幾尼未反感覺遲鈍。如斯現象。在用漢藥之際。往往不見。惟附子劑等對於小兒似覺敏銳。故少壯者以避附子劑與朝鮮人參為原則。但若身體衰弱過甚。或陷於虛證者。雖少壯者亦許用之。又老人禁用下劑。此則與今日醫學相同者也。

用西洋藥者。對於婦人之用量。一般比男子為少。在漢藥則不必。婦人與男子相異者為月經。與妊娠。西洋藥於月經來時。禁忌骨盤腔充血之藥物。如巴豆油、蘆薈等品。妊娠之時。對於變化感覺性之藥物。如增抵抗力之莫爾希未、可洛、霍爾麻等。減抵抗力之昇汞。以及骨盤腔充血之藥物。收縮子宮之藥物。血壓急劇降下之藥物均所禁忌。更有分娩時、哺乳時、禁忌之藥物。而在使用漢藥時。對於以上各情。無特別禁忌之藥物。亦無注意之必要。惟在月經時妊娠時。不用骨盤腔充血之藥物。其原則亦當然遵守。能依古人處方之例。自可免犯原則。

此外如時間、氣候、攝取食物之前後。患者之精神狀態等。可以左右藥効。此則西洋藥與漢藥相同者也。

在使用西洋藥者。發見植物性對於神經系異常之藥物。而異其感受性。如副交感神經與奮症。於阿篤洛並之作用。消失甚速。而於奇戳他里斯之作用則反顯著。其一例也。此在漢藥想亦有此現象。特不能顯然認明耳。投藥之際甚可危者。所謂胸腺淋巴體質。此種人投以通常量之藥物。即達極高度之感受性而致突然死亡。而在生前殆難區別者。此種特異之質。在漢藥使用之際。則並不發見。又有所謂阿雷羅奇者。此種人投以通常之物藥。即惹起反應。而在使用漢藥之際。則無此現象。一般方劑所指示者。每適合於患者之服用。而起有効作用。

然其藥在健康者服用之。亦往往既無益。亦無害。此則甚有興味之事也。

西洋醫者之藥房。若以甲病人之藥誤與乙病人。往往引起裁判上之問題。而在漢醫所用之藥。藥店中即有誤發。而病人容態因之急變者。殆甚少。此點爲漢藥特長之處。

茲再言免毒性與耐毒性。所謂免毒性者。即服用某種藥物後。身體中某之對抗體。因藥効而減殺之謂也。所謂耐毒性者。因其人之個性或習慣。因藥効而減也。漢藥使用之際。對於耐毒免毒。全然不能認明。但偶有輕微程度之徵象。如慢性婦人病患者。前藥服之。非常有効。今再服之。却不見効。於是或以爲診斷之誤。其實於耐毒性或免毒性不無關係也。耐毒性之於組織之感受性薄弱者。因體內毒物分解之亢進。必起吸收排泄之異常。此隨患者之個性而異。漢藥亦有現象云。

西洋藥對於耐毒性之功効。往往增加同一藥物之分量。以期待其効果。而在漢藥之方劑中則異是。雖治同一之病症。而方劑有數個。各依其強弱之程度而異。即以發汗劑言之。發汗劑中之最輕者爲桂枝湯。用此桂枝湯而無反應時。此在西洋醫之方式。則加高桂枝湯之濃度爲準確。而在漢醫則不然。桂枝湯不應。即加重其發汗劑而用葛根湯。麻黃湯更不應。則更用最劇烈發汗之大青龍湯。藥量不增加。而方劑有高下。此爲漢方劑與西洋藥相異之點。

同一之藥物。其始因連用而成習慣。而生耐毒性。其中藥量不得不次第增加。結果仍陷於慢性中毒。無一日不恃藥物以維持生命。一旦藥物使用。突然廢止。稱爲禁避現象。而呈劇烈症候。莫爾希末之中毒者。雖蕩盡自己之財產。不可不注射莫爾希末。結果陷於悲慘之境。連用西洋藥之弊由來久矣。漢藥之於耐毒性。比較輕微。對於其藥。不起嗜好。即突然中止。亦不起禁避現象。雖同一藥劑。連用數年。一旦廢止。決不起何等之障礙。漢藥方劑在此點上。較西藥爲安全。

西洋藥對於藥物之使用。採一味之義。內服藥祇用一味。數味調合者甚少。即有之。其目的亦僅在乎一味之作用。此外大多爲極輕之藥。而又大多或爲避藥物之化學的分解。或欲達防腐之目的。或爲矯味矯臭之作用。乳糖、白糖、杏仁水。在處方中雖屢有添加。然亦甚輕。且其目的或爲不至難服。或爲保存永久而不變化其主藥之作用者也。

凡二種以上藥物配合之藥物。大多爲新作之藥物。如爲求枯恩酸加里烏麻之作用。則用重炭酸加里烏麻與枯恩酸者是也。以與漢藥之處方比較之。實覺非常單純。蓋漢藥大部分數味合用。僅用一味者甚鮮。而在併用之中。有非常複雜之關係。藥物之相互間。不能不攷慮周到。從前漢藥處方。有君臣佐使之說。君藥重者。臣藥不得輕。有君藥而無臣藥。或有臣藥而無君藥。甚至有君臣之藥。而無佐使之藥。不能得其藥効。而在方劑中。君臣佐使歷歷可分爲更妙者。往往同一藥物。而因配偶之相異。而現種種相異之作用。今如A之藥物。本有XYZ之作用。以A配於B之藥物。則A之作用之內。顯現X之作用。以A配於C之藥物。則顯著現Y之作用。此在西洋藥易見。而在漢藥則現非常複雜之形。從一藥劑之藥治作用。引爲一藥物之藥治作用。更取其複雜之形。其間消息。若欲以科學的研究者。實爲非常困難之事業。亦爲有興味之發見。

從前漢醫就藥之作用。攷慮研究。在本草學中記載其使用藥物之經驗。發表其藥物之主治効能。但其表現法與現時代不合。其研究之方法。亦無今日之精密。故所記載者。不得謂有非常價值之文獻。且以古人經驗之歸納的結果。其中可疑之點甚多。是以今日之漢法醫者。對於記載上不得不再有科學上之認識。即以麻黃言之。

麻黃

藥性　味苦温。發表出汗。去邪氣。止咳逆上氣。除寒熱。療傷寒（病名）解肌。

作用　能發於外。祛寒。逐水。（寒水指病因）發汗遍出於皮毛。故於風寒（病因）外來無汗者。與桂枝（味辛温。專走肌表之藥。）協力使病邪發於汗。（此所稱麻黃湯之處方。對於麻黃之說明。以麻黃爲君藥。桂枝爲臣藥。麻黃湯中不能不加其他之杏仁、甘草。）麻黃又能疏通壅滯之氣。故熱壅不解。體液輸於皮毛。汗出者。有肅清之作用。與石膏之力合之。疏瀉其鬱邪。則汗自止。（此在越婢湯中說明麻黄之作用。）蓋麻黄配以桂枝。用於表證（症候羣）無汗之時機者也。配以石膏。用於大熱無汗之時機者也。隨其配處而異其作用。此點宜加注意者也。又麻黄與石膏併用。若其中加以桂枝。則成激行之勢。驅逐病邪之力更優。（此在大青龍湯中藥物併用之說明。）麻黄有輕清象之發揚性。故病能從肌表退散。若水飲在於心下。（症候）則與乾薑細辛爲伍。散裏而發於表。一舉而兩方之病可解。若水飲沈遲於氣分。心下如盤者。併用附子、細辛、桂枝、生姜之力散之。

以上爲昔人關於麻黄之表現方法。與藥治作用之概念。且示藥物併用時同一藥物而起作用變化之概念。

（括弧中爲作者之附註）

從上舉一例。可以知古昔漢治醫指示對於藥物之作用。如此記載。一方劑中對於一藥物有如何緊密之關係。然此種記載之形式。實非現代的。後人不無有曲解誤會之虞。現今正欲開始行科學的研究。故不可不改爲正確之記載法也。

和漢藥之用法

藥學博士　刈米達夫

近來我國盛行藥草療法與民間療法。婦人雜誌或娛樂雜誌中。常載有種種和漢藥之方劑。與其用法。加以普通說明。某種藥草可治心臟病。某種藥草可治喘息。但讀者果依言服用。往往發生極危險之事。蓋藥性往往有急烈作用者。有危險作用者。有中毒性者。苟對於藥草之服用。不能充分注意。必致陷於濫用藥草之弊。是故對於藥草療法。其單純的或普通的說明。實新聞雜誌記事者應有之責任也。

例如朝鮮朝顏。別名曼陀羅華。或名狂人茄子。此種植物。含有阿秃洛並成分。祇可適量的用於喘息。腹痛。或外用於痔疾。確乎有効。但平常誤用或多用之。則必至如狂人之發狂。故俗名狂人茄子云。且此植物有烈毒。手觸之而轉觸於目。則瞳孔忽爾散大。其阿秃洛並之成分為一瓦一萬分之一。人類目不能見。去年傳聞朝顏之果實。善治喘息。於是一時有煮飲二個果實而起非常激烈中毒者。蓋藥不宜過其總量。過必中毒。中毒則藥効亦無也。昔人有毒草變藥之說。其意謂因毒草之發見。而發生研究之動機。使毒草成為有用之藥品。例如非洲土人。所用之毒矢。有非常之強毒。於是研究其植物之種子。成今日重要之心臟強壯劑。苛磯他利斯之葉子。亦心臟強壯之劑也。又可用為利尿劑。普通醫師之用量。每日僅〇・五瓦。若過量誤用。或煎二三枚飲之。結果致死。又有印度之麥金者。為木之種子。用其直徑五六分。厚二分之量。數分鐘中可殺二人。今日用其極少量。可為健胃劑。或性的不娠症之藥。我國（日本）有無數之植物。名彼岸者。毒草也。（一名死人花。誤食之。起強痙攣而舌曲故名。）然用其極少之量。可為祛痰劑。野茨之果實。用於導滯。有非常確實之効力。但稍有過量。則下赤痢。或猛烈之腹瀉。蓖麻之製品。比之希麥西油危險性少。但亦不可過其分量。藥草自生於山野。採集而出售於市場。加人工栽培之藥草。比之自生者結果為優良。山中之植物有牽麻蘿者。可製造為防腐殺菌劑。及十二指腸蟲驅除藥。現今埼玉縣地方。栽培之矣。秩父地方所產之莨菪。有阿篤洛並之原料。從此等原料取為藥品。倘出之於平常簡單之手中。則品質不純。服之有激毒性。服用者不可不知也。

一般所用之民間藥。大抵為內服與塗擦。但宜詳詢其使用方法。如有心得者尤佳。否則殊危險也。飲法以一日分三次服用為宜。如為胃腸之藥。宜於食後三十分鐘乃至一小時服之。其吸收力速之藥。通常當於食前空腹時飲之。則無害於消化。然藥之有刺戟性者。空腹時飲之有損於胃粘膜。但大體飲藥必在食後三十分鐘或一小時之內。煎藥在雷公時代有研究之書。自洋藥發明。煎生藥之液體而為固體。成為化學的白色粉末。煎之程度。得顯著之效果。為世人所共知。漢法最重煎藥。最近製藥法非常進步。亦有漸次廢除煎藥之傾向。又民間藥之煎藥。比較的多動物性之材料。切小之。截細之。刻之。碎之。乃入煎焉。器具以七鍋為第一。而不用金屬性之小鍋。火用弱火。其氣篤洛篤洛。文緩極焉。大體民間藥之有效成分。以水中煎出為容易。水量與藥物有一定之數量。大約爲二合。大多成濃如番茶之程度。一握之藥草。去其根泥。以四分之一或三分之一。加水三合。以煎至二合爲適度。

又有一種煎藥曰「浸劑」。普通以藥物入布袋。十分煮之。在熱湯中浸五分乃至十分鐘。即取出。如此二三度後。更煎飲之。取出者使其易分解也。又易揮發而含有効分也。

粉藥有吞飲者。亦有煎飲者。其理由爲有効成分可以不折不扣。粉末之類別。亦可分爲三類。一爲完全細末。一爲粗粒之末。又一爲介於粗細兩者之間之粉末

細末爲入飲料之末。中末含於口中。以舌尖舐之。所謂舐藥也。粗末煎汁用之。與普通之藥無異。

粉末加蜂蜜或糊煉之。成適宜之丸粒者。曰丸藥。効果多而服用易。粒之大小有一定。

粉末以蜂蜜及糖煉之。成爲舐藥。但民間藥用之者甚少。

酒浸劑俗稱酒藥。取藥材浸於上等酒或燒酒中。溶出有効成分飲之。有効果。其所浸之藥多生藥。如肉蓯蓉、當歸、大黃、牛膝等。有僅爲一味者。取其有單一之特效也。

民間藥之中。用蒸燒之法者亦不少。其法以陶器二枚。一入以材料。另一覆於其上。周圍以堅固之糊紙貼之。以防空氣之侵入而蒸燒之。此古昔家傳之祕法也。鍋中火力之加減。亦有一定之方法。但普通一般並不拘泥於是。其簡單者。用陶器二枚。對合之。將日本紙浸於水中。嚴重包之。深埋於火鉢中。不久即取出。

民間藥之用量。亦宜與他藥相同。不可例外。蓋用量少則無効。過量則往往中毒。大抵吸收快速之藥品。用量宜少。吸收緩慢之藥品。用量宜多。大人小兒宜有分別。男子女子應有差異。若自知用藥不能一定適合身體者。可先用其少量。漸次增加之。譬如一日用十二錢者。最初每日用四五錢。次則七八錢。再次而至定量之十二錢。如此。於服者不起反射作用。不過不能達其所期之効果耳。若於初時少飲之。未見其利。則增其量。迨量已達矣。而又感覺無利。此即爲不適當之藥。不宜再服。抑又有言者。我國民間之藥。所幸不如洋藥之有副作用。除其中二

三者稍有毒性外。不必限製濫用。蓋飲亦無大害也。

漢法醫家自昔對於藥之用量。有一定之標準。大人煎藥。每日之量藥九錢。但加合石膏等之重物者。可增四五錢。而麝香、犀角及劇藥等不在此限。丸藥、散藥、末藥。大概服煎藥三分之一乃至四分之一。小兒十五歲之下以迄七歲者。合大人二分之一。七歲以下以迄四歲者。合大人三分之一。四歲以下至二歲者。合大人六分之一。二歲以下者十分之一。

藥草療法須充分注意與研究。因服用藥草時。過量則有危險也。

千年前之漢藥攷證

藥學博士 中尾万三

奈良正倉院之御庫。爲世界無二之寶庫。歐美所共知也。其美術品之渡重洋而介紹於世者亦已多矣。去今千百七十餘年前。寶庫中卽有漢藥深藏密貯。此與埃及古墳中所出之古藥。毫無頭緒可分者不同。其所藏之漢藥。對於「何故納於此寶庫中」「如何納此漢藥」「所納之漢藥如何分量」等事。分晰明瞭。頭緒清楚。此漢藥爲當時朝廷作施送之用。預備贈給民衆之遭疾苦者。非重要之史料也。但從醫學上專門方面觀之。當時之藥。記載清楚。且附以本草之說明。便於種種研究。實可貴重之材料。裨益醫學界。殊非淺鮮。

寶庫中何故要納此漢藥乎。此則與聖武天皇建立東大寺大佛大有關係。當時之佛教。與今大異。從其事蹟觀之。爲專注於實際工作者。僧侶大多具有常人以上之智識。關於土木建築工藝開墾醫療等事。咸有力量。而教育慈善等事。又似爲彼等之專業。故佛教卽最上之學問。最高之技術。宏揚敬佛。卽以所謀增高我國(指日本)之文化。同時圖增民家之幸福。

聖武天皇深信佛教。決心發佛之大慈心。施行仁政。以增進民衆之福利。奈良大佛之建立。卽爲其精神之表象。更希望國民一心虔誠。如佛之心。於天平十五年十月詔天下云。「天下之富有者朕也。天下之有勢力者朕也。

以此富與勢力而造大佛像固極容易之事、但苟無至誠之心。則亦徒勞心計耳、一聖武天皇於天平勝寶八年駕崩六月二十一日。爲其四十九日忌辰。天皇從其遺意。將其遺物與國寶施入大佛。此等物品。即爲正倉院之寶庫。記載此物品之簿册。即係有名之東大寺獻物賬、賬中有一光明皇太后手書墨蹟。書法秀逸大有子昂之風。有種種之漢藥。藥有御書文字。記其施入之理由。其藥賬中有云「合計六十漆櫃、櫃盛二十一盒」一以意譯之。即謂施入之藥。爲數計六十種。分爲六十櫃。每櫃納二十一合是也。其下一段記載藥之名稱。或一列或二列。其下記箇數或斤量。又其依物品之異。記其小袋、壺、合子、碗、等容器之數。第一櫃中除麝香之外。全納三十種之漢藥。第二櫃中除鐘孔牀之外。尙有八種。第三、第四、第五櫃中。合計桂心五百六十斤。第六、第七、第八、櫃中芫花三百二十四斤餘。第九、第十、第十一、櫃中人參五百三十四斤餘。第十二、第十三、第十四櫃中大黃九百九十一斤餘。第十五、第十六、櫃中蜜膽五百九十三斤餘。第十七、第十八、第十九櫃中甘草九百六十斤。第二十櫃中芒硝百二十七斤餘之外。尙貯漢藥十四種。第二十一櫃中貯狼毒與治葛之毒藥三十二斤。最後記其大體之意味云。「此等藥均安置於大佛殿內。供養於盧舍即佛前之藥。如害病者。欲用此藥。須先請求於東大寺掌管此藥之僧。得其許可。而後可用。用此藥後。疾病悉除。千苦皆救。諸善成就。諸愿斷却。業深者經無限之壽命。而不死。死則生於盧遮那佛之花藏世界。而享幸福。」以上爲御書。其後有藤原仲磨等之副署。藥賬全面有天皇御璽之押印。一見即可知爲孝謙天皇光明皇后所御施。從右之御書文中可以見御庫中所納種種漢藥。意在弘救病人。量多如桂心(五百斤)芫花(三百斤)貴重如人參。均爲潤澤病人切要之藥。而大黃甘草。亦達九百斤以上。亦可知其大量矣。此皆爲漢方醫療必用之藥劑。故施入甚夥也。

麝香之價值。雖年有變遷。但從成尋和尙天台五臺山記觀之。則每麝香十三個。換日本米五百石。其後天平時代。麝香之價愈高。每十三個換日本米二千石以上。成尋和尙於宋熙寧六年入唐。其所記載。雖在施藥之後。然於此可見當時之價價已不低矣。以如此巨價之藥品施之佛殿。無非爲民衆圖幸福耳。詎知聖武天皇建立大佛之後。後世佛徒。不知弘揚此旨。徒斤斤於祈求冥福。流於空虛幻想。不思及全般國民之幸福。思想之拙劣如此。嗚呼。余欲無言。

天平寶字三年三月十九日有孝謙天皇御書「宜」字之手跡。此手跡爲批准續領桂心用者。因其前施藥院曾請求天皇云「桂心一百斤。此藥爲施藥院之用。旣用盡後。求之市場不得。故請求撥付」云云。天皇依言。故有此「宜」字之批准也。桂心卽今肉桂。去其外皮。取其中之肉。味較良。現寶庫中尙有幾分殘存也。

聖武天皇時代。流行中國之藥。其時藥局方與本草所記之藥無異。此時代適當唐之時。故曰唐本草藥。通常爲數約六百五十種。然寶庫所納者僅六十種。不過居其十分之一。未免疑爲不全。其實從其藥品之名觀之。卽可冰解矣。蓋此等藥品。大抵非出自日本。而爲中國當時甚珍貴之藥。更有從西方輸入之極貴重品者。例如犀角、畢撥、阿麻勒、奄麻羅、胡椒、檳榔子等。均產自熱帶。當時中國中央之部。以重價輸入。認爲高貴之藥。今之胡椒。無一食堂無之。而在當時與畢撥同屬助消化之妙藥。相傳唐太宗以畢撥治病。可知甚爲重視云。戎鹽者。西戎之鹽也。產自西域。表藥也。蜜陀僧、無食子、爲波斯人所呼之藥名。從波斯遠輸到中國者也。胡同律、紫鑛、均爲西域之藥。係一種樹脂。砂糖之於今日。幾乎每食必用。不甚重視。在當時亦爲珍貴之藥。其時僅納一斤十二兩。具見當時人之認砂糖爲珍藥矣。但砂糖中一經蟻附。卽屬無効。此外如厚朴、遠志、桂心、芫花、大黃、甘草。均非日本所有。所述六十種。殆全部產自中國西域。爲當時民衆難於採求之品。而又爲當時療法上貴重之藥。必要之藥。故以之施入大佛殿中也。

此種種之藥。除使用已盡外。尙有二十七種與現今種種藥賬以外十餘種之藥同殘存。余曾見其將殘存之藥。性質不變化者如犀角、太一禹餘粮、寒水石、鐘乳牀、赤石脂、龍骨、龍齒、龍角、芒硝等。與容易變化之草根木皮等。各種分類保存之物。初觀之。如新自中國渡來之物。但因藏於古木製之盒中。始知其非今之所有。於以見其保存法之適當。同時知其當時對於品質之選擇。甚屬精心。故雖經千百年其色澤不變也。更觀其選擇物品。亦甚道地。如甘草則形甚大。纖維之部分極少。質甚良。其甘草至今保存。大黃爲四川產。所謂錦紋大黃。質乾而宍分明。上等品也。遠志如細木枝之中心與紡綞狀之根合。姿態殊可珍貴。厚朴內面爲紫色。一見而可決爲中國產。雷丸、芫花、巴豆、沒食子等。外觀上均無變化。最上等之品也。

再查藥品中有無食子者。實非無食子。乃相思子也。而別於沒食子之屬。此物爲熱帶植物之種子。半黑半紅。粒狀甚美。昔時用爲裝飾。係聖武天皇御冠之殘闕。與丁香同贅於瑶珞。取相思之色美。丁香之香味高也。以藥爲裝飾品。亦屬甚有興味者。余所見者爲一六角形之經筒。取去此經筒之蓋。見內部有薄薄之蘇枋色彩。有花草鳥蟲優美之紋。其外部全部塗以沈香之粉末。厚約一分。沈香之塗面處嵌以相思子。其中心嵌以斜放射狀之丁香。成爲古雅優美之經筒。用藥品爲如此優雅之裝飾。殊屬罕見。

種種藥賬以外之品。有滑石、雄黃、薰陸、丁香、木香、青木香、竹節人參、蘇枋丹等。滑石即現今通行之物。雄黃爲雞冠黃。有硫化砒素毒者。其形如圓卵形。中國人往往玩弄於掌中。謂可温身體。拂邪氣。薰陸、丁香、木香、青木香。均屬香料。木香原產於印度。輸入中國已久。青木香與木香有異。爲另一種植物之根。自昔已甚難區別。蘇枋亦爲熱帶之木。今又不甚珍貴。從前爲紅色必要之染料。亦從中國渡來。其事見於鑑真和尙唐東征大和傳。「船向萬安順流。見其處海賊首領馮若方家燈火上焚乳香。蘇枋之木如山積。以誠意請其分贈之。」東征傳記和尙於天平勝寶六年渡日本之事。對於渡日情形與種種藥賬之關係。大有參攷之價值。和尙第一次航海之船渡遇危險。其所帶至日本之品物如麝香、青木香、薰陸香、畢撥、阿棃勒、胡椒、蔗糖等。均與正倉院所納之物同物同名也。又書中載和尙向南方順流時。在廣州見阿棃勒之樹。此處集船婆羅門、波斯、崑崙等之船。載香料珍寶。貿易頗盛之說。然當時集於中國之西域產藥品亦甚多。此等藥品亦由中國向日本渡來。今日尙能依記錄而得見其物品也。由此御庫移院之藥品而推硏之。皇寶仁慈之蔭。不亦宏大乎。

漢醫性病秘藥之處方

今井豐雲

一、中國劉發雲家。家傳八百年來之强精秘藥。可以根本治療性的障礙。（即陰萎、早老、夢精、早洩病。總括之稱爲虛損症。）其法以二十五種之生藥。配合君臣佐使法。其配合之方法。甚爲尊重。今公開之。

二、石崇愛人綠珠。以防石崇之衰老。保元氣之旺盛。發明元氣劑。朝服用之。夕可恢復元氣。此元氣劑實爲强烈之補陽藥。

三、漢代美人嬪妃。常置三男妾。密用女性之元氣劑降肝丹。日夜恣意亂行。尙平安無損。

四、漢代對於性慾旺盛者。防其虛極。有强性藥以救濟之。元順帝常用之。傳至後世。咸認爲最優良之秘藥。

五、周代絕世美人西施。甚見寵於吳王。亦係秘藥作用。致有吳越之戰。

（一）治癒性的神經衰弱唯一之强精劑

青春能幾何。白髮催上頭。人生無不思維持其青春。對於駐顏之術。莫不切望。往往有持其擁資與權力。矻矻以求之者。希望者抱無上之熱忱。施術者食不暇給。雖未見有持續之効果。而奇蹟異聞。代不絕人。過去數千年所發明之精力增進劑。迄今尙依然樂用。則不能謂爲必無効果也。

有名之秦始皇。建築曠代之阿房宮。藏嬌三千。脂粉之水。成爲白河此有名之青春讚美之傳說。實出於始皇之恃有秘藥。

漢方確認腎水有循環作用。腎水枯。則成貧血。欲防其貧血。則謂宜常服植物性補腎之藥。庶能期其性的旺盛。自昔中國英雄。寵其偏室。夜不虛度。以博其歡。乃另製元氣劑。以防性的神經衰弱。此劑乃係左列二十五種藥草配合而成。以自由自在應用之。今日存在之强精秘藥。皆此二十五種藥之變化也。

一、補骨脂　硬陽莖。延時間。射精遠而有力。

二、肉蓯蓉　爲強腎劑之王。高山上之植物也。產於日本之富士山及日光之女神山。中國爲甘肅省之特產。品精者價高。每斤十五元。其効力專用於腎臟。治莖中之寒熱及瘙癢。強腎關增精氣。續延子嗣。男子絕陽者。服之陽復生子。女子絕陰者。服之陰復得胎。卽貧血之人。服之亦可壯身。

三、熟地黃　爲心臟及腎臟之祕藥。造腎水。強真陰。實強壯劑之藥也。市場所販賣者。爲本草不使之藥。因其爲一種蔓藤之根也。

四、甘草　甘草爲藥草之王。和於百藥之中。可以化百毒。使用於性慾增進之藥中。能增腎力而治內傷。爲早老、陰萎之良藥。

五、人參　人參主調和肺氣腎氣及元氣。溫人體。服之如春機之蓬勃。元氣損耗之貧血人。極爲必要。以朝鮮之紅參白參。吉林之紅參最爲佳良。

六、黃耆（一名黃芪）　黃耆在性的元氣劑中。對於病體之作用有五。「補諸虛之不足一也。增元氣二也。壯脾胃三也。去肌熱四也。排膿止痛。活血肉。治陰疽五也」。又爲補五臟。治脈弦。治自汗。瀉陰火。去虛熱。不汗者發汗。有汗者止汗之良藥。防風條云。藥草能得黃耆調和。黃耆能得防風調和其功力愈顯著。乃相畏而相使。於增氣力。利陰陽。實有發揮之特徵。

七、遠志　治腎虛多尿病（卽小便繁忙）之藥。增精。強志操。堅陽道。

八、瑣陽　瑣陽增精血。補陰氣。潤燥。治腎痿。

九、何首烏　昔中國四川省有一七十歲之何姓老人。住於山中。見山中有一種蔓性植物。夜則雙雙卷附。朝則分離。有一種不可思議之處。因掘其根。發見五升樽大帶茶褐色如草之物。試陰乾而切其一部。煎飲之。連服半年。白髮變黑。陽莖堅強。一年而得子。三年內連舉二子。始皇聞之。遂遣該管高級長官詢確其事實。取其殘品獻於始皇服之。果有効力。何者姓也。因其頭髮變黑。故曰首烏云。此藥爲筋骨之元氣劑。增精髓陽道。生子。

今日之中將湯中此藥之分量甚多。

十、牛膝　生駒山中野生之寒性植物治手足筋拘攣。去血熱。強陰萎。補腎。補筋與脊髓。

十一、仙茅　能使陽萎之老人。增陽道。造子。不倦房事。

十二、附子　增氣力。補陽益陰。強筋。

十三、五味子　強陰。壯男子之精。

十四、淫羊藿　陰萎之妙藥。治男子絕陽。女子絕陰。配合他藥中。

十五、覆盆子　強陰。健全陽道。爲男子陰虛陽萎之良藥。

十六、枸杞　補骨強陰之藥。

十七、菟絲子　主治陰萎。久服之能生子。

十八、陽起石　男子陰萎。陽莖寒。腰膝痛之良藥。

十九、鹹砂　治身體虛冷之病。增陽事。調治小便。

二十、石硫黃　治陽虛。寒。壯陰道。

二十一、紫梢花　增陽蓄精。治陰萎。

二十二、白石英　治陰萎。治肺癆之妙藥。

二十三、鯉魚膽　增陽。治陰萎。

二十四、蜂蜜

二十五、雀卵　蜂蜜爲治陰萎之藥。爲陰萎不起。早老之人之良藥。增食慾。産子。

漢方藥草有三百六十五種。但性的治療藥如以上二十五種。何者屬陰之專門藥。何者屬陽之專門藥。一一有其特徵。苟適度配合。以之治絕陰絕陽。（即神經衰弱）百發百中。其分量亦能萬人服用。即單服其一種之藥。

者相同。

久之其効果亦極顯著。

以上藥草。如配合良好。能全治強度之性的神經衰弱。而慢性之夢遺早洩。月餘亦可治愈。中國人認定四十歲以下之男子不可飲。須四十歲以上者方可飲。兒童絕對不可飲。此種精力旺盛之藥。七十歲之人連服二月。即能返老還童。甚於壯者。而爲性慾旺盛之人。以此藥草之最多脂肪者十餘種配合之。服用一月。必顏面光潤。頭腦明快。事務家讀書家服用之。可增記憶力。即事務忙碌之人。得短時間之熟睡。亦能精神充足。與睡足八小時者相同。

（二）美人綠珠發明預防早老之元氣劑

中國美人綠珠。爲防愛人石崇之陰萎早老。集前述藥草中之十四種。祕造爲補陽之靈藥。每朝進於石崇服之。現不可思議之效果。午前服之。午後即回復元氣。而爲旺盛之性慾家。此爲漢代有名之艷聞。至今傳爲美談。據傳說此補藥亦從二十五種藥中配合之。亘數年之試驗。費數年之思考。卒能成此祕藥。至今尚賞用云。

（三）嬪妃所發明之女性之元氣劑

嬪妃。出自秦樓楚館。其性慾之旺盛。世無其比。常置男妾三人。晝夜宣淫。因其常使用二種之藥。不使精力虛竭而陷於血性神經衰弱。卒爲偉大之人。

嬪妃有祕造之一種外用藥。現在漢方爲有名之婦人不感症外用藥。

（四）中國有名之元順帝與強精藥

元順帝之性慾旺盛。世界第一。彼發明一種強精藥。以恣其慾。實可謂狂暴而熱中於房事之人。此人眼中無精虧早洩之事。自身亦無性的神經衰弱之減退徵象。彼希與美人暢情談笑。使雙方感覺快感。復使用其祕藥。捨身行其房事。久而不疲。而得顯著之効果。

（五）絕代美人西施之媚藥

吳王專房之寵。集於一身之西施。生於越國田舍山谷溪流之傍之農家。爲越國而犧牲。送至吳國。受吳王歡。排除吳國之忠臣。以報越王。三年而達其目的。彼有天生之美。以悅吳國國民。有性的美以獨悅吳王。苦心發明悅吳王之祕藥。此祕藥爲七種藥草配成。三年之間。使吳王喪志奪魄。而立覆其社稷。實爲歷史上有名之美談。其發明之藥雖中老之婦人用之。常能使男子感覺其如處女。此藥嘗自淸國送來日本。其時攝政外交松爾禪正守。漢學家辭道之讀其說明書。謂爲神助。非人智所能發明。但其使用藥草之內情。則不得而知。其後研究此藥。凡四十歲以上之婦人。因慾情減少。而致家庭不和者。欲挽回之。可用此藥。故又名家庭圓滿藥。舊名美女一笑散。係興奮藥。用時僅以三分左右之粉末。入於溫湯服之。卽能著效云。

神藥六神丸之研究

木村虹劍

中國自昔有種種著名之藥。輸入日本。廣行於民間。而於六神丸。尤推崇備至。稱爲神藥。以粟米大之丸藥。納於牛角製之小瓶中。價値非常可驚。而效能亦出乎意外。凡劇烈之急腹痛胃痙攣。服其一二粒。唾手而愈。神藥之名。信不虛也。今日洋藥萬能時代。藥物名稱。汗牛充棟。遇有疾病。則某物也。某物也。似無以奏效者。然而一按實際。可能及六神丸於萬一。以故贋品充斥。終於使人無從論辨。眞者疑爲僞。僞者認爲眞焉。至其實際如何調合。殆不可知。邇來六神丸較前愈益見重。良以藥之良者。再無過於六神丸。因之僞物跋扈。而六神之聲價墮矣。

六神丸適如其名。由六種神藥配合而成。神藥云者。效能偉大之謂也。故其價格。亦甚高貴。

六種神藥者何。麝香、犀角、牛黃、羚羊角、熊膽、蟾酥也。今將是等神藥。順次說明之。

麝香者。麝香鹿之體內。有香氣之泌腺也。日本國內無產者。素用輸入品。其中以雲南麝香。品最優而名最高。今日藥店販賣之品。一錢約十五六元。（指日本藥店）

舊幕府時代。從中國輸入之麝香。均裝於毛皮之袋中。皮袋如球形。直徑一寸許。觀其袋形與皮包。分別其產。區別其等級。每袋中重量。大抵五錢乃至八錢。一概忌濕。乾者不甚有香氣。配合於他藥。則香氣增。濕者香氣甚強。迨配合於他藥。則香氣減。或變其色味。優良之品。赤黑之中赤味較勝。有粉末。味鹹而苦。無酸臭、甘臭、辛臭、苦臭、烟臭、朽臭之味。有一種麝香特有之香味。衝入鼻中。如單以本品爲香料。價值甚大。移於衣類香味往往三年不消。若以鯨糞或朽木之粉或煮熟之蛋黃與麝同密閉於器物中。則二三年之後。香氣移於是等物品中。使人認不出爲麝香與假麝香。可以以僞亂真。若以麝香與鰹節(日本魚名)同煮之。則香氣可全無。而醫治效能。亦同時消失。

犀角者。犀牛之角也。犀牛爲熱帶所產之動物。日本所使用者。恐爲南蠻與中國之輸入品。有山犀角與水犀角之區別。價值之差別亦甚鉅。最上等只爲烏犀角角尖之部分。今日市場上之價值。每斤值八百五十元乃至千元。犀角之外觀。稍似牛角。但牛角之中有空洞。犀角則無。豎剖之。則剖口有粗而紫色之纖維狀。在牛角則纖維狀。而又極細。此其區別點也。犀角之藥。能爲強力之解熱劑。用時宜磨爲細末。

牛黃之色黃。名副其實也。剖開之。其中見極甚之黃色。有小白點數層。有輕微之香味。大者如鷄卵。小者如豆粒。此爲極神秘之物。據明和二年發行本草之辨明書云。

「牛黃有四種。一、牛黃之身。夜間有光。眼紅如血。鳴吼驚人。此時以大盆入水。置於牛前。牛鳴漸迫漸近。向水吐出物來。取之置於不見日月光之處。百日陰乾之。(中略)二、殺犢牛之時。取其角中滲入之物。此名曰角中黃。三、神牛病死之後。剖取其心臟中形黃如漿水之物。入水即粘而硬。大者或如豆。或如蕎麥。此名曰心黃。四、特(牡)牛死後。剝切之時。取其集於肝膽中硬之物。此名曰肝黃。有虛清之香氣。以手爪摩之。其黃透甲。又有犛牛之黃。出自西番。堅而不黃。用於藥者。宜入乳鉢研碎用之。」

從上云云。可知本品爲牛體內所出之一種漿液。乾燥而製成之者。和漢諸書。對此咸漠然。不能正確分明其本體云。近來此種物品。市場上價值每錢八九元至十元。

藥之功能解熱。尤宜於小兒諸病。姙婦單位服用。有墮胎之虞。

羚羊角者。羚羊之角也。羚羊爲獸類。行走之速力極高。如遇人追逐。奔走如飛。形似羊而肥。全身褐色。亦有灰褐色者。頭上有二角。形細色黑。向後方彎曲。長約五寸。用銼銼爲細末。即可入藥。依本草所載。其角氣味苦鹹微有寒毒。藥能治驚癇、搐筋、搦脈、攣急。又能出心肝之邪熱。瀉瘀血腫毒。市價每斤三百四五十元。貯藏宜密。不可當風。若不幾重包裹。則其藥性。將見減退云。

熊膽者。熊之膽也。越中富山之萬金丹中。有配合之説。但日本之熊膽。僞物甚多。自古已然。真正之熊膽。浮於水面。必哼囉哼囉迴旋成圓形。此種形態。無論何種。獸類之膽。決無如此現象。故欲辨其真僞。一試即能瞭然。

熊膽爲日本產品。從前產於北陸地方者曰岡膽。無腥味。最上等之品也。奥羽地方及北海道來者。係羆之膽。曰島膽。第二第三流之品也。又熊之嘗食鮭魚者。其膽必有腥味云。

分别熊膽之高下。不僅當視其產地。更當其區别採取之季節。夏膽採於夏令。皮厚而膽味少。爲黄赤色透明之物。名曰琥珀熊膽。甚爲貴重。陰曆八月以後採取者曰冬膽。皮薄而味充滿。碎之見有黑光如漆。此種物品。贋質甚多。熊膽最初入囊。爲黄色之液狀。乾固之成爲乾物。上等之品。不論春夏秋冬。常有燥結之狀態。中等者。夏令必見柔軟。內地產之小熊。每匹可採取其精良之膽約二三十錢。北海道巨大之羆。每匹可採取五六十錢。上等品每錢買價五元左右。次下者視其等級而異。中國吉林省所產之熊膽。因其地性質不同。堪用爲胃腸藥及惡阻藥。

蟾酥在中國稱蟾蜍。取中國產蝦蟆之油。似非日本大道商人所賣之蝦蟇油也。蟾者。似飛蛙一類之物。其外觀有皺。下腹挺出。背上有疣。口頭有二鬚。皮膚上不絕分泌毒性之液者。且其運動緩而不啼者。此蛙皮膚上分泌之液。對於心臟有一種毒作用。曾見犬咬活蛙而口腫云。新鮮之毒液。入於人間之血液。則來充血與視覺不明。蓋學者所曾發表者也。

蟾蜍與日本蝦蟇。美國之蒲羅夫洛昂。屬於同一部分。但其效唯蟾蜍獨占之。他均不及焉。主産地爲中國之高密縣及安邱縣。棲息於湖濱池畔川傍濕氣之地域。

供藥用所製之蟾蜍。先捕此蛙。放其眼之上五分處。用針刺入。從耳下腺落下一滴一滴之白水。此水入於茶杯中。乾燥之。中國藥舖中販賣之物品。爲直徑二寸厚。四分對徑之圓盤狀物。類似銅錢。中有孔。每五個穿於一麻繩之上。其用途第一治切傷。但用時稍稍有痛。此其缺點耳。犬猫鬥爭或咬破耳。此時以小刀微微括落其粉末。則其粉變爲白色。翌日即見全愈矣。此實不可思議者也。淫亂發生隱疾女子。將蟾蜍入於湯中。洗其局部。立可見愈。

六神丸中。以蟾蜍爲君藥。其外如麝香、犀角、牛黃、羚羊角、熊膽等。則爲臣藥、佐藥、使藥。若六神丸中而缺蟾蜍。即如造佛無魂。不能得價值。但其藥能類於砒素。故價廉之六神丸中。往往使用砒素以爲代用之物。但砒素之檢出。要賴於化學的。故在常人。祇可以舌試驗之。凡六神丸用砒素之劑者。其舌尖之痺。不能更至三十分鐘。即已內消。而用蟾蜍者。則可繼續至一小時焉。

以上六種神藥配合之量。依製造者之方法而微有不同。因各有增減。藥性大有出入。功效遂見差異。其一般之配合方法。在石臼中研爲微細之粉末。等分配合之。用米餬丸爲粟米之小丸藥。中國日本。視此爲小兒救命之丸。遇有虎列拉病時。一次服十粒。立可見愈。

人參

藥學博士　刈米達夫

人參。日本所無。在昔日一枝人參之價值。與女子之身價相等。今已大量生産於日本內地。年產十五萬斤。朝鮮亦有同樣之產額。遠輸於美國及中國。內地栽培之盛者。以福島縣爲最。長野島根次之。其中以會津人參。信州人參。雲州人參最爲知名。

本邦之創植人參。始于德川三代將軍家光之時。從朝鮮而得種子。始植于野州日光。其後會津藩以種子栽培之。稱爲御種人參。爲藩之專賣事業。占莫大之利益。今會津地方。於內地占最大之產額。近松游東山溫泉之人。沿道到處可見人參畑之散在。

出雲人參之傳播。在享保二年。時藩王松平侯。非常熱心此產業。派藩士小村茂重赴日光。小村氏喬粧農夫。習得栽培調製之法。且盜其種子置杖中。歸藩後。最初之試驗卽得好結果。就在其所領土地內二十八所。栽培繁殖。設人參事務所。禁制粗製濫造。獎勵生產販賣。雲州人參之名遠振中國矣。及天保年間年產達三萬五千斤。

信州地方之栽培。其初起不明。亦傳得於會津。大部分輸入中國。

朝鮮之栽培。以京畿道開城郡爲中心。定京畿、黃海、平安三道爲特別耕作區域。布專賣制。凡製造之紅參。由總督府專賣。

參之採取後。洗其根。儘曝於日光中而任其乾者爲白參。入蒸籠經數十分鐘之蒸燒。而後乾燒之者爲紅參。紅參最投中國人之所好。其製法以小澱粉化爲糊。塗其外堅硬之。則貯藏後可免蟲害之患。且呈黃紅色半透明體。外觀非常美麗。但其內之成分。較白參已失去幾分。因蒸熱之際。陷落於煮水中之水分含有多量之力也。此力稱爲參精。副產物也。以高價賣出之。

雲州所製者。以水蒸氣代蒸之。極短時間浸於熱湯中。然後乾燥之。其性質大體在白參與紅參之間。

製造之品。以形整而大者爲上品。分爲二十五種等級。一斤(百六十錢)之枝數。最上者二十五枝。附以宇、宙、天、鳳、仁、義、禮、智、信、順、花、春、夏、中夏、月、秋、雲、冬、玉、功、次功、商、虎等之記號。此記號在日本內地。各處相同。惟朝鮮者不得而知。

(淸水注)今西洋醫派用人參。往往誤解其效用。漢方用人參。必有一定之症狀。以外用之。往往無效。反而有害。

歷代本草所載關於人參原植物之考察

石戶谷勉

西曆一千八百五十六年。Tatarinov 從 Panax Ginseng 之根部報告漢藥之人參。Smith(1871), Bretschneider(1890), Stuart(1911), 等附和是說。按漢藥人參之擬爲植物藥名。始於一千七百十八年佛之Latitau氏所著之 Ginsen 重中。中國之藥用人參擬爲 Ginseng chinensiam 之羅典名。次則佛之 Vaillant(1718)英之 Trew (1715), Blackwell (1773) 等對此植物設定爲 Araliastrum, Ninjin 等之屬名。一千八百三十年。荷蘭之 Siebold 氏在日本栽培朝鮮人參。設定 Pales quinquefolia coreensis 之學名。中國之生藥研究者漢藥之人參當 Panx Ginseng 此等植物學之研究報告文與中國、朝鮮、日本所稱之藥用人參。研究結果。大多學者採用中國古文獻中人參之原基解釋。但中國古代文獻及其學者所述關於人參之原基有從 Panax 屬以外之植物而考察之者。故其說不一。余對於此問題。研究中國、朝鮮之文獻與生藥之研究。所得如左。

（1）神農桐君雷公等之人參

吳普本草載神農、桐君、雷公等關於人參之藥性。其意見各不一致。神農謂人參之藥性甘而小寒。桐君與雷公謂人參之藥性苦。岐伯與黃帝謂甘而無毒。扁鵲謂有毒。中國古代諸家對於人參之藥性如此無一定。以意猜之。或者當時各家所得之人參。並不屬於一種。其原基不同之故。

（2）吳普稱邯鄲產莖有毛之人參

吳普本草中有「邯鄲地方所生人參。葉生於三月。小銳枝黑。莖有毛。三九月採根」之說。按吳普爲後漢末三國時代人。其時邯鄲縣。即今之河北省邯鄲縣在河北省之南部。與河南省接近。其時 Panax Gingeng 分佈於中國之中部。吳普所得之人參。謂莖上有毛。其原基即屬 Panax

（3）上黨及遼東產之人參

名醫別錄中有人參產於上黨及遼東之記載。此書編者陶弘景爲南北朝時代人。生於南宋文帝元嘉二十九年。（西四五二）今南京地方。仕於齊高帝與武帝。永明十一年。彼於四十一歲時。辭官入江蘇省之句容山。研究仙藥。沒於大同二年。年八十五歲。此書恐係辭官後編述者。其於上黨地理之說明。謂在冀州之西南。按地理志西漢之上黨郡。東漢之并州上黨郡。晉之并州上黨郡。北魏之并州上黨郡。均屬於今山西省潞安地方。中尾博士稱現今之潞安地方爲人參之產地。陶弘景於上黨參之外。並說百濟參。高麗參。（即遼東參）而辨其形質之異同。按弘景時代。朝鮮領有高句麗滿洲之一部與北鮮。百濟都京畿道之廣州。新羅都慶尙道之慶州。此高句麗日本即呼爲高麗。弘景之高麗即遼東者。恐指朝鮮之高句麗而解釋者也。此高句麗之領地爲 Panax Ginseng 之鄉土。弘景之言人參。當爲 Panex 屬之植物。弘景所言形細堅白氣味薄之百濟參。當爲現今開城地方產之白參。形長色黃如防風之上黨參。當爲現今中國潞安參。形大虛軟之遼東參。當爲滿洲參。

（4）高句麗人所歌之人參

陶弘景名醫別錄中說紫花之人參。引述高麗人所唱之人參讚歌。此高麗想指前述之高句麗。其時高句麗國與漢、三國、南北朝對立。起於今遼寧省東邊道輯安縣。領有半島之北部與滿洲之一部。爲產野生人參之地。該國採藥者認人參爲仙草。有歌記載於弘景名醫別錄中。即現今朝鮮人赴鮮北採野山人參者。亦必於事前設祭臺。祈山神。然後三五成羣。入山採尋。且互有連絡。以防猛獸。其文曰「高麗人讚人參。三椏五葉。背陽向陰。我來求之。椵樹相尋。」陶弘景又稱椵樹似桐。甚大。其實爲 Tilia murensis 或 Tilia manshurica 類之植物。至今朝鮮北部住民猶稱之。弘景係江蘇人。相距甚遠。考察爲難。宜乎有此誤解也。又三椏五葉爲 Panax 類地上部之形態。高麗人所歌之人參讚。其所指之人參當係 Panax Ginseng 之類。

（5）紫花之人參

名醫別錄中所說人參之形相。謂一莖直上。四五相對。生紫色花。其實 Panax Ginseng 之花部。從其全形觀之。

決非紫色。紫色乃花蕋也。又宋之蘇頌與日之小野蘭山會云朝鮮栽培之人參。其中稀有雄蕋帶紫色者。大體多爲綠色云云。至於一莖直上云云。乃指植物地上部而言。余按弘景生於秣陵（即今之南京）仕於齊高帝。齊都建康。與今之江蘇省江寧府附近。晚年徧歷諸國。隱居於句容縣之茅山（江蘇江寧府）又隱居於浙江省温州府之陶山。彼所實地調查之處。採仙藥之地域。不出江蘇浙江。是則其採藥之地域。遠離 Panax Ginseng 天然分佈之區。彼所見之所謂 Panax 人參不過高句麗、百濟、上黨參之乾材。未能觀其生本。僅僅採得茅山所產植物之一種。即擬爲仙草耳。

（6）紫團參與紫色人參

中國古代對於人參之說明。往往附一紫字。如禮斗威儀中有「下有人參。上有紫氣。」陶弘景有人參之花爲紫色。唐蘇恭之新修本草中有「太行山脈之紫團山生紫團參。」宋蘇頌之圖經本草中有「人參之蕊絲爲紫白色」明陳嘉謨之本草蒙筌中有「紫團之參紫色而稍扁。」東洋古代之紫色。近於紅。與現今之紫色無甚相異。然現今中國、日本、朝鮮所產之人參。即 Panax 之根。完全不帶紫色。而朝鮮之沙參。即 Codonosis 之根。則帶紫色者實不少。由此觀之。陳嘉謨所云之紫團參。或即 Codonosis 之類歟。中尾博士據林縣志考證紫團山之位置。斷定其所謂紫團參一名別谷參。小野蘭山本草啓蒙中譯陳嘉謨之紫團參爲薄傳之紅肉。不無見解。

（7）一椏五葉參

宋蘇頌圖經本草中述其目見之人參形態。謂「春生苗。近於深山背陰椴漆之下者爲多。初生小者三四寸許。一椏五葉。四五年後。生兩椏五葉。無花莖。至十年之後。生三椏。年深者生四椏。各有五葉。中心生一莖。俗名百尺杵。三月四月有花。細小如粟。蕊如絲。紫白色。秋後結子。或七八枚。大如豆。生者色青。紅則自落。生於泰山者。葉莖青。根白。尤易辨別」云云。此記載中所述形態。與 Panax Ginseng 之形態符合者也。又唐慎微之大觀本草中所傳之人參圖與蘇頌之圖經本草中潞州人參之圖符合。而明李時珍本草綱目中所載之人參圖。亦大觀本草中潞州人參之流也，而李時珍以此潞州人參爲真人參。然宋大觀四年勅撰之太平和劑局方中，有李時珍之薺蘆類與人參僞品之辨，而採錄大觀本草潞州人參之圖爲明陳嘉謨本草蒙筌中採錄威勝軍人參之圖。形態全不似 Panax。亦不似潞州人參。明王圻之草木圖彙中所載人參之圖，亦大觀本草之潞州品與威勝軍品之流也。按據以上所述，可以推想宋時採用數種人參爲藥料。流風所及，延至於明。李時珍以潞州參爲正品。心州、兗州爲僞品。從其說者漸多。日本貝原益軒、小野蘭山等依證類本草，認潞州人參即沙參，而據朝鮮醫書鄉藥集成方採用一椏五葉之品。蓋朝鮮自古爲 Panax 類之人參，當然可認爲正品也。

人參果靈藥乎

田中香涯

昔者秦始皇欲求不老不死之藥。命臣徐福東渡蓬萊。彼以帝王之權勢，欲達世人最高之慾望。挽回生者必滅之機。故有超人意外之大舉。其實東洋古來不老不死或不老長生之靈藥，膾炙人口者，人參也。

從尾羽打之武士因大病歸見長者，竹庵先生以人參飲之。而女子出賣自身購人參以救親長之病者。其故事又屈指而有。因研究人參而得醫學博士之榮譽者，亦往往而有。今之人參由博士輩記載其事實者更汗牛充棟。然其真相如何，尚難大白。此猶之祭於神秘之殿堂，希望其開而不肯即開。惟其不開，來者益多。人參一物，其名如此之彰。果爲靈藥否乎。

「古今醫統」中列舉人參之効驗，謂「補五臟，安精神，定魂魄，止驚悸，除邪氣，明眼，開心，益志，生津，通血脈，治五勞七傷虛損」云云。在本草綱目中有「補脾胃，生陰血，故有黄參血參之名」之記載。風俗文選中有「大補元氣之聖藥」之說。依佐伯矩博士之說，人參中有三種有効成分。一曰可麻興，茲人未發之成分，以此爲內服藥或注射之，則催進新陳代謝，增加尿量，起興奮作用，而誘起情慾。二曰可麻索兒，稍服之，則去咳除痰，塗於外部，則起充血，尤能集白血球，殺細菌，且有一種收斂作用，創傷可以速癒。三曰偪里可與，依藤谷功彥之研究。

侵入蛙之心臟。則起心臟麻痺。但對於溫血動物。則於作用僅微中。起血壓下降云。依佐伯博士之說。確兼有種種醫療作用。但果爲靈藥否。在醫學界未能確實證明。故余等不敢明言。據服用人參者云。人參確有興奮神經系之作用。江戸時代大醫吉益東洞著「醫斷」中有云人參爲苦味藥。於胃病無大効。曾有一節云「蓋人參本味苦。治心下痞鞕。仲景書及千金外臺方中常見用之。據服食家說。可以補元氣。益精力。（中略）人以爲救死之良藥。醫以爲保生之極品。皆屬誤傳」云云。則人參決非如世人想像之所謂靈藥。從可明矣。

中國人關於人參之奇怪傳說。素有神秘不可思議。因此推測。遂視人參爲靈藥也。「抱朴子」中有「人參千歲化小兒」之說。「五雜俎」中有「千歲之人參。根作人形。千年之枸杞作狗形。中夜出來遊戲。煮而食之。能成仙」云云。「廣五行志」中有「隋文帝時。上黨人每夜聞宅外有人呼聲。求之不得。去宅一里有人參。常見其枝葉有異。掘之。入地五尺。有人參如人體。四肢悉備。取之而歸。呼聲遂絕」之記載。世間既有人參發言。經千歲變化爲小兒。中夜出來遊戲等神秘性質之傳說。遂有奏效於種種疾病之預想。而遂供爲藥用矣。中國人素視人參爲奇瑞。「禮斗威儀」中「下有人參。上有紫氣。」「春秋運斗樞」中「瑤光星散之人參」其明徵也。從文獻上考察。中國人之於人參。視爲萬病靈效之神藥。珍貴如供璧。但可推定其爲迷信神秘不可思議之生物。毫無藥理的作用之理由也。推其迷信之原因。由於人參之根。形類人體所致。「本草綱目」有「人參之根如人形者神品也。」「新羅國所貢者有手脚。狀如人形。神力全。價值昂」之說。「蒹葭堂雜錄」中有「延享四年。暹邏人持中國廣東產之人參來日本。分男女兩形。男形者有陰莖。女形者有乳房」古來中國人。對於人參類似人之形態者。往往起神秘的觀念。有萬病靈效之想像。此與歐洲古代對於類似人體之植物根（狼毒）而致崇拜。所謂崇神秘的生物根者相同。（古代歐洲之人。見狼毒似人形者。必對之行莊嚴之儀式。安置堂前以占吉凶。尤以無子無女者。誠心敬求其得子得女云。）

譯者按。不按證之表裏內外陰陽虛實。而視人參爲萬病之靈藥。遽爾妄投。實屬大謬。蓋人參之藥能。主胃之衰弱而兼痞鞕者。凡新陳代謝之機能衰弱。及其續發之食機不振。惡心嘔吐。消化不良。下痢等用之。僅爲胃衰之徵候。心下不痞鞕不可用。又雖爲心下痞鞕而非新陳代謝機能減衰者亦不可用。若違反此例。爲害益甚。例如見柴胡桂枝乾姜湯證。起胃衰弱或胃內停水。而心下痞鞕者。處方中不加人參。見大柴胡湯證。心下痞鞕者。此實證也。與上證同爲新陳代謝機能亢進之證。不可用人參。

茯苓

木村雄四郎

茯苓。産於日本各地。就中以東京府（二三萬斤）千葉埼玉縣。（二萬斤）茨城枋木縣。（三萬斤）長野縣。（一萬斤）奈良縣（三四萬斤）爲主。而東京市場中。對茨城縣笠間地方產者。稱笠間茯苓。以其品質優良也。關西之古來有有薩摩產之上品。用爲藥用。需要甚多。古來農村。於晚秋以至翌春之三四箇月之農閒期中。以是爲一副業。所謂茯苓時期也。其方法各地大同小異。用具僅茯苓突、鐮、籠之三種足矣。茯苓突或稱僕特子希要。或大或小。以堅木之圓棒。直徑凡一寸。長六寸之柄。一尺四五尺寸之棒。成丁字形。其端附長一尺五寸至二尺之大箸機之鋼鐵。圓棒之端尖銳。鐮者。即鐮刀也。大約二寸五分至三寸間。籠爲口徑一尺五寸高二尺之竹籠。堪入茯苓約十貫。近來此茯苓籠以南京麻袋代見之。略見時代色矣。

茯苓發生於經採伐後三四年之松樹之根。周圍之土中。又蕨發生於二三年禾本植物之根。但極所稀見也。尙有茯苓多發生於黑松與赤松間松之切截期。俗有秋及春切之區別。秋切者。切口白。春切者切口赤。茯苓於經秋切之三四年後。多發生於松根。男子一人之採收量。以時期及發生之場所爲定。平均每日五貫內外。往年東京府拜島村中。採取茯苓之一箇重四貫八百錢。又二十年前東京府深大寺大師境內。一箇茯苓重達十八貫也。東京府下之採取地。以多摩川流域爲中心。上自島上。下至溝口及田畝之中。均有出產。

採集茯苓庖丁。浸水中二晝夜。剝除外皮。更切爲適宜之大。日光乾燥之。乾燥塊約五成。時價每百斤二十五圓。

茯苓調製之方法。俗有丸茯堅茯（剝茯）角茯之三種。中國丸茯稱皮茯苓。角茯稱方苓。又有赤茯白茯之區別。一般茯苓之於秋冬之後採集者。其質實而色白。春季之採品多呈淡紅色。所謂帶赤味也。調製時。充分水浸而乾燥之。爲純白色。一般多以白色者爲上品。亦如上述之法。水浸而調製之。

烏頭與附子

藥學博士　刈米達夫

烏頭及附子。自古用爲藥品。日本主用 Aconitum jaqonicum thunb 中國主用 Aconitum Fischeri Reichb 之根。烏頭爲其主根。附子則生於主根之側面。呼曰子根。日本現在却採老根而曰白川附子。採子根而曰烏頭。但白川附子必切除主根之上下兩端。浸於鹽水中數日。然後以淡水洗之。再撒佈以石灰粉而乾燥之。從前福島縣白河栽培之。今日市場所售出。大抵爲白海道所產。福井縣勝山從前亦爲出產附子之地。今完全不產矣。烏頭者。採其子根而乾燥之者也。亦以北海道採者爲多。古書所載。烏頭。於附子之外。尚有烏喙、天雄、側子、漏籃子等之區別。烏喙者。頭端兩岐者也。天雄者。較附子爲長大者也。側子者。生於附子之側。瘦而小者也。漏籃子之形更小。言置於籃中。能從籃眼漏落者也。白附子產於元朝與朝鮮。其厚植如 Aconitum koreanum R, Raym 古法區別爲種種藥效。此無他故。恐係幼根與老根所含毒量多少之故耳。故其調製之法。僅將此等物品浸於鹽水、童尿、或醋中。然後水洗之。乾燥之。名曰釀製。蓋如斯則鹼量大部分溶出。含量即可減少也。現在市場出賣之品。烏頭則生乾。白川附子則浸於鹽水中。兩者之毒力顯然相異。此則不可不注意者也。若以古法之用量。以用現在之烏頭。則大足招致過失。蓋烏頭天雄附子。必經釀製。而現在之烏頭。則未經釀製者也。未經釀製者。其毒之含量必多。有致命之危險。是以白井博士常用天雄散以處方（天雄散有種種之處方。博士之所用處方。則不得知矣。）茲舉一例如左。

烏頭二兩　桂枝七錢　白朮七錢　牡蠣七錢

每次二分五釐。　一日一包。

右一次量中含有烏頭約〇・五格蘭姆。其阿克尼輕含量1%之烏頭。對於成人致死之量。爲〇・三格蘭姆。乃至〇・四格蘭姆。若照此而論則右處方用生乾之烏頭。已達致死量而有餘。烏頭之解毒劑。古人用黑豆與甘草之汁。至其解毒化學之說明。則甚爲難。

烏頭及附子。自古已知爲猛毒之藥。中國以其煎汁製爲毒矢。名曰射罔。由來久矣。日本北海道之矮奴。亦用之以製毒箭。印度亦用Aconitum ferox wan 以爲毒矢。附子能發狂言。蓋世俗早已知爲猛毒之藥矣。

日本所產烏頭。其含有之成分。據理學博士眞島利行氏。及其協力者之研究。發見有左列之五種毒。

阿克尼輕	Aconitin	$C_{34}H_{47}NO_{11}$
豆薩克尼輕	Desaconitin	$C_{33}H_{45}NO_{11}$
希派克尼輕	Hyaconitin	$C_{33}H_{45}NO_{11}$
歐薩克尼輕	Tesaconitin	$C_{33}H_{45}NO_{11}$
梅薩克尼輕	Mesacoitin	$C_{33}H_{45}NO_{11}$

右中主毒爲阿克尼輕。在烏頭中平均含有〇・五乃至一・五。

歐洲產之。阿克尼脫根。爲Aconitum Noqellus d,之根。其主毒亦爲阿克尼輕。全部毒分之含有量。據文獻所載爲〇・二乃至二・二%。美國藥局方。對於阿克尼脫及阿克尼脫輕基之莫兒莫脫試驗。其最小致死量而規之。凡莫兒莫脫一格蘭姆中輕基之最小致死量。爲〇・〇〇〇三五 cc. 乃至〇・〇〇〇四五 cc. 阿克尼脫根爲其十分之一。又阿克尼輕(結晶)之莫兒莫脫一g之最小致死量。爲〇・〇〇〇〇五五 mg 乃至〇・〇〇〇〇六五 mg. 人之藥用量爲〇・一五 mg 阿克尼金之成人致死量文獻中規定三 mg 乃至四 mg 故烏頭之阿克尼量。假定爲一%。則藥用量（一次）爲〇・〇一五格蘭姆。致死量爲〇・三格蘭姆。乃至〇四格蘭姆。

烏頭附子等之藥效。就本草綱目所揭者如左、

烏頭

主治　寒濕痺。除咳逆上氣。破積聚寒熱。煎其汁名射罔。殺禽獸（本經）消胸上痰冷。食不能。腹冷之痰。臍間痛。不能俛仰。目中痛。不能久視。又能墮胎。（別錄）惡風增寒。寒冷痰包心。去腸腹疔痛。痃癖氣塊。齒痛。益陽事。強志。（甄權）治頭風。喉痺。癰腫疔毒。（時珍）

附子

主治　腰背風寒脚氣。冷冷而弱者。心腹冷痛。霍亂。轉筋。下利赤白。温中強陰。堅肌骨。又墮胎爲百藥之長。（別錄）

温暖脾胃。除脾濕腎寒。補下焦之陽虛。（元素）

如上云云。要其大者。不外解熱、鎮痛、催淫。若以藥理學術說明之。則阿克尼金爲麻痺温熱中樞。有解熱作用。又能使神經中樞及末梢呈麻痺作用。而尤能鈍麻痛覺。又阿克尼金因皮膚粘膜之局部作用。其初刺戟。與奮知覺知經而發瘙痒熱感。其次則麻痺而不知。內用亦多少呈同樣作用。以烏頭爲催淫藥。藥理學上亦首肯之。

漢法烏頭中禁用藜蘆（Veratrum nigrum L. 之根）亦甚有興味者也。藜蘆之成分 Veratrin 其藥理作用。極類似阿克尼金。烏頭中若並用藜蘆。則毒之作用加倍。故宜戒之。

歐美處方中有用阿克尼脫之根浸之（〇・〇二五格蘭姆乃至〇・〇五格蘭姆。一日數次。）或用阿克尼脫輕基。（十倍輕基一次極量爲〇・五格蘭姆。）爲急性肺炎急性關節炎等達解熱、靜心、鎮痛目的之內服藥者。又以阿克尼脫輕基或歐基斯（二〇%軟膏）爲神經痛、僂麻窒斯等之外用者。

要之烏頭附子阿克尼脫根等用爲藥物。有效成分之毒性劇上。至其生藥中所含之毒量。則甚不一定。此其缺

點也。故漸次爲治療界所忘而不用。次再經藥學方面之研究。（研究其質實之含量及其毒之本質）醫學方面之研究。（研究其藥理並臨牀之效果）或有重用之一日歟。

生藥學之研究

藥學博士 藤田直市 藤田路一

一・知母

知母爲哈那斯猂之根莖。爲中國北部山岳間所產。現今日本諸地栽培之。

著者對於市場品及實際植物。曾比較而研究之。所見完全一致。市場品通常長二寸至四寸。闊三四分。厚一二分許。乾燥之則收縮。上下扁壓或稍捩轉。或屈曲相交。屢屢有二三分歧。外面呈黃褐色或灰褐色。根頭大多扁平。根莖之周圍有極鮮明葉鞘之着生。帶有密接之輪圈數條。腹背有縱皺並橫皺。或沿上面中央之長軸。生一條凹陷。有縱溝。全體有黃色乃至黃褐色或赤褐色柔軟而稍大之毛茸。以爲被覆。此即爲漸次枯死之基因。根莖之分歧點。上面隆起。成圓形或橢圓形。有花軸之殘基。或脫落之凹穴。下面則不規則之散在。有圓形之根痕。且屢屢具有殘根。質稍柔軟而脆。易破折。破折面呈白色乃至黃色。前者有海綿樣或粗鬆粉狀之橫斷面。無臭味。味緩和。有粘液性。後者微有特異之芳香。嚙之稍粘着於齒牙上。味甘。比較的斷面密緻。兩者均稍有苦味。

二・甘遂

現今市場品之甘遂。全爲中國產。日本產尚未入手。甘遂有種種。有屬大戟科之那禿烏達者。有屬瑞香科植物者。中國產之甘遂。皮部有顯著之乳管。與那禿烏達之外形相異。而同有乳管。木部之發達。亦類似於甘遂。然以鏡檢瑞香科植物。則有五種無乳管。且就顯微鏡下窺之。構造與甘遂大異。故中國所產之甘遂。其中少數可推定其爲屬於大戟科之尤霍魯皮耶者也。

中國產甘遂有肥厚物與瘦長物。肥厚物呈連珠狀。紡錘形。長橢圓形。稍球形等。兩端漸次細大不同。徑一二分。

乃至四五分。長三四分乃至二寸。外面類白色又淡赤褐色。凹處有暗赤褐色之斑點。有縱溝及粗縱皺。間有橫皺。常易破折。破折面呈白色粉狀。味微甘帶苦。有特有之香味。瘦長之物成棒狀。徑五釐乃至二分。長五分乃至一寸五分。其外面亦似前者。破折面與前者相異。木部發達。味苦而有香氣。亦與前者相同。

那禿烏達之根莖外面褐色。水平匍匐行成有節狀。各節中央肥厚。兩端細小。有數箇殘莖與其多數之鬚根。各節間有數箇不明顯之輪節。除去鬚根。剝離抱層。而乾燥之。外面呈淡褐色。各節之長約三分。至多六分。大約三分內外。與中國產之甘遂。外形有異。然同一易於破折。破折面呈類白色乃至暗灰色之粉狀。味淡。稍有澁味。呈敗油性之臭氣。

麥門冬之栽培

藥學博士　刈米達夫

麥門冬之原植物。名奇諾希兀。現今日本祗有大阪府南河內郡三日市町附近一處栽培之。採其根鬚之球狀瘤供藥用。稱爲小葉麥門冬。其以耶蒲泠之根塊製成者。稱大葉麥門冬。功效相同。拔其心（中心柱）稱丸麥。亦良品也。造法將麥門冬浸水中一夜。軟化之。挾於指間。以前齒噛其前端。引拔之。調子最要熟練。此爲該處老幼婦女之主要事業。昔三日市町遊廓之娼妓。晝間即操是業。成績優者。每日能得三十兩。

栽培與刈麥之期間。大抵在六月上旬種植。種植之後。上覆藁草。以避日曬。其生產之量。普通一反步十兩。每兩約值銀三角。

熟時。栽培者拔其株而拂其土。然後以水洗之。經二三日之日光乾燥。即可出售。球有大小。大者稱天長。小者曰山成。天長可以拔心作丸麥。

（淸水注）市場所售之丸麥。其價甚昂。但丸與長之效力相等也。惟市販之長麥。如瘤狀物。其中往往混合多量之鬚根部分。以增其數量。而丸麥則全然無根鬚耳。